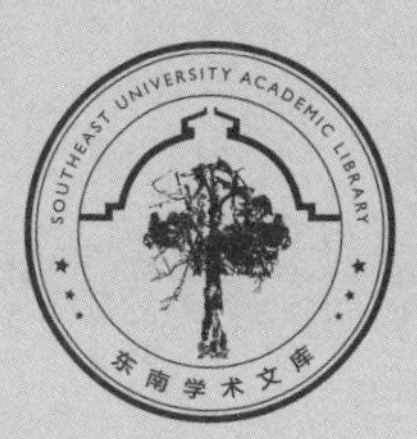

东南学术文库

SOUTHEAST UNIVERSITY ACADEMIC LIBRARY

明清江南地区的医疗生活

The History of Healthcare in Jiangnan Area during Ming and Qing Dynasties

程国斌◆著

东南大学出版社
·南京·

图书在版编目(CIP)数据

明清江南地区的医疗生活/程国斌著.—南京：东南大学出版社，2022.5

ISBN 978－7－5766－0087－2

Ⅰ.①明… Ⅱ.①程… Ⅲ.①江南(历史地名)－医学史－明清时代 Ⅳ.①R－092

中国版本图书馆 CIP 数据核字(2022)第 072940 号

◉ 国家社会科学基金青年项目“明清江南地区医疗生活史研究”结项成果（项目批准号：13CZS064）

明 清 江 南 地 区 的 医 疗 生 活
Ming-Qing Jiangnan Diqu de Yiliao Shenghuo

著　　者：程国斌
出版发行：东南大学出版社
社　　址：南京市四牌楼 2 号　邮编：210096　电话：025－83793330
网　　址：http://www.seupress.com
经　　销：全国各地新华书店
排　　版：南京星光测绘科技有限公司
印　　刷：南京工大印务有限责任公司
开　　本：700 mm×1000 mm　1/16
印　　张：23
字　　数：450 千字
版　　次：2022 年 5 月第 1 版
印　　次：2022 年 5 月第 1 次印刷
书　　号：ISBN 978－7－5766－0087－2
定　　价：118.00 元(精装)

本社图书若有印装质量问题，请直接与营销部联系。电话：025－83791830
责任编辑：刘庆楚；责任印制：周荣虎；封面设计：企图书装

编委会名单

身处南雍　心接学衡

——《东南学术文库》序

每到三月梧桐萌芽，东南大学四牌楼校区都会雾起一层新绿。若是有停放在路边的车辆，不消多久就和路面一起着上了颜色。从校园穿行而过，鬓后鬓前也免不了会沾上这些细密嫩屑。掸下细看，是五瓣的青芽。一直走出南门，植物的清香才淡下来。回首望去，质朴白石门内掩映的大礼堂，正衬着初春的朦胧图景。

细数其史，张之洞初建两江师范学堂，始启教习传统。后定名中央，蔚为亚洲之冠，一时英杰荟萃。可惜书生处所，终难避时运。待旧邦新造，工学院声名鹊起，恢复旧称东南，终成就今日学府。但凡游人来宁，此处都是值得一赏的好风景。短短数百米，却是大学魅力的极致诠释。治学处环境静谧，草木楼阁无言，但又似轻缓倾吐方寸之地上的往事。驻足回味，南雍余韵未散，学衡旧音绕梁。大学之道，大师之道矣。高等学府的底蕴，不在对楼堂物件继受，更要仰赖学养文脉传承。昔日柳诒徵、梅光迪、吴宓、胡先骕、韩忠谟、钱端升、梅仲协、史尚宽诸先贤大儒的所思所虑、求真求是的人文社科精气神，时至今日依然是东南大学的宝贵财富，给予后人滋养，勉励吾辈精进。

由于历史原因，东南大学一度以工科见长。但人文之脉未断，问道之志不泯。时值国家大力建设世界一流高校的宝贵契机，东南大学作为国内顶尖学府之一，自然不会缺席。学校现已建成人文学院、马克思主义学院、艺术学院、经济管理学院、法学院、外国语学院、体育系等成建制人文社科院系，共涉及 6 大学科门类、5 个一级博士点学科、19 个一级硕士点学科。人文社科专任教师 800 余人，其中教授近百位，“长江学者”、国家“万人计划”哲学社会科学领军人才、全国文化名家、“马克思主义理论研究和建设工程”首席专家等人文社科领域内顶尖人才济济一堂。院系建设、人才储备以及研究平台等方面多年来的铢积锱累，为东南大学人文社科的进一步发展奠定了坚实基础。

在深厚人文社科历史积淀传承基础上，立足国际一流科研型综合性大学之定位，东南大学力筹“强精优”、蕴含“东大气质”的一流精品文科，鼎力推动人文社科科研工作，成果喜人。近年来，承担了近三百项国家级、省部级人文社科项目课题研究工作，涌现出一大批高质量的优秀成果，获得省部级以上科研奖励近百项。人文社科科研发展之迅猛，不仅在理工科优势高校中名列前茅，更大有赶超传统人文社科优势院校之势。

东南学人深知治学路艰，人文社科建设需戒骄戒躁，忌好大喜功，宜勤勉耕耘。不积跬步，无以至千里；不积小流，无以成江海。唯有以辞藻文章的点滴推敲，方可成就百世流芳的绝句。适时出版东南大学人文社科研究成果，既是积极服务社会公众之举，也是提升东南大学的知名度和影响力，为东南大学建设国际知名高水平一流大学贡献心力的表现。而通观当今图书出版之态势，全国每年出版新书逾四十万种，零散单册发行极易淹埋于茫茫书海中，因此更需积聚力量、整体策划、持之以恒，通过出版系列学术丛书之形式，集中向社会展示、宣传东南大学和东南大学人文社科的形象与实力。秉持记录、分享、反思、共进的人文社科学科建设理念，我们郑重推出这套《东南学术文库》，将近些年来东南大学人文社科诸君的研究和思考，付之枣梨，以飨读者。知我罪我，留待社会评判！

是为序。

《东南学术文库》编委会

2016 年 1 月

内容提要

与精英化的医学道德叙事不同，古代基层社会中的医生和病人都必须面对各种平凡、琐碎而又无奈的境遇，承受他们那个时代无法回避的痛苦，而这种民间的生命经验才是更加真实的历史记忆，也更加深刻地影响着当代中国人的医疗行为。但民间社会的普通医生和病人往往是历史中的“失语者”，他们的故事往往需要经过社会精英阶层（包括精英医者和知识分子）的修饰与重新表达才有可能被听到。本书以明清江南地区民间日常医疗生活为研究对象，就是希望读者能够借此进入明清江南普通医生和普通病人的日常生活，听到他们的私人故事。

除导论和结语外，全书共分为六章，大致从社会历史背景、医疗从业者、医疗救助体系、求医行为、医疗活动和医患关系等六个方面，从医家与病家两个角度来展开叙述，力求在医疗活动的场景描述中将宏观社会背景和医病双方的观念、态度和行动联结为一个整体。本书想要告诉读者：明清江南地区的医疗从业者究竟是谁，他们的社会身份是怎么确定的；民间医者如何为病人提供医疗服务，地方社会又是如何组织和管理医疗的；普通平民对疾病的体验和感受是什么，如何根据成本和需求来决定自己的求医策略；病人如何找到适合的医生，如何与医生打交道，如何参与和完成自己的医疗活动，以及如何处理医疗当中发生的种种问题。最终，我们希望能够以历史观照现实，通过揭示近代中国社会医疗活动中更加贴近地面的有血有肉的生活传统，为更加准确地理解当代中国医疗的现实问题提供有益的参考。

目 录

导 论

一、选 题 旨 趣

2019 年第二届“中国医师节”前后，一首由四川医务工作者创作、演绎的说唱 MV《我是医生不是神》爆红网络，引发了医务工作者的广泛共鸣，诸多医疗界自媒体名人和医疗公共号纷纷转载。类似的声音实际上在十余年前就已经出现了，但在最近两三年内开始变得更加普遍和直白。大量临床医生、专业媒体乃至卫生管理者之所以在各类媒体上宣传“医生是人不是神”“现代医学不能包治百病”等观念，主要是因为当前中国医患关系高度紧张，医患纠纷频发，甚至出现了暴力伤医、杀医的恶性事件。我们常常可以看到，如果病人在治疗期间病情急剧恶化以致不治，即使没有医疗过失，不少病家也会一口咬定医方必须承担责任并制造出各种纠纷事件[1]。而医疗界选择这种社会宣传方式，是

〔1〕 解决此类问题的正确方法，是通过专业调查与医疗鉴定来明确医方是否犯错，以及医方错误与病人死亡的相关性，然后通过司法程序来明确责任。根据中国现行法律法规(2002 年的《医疗事故处理条例》、2021 年 1 月 1 日起施行的《中华人民共和国民法典》)的规定，如果出现不良医疗后果，医生需要承担责任的条件有四：造成医疗事故的行为主体是合资格的医务人员、有损害后果、有医疗过失(违背医疗规范和国家规范的行为)、医疗过失和损害后果之间存在因果关系。按照中国当代医事法律规范的精神，只有在医生违背了现代医学规范和国家法律法规，且过失行为造成了不良后果的情况下，医生才需要承担责任，而并非需要对所有的医疗后果负责。

因为他们认为当代中国公众普遍对现代医学抱有"过高的期望"[1]。但这种认识是怎么产生的呢？大约在2010年，笔者读到了台湾学者雷祥麟《负责任的医生与有信仰的病人——中西医论争与医病关系在民国时期的转变》一文，发现类似的情况在民国初年就已经存在。当时有西医师指出，"病家希望医生所负的责任过大"是导致医疗诉讼盛行的最重要的原因，上海西医师范守渊甚至这样说过："有许多病家，往往把医师当作'仙人'看待。"[2]当年的西方医学倡导者们，同样认为问题出现的原因是当时中国人民智未开，"还不配做病人"[3]。民国初年的西医，不论是在知识、技术、组织结构、管理制度还是在社会认可程度上都处于草创未就的阶段，以民众不了解现代医学来解释尚情有可原，但在过了八十多年之后，中国的医学科技和医疗体制已经高度现代化，医生们却还是沿袭着八十多年前的看法，就连他们用以"开发民智"的话语都与八十多年前高度相似，就十分值得深思了。

本书正是缘起于对当代中国人医疗生活中诸多怪状的困惑，最终目的是通过对历史的反思来更准确地理解当下。但如何才能更准确地认识中国古代的医疗生活和医患关系呢？不少研究者借助史料中大量古代医家无私奉献、济世利民的高尚事迹，将中国传统医患关系理解为"模拟的家庭关系"，认为在中国古代社会中医生被拟化为"父母"并具有高度权威，所以患者对医生

〔1〕 持有这种观点的文章非常多，如：周一思、李凯、黄俊、封国生：《影响医患关系的不和谐因素分析与对策》，《中国医院》，2011年第9期，第58－61页；张文娟、郝艳华、吴群红、梁立波、李球杰、韩松翰、张靖婧：《我国医患关系紧张的原因及对策》，《医学与社会》，2014年第4期，第44－46页；傅兴华、肖水源、唐友云：《我国医患关系研究现状》，《中国社会医学杂志》，2010年第4期，第197－198页。大众媒体的观点可参见《工人日报》2019年8月20日的《"医生不是神"，多少人还不明白这个常识》。

〔2〕 这两个言论分别刊于1937年范守渊为《医事汇刊》第1期所撰写的评论《这也算是一场医讼》和1947年出版的《范氏医论集》当中。参见雷祥麟：《负责任的医生与有信仰的病人——中西医论争与医病关系在民国时期的转变》，《新史学》，2003年第14卷第1期，第45－96页。

〔3〕 胡适：《1936年中译本胡适序》，载于（瑞士）亨利·E. 西格里斯特：《西医文化史——人与医学：医学知识入门》，朱晓译注，海口：海南出版社，2012年，序言第4页。该文原题为《〈人与医学〉中译本序》，写于1935年，载于西格里斯著：《人与医学》，罗宾生序，顾谦吉译，胡适校，上海：商务印书馆，1936年。当时很多西医师如范守渊、余云岫、庞京周等都有类似的表述，参见：雷祥麟：《负责任的医生与有信仰的病人——中西医论争与医病关系在民国时期的转变》，《新史学》，2003年第14卷第1期，第45－96页。

抱有高度的信任与服从[1]，勾勒出一幅由践行"医乃仁术"[2]的医家与信而从之的病家所构成的和谐图景，并进而将其看作是重建当代中国医学职业精神的基础。但笔者认为，较之医德典籍当中描述的美好，中国古代基层社会中还存在着各种普通平凡的医学实践和医疗生活方式，而这种民间生命经验的积累和传递才是更加真实的传统，也更加深刻地影响着当代中国人的医疗行为[3]。所以，本书选择"古代医疗生活史"为题，就是希望在生命、医学、文化、社会共属一体的视域中，揭示中国人医疗生活的真正的"传统"。我们希望能够让读者进入明清江南地区普通医生和普通病人的日常生活，听到他们的私人故事，了解他们如何面对与处理疾病与医疗问题。但是，历史书写始终掌握在少数社会精英的手上，那些身处社会基层的普通医生和病人往往是历史中的"失语者"，私人医疗生活更是长期不受传统史学的重视，有关普通人的医疗故事往往需要经过社会精英阶层（包括精英医者和知识分子）的审视和重新表达。如何克服历史叙事中主流文化意识形态、精英价值趣味和社会教化叙事习惯的影响，发现真实的生活，绝对不是一句"目光向下"就可以解决的。而现代研究者在阅读史料时又不可避免地加上自己的偏见，很难使古代人的医疗生活回到它自己的历史时空被重新发现。本书还希望能够通过将这些卑微的私人故事与社会历史背景联系在一起，既要把具体的人放回到具体的历史情境中，又能够在其中找到历史的"长时段"因素，即在不知不觉中被不断重复和遵守的日常生活习惯，及隐藏在其背后的心态、动机等长时段的、结构性的东西[4]。这些因素不是传统史学所关注的政治制度、社会结构、文化思想又或历史发展规律等宏观结构，而是内含于琐碎而反复的生活杂事当中，构成了这些宏大叙事得以成立的前提。

---

〔1〕 黄晓晔：《"关系信任"和医患信任关系的重建》，《中国医学伦理学》，2013 年第 3 期，第 32 - 34 页；彭红、李永国：《中国医患关系的历史嬗变与伦理思考》，《中州学刊》，2007 年第 6 期，第 131 - 135 页。

〔2〕 张大庆、程之范：《医乃仁术：中国医学职业伦理的基本原则》，《医学与哲学》，1999 年第 6 期，第 39 - 41 页；杜治政：《论"医乃仁术"——关于医学技术主义与医学人文主义》，《医学与哲学》，1996 年第 11 期，第 561 - 565 页；熊益亮、王群、张烁、于红、杨莉、唐禄俊、段晓华、张其成：《医乃仁术思想构建当代医学职业核心素养教育的探讨》，《中国中医药现代远程教育》，2019 年第 11 期，第 9 - 11 页。

〔3〕 程国斌：《"仁术"与"方技"——中国传统医患关系的伦理现实》，《中外医学与哲学》，2010 年第 1 期，第 33 - 60 页。

〔4〕 常利兵：《日常生活研究的理论与方法——对一种社会史研究的再思考》，《山西大学学报（哲学社会科学版）》，2009 年第 2 期，第 67 - 71 页。

在这样一种目标的指引下，本书的写作包括了两个相反的进程：

第一，通过历史叙事复现古代民间社会医疗活动的完整过程。本书想要告诉读者：明清江南地区的医疗从业者究竟是谁，他们的社会身份是怎么确定的，如何为病人提供医疗服务；地方社会如何组织和管理医疗；普通平民对疾病的体验和感受是什么，面对的医疗成本压力有多大，如何根据成本和需求来决定求医策略；病人如何找到适合的医生，如何与医生打交道，如何参与和完成医疗活动，以及当医疗过程中发生了问题又是如何处理的。我们通过对各种不同类型史料的收集、整理和比较，将医疗故事与特定历史阶段的社会背景结合起来，最后给出一个社会风情画式的历史叙事。这是一种叙事性建构，因为我们无法像人类学家那样通过对当事人的访谈来完成对一个人或一个区域生活史的真实记录〔1〕，而是把同一类社会现象中最代表本质特征的东西描绘出来，是在讲述一个建立在逻辑真实基础上的故事。

第二，在书写过程不断地反思和处理历史叙事中的作者性的影响。根据叙事主义历史哲学的观念，历史书写在本质上是一种创造性叙事（虚构），书写者自身的价值立场、方法论和对历史的观点决定着历史叙事的基本结构〔2〕。在研究、引用和整合各种不同类型的历史资料的过程中，需要不停思考文献书写者的身份及其可能隐含的立场与偏好，去阅读和判断其叙事结构中的情绪和价值观。但本书并没有把这种“叙事性”看作追求历史真实的障碍，也并非想要简单地清除掉它们，而是把它们作为反思的对象，探讨这种叙事结构为什么出现以及为何如此出现，说明历史叙事自身的结构是什么以及这种结构（而非叙事内容）的历史合理性。最后，我们还必须不断提醒读者，本书的分析和书写又是第二重的叙事性建构，所以也必然会面对自己的主观性偏差。然而，作品一旦完成就不再属于作者本人，对本书的叙事反思就只能交给读者自己去完成了。

---

〔1〕 陈国强：《简明文化人类学词典》，杭州：浙江人民出版社，1990年，第143页。

〔2〕 参见（美）海登·怀特：《旧事重提：历史编撰是艺术还是科学?》，陈恒译，载于陈启能、倪为国主编：《书写历史（第一辑）》，上海：上海三联书店，2003年，第19－31页。

二、概念界说

(一) 医疗生活史

本书使用“医疗生活史”一词，是对 20 世纪 80 年代以来中国史学界开始重视疾病医疗社会史研究的整体思潮的继承[1]。在这个思潮中，医史研究从关注医学知识、技术、制度发展的传统取向，转向越来越关注病人、疾病、医疗与社会之间的相互关系，越来越关注普通人的日常生活。但很长一段时间内，中国史学界的医疗史研究基本都是在社会史的脉络下展开的[2]，多使用“医疗社会史”或者“医疗社会生活史”这两个概念。“医疗生活史”这一概念是借鉴了当代日常生活史的思路，将目前史学界“医疗社会生活”和“日常生活”两个研究范畴整合起来的结果。

20 世纪 60 年代以后，西方社会史学界出现了“人类学转向”，强调立足于日常生活的历史人类学研究[3]。在 20 世纪下半叶后现代思潮的影响下，社会科学化的历史学研究开始了对传统上关注“大历史”忽略“小人物”宏观社会史思维的反思，产生了一个概念化的史学新领域——日常生活史[4]。日常生活史研究的主要关注点大体有二：一是努力将具象的个人拉回到历史中来，希望借此书写出以个体生命为中心的历史；二是希望打破只关注社会精英和整体的传统，由上而下，将注意力转移到普通人身上，通过观察和思考普通人的日常生活或“私生活”来把握时代的特色与社会文化变迁[5]。进入 21 世纪，中国社会史研究也开始出现注重日常生活、挖掘社会生活的文化意

---

〔1〕 余新忠：《中国疾病、医疗史探索的过去、现实与可能》，《历史研究》，2003 年第 4 期，第 158 - 168 页。

〔2〕 余新忠、陈思言：《医学与社会文化之间——百年来清代医疗史研究述评》，《华中师范大学学报(人文社会科学版)》，2017 年第 3 期，第 111 - 128 页。

〔3〕 常建华：《历史人类学应从日常生活史出发》，《青海民族研究》，2013 年第 4 期，第 17 -22 页。

〔4〕 胡悦晗、谢永栋：《中国日常生活史研究述评》，《史林》，2010 年第 5 期，第 174 - 182 页。

〔5〕 余新忠、郝晓丽：《在具象而个性的日常生活中发现历史——清代日常生活史研究述评》，《中国社会科学评价》，2017 年第 2 期，第 82 - 95、127 - 128 页。

义、立足地域考察历史的特点〔1〕。

但是,历史学层面的“日常生活”一直以来缺乏清晰的界定,如果站在研究对象是普通民众一般的和日常的衣食住行及工作、休闲娱乐等经历和感受上,“日常生活”与“社会生活”并没有根本性的区别〔2〕。本书所提出的“医疗生活史”概念并没有脱离医疗社会史的研究范畴,但如果直接使用医疗“社会”史或者医疗“社会生活”史的概念,往往会偏向于社会整体结构、演变脉络和普遍观念体系,而对其背后隐含的“心态、预设或情感”〔3〕以及“普通人的日常生活或‘私生活’”〔4〕关注不够。从另一个方面来说,既然疾病、医疗和卫生等是日常生活中无法或缺的内容,那么医疗史亦为日常生活史研究的题中之意〔5〕。本研究坚持使用“医疗生活”这一术语,正是想要使研究更加靠近“日常生活史”的思路。

“医疗生活史”关注的是日常的医疗生活,但不是对日常生活内容的直观描述。正如常利兵所说,“日常生活尽管始终存在于一个人的生活实践当中,但不能简单地将其等同于它本身在特定的时空条件下所显现出的具体生活内容”〔6〕。当代偏重日常生活视野下的医疗史研究已经开始“关注具体‘人’的生活经验与体验,如人们对身体的日常养护、病患对疾病的体验与应对、延医的方式与医患关系、不同环境状态下的身体感觉等”〔7〕,但还需要更进一步,摆脱对日常活动和经验感受的描述性总结。在匈牙利哲学家阿格妮丝·赫勒对日常生活的定义中,日常生活指的是“那些同时使社会再生产成为可

〔1〕 常建华:《日常生活与社会文化史——“新文化史”观照下的中国社会文化史研究》,《史学理论研究》,2012 年第 1 期,第 67 - 79 页。

〔2〕 胡悦晗、谢永栋:《中国日常生活史研究述评》,《史林》,2010 年第 5 期,第 174 - 182 页。

〔3〕 按照彼得·伯克的说法,文化史“把研究重点放在心态、预设或情感上,而不是放在观念或者思想体系上”。(英)彼得·伯克:《什么是文化史》,蔡玉辉译,北京:北京大学出版社,2009 年,第 57 - 58 页。

〔4〕 余新忠、郝晓丽:《在具象而个性的日常生活中发现历史——清代日常生活史研究述评》,《中国社会科学评价》,2017 年第 2 期,第 82 - 95、127 - 128 页。

〔5〕 余新忠:《回到人间聚焦健康——新世纪中国医疗史研究刍议》,《历史教学(下半月刊)》,2012 年第 11 期,第 3 - 11 页。

〔6〕 常利兵:《日常生活研究的理论与方法——对一种社会史研究的再思考》,《山西大学学报(哲学社会科学版)》,2009 年第 2 期,第 67 - 71 页。

〔7〕 余新忠、郝晓丽:《在具象而个性的日常生活中发现历史——清代日常生活史研究述评》,《中国社会科学评价》,2017 年第 2 期,第 82 - 95、127 - 128 页。

能的个体再生产要素的集合”[1]，具有重复性、自在性、经验性和实用性等特征。所以，医疗日常生活史的研究，当然首先是要关注日常健康习俗、患病行为、求医活动、医患互动和身体感觉等经验性的内容，但不能仅仅局限于对特定历史时空条件之下的人们医疗生活内容的描述，而是要从日常经验出发来探究“行为如何经过重复成为习惯，习惯又如何转化为风俗，风俗怎么成为社会文化传统，文化传统又如何反过来规范人们的日常生活”[2]这种规律性的东西。

(二) 明清江南

1. 有关“明清”的时间范围界定

本书以 1368 年到 1840 年之间，即明朝开始到清中前期为时间限域。

虽然有学者对把明清江南研究的时间限定在 1840 年之前提出了批评意见[3]，但本研究的目标是中国传统社会的医疗生活方式及其规律，而非讨论中国医学近代化的进程，在这个意义上，1840 年之后西方医学和医疗机构大量进入中国所造成的变化并不是我们主要关注的东西。将研究时间限定在 1840 年之前，正是因为这一阶段的中国社会恰好处在进入激烈的近代化进程之前，在总体上较为完整地保留着中国古代社会生活的真实样态，也是当代中国人最切近古代传统的记忆样本。

另一个重要的原因是，明清时期也是中国传统医学和医疗发展的成熟期。虽然国内很多医史研究者都对明清医学做出了“因循”“复古”“孱守”或“停滞”等较为消极的判断[4]，但从内生性发展的角度来看，所谓停滞恰恰表明中国传统医学到达了完善和成熟的阶段[5]。明清时期，不论是中医学的理论和实践水平，还是国家医事制度、社会医疗规范，都已有了完备的体系，

---

〔1〕 (匈)阿格妮丝 · 赫勒:《日常生活》，衣俊卿译，重庆：重庆出版社，1990 年，第 3、58 页。

〔2〕 刘新成:《日常生活史与西欧中世纪日常生活》，《史学理论研究》，2004 年第 1 期，第 35－47、159 页。

〔3〕 王家范:《明清江南研究的期待与检讨》，《学术月刊》，2006 年第 6 期，第 148－152 页。

〔4〕 陈邦贤:《中国医学史》，北京：团结出版社，2011 年，第 7 页；谢观:《中国医学源流论》，余永燕点校，福州：福建科学技术出版社，2003 年，第 9、43 页，该书首版于 1935 年；范行准:《中国医学史略》，北京：北京出版社，2016 年，第 223、273－274 页。

〔5〕 黄英志:《叶天士医学全书》，北京：中国中医药出版社，1999 年，丛书前言第1 页。

而且疗效在当时的条件下是卓著的，与世界各国医药状况相比还略胜一筹[1]。清代长期的闭关自守政策，虽然对于国家民族是不幸的，但在某种程度上也保证了有关这一阶段中国传统医学和医疗生活的记忆的纯正性。相较而言，待到19世纪末20世纪初，当西方医学大规模进入中国内地，不仅民众越来越适应以医院为载体的医疗生活方式，中医学界对自身医学理论知识的认知和理解也都发生了很大的变化[2]，这个时候的医疗生活记忆已经是中西相混合的结果了。

最后需要特别说明，本研究主要关注的是明清社会相对和平、稳定的时期。明清两代江南社会变动最大的是明清易代和鸦片战争带来的全国性危机与变革，在这些历史时期中，大规模战争、严重灾荒等相互叠加——如崇祯十四年的瘟疫大流行[3]，会造成剧烈而又严重的动荡，社会结构崩坏，医疗生活也必然因此陷入混乱和扭曲。基于本书的主旨是探讨明清江南地区的民间日常医疗生活的基本规律，所以没有对这种极端社会情境下的医疗活动投入太多精力，相关研究会在未来逐步展开。

2. 有关“江南”的空间范围界定

“江南”一词在其最早出现时仅仅是一个自然地理概念，如《左传》宣公十二年(前597)记载，郑伯对楚王说“其俘诸江南，以实海滨”，这里的江南指楚国控制的长江中游的南岸地区。国家行政区划首次正式出现“江南”是唐代“江南道”，指的是长江以南，从湖南西部向东直抵大海的广大地区[4]。明洪武元年(1368)八月建都南京，以应天等府直隶中书省，是为南直隶[5]。宣德

---

〔1〕 李经纬、林昭庚：《中国医学通史：古代卷》，北京：人民卫生出版社，2000年，第481－482、574页。

〔2〕 有关对中医学科学化的讨论可参见皮国立：《所谓“国医”的内涵——略论中国医学之近代转型与再造》，《中山大学学报(社会科学版)》，2009年第1期，第64－77页。在西方科学医学的冲击下，中医学界事实上对传统中医学的很多概念进行了改造，例如被视为中医学临床核心纲领的“辨证论治”作为一个固定术语就是现代才发生的事：1955年任应秋在《中医杂志》第4期上发表了《中医的辨证论治的体系》一文，以五苓散证治为例，把中医临床证治称为“辨证论治体系”。参见张清苓、姜元安、李致重：《论中医辨证方法及辨证论治体系》，《北京中医药大学学报》，2002年第4期，第5－9页。

〔3〕 如明末崇祯十四年(1641)，山东、河南、河北、浙江等地瘟疫大流行，且疫病与明末严重天灾、农民战争和清军寇边等重大社会变故同时发生，导致社会求医与医疗活动几乎完全失控，状极惨烈。

〔4〕 (五代)刘昫：《旧唐书》卷四十《地理志三》，清乾隆武英殿刻本。

〔5〕 (清)张廷玉等：《明史》卷四十《地理志一》，清乾隆武英殿刻本。

五年(1430)以后,官方文书中所言之“江南”,所指多为南直隶中的应天、徽州、宁国、池州、太平、广德、苏州、松江、常州、镇江以及安庆等十府一州地方[1]。清顺治二年(1645)清政府将南直隶改为“江南省”[2],康熙癸亥年(1683)编撰的《康熙江南通志》中,江南省包括江宁、苏州、松江、常州、镇江、淮安、扬州、安庆、徽州、宁国、池州、太平、庐州、凤阳等十四府,以及徐、滁、和、广德四州[3]。江南概念更重要的意义是在经济历史领域。明郑若曾说:“东南,财赋之渊薮也。自唐以来,国计咸仰于是,其在今日尤为切要重地。”[4]清人丁思孔亦言:“惟江南僻在东隅,而人民之庶、赋税之殷、声名文物之盛,甲于列省。”[5]

在医疗社会史研究中对江南的界定是多样化的。如谢娟在“世医的江南”里主要是以世医群体为核心来展开对明代医疗社会的研究,以吴中地区为核心,但将徽州和江汉等同样拥有大量世医传承的地区一并包括在内[6];张哲嘉在对明清江南的“医学集团”进行研究时,则主要将注意力集中在吴中和新安这两个具有较强的地方医派传统的地区[7]。余新忠在《清代江南的瘟疫与社会:一项医疗社会史的研究》一书中划定的范围最为全面,他在李伯重“八府一州”说[8]的基础上并入浙东的绍(绍兴)、甬(宁波)二府,共同构成“江南”的地理范围[9]。本书的研究对象是明清江南地区民间的医疗生

---

〔1〕(明)申时行等:《大明会典》卷一百二十八《镇戍三·督抚兵备》,明万历内府刻本。相关研究参见高逸凡:《明代官方文书中的“江南”》,《江苏社会科学》,2017年第2期,第253-260页。

〔2〕赵尔巽等:《清史稿》志三十三《地理五》,民国十七年(1928)清史馆本。

〔3〕(清)赵宏恩等:《康熙江南通志》卷一《舆地志·江南全省形势总图》,载于《中国地方志集成:省志辑·江南》,南京:凤凰出版社,2011年影印版。

〔4〕(明)郑若曾:《郑开阳杂著》卷二《论财赋之重》,清文渊阁钦定四库全书本。

〔5〕(清)赵宏恩等:《康熙江南通志》卷首《丁思孔序》,载于《中国地方志集成:省志辑·江南》,南京:凤凰出版社,2011年影印版。

〔6〕谢娟:《明代医人与社会——以江南世医为中心的医疗社会史研究》,载于范金民主编:《江南社会经济研究·明清卷》,北京:中国农业出版社,2006年,第1203、1206、1237页。

〔7〕张哲嘉:《明清江南的医学集团》,载于熊月之、熊秉真主编:《明清以来江南社会与文化论集》,上海:上海社会科学院出版社,2004年,第256-267页。

〔8〕李伯重从地理生态完整性和经济紧密性两个角度出发,将明清时期的江南地区界定在苏、松、常、镇、江、杭、嘉、湖八府和太仓直隶州。在晚近江南社会经济史研究中,李伯重的说法得到了广泛的认同。李伯重:《简论“江南地区”的界定》,《中国社会经济史研究》,1991年第1期,第100-105页。

〔9〕余新忠:《清代江南的瘟疫与社会:一项医疗社会史的研究》,北京:中国人民大学出版社,2003年,第11-12页。

活，所关注的要素包括特定区域的疾病、医疗需要和医疗服务供给的各种状况。必须首先考虑到该地区是否具有相对完整且内部联系较为紧密的自然地理环境和社会经济状况，因为这两个因素是决定一个地区疾病与健康状况的最主要的因素。其次，必须考虑到一个区域内的医学发展水平和医疗服务供给的基本状况是否具有足够的整体性，以及与其他区域之间是否具有足够明显的区别。最后，还必须考虑到这个地区社会政治、文化、教育、风俗习惯等情况对医者、病者和医疗行为的影响是否具有足够的内部一致性。在前人的研究中，余新忠对"江南"的界定较充分地考虑到了疾病的时空分布和地区自然地理、社会发展等多方面的因素，所以本书的"江南"基本延续了余新忠所划定的范围。除此之外，本研究还增加了两个区域，即长江北岸的扬州府和徽州府(下领歙、黟、祁门、休宁、绩溪、婺源六县)。

之所以这样做，首先是因为徽州与扬州在地理空间上与前述"江南"相毗邻，在清代国家行政地理区划上亦属于江南省辖区；其次是因为它们彼此之间的社会经济文化交流与人口流动都比较密切，特别是以徽商为主的移民社会力量的存在，促使三地间的风俗文化产生对流互动，进而得以整合，在江南文化区域里构成了密切而有机的联系[1]。明清时期新安医学对江南地区的影响很大，大量新安医者寓居江南，为江南医学的发展做出重要贡献。其中著名者如徽州歙县叶紫帆迁居苏州，其孙便是明清时期著名大医学家叶桂叶天士；又如休宁名医孙一奎长期在三吴行医，影响很大[2]。但这三个地区的医疗生活又存在不同的特点：苏州不论是经济、文化还是医疗都处于江南的核心高地之上；扬州城市富庶但民间经济发展不及苏州，城市优质医疗资源供给相对充足且受新安医学影响更大；徽州地区医学发达，且地方宗族建立

---

〔1〕 其中，苏州对徽州呈现出较大的社会经济位差，故文化强势辐射，而徽商在苏州市镇的经营活动是无孔不入的，对苏州市镇的贡献也是无所不在的；而扬州在明代是两淮盐政衙门的所在地，是两淮盐业的大本营，明清时期的扬州乃中国一流大都会，有众多的徽商聚集，受苏、徽两地的共同影响；徽州一方面同时接受苏、扬两地的辐射，另一方面凭借自然屏障和宗族制度，基本保持本土传统风俗。参见李明：《明清苏州、扬州、徽州三地风俗的互动互融——兼谈"苏意""扬气"与"徽派"》，《史林》，2005 年第 2 期，第 27 - 35，128 页；余大庆、余志乔：《江南双城记：地域文化传统中的现代性资源》，《都市文化研究》，2017 年第 2 期，第 211 - 234 页；唐力行、申浩：《差异与互动：明清时期苏州与徽州的市镇》，《社会科学》，2004 年第 1 期，第 86 -95 页。

〔2〕 李济仁：《李济仁新安医学考证》，北京：科学出版社，2015 年，第 319 页；张玉才：《明清时期徽人在扬州的医事活动及影响》，《中国中医基础医学杂志》，2000 年第 6 卷第 9 期，第 62 - 64 页。

了疾病预防、医疗(侧重于族医体制)和救助都较为完善的医疗体系[1]。

三、学术回顾

(一) 传统医史书写及其问题

1. 古代中国医学史籍

通常认为,中国古代专门的医学史书写始于司马迁《史记·扁鹊仓公列传》,其后比较著名的有唐代甘伯宗《名医传》[2],目前还有全文保留的是宋代李昉等编纂的《太平御览·方术部》和宋代周守忠《历代名医蒙求》[3]。南宋张杲《医说》以下,历代医学史籍层出不穷。中国古代第一部明确以"医史"来命名的专书是明李濂的《医史》[4],另外明代还有熊宗立的《医学源流》《原医图赞》[5]

---

〔1〕 唐力行、苏卫平:《明清以来徽州的疾疫与宗族医疗保障功能:兼论新安医学兴起的原因》,《史林》,2009 年第 3 期,第 43 - 53、189 页;唐力行、徐茂明:《明清以来徽州与苏州社会保障的比较研究》,《江海学刊》,2004 年第 3 期,第 125 - 134 页。

〔2〕 此书已经亡佚。范行准先生怀疑宋张杲《医说》第一卷《三皇历代名医》就是根据甘伯宗的《名医传》而来。祝平一认为,《名医传》的内容渗入《三皇历代名医》固然是无法证否的,但张杲著述的形式与宋代类书《太平御览·方术部》的关系更加明确和紧密,当然,《太平御览》也有可能参考了《名医传》的内容。参见范行准:《名医传的探索及其流变》,载于王咪咪编:《范行准医学论文集》,北京:学苑出版社,2011 年,第 430 - 447 页,原载于《医史杂志》1948 年第 2 卷第1 - 2 期;祝平一:《宋、明之际的医史和"儒医"》,《台湾"中央研究院"历史语言研究所集刊》,2006 年第 77 卷第 3 期,第 401 - 449 页。

〔3〕 宋代编纂的医家传记至少还有三种:党永年《神秘名医录》二卷,是书到清代末年仍见存,薛福成的《天一阁见存书目》曾著录此书;赵自化《名医显秩传》三卷,今佚;另有《名医大传》一书,不详何人编纂,今佚,仅有四则文字存于《历代名医蒙求》内。

〔4〕 李濂(1488—1566)并非医家,而是明代的一位官员和儒家学者,最高任职宁波同知、山西佥事,后罢归,著《医史》十卷。原书刊于 1513 年,现存明正德刻本。是书按照传统纪传体的方式,编录了明代以前的名医共 72 人的传记,其中卷一到卷五是从历代史书(包括《左传》《史记》以下至《元史》)中辑录出来的医家列传,第六到十卷是作者收集查阅了大量文献补写的张机(字仲景)、王叔和、王冰、王履、戴思恭(字原礼)、葛应雷六人的传记。每篇传记之后,均附上了李氏的评论。

〔5〕 在明李梴《医学入门·历代医学姓氏》序言中,作者介绍了编撰资料来源:"按《医林史传》《外传》及《原医图赞》而类编之,俾后学知所观感云。"《原医图赞》,载于(明)陈嘉谟编:《重刻增补图像本草蒙筌》卷首《历代名医图姓氏》,金陵万卷楼刻本,崇祯元年(1628)刊行,美国国会图书馆藏本。成化丙申年(1476)熊宗立题识:"闲尝讨寻史子百氏诸医方书,作为传义,以发明行事之实。复以元人禅续于后,尚或搜求未及,而姑缺之。名之曰《医学源流》,附载于《医书大全》卷首。斯乃图绘名相,具载传文,余则惟具姓氏而已,名之曰《原医图》。"参见郑金生、张志斌:《古代朝鲜医学对保存中国古医籍的贡献》,《浙江中医杂志》,2008 年第 43 卷第 3 期,第 128 - 131 页。

和程伊编著的《医林史传》和《医林外传》(两书均已亡佚)。此外,明代一般医学书籍中也常有专辟章节作历史叙述的,如李梴《医学入门·历代医学姓氏》、肖京《轩岐救正论·医鉴》、徐春甫《古今医统大全·历世圣贤名医姓氏》等。清代比较重要的医史类著作有徐灵胎《医学源流论》和陈梦雷等编纂的《古今图书集成·医部全录综录·医术名流列传》等。这些医史类书籍大都按照中国传统史书以纪传体的方式按照年代铺陈,往往成为少数杰出医者的个人传记汇编,选入标准又体现出明显的儒家趣味,大多以医学著述为核心来对医者的成就和地位做出评判,并且以典籍之间的知识流传脉络来确立医学发展的谱系。

宋代以后受到"医儒合流"的思潮影响,儒家价值观成为医学史叙述的标准。首先,大多数医学史的作者是儒生或者儒医,几乎所有医学史专书的资料均是从既有史籍中拣选汇编,包括正史、方志、前代医史专书,以及少量文人笔记杂集等,从来源上也无从突破既有意识形态的影响。如明代名医李梴在其《医学入门》[1]中撰《历代医学姓氏》,就清晰地显示出了儒家的价值观念:将医疗从业者分为上古圣贤、儒医、明医、世医、德医、仙禅道术六类,儒医的地位明显被拔高,位于仅次于上古圣贤的地位上,而且诸多历史上著名的医家如孙思邈、刘完素虽然都具有道家身份却被归于儒医。其次,明清时期的医史作者大多具有一种为医学树立道统的明确目标,如明代李濂在《医史》自序中说:"医史者,余辑前史所载方技列传,以为学医者之正宗也。"[2]稍晚,明代著名医家徐春甫撰《历代圣贤名医姓氏》,是书凡例介绍,编撰《历代圣贤名医姓氏》是为了"撰取历代医源,肇自羲皇,流于斯世,翰衍相承,其

〔1〕(明)李梴:《医学入门》,田代华、金丽、何永点校,天津:天津科学技术出版社,1999年,第17-51页。《历代医学姓氏》是为《医学入门》卷之首。李梴,字健斋,南丰(今江西南丰)人,生卒年不可考,在隆庆、万历年间因病习医,博览历代医籍,主要活跃于江西、福建等地,医名卓著。晚年有感于当时医书篇目浩繁,散漫无统,为了给初学者提供一个合适的入门书籍,编著了《医学入门》一书,共八卷,于明万历三年(1575)刊行于世。《医学入门》在明清两朝都是重要的和比较畅销的医学入门书,除了1575年两个初版以外,在明代重刻至少5次,清代重刻至少13次,20世纪之前,至少在韩国刊印1次,日本16次。考虑到本书作为医学入门书籍的定位,再加上书籍本身被广泛传播,此书在一定程度上可以代表当时专业学者对医学历史的一般认识。参见梁其姿:《面对疾病——传统中国社会的医疗观念与组织》,北京:中国人民大学出版社,2012年,第33-34页。梁氏数据统计自:中国中医研究院图书馆:《全国中医图书联合目录》,北京:中医古籍出版社,1991年,第702-703页。

〔2〕(明)李濂:《医史·序》,载于黄宗羲编:《明文海》卷三百一十六,清文渊阁钦定四库全书本(涵芬楼钞本)。此自序未见于《医史》明刻本。

来尚矣。凡圣贤立法制方，足为天下后世准绳者，今悉考其事迹，例于卷首，俾后学得以溯流穷源云"[1]，明确表示出了厘清医学之统绪的目标。

2. 近代以来的中国医学史

清晚期，随着西学的传入中国医史书写开始发生变化。王宏翰著《古今医史》[2](1697)虽也按照传统纪传体来组织，但因作者的西学背景和天主教信仰，尝试站在西学的立场对中国古代医学和医家做出新的评价。其后郑文焯作《医故》刊行于1891年，分上、下两卷，论述了医之定义、巫医关系、本草命名，探讨了本草、内经、难经等著作的版本源流，考订了古今剂量的异同，考订了孙思邈的生卒年，等等，已经体现出了现代医学科技史研究的气象。之后还有不少医学史作品问世，如丁福保的《世界历代名医列传》(1909)、王吉民的《中国历代医学之发明》(1928)、许明斋的《世界历代名医传略》(1916)和王吉民、伍连德的《中国医史》(1932)等。近代以西方史学方法进行中国医学史研究的首推陈邦贤先生的《中国医学史》[3]，该书以编年体编纂，按照医事制度、疾病和医学书目等部分介绍了中国医学史上的重大成就。此外陈邦贤先生还出版了《药学史》《疾病史》《卫生行政史》《防疫史》等多部重要著作。其他重要的医史著作还有著名中医学家恽铁樵先生于1922年结集刊印的《医学史》讲义，以理论、技术和人物为线索，择其要者梳理了中国医学史上的重大成就[4]。

中华人民共和国成立以后，首先是范行准先生1951年至1952年在《医史杂志》发表了"中国预防医学思想史"系列论文，展示了中国预防医学发展史上的卓越贡献[5]。另一个比较重要的是1963年由卫生部组织修订出版的全国中医学院第二版教材中的《中国医学史讲义》[6]，这是国家医学教育

---

[1] (明)徐春甫：《古今医统大全：上册》，北京：人民卫生出版社，1991年，第1－46页。引文见《古今医统大全》卷一《历代圣贤名医姓氏》。

[2] (清)王宏翰：《古今医史》，载于周仲瑛、于文明主编：《中医古籍珍本集成(续)：综合卷：医学源流、古今医史》，长沙：湖南科学技术出版社，2014年。

[3] 陈邦贤：《中国医学史》，北京：团结出版社，2011年。该书首版于1920年，后于1937年、1957年分别出版了修订版。

[4] 孟凡红、杨建宇、李莎莎：《恽铁樵医学史讲义》，北京：中国医药科技出版社，2017年。

[5] 这些论文在1953年由华东医务生活社以《中国预防医学思想史》为题出版，载于王咪咪编：《范行准医学论文集》，北京：学苑出版社，2011年。

[6] 北京中医药大学：《中国医学史讲义》二版教材重刊本，上海：上海科学技术出版社，2013年。

系统中第一部全国统编的医学史教材，确立了以马克思主义史学观作为指导原则，按照历史发展阶段分期记述，关注医学理论和技术的重大成就、重要医学人物和国家医政制度等一系列研究和写作的模式，其后的医学史著作和教材基本遵循这一总体框架。在中国台湾地区，则有 1974 年出版的刘伯骥所著《中国医学史》，是书承接陈邦贤先生著述精神甚多，以历史朝代分期，内容上大体按照医政制度、疾病、药物、医疗重要成就、名医传、医药著作等顺序铺陈[1]。特别值得单独一说的，是范行准先生在 1986 年出版的《中国医学史略》，该书一改以历代编年的方式，按照医学发展阶段重新分期，对中国传统医学学术发展的评价提出了很多新的观点，并且尤其关注医学发展与其他社会生产力和文化发展之间的关系[2]。再之后，中国内地（大陆）又有很多医学通史类著作出版，其中比较重要的有 2000 年集合全国医史学者编写的 3 卷本《中国医学通史》[3]，晚近还有廖育群等著的《中国科学技术史 · 医学卷》[4]（2016）和陈可冀等主编的《中国宫廷医学》[5]（2009）等通史类著作。这些作品基本上都是以历朝历代医事制度、卫生预防、医药学各领域重要成就、医学著述和重要医学人物等专题铺陈章节，介绍了中国医学发展史上的重大事件和重要成就。

美国医学史家席文曾发表了一篇文章探讨传统医学史存在的问题：

> 科学史和医学史往往就成了概念和方法的概要……它描绘少数科学英雄，而不是普通人。……旧的科学史是关于英雄科学家个体的理念和理论的历史。……此前几乎所有的研究都是关于医生及其行医的研究。医生们的著作在 1980 年代仍然是医学史的主要原始资料，但这些资料并没有详细记载病人的经验。……中国医书几乎也没有给出有关患者及其经验的知识[6]。

---

〔1〕 刘伯骥：《中国医学史》，台北：华冈出版社，1974 年。

〔2〕 范行准：《中国医学史略》，北京：北京出版社，2016 年。该书首版于 1986 年。

〔3〕 李经纬、林昭庚：《中国医学通史：古代卷》，北京：人民卫生出版社，2000 年。

〔4〕 廖育群、傅芳、郑金生：《中国科学技术史 · 医学卷》，北京：科学出版社，2016 年。

〔5〕 陈可冀、李春生：《中国宫廷医学》，北京：中国青年出版社，2009 年。

〔6〕 (美)席文：《科学史和医学史正发生着怎样的变化》，《北京大学学报(哲学社会科学版)》，2010 年第 1 期，第 93－98 页。

中国古代专门医史著作充分地体现了这一特征，近现代的医学史虽然增加了对生产力因素、国家制度等历史背景及其与医学发展关系的阐述，但基本上还是择其要者而论述之，并没有从根本上改变传统历史叙事策略。中国医史研究的这一局面，要等到 20 世纪 80 年代以后，新的医疗社会史研究思潮兴起才发生转变。

(二) 当代社会史与明清江南史

当代中国医疗社会史兴起，开始关注普通民众与医疗相关的真实的社会生活，是建立在中国社会史复兴及其对世界历史学发展之学术潮流的适应的基础之上的[1]。

20 世纪初期西方历史研究受到了马克思主义史学的挑战，研究重点逐渐转移到经济、社会、文化、思想和心理等方面。20 世纪 40 年代以来，西方史学界在年鉴学派的影响下，历史学研究的重心开始转向社会史与文化史，此后兴起的德国"日常生活史"、意大利"微观史学"及法国年鉴学派之"文化史"，均将关注点放在为以往历史研究所忽略的边缘人物的生活、信仰及实践等方面[2]。其特点是强调历史学与社会科学的结合，坚持自下而上的研究进路，主要关注个体的历史和普通人的历史，通过观察和思考普通人的日常生活或"私生活"来把握时代的特色与社会文化变迁[3]。

中国史学对社会的关注始于 20 世纪初期，梁启超 1902 年发表了著名论文《新史学》，批评中国之旧史之"四蔽"，号召掀起"史界革命"，将历史研究的对象从朝廷移向人民群众和社会[4]。此后，中国史学界开始了对社会生活

---

〔1〕 常建华：《中国社会生活史上生活的意义》，《历史教学(下半月刊)》，2012 年第 1 期，第 3－19、70 页。

〔2〕 John Brewer, "Microhistory and the Histories of Everyday Life", *Cultural and Social History*, 2010, 7(1): 87－109.

〔3〕 常建华：《社会生活的历史学：中国社会史研究新探》，北京：北京师范大学出版社，2004 年，第 102 页。

〔4〕 梁启超：《新史学》，载于《饮冰室合集 1・文集 1－9》，北京：中华书局，1989 年，第 2－7 页。原发表于《新民丛报》，《选报》第十二期转载论说六至论说十。所谓"四蔽"指的是："知有朝廷而不知有国家""知有个人而不知有群体""知有陈迹而不知有今务""知有事实而不知有理想"。

如婚姻、家庭、妇女生活和古代社会生活史的研究〔1〕。1987年冯尔康先生著文倡导“有血有肉”的社会史研究〔2〕，1986年在天津南开大学召开了第一届中国社会史学术研讨会，倡议把研究的视角指向人民大众的生活，把历史的内容还给历史〔3〕，可以看作是中国当代新社会史的开端。20世纪80—90年代的中国社会史研究，从“眼光向下”转变为“自下而上”，从过去强调精英/民众、大传统/小传统、国家/社会等鲜明的二元对立转向把握二者的关系，理解二者如何共同建构一个地方社会，如何共享一种文化〔4〕。

区域社会史的研究是伴随着社会史的复兴而兴起的〔5〕。早在20世纪50年代，江南研究就进入了中国学者的视野，其中傅衣凌先生《明代江南市民经济试探》〔6〕一书最具代表性。到了80年代以后，有关明清江南的研究变得更加丰富，其中既有对江南经济史研究的进一步深化〔7〕，也有对明清江南地区的人口、教育、市镇、社会结构、地方行政以及士绅阶层的研究〔8〕。近年来还出现了一些更加细化的专题研究，如陈国灿主编《江南城镇通史》对明

---

〔1〕 其中比较重要的有瞿兑之的《历代风俗研究导言》(发表于《燕大月刊》1928年第3卷第1、2期)、郭沫若的《〈周易〉时代的社会生活》(发表于《东方杂志》1928年第25卷第21、22期，原文章名为《周易的时代背景与精神生产》)、全汉升的《宋代都市的夜生活》(发表于《食货》1934年第1卷第1期)等。

〔2〕 冯尔康:《开展社会史研究》,《历史研究》,1987年第1期,第79-91页。

〔3〕 本刊评论员:《把历史的内容还给历史》,《历史研究》,1987年第1期,第77-78页。

〔4〕 赵世瑜、邓庆平:《二十世纪中国社会史研究的回顾与思考》,《历史研究》,2001年第6期,第157-172页。

〔5〕 万灵:《中国区域史研究理论和方法散论》,《南京师大学报(社会科学版)》,1992年第3期,第91-95页。

〔6〕 傅衣凌:《明代江南市民经济试探》,上海:上海人民出版社,1957年。

〔7〕 比较重要的作品有冯尔康:《十七世纪中叶至十八世纪中叶江南商品经济中的几个问题》,载于中国社会科学院历史研究所清史研究室编:《清史论丛·第七辑》,北京:中华书局,1986年,第32-48页;李伯重:《明清江南农业资源的合理利用——明清江南农业经济发展特点探讨之三》,《农业考古》,1985年第2期,第150-163页;李伯重:《江南的早期工业化(1550—1850年)》,北京:社会科学文献出版社,2000年;樊树志:《明清江南市镇的“早期工业化”》,《复旦学报(社会科学版)》,2005年第4期,第60-70页;范金民:《明清江南商业的发展》,南京:南京大学出版社,1998年;许檀:《明清时期区域经济的发展——江南、华北等若干区域的比较》,《中国经济史研究》,1999年第2期,第21-39页。

〔8〕 吴建华:《明清江南人口社会史研究》,北京:群言出版社,2005年;李伯重:《八股之外:明清江南的教育及其对经济的影响》,《清史研究》,2004年第1期,第1-14页;刘石吉:《明清时代江南市镇研究》,北京:中国社会科学出版社,1987年;冯贤亮:《明清江南地区的环境变动与社会控制》,上海:上海人民出版社,2002年;徐茂明:《江南士绅与江南社会(1368—1911年)》,北京:商务印书馆,2004年。

清江南市镇发展的专题研究[1]、冯贤亮对地方行政与社会的关系的研究[2]、王卫平对清代江南地区慈善事业的专题研究[3]等等。明清江南的海外研究以区域经济史领域为最多，如美国"加州学派"以彭慕兰和黄宗智为代表的对帝制中国晚期江南区域经济史的研究，以及美国学者施坚雅主编的《中华帝国晚期的城市》(英文版1977年在斯坦福大学出版社出版，中文版2000年由中华书局出版)、日本学者斯波义信《长江下游城市化和市场的发展》、森正夫《明代江南土地制度的研究》等。另外，还有比较丰富的社会生活史研究。早期如美籍华裔学者张仲礼对地方士绅阶层的研究[4]、何炳棣对明清社会史与人口史的研究[5]都非常关注江南地区；后如日本学者滨岛敦俊的《明清江南农村社会与民间信仰》[6]、日本学者夫马进《中国善会善堂史研究》[7]、美国学者孔飞力的《叫魂：1768年中国妖术大恐慌》[8]、美国学者罗友枝(Evelyn Rawski)的《清代中国的教育与大众素养》[9]的研究范围也主要是在明清江南地区。

(三) 当代医疗社会史

1. 医疗社会史的兴起与重要成果简述

20世纪20—30年代之后，欧美学术界开始出现医学社会史研究的倾向。美国当代医学史家玛格纳指出："医学史学科业已出现了诸多变化。学者们

---

[1] 陈国灿主编，姚建根著：《江南城镇通史·明代卷》，上海：上海人民出版社，2017年；陈国灿主编，王日根、陈国灿著：《江南城镇通史·清前期卷》，上海：上海人民出版社，2017年。

[2] 冯贤亮：《明清江南的州县行政与地方社会研究》，上海：上海古籍出版社，2015年。

[3] 王卫平：《清代江南地区慈善事业系谱研究》，北京：中国社会科学出版社，2017年。

[4] 1955年张仲礼的英文著作《中国绅士：关于其在19世纪中国社会中作用的研究》在西雅图华盛顿大学出版社出版，1962年该书下编《中国绅士的收入》在同一出版社出版，后于1991年翻译为中文出版。张仲礼：《中国绅士：关于其在19世纪中国社会中作用的研究》，李荣昌译，上海：上海社会科学院出版社，1991年。

[5] Ping-ti Ho, *The Ladder of Success in Imperial China*(《明清社会史论》), New York: Columbia University Press, 1962: 177, 180.

[6] (日)滨岛敦俊：《明清江南农村社会与民间信仰》，朱海滨译，厦门：厦门大学出版社，2008年。

[7] (日)夫马进：《中国善会善堂史研究》，伍跃、杨文信、张学锋译，北京：商务印书馆，2005年。

[8] (美)孔飞力：《叫魂：1768年中国妖术大恐慌》，陈兼、刘昶译，上海：上海三联书店，1999年。

[9] Evelyn Rawski, *Education and Popular Literacy in Ch'ing China*, Ann Arbor: University of Michigan Press, 1979.

已经日益从对著名医学家及其著作的研究转向对与社会史和文化史更加密切相关的问题进行研究。这些改变不亚于一场革命。"[1]

1974年,英国社会学家朱森(N. D. Jewson)发表了*Medical Knowledge and Patronage System in Eighteenth-Century England*(《18世纪英国的医学知识和惠顾体系》)一文,考察了18世纪英国社会行医者的不同社会等级结构以及医疗界的社会组织方式,并且指出由于18世纪上层医生依赖于为贵族乡绅等患者看病来谋取收入,再加上英国医疗行业缺乏统一的认识基础和有效的职业规范,医疗市场竞争激烈,所以贵族乡绅等上层患者在诊疗过程中就具有最大的发言权[2]。1976年朱森又发表了"The Disappearance of the Sick-Man from Medical Cosmology, 1770—1870"(《1770—1870年医学宇宙观中病人的消失》)一文,接续前文探讨了18世纪末至19世纪末病人的权力是如何消失的,指出从1770年之后西欧医学经历了床边医学(bedside medicine)、医院医学(hospital medicine)、实验室医学(laboratory medicine)三个阶段,在传统床边医学时代整体而又具有个性的"病人"(sick-man),逐渐化约为各个器官与组织,病人的主观想法和自述在医疗过程中变得越来越无足轻重,医生日益专门化的术语完全脱离了病人日常生活的世界。朱森称之为病人的消失和被动的现代病患(patient)的诞生[3]。朱森的文章是现代医疗社会史研究的经典之作,无论是在关注对象、研究方法和主要观点上都极大地改变了传统医学史研究的状况,他所发现的医疗活动组织方式从前现代向现代的转化模式对本书很有启发。

到20世纪80年代,受到西方社会史"自下而上"的历史研究方法论的影响,医疗社会史家们也开始纷纷视角向下[4],从伟大的医生转向被动弱势的患者,以及那些在历史上长期沉默的社会弱势群体和边缘医疗人员。90年代以后,医疗社会史学界对英国近代时期的贫民医疗救济、慈善医院和基层

---

〔1〕(美)洛伊斯·N. 玛格纳:《医学史(第二版)》,刘学礼译,上海:上海人民出版社,2009年,致读者页。

〔2〕N. D. Jewson, "Medical Knowledge and Patronage System in Eighteenth-Century England", *Sociology*, 1974,8(3):369-385.

〔3〕N. D. Jewson, "The Disappearance of the Sick-Man from Medical Cosmology, 1770—1870", *Sociology*, 1976,10(2):225-244.

〔4〕《剑桥插图医学史》的作者罗伊·波特曾专门写了一篇题为《患者的思量:自下而上研究医疗史》["The Patient's View: Doing Medical History from Below", *Theory and History*, 1985,14(2):175-198]的论文,主要从日记等原始材料中考察患者对待疾病、治疗的认识和态度。

医疗专业人员群体等问题领域的研究成果最为突出，医疗与社会的互动以及医患关系的变化方面也出现了很多出色的成果[1]。

余新忠等将20世纪以来的国际医史研究分为三个阶段，即初期的传统科技史研究、中期的社会史研究和20世纪80年代以来的社会文化史研究阶段，并指出中国医史研究尽管与此并不同步，但大体未脱离这种趋势[2]。

1987年，梁其姿(现香港大学教授)发表了两篇明清医疗社会史论文。第一篇是《明清预防天花措施之演变》[3]，探讨了17至19世纪之间，中国社会如何应对天花的威胁，分别介绍了中国传统的人痘接种技术在明清的发展、清代的防痘政策和牛痘法传入中国的过程，这篇文章的重要之处在于其改变了过去医学史研究在这个问题上集中于卫生技术和卫生政策的取向，展示了普通医生、患者家庭和基层社会理解和应对疾病的方式。另一篇题为《明清时期的医药组织：长江中下游地区的官立和私立医药机构》[4]，探讨了明清时期江南地区(欧美文献中通常使用"Lower Yangtze Region"的概念来指称"江南地区")国家卫生政策、民间医学慈善团体和医生的基本状况和相互关系，她在文中指出明清时期官方医疗教育、管理和服务机构逐渐失效，而江南地方社会精英为地方社区提供的组织化的医疗救济逐步兴盛。她在20世纪90年代以后，又分别在明清时期社会慈善史[5]、中国麻风病的医疗社会史[6]，

---

〔1〕 陈勇：《西方医疗社会史的由来与前沿问题刍议》，《经济社会史评论》，2015年第3期，第4－15、125页。

〔2〕 余新忠、陈思言：《医学与社会文化之间——百年来清代医疗史研究述评》，《华中师范大学学报(人文社会科学版)》，2017年第3期，第111－128页。

〔3〕 梁其姿：《面对疾病——传统中国社会的医疗观念与组织》，北京：中国人民大学出版社，2012年，第48－67页。该文首发于陶希圣先生九秩荣庆祝寿论文集《国史释论》(台北：食货出版社，1987年)。

〔4〕 Angela Ki Che Leung, "Organized Medicine in Ming-Qing China", *Late Imperial China*, 1987, 8(1): 134－166. 中译版本收入梁其姿：《面对疾病——传统中国社会的医疗观念与组织》，北京：中国人民大学出版社，2012年，第155－176页。

〔5〕 梁其姿：《施善与教化：明清的慈善组织》，台北：联经出版社，1997年。

〔6〕 参见梁其姿：《中国麻风病概念演变的历史》，《"中央研究院"历史语言研究所集刊》，1999年第2期，第399－438页。2009年她撰写出版了专著，*Leprosy in China: A History* (New York: Columbia University Press, 2009)。该书中文版于2013年出版，参见梁其姿：《麻风：一种疾病的医疗社会史》，朱慧颖译，北京：商务印书馆，2013年。

以及前近代中国女性医疗史[1]等方面做出了很多开拓性的工作。

由梁其姿开拓的医疗社会史研究取向，在20世纪90年代以后，由中国台湾地区“中央研究院”历史语言研究所（简称“史语所”）杜正胜等倡导和组织的“疾病、医疗与文化”研讨小组发扬光大。1995年，杜正胜撰写了《作为社会史的医疗史——并介绍“疾病、医疗与文化”研讨小组的成果》一文对他们的研究做了介绍，在1997年撰写了《医疗、社会与文化——另类医疗史的思考》一文，介绍了1992年以来史语所这批致力于医疗社会史的青年学者和学生所做的工作。他指出“疾病、医疗与文化”团队采取的是“新社会史”的研究视角，其目的在于使“历史学成为有骨有肉、有血有情的知识”[2]。作为新社会史一部分的医疗社会史，便与传统的医疗科技史不同，关注的不仅仅是医疗的知识、技术和方法，还要解决历史学研究中“‘人’到底在哪里”[3]这一问题。90年代以来，以史语所为核心，中国台湾地区的医疗社会史研究获得了极大的发展，李建民、林富士、李贞德、祝平一、雷祥麟、蒋竹山、皮国立、邱仲麟等学者在医学与医疗的文化解释、医疗人员的社会文化身份、医疗和求医行为、医患关系、宗教与医疗、医疗社会史中的性别问题等方面都有涉猎，其中很多研究成果已经成为目前相关领域中的最重要的参考文献。

中国大陆医疗社会史研究的兴起晚于台湾地区，余新忠将其特征概括为“基本是个别而缺乏理论自觉的”[4]，主要表现为缺乏明确的医疗社会史的学科定位。90年代大陆的相关研究首先在医学文化史领域呈现出较为活跃的面貌，比较具有代表性的著作有廖育群的《岐黄医道》、马伯英的《中国医学文化史》、薛公忱主编的《论医中儒道佛》等[5]。进入21世纪之后，有关医学

---

〔1〕 Angela Ki Che Leung, “Woman Practicing Medicine in Premodern China”, in H. Zurndorfer ed., *Chinese Women in the Imperial Past: New Perspectives*, Leiden: Brill Academic Publisher, 1999: 101-134. 中文译稿载于李贞德、梁其姿主编:《妇女与社会》,北京: 中国大百科全书出版社,2005年,第355-374页。

〔2〕 杜正胜在1995年提出了“新社会史”概念,并列出了十二项新社会史的研究纲目。参见杜正胜:《什么是新社会史》,《新史学》,1992年第4期,第95-116页。

〔3〕 杜正胜:《作为社会史的医疗史——并介绍“疾病、医疗与文化”研讨小组的成果》,《新史学》,1995年第1期,第113-153页;杜正胜:《医疗、社会与文化——另类医疗史的思考》,《新史学》,1997年第4期,第143-171页。

〔4〕 余新忠:《中国疾病、医疗史探索的过去、现实与可能》,《历史研究》,2003年第4期,第158-168页。

〔5〕 廖育群:《岐黄医道》,沈阳: 辽宁教育出版社,1991年;马伯英:《中国医学文化史》,上海: 上海人民出版社,1994年;薛公忱:《论医中儒道佛》,北京: 中医古籍出版社,1999年。

与传统文化的研究更加兴盛，最具代表性的是 2017 年中国中医药出版社组织出版的“中华文化与中医学丛书”修订版（该套丛书初版于 1992 年，共 11 册），其中包括《儒家文化与中医学》《佛学与中医学》《道家文化与中医学》《民俗文化与中医学》等 15 个分册，由著名国医学者陈可冀先生任总主编，各分册也都邀请相关领域顶级学者撰写〔1〕。

具有比较明确的医疗社会史特点的研究，是从对中国历史上的灾疫的关注开始的。早期的研究者如杜家骥、曹树基、李玉尚、晏昌贵、龚胜生、梅莉等，分别从人口史和历史地理学研究领域进入疾病社会史的研究领域〔2〕。内地疫病社会史研究在 21 世纪获得了较大的发展，既有关于近代中国疾病社会史的整体性研究〔3〕，又有关于具体疫病及其社会影响的个案研究〔4〕。进入 21 世纪之后，在中国古代疾病社会史研究领域最突出的是南开大学的余新忠，其代表作《清代江南的瘟疫与社会：一项医疗社会史的研究》清楚地表明了“社会史”的研究视角，从清代江南有关瘟疫的生态社会背景、社会认知等出发探讨瘟疫的发生及其与社会的互动，参考了多种现代社会科学的研究方法，在材料的使用上也有所突破，被冯尔康先生称为“我国内地医疗社会史研究有自觉意识进行的第一部有分量的专著”〔5〕。2004 年，余新忠又出版了《瘟疫下的社会拯救》一书，继续拓宽了有关瘟疫研究的社会史视角〔6〕。

---

〔1〕 相关情况介绍参见耿刘同、耿引循：《佛学与中医学》，北京：中国中医药出版社，2017 年，丛书总序。

〔2〕 在 20 世纪 90 年代中国内地（大陆）的疾病社会史研究的重要成果包括但不限于：杜家骥：《清代天花病之流传、防治及其对皇族人口的影响初探》，载于（美）李中清、郭松义主编：《清代皇族人口行为和社会环境》，北京：北京大学出版社，1994 年，第 154 - 169 页；曹树基：《鼠疫流行与华北社会的变迁（1580—1644 年）》，《历史研究》，1997 年第 1 期，第 17 - 33 页；曹树基、李玉尚：《历史时期中国的鼠疫自然疫源地——兼论传统时代的“天人合一”观》，载于中国农业历史学会、中国经济史学会古代史部会、《中国经济史研究》编辑部：《中国经济史上的天人关系学术讨论会论文集》，1999 年，第 100 - 122 页；梅莉、晏昌贵、龚胜生：《明清时期中国瘴病分布与变迁》，《中国历史地理论丛》，1997 年第 2 期，第 35 - 46 页；等等。

〔3〕 如张大庆：《中国近代疾病社会史（1912—1937）》，济南：山东教育出版社，2006 年。

〔4〕 如李玉尚、曹树基：《18—19 世纪的鼠疫流行与云南社会变迁》，载于复旦大学历史地理研究中心主编：《自然灾害与中国社会历史结构》，上海：复旦大学出版社，2001 年，第 133 - 210 页；李玉尚、曹树基：《咸同年间的鼠疫流行和云南人口的死亡》，《清史研究》，2001 年第 2 期，第 19 -32 页。

〔5〕 余新忠：《清代江南的瘟疫与社会：一项医疗社会史的研究》，北京：中国人民大学出版社，2003 年。此处引文参见余新忠：《清代江南的瘟疫与社会：一项医疗社会史的研究（修订版）》，北京：北京师范大学出版社，2014 年，序一。该序言写于 2002 年。

〔6〕 余新忠：《瘟疫下的社会拯救》，北京：中国书店，2004 年。

此后，他在相关领域发表了一系列重要的论文，实为内地（大陆）相关研究领域的学术领军者之一[1]。还有一位特别值得关注的学者是杨念群，他从90年代晚期开始医疗社会史相关的研究，其《"地方感"与西方医疗空间在中国的确立》[2]一文首次在医疗史研究中引入了空间社会学方法，从中西方不同医疗空间的结构与冲突来探讨近代中国医疗变革中的文化与政治权力问题，指出地方和基层在中国近代化过程中所扮演的绝不仅仅是被动接受的角色。不论是在研究视角、方法还是结论上都令当年初读此文的笔者有眼界洞开之感，也是笔者后期投入医疗社会史的重要启蒙之一。杨念群在2006年出版了《再造"病人"：中西医冲突下的空间政治（1832—1985）》[3]，该书一出版就引发了多重争议，有不少的评论称其为"四不像"之作，但也获得了广泛的好评，余新忠甚至称其为内地医疗社会文化史领域最具分量和影响的著作[4]。该书从身体切入观照现代政治运作及其背后的权力关系，体现了作者一贯的学术旨趣，即"从'医疗史'的视角理解中国的现代政治"[5]，为医疗社会文化史研究提供了不少新的研究理念与方法。但唯其过于明确的政治史倾向，对中国传统医疗生活的描述不免有些过于简单和抽象，例如他将中国西方医疗空间的关系简单地描述为开放与封闭、熟悉与陌生的对比，亦在一定程度上过度简化了基层社会对西方医疗空间的接受过程。

总体而言，21世纪以来中国医疗社会史分别在海峡两岸都获得了蓬勃

---

〔1〕 包括但不限于余新忠：《清代江南瘟疫对人口之影响初探》，《中国人口科学》，2001年第2期，第36-43页；余新忠：《嘉道之际江南大疫的前前后后——基于近世社会变迁的考察》，《清史研究》，2001年第2期，第1-18页；余新忠：《清代江南疫病救疗事业探析——论清代国家与社会对瘟疫的反应》，《历史研究》，2001年第6期，第45-56页；余新忠：《大疫探论：以乾隆丙子江南大疫为例》，《江海学刊》，2005年第4期，第146-154页；余新忠：《从避疫到防疫：晚清因应疫病观念的演变》，《华中师范大学学报（人文社会科学版）》，2008年第2期，第51-60页。

〔2〕 杨念群：《"地方感"与西方医疗空间在中国的确立》，载于汪晖、陈平原、王守常主编：《学人（第12辑）》，南京：江苏文艺出版社，1997年，第183-238页。

〔3〕 杨念群：《再造"病人"：中西医冲突下的空间政治（1832—1985）》，北京：中国人民大学出版社，2006年。

〔4〕 余新忠：《另类的医疗史书写——评杨念群著〈再造"病人"〉》，《近代史研究》，2007年第6期，第92-104页。

〔5〕 这是杨念群一以贯之的学术旨趣，在2007年他撰写了一篇文章专门对此进行了阐释。参见杨念群：《如何从"医疗史"的视角理解现代政治》，《中国社会历史评论》，2007年第1期，第27-37页。

的发展。相比较而言，中国台湾地区的相关研究在全球范围内最为亮眼[1]，而中国大陆的研究也取得了快速的发展。常建华在 2007 年就对 21 世纪大陆医疗社会史研究做出了这样的评价："融合疾病、环境等多种因素的医疗社会史属于新的学术领域，虽然起步晚研究者少，但研究起点很高，学术成果引人注目。"[2]

2. 与明清江南医疗生活史相关的成果举要

近年来国内外医疗社会史的新成果层出不穷，但因为本研究的对象明确是明清江南的医疗生活，所以无必要也不可能穷尽所有的重要研究，下面仅就现有研究中与明清江南医疗社会生活相关的成果择要做一概述。

第一，对明清江南地区的医学和医药行业发展史的研究。其中，对于明清江南医学流派的研究尤其丰富，如华润龄的《吴门医派》[3]、陈仁寿的《江苏中医历史与流派传承》[4]、李济仁和张玉才对新安医学的研究[5]、上海市中医文献馆和上海中医药大学医史博物馆编著的《海派中医学术流派精粹》[6]，另外还有一些资料性作品，如《杭州老字号系列丛书：医药篇》[7]等。由于吴门医派在中国古代医学史上的重要地位，相关的研究最为丰富。这些研究聚焦于区域性的具体医学群体，研究思路还比较传统，大体上是在社会历史背景下介绍重要医学理论、人物和事件，还有不少研究着眼于医学理论思想的历史梳理。这些成果为我们的研究提供了重要的参考资料。医疗社会史在这个领域的研究更关注医学知识的传承、医生的专业训练，以及医学专业身份形成与社会、文化的关系，使用的方法也与前者不同[8]。

---

〔1〕 余新忠：《在对生命的关注中彰显历史的意义》，载于余新忠主编：《新史学(第九卷)：医疗史的新探索》，北京：中华书局，2017 年，序言第 1－15 页。

〔2〕 常建华：《跨世纪的中国社会史研究》，载于《中国社会历史评论(第 8 卷)》，天津：天津古籍出版社，2007 年，第 364－397 页。

〔3〕 华润龄：《吴门医派》，苏州：苏州大学出版社，2004 年。

〔4〕 陈仁寿：《江苏中医历史与流派传承》，上海：上海科学技术出版社，2014 年。

〔5〕 李济仁：《李济仁新安医学考证》，北京：科学出版社，2015 年；张玉才：《新安医学》，合肥：安徽人民出版社，2005 年。

〔6〕 上海市中医文献馆、上海中医药大学医史博物馆：《海派中医学术流派精粹》，上海：上海交通大学出版社，2008 年。

〔7〕 路峰、陈婉丽、徐敏：《杭州老字号系列丛书：医药篇》，杭州：浙江大学出版社，2008 年。

〔8〕 参见王涛锴：《何以成医：明清时代苏松太地区的医生训练和社会》，《中国社会历史评论》，2010 年第 1 期，第 170－184 页。

第二,对明清江南慈善医疗和社会医疗保障机制的研究。梁其姿《明清时期的医药组织:长江中下游地区的官立和私立医药机构》[1]一文可能要算在这个领域最早的文献之一,它对明清江南地区官方医疗的退场和地方医药自组织机制的描述,构成了其后很多研究者的出发点。另外,在有关明清地方慈善事业的研究中一般都会专门介绍慈善医疗的情况,相关的研究有梁其姿的《施善与教化:明清的慈善组织》[2],王卫平、黄鸿山合著的《中国古代传统社会保障与慈善事业:以明清时期为重点的考察》[3]和王卫平的《清代江南地区慈善事业系谱研究》[4]等,余新忠也专门讨论了清代江南慈善医疗在瘟疫救治过程中发挥的重要作用[5]。有关地方宗族和工商业组织的医疗保障机制的研究主要有唐力行及其研究团队,他们对明清徽州地区的宗族医疗保障体制及其与其他地区的比较研究,深刻揭示了地方社会组织机构对医疗慈善和医学发展的影响[6]。这些研究充分揭示了明清时期江南社会组织、宗族和士绅群体等民间力量在医疗供给和疫病救助方面发挥的重要作用,并通过对组织化医疗救助机制的研究,探讨了明清地方社会的发展特点及其与国家行政组织的关系,但多为针对慈善医疗机构的组织和规则、救助者和受助者群体整体性的关注,对于求助的病人的私人行动、感受和观念发掘得不够深入。

第三,对明清江南地方医生群体和专业组织的研究。这个领域的研究在医药执业群体的形成机制、社会文化身份、社会功能和社会组织模式等方面都做了细致的探索,目前以针对民间精英医者尤其是儒医和世医群体的研究

---

〔1〕 Angela Ki Che Leung, "Organized Medicine in Ming-Qing China", *Late Imperial China*, 1987,8(1): 134-166. 中文版本载于梁其姿:《面对疾病——传统中国社会的医疗观念与组织》,北京: 中国人民大学出版社,2012年,第155-176页。

〔2〕 梁其姿:《施善与教化: 明清的慈善组织》,台北: 联经出版社,1997年。

〔3〕 王卫平、黄鸿山:《中国古代传统社会保障与慈善事业: 以明清时期为重点的考察》,北京: 群言出版社,2005年。

〔4〕 王卫平:《清代江南地区慈善事业系谱研究》,北京: 中国社会科学出版社,2017年。另外王卫平还有相关论文发表,如王卫平:《明清时期江南地区的民间慈善事业》,《社会学研究》,1998年第1期,第84-97页。

〔5〕 余新忠:《清代江南疫病救疗事业探析——论清代国家与社会对瘟疫的反应》,《历史研究》,2001年第6期,第45-56页;余新忠:《清代江南的瘟疫与社会: 一项医疗社会史的研究》,北京: 中国人民大学出版社,2003年。

〔6〕 唐力行、苏卫平:《明清以来徽州的疾疫与宗族医疗保障功能: 兼论新安医学兴起的原因》,《史林》,2009年第3期,第43-53、189页;唐力行、徐茂明:《明清以来徽州与苏州社会保障的比较研究》,《江海学刊》,2004年第3期,第125-134页。

成果最为丰富，如邱仲麟和张哲嘉对明代世医群体的研究[1]、陈元朋和祝平一对儒医群体的研究[2]都十分出色。陈元朋的著作探讨了儒医出现的社会历史背景、儒医的社会文化身份等重要问题，是目前国内相关研究领域最常用的参考文献之一。另外，还有研究者对某些著名的江南世医家族进行了个案研究，其中以对松江何氏世医家族的研究成果最为丰富[3]。在有关世医制度及其形成的社会机制之间的关系方面也有很丰富的探索，对世医现象与国家制度（如明清地方医疗管理制度和医户制度）、儒家文化、地方士绅群体之间的关系都有较为深入的探讨[4]。对其他类型医疗从业者的研究也有不少，如走方医、女性医疗从业者和巫医及他们的医疗活动等，都有一定的成果[5]，使用的研究

---

〔1〕 邱仲麟：《绵绵瓜瓞——关于明代江苏世医的初步考察》，载于佐竹靖彦主编：《中国史学：第十三卷》，京都：朋友书店，2003 年，第 45 - 67 页；邱仲麟：《明代世医与府州县医学》，《汉学研究》，2004 年第 22 卷第 2 期，第 327 - 359 页；张哲嘉：《明清江南的医学集团》，载于熊月之、熊秉真主编：《明清以来江南社会与文化论集》，上海：上海社会科学院出版社，2004 年，第 256 - 267 页。

〔2〕 陈元朋：《两宋的“尚医士人”与“儒医”：兼论其在金元的流变》，台北：台湾大学出版委员会，1997 年；祝平一：《宋、明之际的医史与“儒医”》，《“中央研究院”历史语言研究所集刊》，2006 年第 77 卷第 3 期，第 401 - 449 页。

〔3〕 袁敏、何新慧：《江南何氏世医家族历史流传脉络与起源谱系探析》，《中医药文化》，2015 年第 1 期，第 28 - 31 页；王敏：《世医家族与民间医疗：江南何氏个案研究》，华东师范大学博士学位论文，2012 年；杨奕望、吴鸿洲：《明代江南何氏医派在上海地区的流传和影响》，《中医文献杂志》，2011 年第 1 期，第 47 - 49 页；杨杏林、毕丽娟、张晶滢：《上海地区何氏医家传承系谱调查》，《中医文献杂志》，2012 年第 2 期，第 40 - 43 页；杨奕望、谢朝丹：《江南文化视域下明清上海何氏世医的承启》，《中医药文化》，2019 年第 5 期，第 19 - 26 页；王敏：《清代医生的收入与儒医义利观——以青浦何氏世医为例》，《史林》，2012 年第 3 期，第 79 - 88 页。其他有关世医的个案研究还有施亦农、随建屏：《南京随氏中医世家简史》，《中医文献杂志》，1996 年第 1 期，第 29 - 30 页；马一平：《昆山郑氏妇科二十九代世医考》，《中华医史杂志》，2000 年第 2 期，第76 -81 页；等等。

〔4〕 夏逸群、张成博：《明代医药机构设置与世医制度浅析》，《山东中医药大学学报》，2013 年第 2 期，第 143 - 144 页；夏有兵：《明朝世医制度评判与启示》，《南京中医药大学学报(社会科学版)》，2002 年第 3 期，第 130 - 132 页；王敏：《清代松江“医、士交游”与儒医社交圈之形成：以民间医生何其伟为个案的考察》，《社会科学杂志》，2009 年第 2 期，第 147 - 155 页；谢娟：《明代医人与社会——以江南世医为中心的医疗社会史研究》，载于范金民主编：《江南社会经济研究・明清卷》，北京：中国农业出版社，2006 年，第 1196 - 1258 页。

〔5〕 王静：《清代走方医的医术传承及医疗特点》，《云南社会科学》，2013 年第 3 期，第 161 - 165 页；梁其姿：《前近代中国的女性医疗从业者》，载于李贞德、梁其姿主编：《妇女与社会》，北京：中国大百科全书出版社，2005 年，第 355 - 374 页；张璐：《近世稳婆群体的形象建构与社会文化变迁》，南开大学博士学位论文，2013 年；余新忠：《清代江南的民俗医疗行为探析》，载于余新忠主编：《清以来的疾病、医疗和卫生：以社会文化史为视角的探索》，北京：生活・读书・新知三联书店，2009 年，第 91 - 108 页；余璇：《明清江南的民间医者及其医疗实践》，华东师范大学硕士学位论文，2009 年。

方法和利用的资料也比较多元化[1]，为相关领域的研究打开了新的局面。

第四，明清的医疗市场和医患关系。在这个领域的研究，以祝平一《药医不死病，佛度有缘人：明、清的医疗市场、医学知识与医病关系》[2]一文最具有代表性，该文以明清江南地区为主要研究范围，对明清医疗市场、医疗服务者的身份类别、求医的主要方式、医疗活动类型和医患关系等方面都做出了很细致的描述，其主要结论如明清地方社会（实际上是以江南地区为模板）医疗市场具有开放性、病家拥有医疗决定权和以声誉为主的求医机制等都被广泛接受，是该领域研究者最常引用的文献之一。邱仲麟对明代的医病关系与医疗风习的研究[3]，蒋竹山通过明代官员祁彪佳日记看晚明的医患关系[4]，张瑞从多种晚清日记中探讨士人群体应对疾病、医疗和处理医患关系的方式[5]，涂丰恩和王敏对明清医疗生活中的择医与择病现象的研究[6]，张田生对医疗中的性别问题的研究[7]，都使用了很多明清江南的文献资料，研究视角转向以病人为中心，很细致地描绘了医家与病家的互动关系与医疗过程。但这些研究主要还是集中在社会精英阶层的生活世界，对底层平民的医疗生活的关注不够充分。与明清江南区域经济史研究不同，医疗社会史的研究比较关注医学近代化的进程以及清末到民国之间的中西医关系，其中雷祥麟《负责任的医生与有信仰的病人——中西医论争与医病关系在民国时期的转变》一文极有启发性，他利用当时中、西医者在面对病人时的不同态度和应对

---

〔1〕 马金生：《从〈医界镜〉看明清时期民间的行医活动》，《寻根》，2010年第4期，第52-58页；王立、秦鑫：《明清通俗文学中医者形象的文化阐释》，《江西师范大学学报（哲学社会科学版）》，2014年第2期，第74-79页；等等。

〔2〕 祝平一：《药医不死病，佛度有缘人：明、清的医疗市场、医学知识与医病关系》，《"中央研究院"近代史研究所集刊》，2010年第68期，第1-50页。

〔3〕 邱仲麟：《医生与病人——明代的医病关系与医疗风习》，载于余新忠、杜丽红主编：《医疗、社会与文化读本》，北京：北京大学出版社，2013年，第314-349页。

〔4〕 蒋竹山：《疾病与医疗——从〈祁忠敏公日记〉看晚明士人的病医关系》，载于《疾病的历史研讨会论文集》，(2001-7-23)[2010-3-14]，http://www.ihp.sinica.edu.tw/～medicine/conference/disease/chusan.PDF.

〔5〕 张瑞：《晚清日记中的病患体验与医患互动——以病患为中心的研究》，《历史教学（下半月刊）》，2012年第22期，第25-31页。

〔6〕 涂丰恩：《择医与择病——明清医病间的权力、责任与信任》，《中国社会历史评论》，2010年第11卷，第149-169页；王敏：《择医之弊与择医之道——传统社会民间医疗中的医患互动考察》，《中国医学伦理学》，2010年第4期，第43-45、64页。

〔7〕 张田生：《女性病者与男性医家——清代礼教文化中的女性隐疾应对》，《自然科学史研究》，2014年第2期，第188-200页。

方式，深刻揭示了中国传统医疗生活中有关医疗权力、责任和医患关系的基本原则[1]。其他比较突出的还有对清末江南地区传教士医疗[2]、近代中西医学冲突[3]和有关清末民初医疗纠纷[4]的研究等。

海外研究者以美国宾夕法尼亚大学席文(Nathan Sivin)教授为代表，倡导人类学、社会学、历史学等不同学科在中医研究中的协同合作，席文本人对中国传统医学、药物、医患关系和传统医学的近代转化都有系统的研究[5]。其他比较重要的研究还包括哈佛大学凯博文(Arthur Kleinman)对中国古代医病关系的研究[6]，以及日本学者吉元昭治和美国学者劳伦斯・G. 汤普森

---

〔1〕 雷祥麟:《负责任的医生与有信仰的病人——中西医论争与医病关系在民国时期的转变》,《新史学》,2003 年第 14 卷第 1 期,第 45 - 96 页;龙伟:《民国医事纠纷研究(1927—1949)》,北京: 人民出版社,2011 年;马金生:《发现医病纠纷: 民国医讼凸显的社会文化史研究》,北京: 社会科学文献出版社,2016 年。

〔2〕 由于西方传教士和传教医学进入江南地区的时间较晚,最早的上海仁济医院建于 1844 年,本研究对这个领域没有进行专题研究,只在中西方医疗空间比较的时候(见本书第六章)援引了少量。该领域的相关研究一直比较丰富,如针对明清华南地区的研究(如王尊旺、李颖:《医疗、慈善与明清福建社会》,天津: 天津古籍出版社,2010 年)和跨区域的整体性研究(如郝先中:《西医东渐与中国近代医疗卫生事业的肇始》,《华东师范大学学报(哲学社会科学版)》,2005 年第 1 期,第 27 - 33 页;田涛:《清末民初在华基督教医疗卫生事业及其专业化》,《近代史研究》,1995 年第 5 期,第 169 - 185 页;卞浩宇:《基督教新教早期在华"医药传教"剖析》,《历史教学(下半月刊)》,2008 年第 4 期,第 45 - 52 页;甄橙:《美国传教士与中国早期的西医护理学(1880—1930 年)》,《自然科学史研究》,2006 年第 4 期,第 355 - 364 页;等等)。针对清末江南地区的研究有王尔敏:《上海仁济医院史略》,载于林治平主编:《基督教与中国现代化》,台北: 宇宙光出版社,1994 年;郭明枫:《仁济医院创立过程思考——以雒魏林与麦都思的作用为中心》,《艺术科技》,2017 年第 2 期,第 422 - 423 页;梅凯:《苏州博习医院早期历史研究(1883—1927)》,苏州大学硕士学位论文,2013 年; 等等。

〔3〕 如赵洪钧:《近代中西医论争史》,合肥: 安徽科学技术出版社,1989 年;郝先中:《近代中医废存之争研究》,华东师范大学博士学位论文,2005 年;祝世讷:《中西医学差异与交融》,北京: 人民卫生出版社,2000 年;李经纬:《中外医学交流史》,长沙: 湖南教育出版社,1998 年;等等。

〔4〕 龙伟:《清代医疗纠纷的调解、审理及其特征》,《西华师范大学学报(哲学社会科学版)》,2016 年第 6 期,第 19 - 24 页;龙伟:《民国医事纠纷研究(1927—1949)》,北京: 人民出版社,2011 年。

〔5〕 William C. Cooper and Nathan Sivin, "Man as Medicine: Pharmacological and Ritual Aspects of Traditional Therapy Using Drugs Derived from the Human Body", in S. Nakayama and N. Sivin ed., *Chinese Science: Exploration of an Ancient Tradition*, Cambridge: The MIT Press, 1973: 203 - 272; Nathan Sivin, "The History of Chinese Medicine: Now and Anon", *Positions East Asia Cultures Critique*, 1998, 6(3): 731 - 761.

〔6〕 A. Kleinman, *Patients and Healers in the Context of Culture*, Berkeley and Los Angeles: University of California Press, 1980.

(Laurence G. Thompson)对宗教与医学的研究[1],等等。这些作品在研究对象上呈现出丰富多彩的样貌,广泛涉及医学知识和技术、药物、医患关系、职业规范,以及医学与思想文化的关系,其中也涉及一些明清江南的人物和事件,但基本上还是以整体性的文化史研究为主。与明清江南医疗生活研究关系最为密切的是德国学者蒋熙德(Volker Scheid)对清末江苏省孟河医派发展史的研究[2],以及韩明士(Robert P. Hymes)和赵元玲(Chao Yüan-ling)对中国古代医者群体的文化身份的研究[3]。美国学者古克礼(Christopher Cullen)和伊维德(Wilt Idema)以明清通俗小说为本进行的古代医患关系研究[4],因为选取材料的原因与明清江南地区有一定的联系。海外中国医学史研究中还有一个非常重要的性别研究的视角,国内学者最为熟悉的是费侠莉(Charlotte Furth)的《繁盛之阴——中国医学史中的性(960—1665)》和白馥兰(Francesa Bray)的《技术与性别: 晚期帝制中国的权力经纬》。这两本著作虽然是在一般性的意义上讨论中国传统医学中的性别观念、性别意识和医疗中的性别问题,但所采用的个案资料都取自明清江南地区,对于本研究的参考价值极大[5]。

余新忠曾经在 2003 年总结了中国内地疾病医疗社会史研究存在的问题,他指出这一研究领域:

> 薄弱乃至缺乏探讨之处还在在多有,比如对医疗资源、民间疗法、家庭在医疗中的地位及其变迁、医学与医家的地位等,有关病人的求诊和医生

---

〔1〕 (日)吉元昭治:《道教与不老长寿医学》,杨宇译,成都: 成都出版社,1992 年;Laurence G. Thompson,"Medicine and Religion in Late Ming China", *Journal of Chinese Religions*, 1990, 18(1): 45 - 59.

〔2〕 (德)蒋熙德:《孟河医学源流论》,丁一谔、顾书华、陈琳琳等译,北京: 中国中医药出版社,2016 年。

〔3〕 Robert P. Hymes,"Not Quite Gentlemen? Doctors in Sung and Yuan", *Chinese Science*, 1987,8: 9 - 76; Chao Yüan-ling,"The Ideal Physician in Late Imperial China", *East Asian Science, Technology, and Medicine*, 2000(17): 66 - 93.

〔4〕 Christopher Cullen,"Patients and Healers in Late Imperial China: Evidence from the Jinpingmei", *History of Science*, 1993, 31: 99; Wilt Idema,"Diseases and Doctors, Drugs and Cures: A Very Preliminary List of Passages of Medical Interest in a Number of Traditional Chinese Novels and Related Plays", *Chinese Science*, 1977, 2: 37 - 63.

〔5〕 (美)费侠莉:《繁盛之阴——中国医学史中的性(960—1665)》,甄橙主译,南京: 江苏人民出版社,2006 年;(美)白馥兰:《技术与性别: 晚期帝制中国的权力经纬》,江湄、邓京力译,南京: 江苏人民出版社,2006 年。

的诊疗行为、医德与医疗中存在的不正之风问题等等,几乎无人涉及[1]。

考察近十余年来中国医疗社会史研究的新进展,可以看到余新忠当年所指出的研究盲区已经逐渐被填补起来,有关病人求诊、医生诊疗活动的研究已经成为新的研究热点,所使用的方法和材料也有很大的突破,关于传统医德和医疗行为中的消极因素的研究也有少数研究者有所涉及[2]。但从目前来看,中国内地医疗社会史研究还是存在着以下几个方面的薄弱环节:第一,对医疗社会生活中的性别问题关注不够。目前关注这一领域的主要是港台学者和西方学者,研究对象集中关注明清江南地区的也较为少见,而事实上在明清江南有关女医和女性医疗从业者(如三姑六婆)的资料十分丰富,如果能够有效地使用女性视角和相应的方法展开研究,应该能够产生不少出色的成果。第二,对民间社会医疗生活的商业和经济方面的研究不足,有关医药费用的量化研究尤其匮乏。目前笔者收集到的有关明清医疗商业模式的研究主要是海外学者完成的[3],其中特别关注医药价格的文章主要来自台湾学者[4],大陆学者对这方面的关注比较匮乏。第三,对药物的物质文化史方面的研究也远远落后于我国台湾地区和西方。据边和介绍,近年来西方医疗史研究中有越来越多的学者开始将药物——而非施予和接受治疗的人——作为关注中心,力图发现以往医疗史书写中未被重视的新方向[5]。而中国台湾史学界一向有强调"物质文化"与"日常生活"之结合的传统,对药物的物质文化史研究很丰富,如张哲嘉(大黄)、刘士永(人丹)、雷祥麟(常

---

〔1〕 余新忠:《中国疾病、医疗史探索的过去、现实与可能》,《历史研究》,2003 年第 4 期,第 164 页。

〔2〕 对这类问题的研究,在前引雷祥麟和祝平一有关古代医患关系的研究中已经涉及,涂丰恩和王敏在对择病和择医现象的讨论中也分析了古代医学和社会制度的负面作用。另外笔者曾发表过两篇论文(分别是程国斌:《"仁术"与"方技"——中国传统医患关系的伦理现实》,《中外医学与哲学》,2010 年第 1 期,第 33 - 60 页;程国斌:《试论医儒关系的道德论证模式》,《中国医学伦理学》,2012 年第 1 期,第 102 - 104 页)讨论了中国传统医德中的消极因素。

〔3〕 如(美)边和:《谁主药室:中国古代医药分业历程的再探讨》,载于余新忠主编:《新史学(第九卷):医疗史的新探索》,北京:中华书局,2017 年,第 38 - 72 页;Sherman Cochran, *Chinese Medicine Men: Consumer Culture in China and Southeast Asia*, Cambridge: Harvard University Press,2006.

〔4〕 如邱仲麟:《医资与药钱——明代的看诊文化与民众的治病负担》,载于台北生命医疗史研究室编:《中国史新论 · 医疗史分册》,台北:联经出版公司,2015 年;邱仲麟:《明代的药材流通与药品价格》,《中国社会历史评论》,2008 年第 1 期,第 195 - 213 页。

〔5〕 (美)边和:《西方医疗史研究的药物转向》,《历史研究》,2015 年第 2 期,第 27 -33 页。

山)、吕绍理(肥皂)、蒋竹山(人参)等人的研究[1],蒋竹山自己对人参的研究也十分精彩[2]。这也是大陆研究者需要发力去弥补的领域。

总体而言,20 世纪 70 年代以来国内外的医疗史研究先后发生了社会史转向,历史学和医学的学科壁垒已经开始消解[3],逐渐接受了新社会史"自下而上"的研究视角和关注底层、弱势群体和普通人的真实生活的研究取向,广泛地接受和使用各种社会科学的综合性方法论,呈现出一种欣欣向荣的多元化的发展趋势。在前引很多医疗社会史和文化史的研究成果,尤其是有关医疗行为和医患关系的研究中都已经体现出了"医疗生活史"研究的特征和旨趣,只不过尚没有明确地将自己的研究界定为医疗生活史而已。当然,从另一个方面来讲,如本书那样专门强调"医疗生活史"的概念也不是必需的,更重要的问题是在医疗社会史的研究领域中实现视角与立场的转向,将真正的人和真实的生活带回到历史当中来。

四、研究方法、主要资料和写作框架

(一) 研究方法

本书的目标是对明清江南地区民间日常性的医疗生活状况做出尽可能准确的描述,发掘中国传统社会的医学、医生、病人以及医疗行为的一般性规律和特征,故采取了以问题为导向的研究和写作模式,分别从社会历史背景、医疗供给、求医行为、医疗活动和医患关系这几个环节展开。在每一个具体问题的讨论过程中尽可能地照顾医疗生活的历史演变特征。但基于研究设定,主要聚焦于最具普遍性和代表性的历史现象,故没有对历史阶段性差异以及特殊历史阶段(如明清朝代更替和清末太平天国运动时期等)予以细致的关注和书写,这是一个重大的缺陷,只能留待后续的研究去逐步弥补了。

---

〔1〕 蒋竹山:《新文化史视野下的中国医疗史研究》,载于蒋竹山:《当代史学研究的趋势、方法与实践:从新文化史到全球史》,台北:五南图书出版股份有限公司,2012 年,第 109 - 136 页;蒋竹山:《"全球转向":全球视野下的医疗史研究初探》,《人文杂志》,2013 年第 10 期,第 84 - 92 页。

〔2〕 蒋竹山:《非参不治,服必万全——清代江南的人参药用与补药文化初探》,《中国社会历史评论》,2007 年第 8 卷,第 114 - 127 页;蒋竹山:《人参帝国:清代人参的生产、消费与医疗》,杭州:浙江大学出版社,2015 年。

〔3〕 杨璐玮、余新忠:《评梁其姿〈从疠风到麻风:一种疾病的社会文化史〉》,《历史研究》,2012 年第 4 期,第 174 - 188 页。

研究对象具有“明清时期(1840年之前)”和“江南地区”两个限定范围，但由于医疗生活尤其是普通民众的医疗生活一直不受传统史学叙事重视，所以研究者能够找到的资料一方面在数量、种类和分布上都极其庞杂，另一方面有效史料的系统性、完整性和准确性却又相当匮乏。例如，研究者一直没有找到有关医疗收费的明确而又系统的记录。目前获得的有效信息，不论是在文献类型(包括文集、笔记、小说和少量医者的记录)、涉及地域(从江南到全国)方面，还是时间分布(从明初到晚清)，都十分凌乱，货币单位与金额度量也是五花八门。在写作过程中，笔者尽量使用来自直接记录江南或出自江南的史料，但由于自身史学积累不足，在很多问题上都遭遇了有效资料不足的问题。这个时候，研究者不得不转向更大范围的文献以获得有关明清社会的一般性状况，再与江南地区的资料进行对比参照，由此来推论明清江南地区特定社会现象的具体情况。这会对研究结论的准确性造成一定的影响，在写作过程中笔者已经认识到了这一问题，但在没有获得更多的新材料之前，不得不将破碎、零散的史料编织在一起以反映整体状况，然后再通过对具体史料的总体历史背景、故事发生的社会环境、叙述者的身份及其叙事态度等信息对故事不断解码，反向推理出在日常生活情境中的真实状况。

在我们的研究中，马克思主义史学的宏观理论体系仍在总体方法论上指引着日常生活的社会史研究。研究者仍然注重对明清江南地区的社会生产力、经济结构和科学技术发展水平的历史阶段性的总体把握，并将其视为医疗生活的决定性因素，注意避免文化决定论或历史偶然论的影响。但正如常建华教授所指出的，马克思主义的社会历史理论主要表现在广义的宏观社会史方面，是一种“骨架”的社会史，它还需要补充作为“血肉”的狭义社会生活、生活方式的内容[1]。在这个意义上，本研究对微观医疗生活场景的描画和叙述，正是在做这一补充“血肉”的工作。

在整体的方法论上，本书部分接受后现代叙事主义历史哲学的观念，即承认历史编纂是一种叙事，不可避免地具有虚构化的过程，历史叙事或解释是历史学家用来看待过往的一种提议[2]。但我们并不认为历史叙事和历史

---

〔1〕 常建华:《中国社会史研究十年》,《历史研究》,1997年第1期,第164-184页。

〔2〕 参见(美)海登·怀特:《旧事重提:历史编撰是艺术还是科学?》,陈恒译,载于陈启能、倪为国主编:《书写历史(第一辑)》,上海:上海三联书店,2003年,第19-31页;(荷)弗兰克·安克斯密特:《叙事主义历史哲学的六条论纲》,彭刚译,载于杨共乐主编:《史学理论与史学史学刊:2010年卷(总第8卷)》,北京:社会科学文献出版社,2010年,第323-332页。

解释是绝对主观的，历史写作的确是一种基于特定认知和理论方法的解释，但在基本事实、历史上的叙述（史料）、对史料的再解释以及这种解释所建构（虚构）出来的“事实”之间，还是存在着某种客观性的内核。历史作者的虚构和解释，以及这些解释之间发生的冲突，仍然是基于使其具有合理性的那个客观存在的特定社会历史背景而发生的。所以，承认历史写作的叙事性并非要完全消解对历史事实的追求，而是要提醒自己和读者，本研究所获得的总体性陈述和一般性规律，也就是本研究对历史的解释，不仅需要更多的史料（事实）来加以充实，更始终受到作者主观性的影响。当我们提醒自己的读者注意到所选资料的叙事主观性约束时，也是在提示他们注意到本书自身的叙事主观性的缺陷。

本书写作遇到的最大困难正如余新忠所说：与研究以普通人物和民众的心灵世界为研究对象有关，这类选题资料较少，若拘泥于史料有限的字面信息，相关的探究根本无法展开。所以，往往会在对相关史料深入探析的基础上，采用合理的演绎、推测甚或假设等手段来让叙事变得完整而更具意义[1]。但这样一种研究和写作方式，不仅需要去揣测原始记录者的认知和意图——这很有可能是错误的，而且无法避免笔者自身的认知与意图的影响，很难避免对是否存在过度解读和以论带史倾向的质疑，丧失了传统史学和史料学的严谨性。正是因为非常清楚自身的局限性，所以作者不断地去丰富和完善细节材料，仔细探究它们与整体背景之间的关系，并且谨慎判断所得出的广泛性结论的意义和局限性之所在。例如，在《清稗类钞》和《对山医话》中都记录了某名医发现一位少女即将出痘但闷而不发，所以令仆童前去搂抱调戏之，将其激怒，泄其肝火，以便着手治疗的故事[2]。史料对这个故事的描述极具戏剧性，对话和情节生动细致，但几乎完全相同的故事却记录在三个不同的医者名下——常熟的喻嘉言、松江府的秦景明和上海县的王惠昭。对这一则史料应该如何处理呢？就信史的标准而言，这一史料并不可靠：《清稗类钞》的写作录自数百种清人笔记小说，并参考清末民初的报章记载而成，作者大有游戏文字的作风，记录庞杂且追求趣味性，收录了大量不可靠的野史杂谈；《对山医话》的作者毛祥麟（号对山）本是正统医家，但他自述做此书的目的是“余作医话，不过借此遣兴，非沾沾于五运六气而言也”（这一

---

〔1〕 余新忠：《新文化史视野下的史料探论》，《历史研究》，2014 年第 6 期，第 52－55 页。

〔2〕（清）徐珂：《清稗类钞：第九册》，北京：中华书局，1986 年，第 4123－4124 页；（清）毛祥麟：《对山医话》卷三，清光绪三十一年（1905）医报馆铅印本。

自述就记录在本故事同一章节之首)，可见作者对材料的可靠性没有太高的要求，而且故事的主人公医者王惠昭的名字在清代医学史料中仅仅出现在此文中一次，无法找到多重证据。但如果跳出对史料的历史事实层面的真实性的执着就会发现：首先，这三个故事都发生在明清江南的苏州—松江地区，故事内容和对话细节都非常相似，所以大致可以推断在这一地区有可能发生过类似事件，在民间传播的过程中不同地区的民众将其安在了各自熟悉的地方名医的身上；其次，以两位作者志异遣兴的写作态度以及在书中铺陈故事的方式来看，其用意都是想要说明医家诊病技艺的精巧与出奇之处，所以对事件发生的真实人物、事件、地点并不十分在意，而是对故事之中包含医理的准确性比较讲究；最后，在其他文献中存在不少明清男性医家在救急时直接接触女性身体的记录，而中国传统儒家思想中的“从权”原则为此类行为可以提供道德辩护。所以，本研究对这则史料的处理方式是，不追究这一故事的历史事件意义上的真实性，但可以从中推断出某个历史阶段和地区的医疗生活规则逻辑上的真实性，故最后得出结论说明清“男女授受不亲”的性别礼教法则，在遭遇重大的医疗需要时是可以做出被社会接受的有限度的突破的。

(二) 主要资料

为了坚持这种很“有勇气”但也是“最冒险”的历史叙事策略[1]，本研究在史料的利用上做出了一些拓展和尝试。笔者并非历史专业出身，资料积累和方法学上的训练都有很大的缺陷。最近三十多年来本领域已经产生了大量的优秀研究成果，本研究所要探索的问题都并非位于学术盲区，这给我们提供了丰富的资料和专业的指导。所以本研究最终采取了对现有史料进行补充、丰富和深入解读等方式，在前人研究的基础上进一步掘进、整合和系统化分析，由此得出具有一定创新性的结论，而不再执着于去寻找和发现什么“独有”史料。本书写作是将二手资料看作一个路标，借助其在浩如烟海的庞大史料数据中寻找最有代表性的文献，但我们会格外注重这些文献的语境分析，以期使旧文献焕发出新生命。在具体引用方式上，前人使用过的文献资料，研究者都尽可能地去找到原文进行校勘，如有转引间接文献的情况则都

〔1〕 这个描述取自(荷)弗兰克·安克斯密特：《叙事主义历史哲学的六条论纲》，彭刚译，载于杨共乐主编：《史学理论与史学史学刊：2010年卷(总第8卷)》，北京：社会科学文献出版社，2010年，第323－332页。

在文中注明。为了行文的流畅性，书稿无法全部标出在哪些问题上都受到了哪些前辈学者的启发，只能在此一并致谢。最后一个需要说明的是，本研究大多数情况下使用史料的着眼点都在其所反映的社会状况，所以对版本和校勘等方面的要求并不太高。少量文献因为不同版本存在较大的叙事差异而具有一定的分析价值，如《金瓶梅》两个版本中的不同描述能够反映出从明中期到晚期医者药室营业方式的转变，所以在文中进行了讨论。除此之外，多数情况下本研究没有对古籍的版本问题加以特别关注，而是以文献的可获得性以及方便读者检索、验证为原则。

本书使用的文献类型较多，具体包括以下几种类型：

第一，官书类。主要包括官修正史、实录、政典、律例、官箴、官方文献汇编，以及一些官方认定的重要典籍。这些资料虽然少有直接反映民间医疗生活的材料，但对理解总体的社会历史背景和文化意识形态具有重要的价值。

第二，方志类。主要包括各级地方志——从省通志到乡镇志，以及单独成书的地理志、水利志和风俗志等。这是本研究重要的资料来源之一，其中对地方社会的健康医疗习俗、地方医事制度和医学机构、医学人物及医学故事都有很多记录。清代地方志尤其是县志以上的修编多数具有官方背景，所以这些资料具有民间生活的官方记录的意义，是本研究领域中难得的正统史料资源。

第三，文集、诗话、家训、年谱、日记类。明清文士所做的文集、诗话中也有大量有关疾病和医疗的记录，但因为现存此类文献体量极为巨大，翻检搜寻可用资料的工作非常艰巨。在这个过程中，笔者主要关注两类文献，即明确记录明清江南地区的资料和作者是江南人士或者常居江南者的资料，但出于对明清民间社会状况一般性把握的需要，我们对非江南的文献也有一定数量的采用。此类文献由于撰写者往往具有较为明确的诗文传世或阐发学理、政见等目标，故对历史人物和事件的记录较为严肃，也比较关注记录的文化正统性，作为资料的可靠程度也比较高。

第四，笔记、小说、戏剧话本类。明清笔记小说和戏剧话本中反映基层社会与平民的日常生活的资料较为丰富，而且往往具有较好的场景感和较为完整的叙事结构，对于我们的研究是难得的好材料。但由于笔记小说往往是士人遣兴之作，所以作者对资料的真实性不够考究，其中包含了大量野史、杂记、轶闻、趣事乃至志怪故事的内容，如何处理好这些材料，通过文本分析揭示其叙事结构因子和背后的逻辑真实，是研究中特别需要注意的地方。明清通俗小说和戏剧话本，虽然在本质上也是虚构的，但就创作不可能离开生活经验这一点出发，它们所描述的场景至少能够反映创作者自己的生活经验，具有较高的参考价值。明清笔记小说和戏剧话本的产量很高，在当代也有大量的出版，为我们找到资料提供了很大的便利。收集资料的过程中，研究者首先也是优选描写明清江南社会生活和作者是江南人士的作品，相关情况在具体引用时会择要做一些说明。其中需要特别提出的是《金瓶梅》一书，该书被看作是明代市民生活的风情画，在国内外医疗史的研究中都被大量采用，史料价值很高。虽然书中描写的是山东清河县的故事，但目前学术界多认为作者是江南人，并且作品也是在江南地区出版流行，所以本研究还是将其作为对明代市民社会生活的一般性记录样本列入参考资料。

第五，医书类。主要包括各类医籍和医案、医话著作，以及历代医学史著作。本研究尤其注重对医书的序、跋、论等资料中社会史信息的发掘。另外，在医书、医案和医话中收录了大量鲜活生动的病案故事，对其加以适当的分析和处理，是我们了解医者想法与态度、医疗活动的具体过程、病家在医疗中的言论与行动等信息的绝佳材料。很多明清医家都有在医书中记录病案来解说医理的习惯，更有专门的医案结集出版，这类资料数量很多但繁简不一，作者记录的重点也各不相同。如《叶天士医案》以议病和处方为主；《孙一奎医案》和吴楚的《医验录》则对病家的背景状况、言行、疾病，治疗的发展转化，医病双方的互动过程都有很详细的描述。由于这些医家著作对医疗过程记录有较高的专业准确性的要求，所以这些材料对于发掘民间医疗生活的微观情境具有极高的史料价值。

第六，资料汇编与其他类。具体包括明清时期的文献汇编、民间文献汇编、日用类书、碑刻集，以及旅中商人和传教士的报告、日记、自传等。此类文献涉及面庞杂，记录繁简不一，可靠性也各有不同。其中清代无锡士人余治的《得一录》和清代旅中日本商人报告汇编《清俗纪闻》等文献的可靠性很高，具有极其重要的史料价值。现代文献中陈邦贤编著的《二十六史医学史料汇编》和陶御风等编著的《历代笔记医事别录》，相关信息比较集中且编著者的工作极其严谨细致，尤其对于笔者这样的入门者来说不仅具有重要的史料价值，还是我们学习史料编纂的好教材。《清稗类钞》的情况略微特殊，作者收集材料的方式相对随意，更接近文人笔记的做法，但对材料的整理方式则是按照资料类别进行汇编，故也将其归入这一类。其他还有一些西方传教士的报告、日记、自传，以及今人编撰的碑刻集等，也有重要的史料价值。

最后一类参考资料是当代学者在相关领域出版的专著和论文，在此不必赘述。

所有当代文献均使用原文，并按照文献引用标准标注了相关信息。如果使用的古籍已经出版了比较好的现代版本，包含的信息较为全面，且更方便读者查阅和使用，本书写作首选现代版本。文献的标注除参照现代文献引用标准标明了作者、标题、出版信息和页码以外，也参照古籍引用惯例标注了卷数和条目的相关信息，以方便直接使用古籍的读者查阅。本书使用的古籍数量较多，鉴于笔者所在学校的图书馆没有充足的纸质古籍收藏，但很多专业网站都能提供非常丰富的制作精良的古籍电子影印版，故本文中很多古籍资料都是从这个渠道获得的。对这部分资料的使用，采取了标注作者、标题、卷、条目和采用版本的注释方法，以保障读者可以准确地找到本书使用的具体信息。本书的写作借助"爱如生典海数字平台"的"中国基本古籍库 V7.0"和"中国基本古籍库 · 明清实录数据库"甚多。这两个数据库的资料版本都比较经典，制作精良，而且检索方便，是很好的研究工具。但数据库检索结果只显示卷数的信息，使用其检索工具可以很方便地找到原始文献出处，为了方便使用其他类型资料的读者，笔者尽可能地标出了具体引用史料的卷数和条目的信息。

（三）写作框架

本书的写作想要描绘出明清江南地区民间医疗生活的一般性场景和规律，所以在基本写作思路上是以医疗活动的发展过程为线索，在每一个具体问题上再兼顾明清历史发展的阶段性差异。本书除导论和结语外，共分为六章，大致分为社会历史背景、医疗供给、求医行为、医疗活动和医患关系四大部分，分别从医家与病家两个角度来展开叙述，并力求在医疗活动的场景描述中将宏观社会背景和医病双方的观念、态度、行动联结为一个整体。

第一章，历史背景。在本研究所设定的明清整体时间范围内（1368—1840 年）横向展开，主要是介绍影响明清江南医疗生活的背景因素。具体包括：第一，明清江南地区的一般社会状况，分别从自然地理条件、人口发展水平、经济发展水平、文化教育水平、士绅阶层及其基层社会治理功能五个方面展开；第二，明清江南地区居民所面临的主要疾病问题和社会一般健康水平，主要讨论常见病种类、重大疾病威胁和主要瘟疫等三个方面;第三,明清江南医学发展状况、特色和社会医疗服务质量的一般状况。

第二章和第三章都属于医疗服务供给侧的研究,讨论明清江南地区医疗从业者的总体状况和医疗供给的社会组织方式。

第二章,医疗从业者。主要研究明清江南地区各种医疗从业者的类别、社会身份及其文化意义、主要的活动特征等内容。具体包括:第一,明清社会对医者社会身份认知的标准体系,主要讨论了官方管理制度、主流文化规范和地方社会规范三个内容;第二,解决明清江南地方社会如何在其规范体系中确立正统医者的社会身份的问题;第三,根据在前面揭示的地方社会规范讨论了民间医疗服务者的主要社会身份类别、特征及其专业行动领域。

第三章,医疗供给模式。主要讨论明清江南地区社会医疗服务的供给体系与机制。具体包括:第一,研究基于官方体系和社会组织机构的医疗供给部门的种类、活动方式、社会效果和主要问题是什么;第二,地方社会的医疗市场如何管理和支持医疗服务的日常供给,以及明清江南的医疗市场存在的主要问题。

第四章和第五章都属于医疗服务需求侧的研究,主要讨论明清江南的病家求医活动。

第四章,求医行为的影响因素。分别从客观和主观两个方面探讨了明清江南地区病家如何决定自己的求医方式。具体包括:第一,明清江南地区的医疗成本的种类、支付方式、金额估算,并且通过与明清江南普通民众的收入水平的比较讨论病家对医疗的承受能力;第二,病家如何理解自己的疾病以及判断自己的医疗需求的类型与强度,以及这种主观评价如何影响其求医策略的问题。

第五章,求医行为模式。主要是研究普通病人在遭遇疾病问题的时候是怎样去求医的。具体包括:第一,概括性介绍病家寻求自我治疗的主要方式和寻求医疗帮助的主要途径;第二,病家通过何种机制来寻找合适的医生并且获得医疗救护;第三,病家的求医策略和行为在什么情况下会发生变化以及按照何种规律来变化。

第六章,医疗活动和医患关系。是在明清江南地区民间的生活场景中探讨医疗活动如何开展,以及在这个过程中展现出来的医患关系问题。具体包括:第一,从医疗活动的空间社会学结构来理解医疗生活与日常生活的关联和冲突；第二，分析医疗过程同时发挥作用的两种秩序——专业医疗秩序与社会秩序之间的关系和相互影响的方式；第三，关注在特定社会背景下呈现出来的医患互动难题与医家的应对方式。

最后的结语，概述本书有关明清江南医疗生活研究的主要观点和研究结论，然后探讨了本研究对于在今天如何更准确地理解中国的历史传统有什么意义。

第一章

明清江南医疗生活的历史背景

人们理解自己的身体、疾病和医学，并且寻求特定的医疗服务，都发生在特定的物质基础、社会制度和文化脉络之中，与医家进行互动的过程亦不可避免地受到特定历史时期社会文化观念和生活环境的约束。明清江南地区的自然地理环境、人口和经济发展水平、民众受教育水平，以及基层社会的组织结构，都在深刻地影响着民众的健康、疾病、求医行为和与医生的互动方式。除此之外，明清江南地区的医学发展水平、医疗服务的一般质量，则构成了医疗生活更直接的背景。本章分别讨论明清江南地区的一般社会状况和医学发展的一般背景。

一、一般背景

（一）自然地理条件

江南地区的主要地理特征就是地势卑湿，水系密布。《明史·河渠志》曰：

三吴泽国，西南受太湖诸泽，水势尤卑。东北际海，冈陇之地，视西南特高。高苦旱，卑苦涝。昔人于下流疏为塘浦，导诸湖水北入江，东入海，又引江潮流衍于冈陇外。潴泄有法，水旱无患。比来纵浦横塘，多堙

> 不治，惟黄浦、刘河二江颇通。然太湖之水源多势盛，二江不足以泄之。冈陇支河又多壅绝，无以资灌溉。于是高下俱病，岁常告灾〔1〕。

江南八府一州地区，大部分都属于太湖水系。太湖水系包括一河（江南运河）、二溪（荆溪和苕溪）、三江（说法不一，通常认为是在长江和钱塘江之间太湖东部入海河流之总称）、五湖（说法不一，亦有人认为五湖就是太湖的别称）。这一水系以太湖为中心，上接入二溪，向东以三江和江南水网相连，又以江南运河横贯南北，使江南地区成为一个不可分割的稠密水网〔2〕。以太湖为中心来看，其西北部为宁镇地区的低丘地带；太湖以东、以南是苏南平原、杭嘉湖平原和宁绍平原，地势低平，分支水网丰富；宁绍平原以南和太湖以西则分别是浙南丘陵地带和浙西山区。虽然整个江南地形复杂，包含了平原、低山丘陵、高地、冲积平原与沼泽、泥炭地、沙洲和水域等多种地理条件，但整体上显示出一个中部由地势低平的平原水网铺就、周边以高地丘陵相区隔的态势。从气候上来说，江南地区年平均气温在 15℃～19℃，一月份在 3℃左右，全年无霜期 240 天至 280 天，年降水量 1 000 毫米至 1 500 毫米，具有温暖、多雨、季候分明的特点〔3〕。

充足的供水量、肥沃的土壤和温和的气候条件非常适合农作物的生长，构成了江南地区人口繁盛和经济增长的基础，但同时也构成了江南地区疾病生成的特有条件。稠密的水网不仅带来了鱼米之乡和便利的水上交通，同样也为很多基于亲水环境滋生传播的疾病提供了条件，比如血吸虫病。血吸虫病依靠钉螺传播，而江南水网尤其是末支沟渠水流平缓，河道与湖泊滩涂广布，河道植被尤其是芦苇丰富，冬季也较少结冰，为钉螺的滋生提供了非常适宜的条件〔4〕。另外一种与潮湿温暖紧密相关的卫生问题是由蚊虫传播的疾病，如疟疾。中华按蚊是我国东南地区主要的传疟媒介，而江南平原密布的稻田、沟渠、池塘、湖沼以及各种地面积水都是中华按蚊滋生的天堂。据余新

---

〔1〕 (清)张廷玉等：《明史》卷八十八《志第六十四 · 河渠六 · 直省水利》，清乾隆武英殿刻本。

〔2〕 李伯重：《简论“江南地区”的界定》，《中国社会经济史研究》，1991 年第 1 期，第 100 - 105 页。

〔3〕 余新忠：《清代江南的瘟疫与社会：一项医疗社会史的研究》，北京：中国人民大学出版社，2003 年，第 48 页。

〔4〕 蒋玲、龚胜生：《近代长江流域血吸虫病的流行变迁及规律》，《中华医史杂志》，1998 年第 2 期，第 90 - 94 页。

忠考，江南地区是清代全国瘟疫发生最多的地区之一，平均每县发生 11.8 次疫情，平均每 22.7 年发生一次；具体疫病的种类，除天花、麻疹等地方病外，以霍乱、伤寒、细菌性痢疾和急性肠胃炎等为主，从清中期开始，白喉、猩红热等喉科传染病渐趋增多，此外还有目前尚不能确切判定其种类的其他多种瘟疫〔1〕。这些疾病与江南地区的地理环境和气候环境都有很明显的关系。

古代文献中谈及江南地区的自然地理环境与疾病健康的关系，最常见的说法是“江南卑湿，丈夫早夭”。这一说法最早见于《史记·货殖列传》，“南楚好辞，巧说少信。江南卑湿，丈夫早夭”〔2〕，但这里的江南指的是淮河以南的广大地区〔3〕；后又见于《汉书·地理志》，吴东之地，“江南卑湿，丈夫多夭”〔4〕，其范围大致上与本书所设定地理范围一致；明代以后，类似的说法已经成为一种普遍的共识，如《逐疟鬼文》曰：“江南卑湿，家蒙斯厉，人罹兹疾。”〔5〕对于江南的自然环境与疾病的关系，居住在此地的医者有更深刻的认识。明代的《病机汇论》指出：“东南地下，多阴雨、湿地，人受之，必从外入，多自下起，以腿重脚气者多，治当汗散。久者，宜疏通渗泄。”〔6〕清代医家张景焘《馤塘医话补编》和王士雄（字孟英）《温热经纬》都有言曰：“吾吴湿邪害人最广。”〔7〕民国医学史家谢观（字利恒）对于“江南湿温”也有评论：

> 再以苏浙而论，长江以南，钱塘以北，纵横五十余县境，皆太湖盆地也。土浅水多，蚕桑稻米之利，为全国上腴。然因海洋气候之蒸发，湿温症独多，虽腠理宜通，大便宜畅，然郁邪不为汗解，不为下解，维有芳香化浊，淡渗化湿，足以去病之癥结，而青蒿、藿香、佩兰等对症之药，亦遂就

---

〔1〕 余新忠：《清代江南的瘟疫与社会：一项医疗社会史的研究》，北京：中国人民大学出版社，2003 年，第 82 页。

〔2〕 （汉）司马迁：《史记》卷一百二十九《货殖列传》，清乾隆武英殿刻本。

〔3〕 张玲荣：《“江南卑湿，丈夫早夭”的疾病观》，《陇东学院学报》，2017 年第 28 卷第 6 期，第 60－63 页。

〔4〕 （汉）班固：《汉书》卷二十八下《地理志》，清乾隆武英殿刻本。

〔5〕 （明）文德翼：《求是堂文集》卷十七《逐疟鬼文》，明末刻本。

〔6〕 （明）沈颋编著，（清）马俶增定：《病机汇论》，北京：人民卫生出版社，1996 年，第 79 页。

〔7〕 （清）张景焘著，曹炳章增订：《馤塘医话补编》卷上《温热论》，载于《中国医学大成（三九）》，上海：上海科学技术出版社，1990 年，第 22 页；（清）王士雄：《温热经纬》卷三《叶香岩外感温热篇》，载于盛增秀主编：《王孟英医学全书》，北京：中国中医药出版社，1999 年，第 43 页。

地而产生〔1〕。

如江南多“湿”“温”之症，用现代医学话语来说，就是以传染性疾病为多见，而自然环境与人类的生活方式相结合，又造就了江南地区疾病发生发展的独特性。如，中国传统农业大量使用人粪尿等有机肥料，在社会卫生观念、设施等都不充分的情况下，居民的饮用水和使用水就变成了传染的源头。如清王士雄谈上海疫病多发的环境因素时说道：

> 上海特海陬一邑耳。二十年来，屡遭兵燹，乃沧海渐变桑田，外国之经营日广，苏省又以为会垣，而江浙之幸免于难者，率迁于此……居然一大都会矣。然人烟繁萃，地气愈热，室庐稠密，秽气愈盛，附郭之河，藏垢纳污，水皆恶浊不堪。今夏余避地来游，适霍乱、臭毒、番痧诸证盛行，而“臭毒”二字，切中此地病因……〔2〕

另外一个值得特别说明的，是江南水系在带来便利的水上交通的同时对疾病传播造成的影响。根据余新忠的考证，嘉道之际的江南霍乱大流行的主要传播路径是：病原从境外传入，先在上海登陆，再通过陆路交通、水陆交通向四面八方辐射。这一次霍乱的流行主要就是沿着长江水系、太湖水系、运河等水陆交通路线往南、北方向推移，苏州府属各县无一幸免，其他长江和运河沿线以及太湖流域周边的各县也基本都被传染〔3〕。这非常清晰地反映出江南水上交通网络在疾病传播过程中发挥的作用。

(二) 人口发展水平

江南地区在明朝伊始就已经成为世界上最重要的人口聚集地。李伯重根据《万历会典》卷十九中的各府数字，统计出苏、松、常、镇、应天五府在明洪武二十六年(1393)的人口合计约606万人；明代中国人口高度集中于东南部

---

〔1〕 谢观：《中国医学源流论》，余永燕点校，福州：福建科学技术出版社，2003年，第119－120页。

〔2〕 (清)王士雄：《随息居重订霍乱论》卷一《病情篇·热证》，载于盛增秀主编：《王孟英医学全书》，北京：中国中医药出版社，1999年，第142页。

〔3〕 余新忠：《嘉道之际江南大疫的前前后后——基于近世社会变迁的考察》，《清史研究》，2001年第2期，第1－18页。

的江苏、浙江、江西、福建四省(按清代的行政区划),这四省的人口占1393年全国人口的51%,江南人口又占这四省人口总数的27%。又根据康熙《浙江通志》卷十五的记录估算,杭、嘉、湖三府1393年人口约264万人,推论江南八府是年人口合计大约870万人;清代中期,即1850年江南的人口总数大约为3 635万人〔1〕。

除了人口总量之外,江南地区的人口密度也居于全国首位。吴建华根据曹树基《中国人口史(第四卷):明时期》和《中国人口史(第五卷):清时期》所提供的数据,对明代洪武年间和清代中期江南人口的数量、占全国人口的比例和人口地域面积比进行了总结:洪武二十六年(1393)全国人口约7 270万人,以江南直隶十府一州的范围来计算,总人口约943.9万人,面积86 602平方千米,人口密度约为109人/千米^2,其中人口密度最高的是嘉兴府,达到506.1人/千米^2〔2〕。清代人口最盛的嘉庆二十五年(1820),江苏苏州、松江、常州、镇江、江宁五府加上太仓州,平均人口密度约为657人/千米^2,浙江杭州、嘉兴、湖州、宁波、绍兴五府的平均人口密度约506.7人/千米^2,其中嘉兴府仍然最高,约为874.1人/千米^2〔3〕。

人口总数和人口密度是影响环境卫生、疾病种类和疫病流行方式的重要因素。首先,较高的人口密度给环境带来了巨大的压力,再加上中国古代公共卫生观念和社会治理的缺乏,江南地区城市和乡村的卫生环境状况都是较为恶劣的〔4〕。其次,较为密集的人口和便利的交通使得很多传染病能够快速传播蔓延,从而成为危害该地区的主要疾病类型。最后,较大的人口基数使得很多传染病的流行不至于彻底摧毁该地区人口生态,从而改变了这些疾病的传播形态。其中最具代表性的就是天花。由于长期的疫病流行,明清时期江南地区的成人群体中已经积累了具有足够数量的对天花拥有永久免疫

〔1〕 李伯重:《清代前中期江南人口的低速增长及其原因》,《清史研究》,1996年第2期,第10-19页。又,曹树基对江南八府一州在明洪武二十六年的人口估计数是1104.8万,吴建华认为是李伯重遗漏了军籍人口和其他隐漏人口的原因。参见吴建华:《明清江南人口社会史研究》,北京:群言出版社,2005年,第35页。

〔2〕 部分人口数据根据本书的需要进行了重新统计。参见吴建华:《明清江南人口社会史研究》,北京:群言出版社,2005年,第82、84、86、87页;曹树基:《中国人口史(第四卷):明时期》,上海:复旦大学出版社,2005年,第240-241页,表7-1。

〔3〕 曹树基:《中国人口史(第五卷):清时期》,上海:复旦大学出版社,2005年,第708-709页。

〔4〕 李玉尚:《地理环境与近代江南地区的传染病》,《社会科学研究》,2005年第6期,第133-140页。

力的人口比例，所以天花在当时就沉淀为一种常见的儿科疾病，不会造成类似清代前期满人群体和16世纪美洲印第安人群体中的巨大健康危机。

（三）经济发展水平

唐代以后，江南地区逐渐成为中国的经济中心，明清时期江南地区在国家财赋中具有至关重要的地位已成天下共识，如明郑若曾（号开阳）著《郑开阳杂著》卷二中谈及：

> 东南，财赋之渊薮也。自唐以来，国计咸仰于是其在，今日尤为切要重地。韩滉谓赋出天下而江南居十九，以今观之，浙直又居江南（凡大江以南诸省悉称江南）十九，而苏、松、常、嘉、湖五郡又居浙直十九也[1]。

清人亦有此认识，康熙癸亥年（1683）都察院右副都御史丁思孔作《江南通志序》曰："惟江南僻在东隅，而人民之庶、赋税之殷、声名文物之盛，甲于列省。"[2]

江南经济的发展体现出主要的特点，首先是从中国传统农业为核心的经济结构转向农业、农副业、工业和商业全面多元发展。在明中晚期和清乾隆以后，江南都出现严重的弃农风气（包括只种粮食之纯"农"），促使农业生产由传统型向集约化和商品化农业转化[3]。

到了清代晚期，在江南大部分地区，工业在地区经济中的地位已与农业不相上下，在经济发达的江南东部甚至可能已经超过农业，达到所谓"过度工业化"[4]的标准了。产业方式的变革极大促进了商业的发展，加之农业生产区域的分化，江南区域经济结构发生了显著分化，城市和乡镇作为地方经济中心不断崛起。如江南的蚕丝产量以太湖周边的湖州、杭州、嘉兴、苏州等府为最，由此发展形成的丝织专业区主要集中在苏、杭两城以及盛泽、濮院、双

---

〔1〕（明）郑若曾：《郑开阳杂著》卷二《论财赋之重》，清文渊阁钦定四库全书本。

〔2〕（清）赵宏恩等：《康熙江南通志》卷首《丁思孔序》，载于《中国地方志集成：省志辑·江南》，南京：凤凰出版社，2011年影印版。

〔3〕冯尔康：《十七世纪中叶至十八世纪中叶江南商品经济中的几个问题》，载于中国社会科学院历史研究所清史研究室编：《清史论丛·第七辑》，北京：中华书局，1986年，第32－48页。

〔4〕李伯重：《江南的早期工业化（1550—1850年）》，北京：社会科学文献出版社，2000年，第16页。

林等专业丝织市镇、乡村，这一区域出产的优质生丝和丝绸被称为“湖丝”[1]。有学者研究发现，16—19 世纪的三百年间江南市镇大约增长了 80%，其中苏州、松江、杭州等府的增长更在一倍以上[2]，其规模少则数百户、一两千至数千人，大则数千至上万户[3]，出现了不少数万人口的中等商业城镇[4]。这些早期工业化和商业化的市镇，人口结构和社会生活方式都发生了巨大变化，樊树志将其称为“乡村的城市化”：市镇工商业人口比重增大，如盛泽、朱泾、枫泾等镇，都有大量的雇佣工人群体乃至于形成了大量人口聚集的劳动力市场；镇内工商业杂处，人口流动性很强，行商坐贾以及由他们组成的各类商业组织如牙行、商帮、会馆等成为社会上最为活跃和最有实力的组织[5]。市镇还形成了对周围农村的抽水效应，离乡地主携带着从土地上积累起来的财富进入城镇，把土地资本转化为工商业资本[6]。

在江南总体较高的经济发展水平之下，纵然人口压力巨大，赋税负担较其他地区更为沉重，但除了明嘉靖年间的倭患、明末清初的战乱和清末太平天国运动等重大历史动乱时期以外，明清江南百姓的生活始终处于相对富足的状态，何炳棣、李伯重等都认为清代前期江南的平均生活水准之高，在中国乃至整个世界上都名列前茅[7]。明清很多文献记录都可以作为证据，如明代张瀚记录说：

---

〔1〕 樊树志：《明清江南市镇的“早期工业化”》，《复旦学报(社会科学版)》，2005 年第 4 期，第 60－70 页。

〔2〕 许檀：《明清时期区域经济的发展——江南、华北等若干区域的比较》，《中国经济史研究》，1999 年第 2 期，第 21－39 页。

〔3〕 刘石吉：《明清时代江南市镇研究》，北京：中国社会科学出版社，1987 年，第 130－134、137、138 页各表。

〔4〕 所谓中等商业城镇，这里主要指作为地区性商业中心在商品流通中发挥着承上启下作用的城镇，其贸易范围至少应能覆盖一两个府、十来个县，或者更大些。参见许檀：《明清时期城乡市场网络体系的形成及意义》，《中国社会科学》，2000 年第 3 期，第 207 页。

〔5〕 许檀：《明清时期城乡市场网络体系的形成及意义》，《中国社会科学》，2000 年第 3 期，第 207 页。

〔6〕 曹幸穗：《论旧中国苏南土地占有关系的演变及其推动力》，《中国社会经济史研究》，1990 年第 4 期，第 63－75 页。

〔7〕 何炳棣：《明初以降人口及其相关问题：1368—1953》，北京：中华书局，2017 年，第 318 页；李伯重：《多视角看江南经济史(1250—1850)》，北京：生活·读书·新知三联书店，2003 年，第 171 页。有关“道光萧条”介绍另参见李伯重：《中国的早期近代经济——1820 年代华亭—娄县地区 GDP 研究》，北京：中华书局，2010 年，第 55－56 页。

> 沿大江而下，为金陵，乃圣祖开基之地。北跨中原，瓜连数省，五方辐辏，万国灌输。三服之官，内给尚方，衣履天下，南北商贾争赴。自金陵而下控故吴之墟，东引松、常，中为姑苏。其民利鱼稻之饶，极人工之巧，服饰器具，足以炫人心目，而志于富侈者争趋效之。庐、凤以北，接三楚之旧，苞举淮阳。其民皆呰窳轻訬，多游手游食。煮海之贾，操巨万赀以奔走其间，其利甚巨。自安、太至宣、徽，其民多仰机利，舍本逐末，唱棹转毂，以游帝王之所都，而握其奇赢。休、歙尤伙，故贾人几遍天下。良贾近市利数倍，次倍之，最下无能者逐什一之利。其株守乡土而不知贸迁有无长贫贱者，则无所比数矣。浙江右联圻辅，左邻江右，南入闽关，遂达瓯越。嘉禾边海东，有鱼盐之饶。吴兴边湖西，有五湖之利。杭州其都会也，山川秀丽，人慧俗奢，米资于北，薪资于南，其地实啬而文侈。然而桑麻遍野，茧丝绵苎之所出，四方咸取给焉。虽秦、晋、燕、周大贾，不远数千里而求罗绮缯币者，必走浙之东也。宁、绍、温、台并海而南，跨引汀、漳，估客往来，人获其利。严、衢、金华郛郭徽、饶，生理亦繁。而竹木漆柏之饶，则萃于浙之西矣[1]。

除了苏州、杭州这样的大型经济中心，江南地区的小型市镇甚至部分乡村地区也都出现了奢侈之俗，以下略举几例：如杭州与湖州边境的唐栖镇，光绪年间地方志的描述为“世风日奢，人心日恣”[2]；嘉定县虽土地较为贫瘠，然“俗之勤且俭者日非”，从道光末年开始“渐趋华竞”，“浮薄少年”出行动辄乘坐车轿，即使务耕织的乡村百姓生活也颇为奢侈——“非茶肆听书，即酒家醵饮”[3]。但这些繁荣区域内的经济水平也存在着较大的差异。如苏州甫里镇，因为交通不便，虽然背靠当时中国最大的商业城市苏州，但“谷粟之外无他产，其民习耕捆织之外无他业，间有贸易，亦不过转输邑市之货，规蝇头利而已，非通衢巨镇商贾辐辏比也”[4]。

在工商业繁荣发展和奢侈生活的背后，江南地区整体经济发展始终面临

---

〔1〕（明）张瀚：《松窗梦语》卷四《商贾纪》，清钞本。

〔2〕（清）王同：光绪《唐栖志》卷十八《事纪·纪风俗》，光绪十六年(1890)刻本。

〔3〕（清）程其珏：光绪《嘉定县志》卷八《风土志·风俗》，尊经阁藏版[光绪六年(1880)重修]。

〔4〕（清）彭方周：《吴郡甫里志》卷二十一《艺文》，载于中国地方志集成编辑工作委员会：《中国地方志集成：乡镇志专辑⑥》，南京：江苏古籍出版社，1992年。

着“人稠地狭”的客观现实。江南人多地少，因此有大量劳动力转入其他产业，但发生这一转移的原因并不是农业生产实现了足够的财富积累，而是在人口压力巨大、农业生产力总体有限，以及沉重的租赋压力下不得不进行的转换[1]。这种生产和经营模式虽然使江南地区尤其是工商业发达地区的居民获得了较高的收入和较好的生活水平，但在满足基本生活需求之外，并没有积累足够的资产。一旦市场发生变化，原有的生产模式便难以为继，如清末洋布逐渐占据了市场之后，上海地区大量的土布生产者就开始“转而大兴稻业”[2]。所以在考察清代江南市镇经济对江南传统社会整体经济结构发展变化的作用时，不宜得出明清江南地区普通民众的经济水平普遍较高的结论。到了晚清，特别是“道光萧条”之后，由于政治环境、战乱和自然灾害等因素的综合影响，江南经济开始衰败，平民的生活水平也开始下降，到 20 世纪前半期该地区平民的生活水准可以用“仅够维生”[3]来形容了。

地方的经济发展对医学和医疗行业的发展具有不可忽视的重要影响。明清时期江南医学之盛冠于全国，除了悠久的医药传承之外，地方发达的经济足以支撑一个较为繁荣的医药市场，这同样是十分重要的因素。首先，市镇的发展形成了一个人口（潜在的病人）、经济、文化和药品供给都比较充分的社会空间，这就为医疗行业的兴盛和发展提供了基础条件。明清时期江南兴盛的几大民间医派大多依托特定的城市或比较发达的城镇，如吴门医派依托于苏州、孟河医派依托于常州孟河镇、钱塘医派依托于杭州，清末兴起的海派则依托于上海。其次，平民百姓较为富足的生活状态也使其能够负担得起正规的医疗服务，为医疗行业发展提供可能，在明清精英医者的病案记录中，我们常常可以看到一般平民延请医者上门出诊的记录；但从另一角度看，如果遭遇比较严重的疾病，医疗花费也足以给平民造成巨大的经济压力，如明王士性在描述了“儇巧繁华”的杭州民俗之后，就指出平民因为“不以储蓄为意”，“故一日不可有病，不可有饥，不可有兵，有则无自存之策”[4]。最后，市

---

[1] 吴建华：《明清江南人口职业结构变动的思考》，《中国农史》，2004 年第 4 期，第 106 - 111 页。

[2] 陈国灿主编，王日根、陈国灿著：《江南城镇通史 · 清前期卷》，上海：上海人民出版社，2017 年，第 68 页。

[3] 何炳棣：《明初以降人口及其相关问题：1368—1953》，北京：中华书局，2017 年，第 318 页；李伯重：《多视角看江南经济史（1250—1850）》，北京：生活 · 读书 · 新知三联书店，2003 年，第 171 页。

[4] （明）王士性：《广志绎》卷四《江南诸省》，清康熙十五年（1676）刻本。

镇的社会组织方式和居民生活方式的变化对民众的医疗方式造成了重大影响。在传统地缘结构稳定的乡村社会,病人和医者之间往往处在同一个紧密的人际关系网络之中,对医者专业水平和职业道德都有着相对清晰的判断,医疗的成本支出也比较灵活和廉价;但在工商业发达的市镇中,熟人社会人际关系法则的效率受到一定的影响,缺乏足够社会资本的一般平民不得不越来越多地依赖一般性的市场机制来选择医生,同时,医家也会为了获得更大收益,越来越多地借助市场力量来开拓自己的事业。但随着晚清江南经济衰败,平民的生活水平下降到"仅够维生"的历史时期,医疗保健水平也必然随之下滑。

(四) 文化教育水平

江南文化之盛,冠于全国。明清的江南是当时中国科举教育最发达、科技人才最多的地区,这一点已经成为学界共识。

在精英教育方面,明清江南社会对读书考取功名具有极高的热情,社会投入较高,取得的成绩也极为出色。以考中进士的人数论,明代浙江居全国之首,江苏次之;到清代则江苏省考取人数全国第一,浙江次之。在明代,苏、常、松三府囊括了江苏省进士的77%;在清代,苏、常、松、镇、江宁五府及太仓州则占据了江苏省状元总数(共113名)的86%[1]。

江南地区民间文化普及教育的发展状况也非常好。早在洪武年间,经济文化较发达的地区如苏州府就已达到了"虽闾阎村僻之所,莫不置句读师以训童蒙"[2]的境地。在政府和民间力量的共同努力下,到清代中期,江南经济发达的市镇普遍开设了私塾、义塾等民间教育机构,民众有力者"延请名师于家,敦教子弟",家贫无力者也可以"附从之"而就学[3]。在经济比较落后的乡镇,一般农家子弟都有机会接受基础教育,如《双林镇志》记载:"乡民习耕作,男子七八岁时亦从师读书,有暇则斫草饲羊,或随父母作轻便工。"[4]民间文化启蒙多采取延聘私家教席,或由数家合聘一位教师设立私塾的方

---

〔1〕 李伯重:《八股之外:明清江南的教育及其对经济的影响》,《清史研究》,2004年第1期,第1-14页。

〔2〕 (明)卢熊:《洪武苏州府志》卷十六《风俗》,清乾隆间抄本。

〔3〕 (清)王树棻修,(清)潘履祥纂:《罗店镇志》卷一《风俗》,清光绪十五年(1889)铅印本。

〔4〕 (清)蔡蓉升、(清)蔡蒙:《双林镇志》卷十五《风俗》,上海:商务印书馆,1917年。

式，如有贫户无力承担学费或者私塾数量不敷使用，还有由村社和家族出资兴办的社学、义学。不仅如此，江南地区民间启蒙教育的质量也是不错的。明吕坤提出："初入社学，八岁以下者先读《三字经》以悉见闻，《百家姓》以便日用，《千字文》亦有义理。"[1]罗友枝（Evelyn Rawski）估计清代中国民间识字率为男性 35%～45%，女子 2%～10%[2]。李伯重进一步指出，采用上述教材和方法，学童在一两年内学会一两千字，应当不难做到，因此一个贫家子弟入村塾一两年大体就可以掌握常用的汉字了；按照 20 世纪 50 年代中国扫盲运动中脱盲的标准——"脱盲标准为认识 1 000 字"，则这些学童在一两年后就可以达到脱盲的标准，足以应付一般社会生活和简单工作的需要[3]。

明清时期江南社会文化水平较高，与江南地区医学的发达有直接关系。伴随着明清时期对江南地区科考名额的限制，大量读书人无法进入仕途，便转而行医。如康熙年间苏州医家张璐（时年七十九）指出："壬寅已来，儒林上达，每多降志于医。"[4]这使得明清医学的儒化进程不断加速，对明清时期医疗服务者群体的社会结构和医疗活动的组织形式有重要的影响。另一个重要影响因素是明清江南的平民识字率较高。很多学者的研究都指出，明清时期医疗活动最主要的特征是病家在医疗事务中具有较高的主宰权，造成这一现象的原因，除了医疗活动主要发生在病人家庭范围内这一因素外，病人普遍具有阅读通俗医书的能力并掌握一定医疗知识也是十分重要的原因。前人研究多以为这主要发生在地方士绅文人阶层，但根据前述普通民众识字率的研究结论，可以将这一结论从文化水平较高的阶层推广到范围更大的平民群体当中。

（五）士绅阶层及其基层社会治理功能

国内外学者都普遍认为，中国明清时期有一个活跃于基层社会的重要而特殊的社会阶层——地方士绅（乡绅），他们拥有较高的文化知识、经济能力和社会地位，一方面与基层平民具有在地方性知识和价值观上的共通性，另

---

〔1〕(明)吕坤：《实政录》卷三《兴复社学》，载于(明)吕坤：《吕坤全集》，王国轩、王秀梅整理，北京：中华书局，2008 年，第 991 页。

〔2〕Evelyn Rawski, *Education and Popular Literacy in Ch'ing China*, Ann Arbor: University of Michigan Press, 1979: 23.

〔3〕李伯重：《八股之外：明清江南的教育及其对经济的影响》，《清史研究》，2004 年第 1 期，第 1－14 页。

〔4〕(清)张璐：《张氏医通》自序，清康熙宝翰楼刻本。

一方面与国家官方权力体系保持着密切的联系，拥有国家赋予的法定特权(如减免部分赋役的权利等)，又能够代表地方利益与官府博弈[1]。有关乡绅阶层的组成，目前的研究很多，根据各自需要研究的目标和主要界定标准，得出的结论也不完全一致。比如傅衣凌先生依据明清江南地主经济的新发展，将地主、商人、产业家庭三种类型划分为明代江南的富裕阶层，并进一步讨论这些富户的经济特征[2]。徐祖澜根据士绅与官僚系统的关系来进行划分：第一类为现任的休假居乡的官员，第二类为离职、退休居乡的前官员，第三类为居乡的持有功名、学品和学衔的士人[3]。徐茂明则特别关注文化权力的概念，将士绅解释为一个以知识群体为主体的社会阶层，并着力于探讨其如何通过对文化资源的垄断而获得对社会事务的解释支配权[4]。

从医疗生活史的角度出发，明清江南的士绅阶层在社会生活中的经济状况、社会资本和文化权力状况是需要特别提出来讨论的。

首先，在明清江南的大多数时间里，士绅阶层实际上占据着乡村地方的绝大部分社会财富[5]，其主要来源于国家财赋体系中获得的合法特权，以及经济生产方式变革和商品经济发展所带来的财富集中[6]。

其次，士绅阶层拥有较大的社会和政治权力。经济地位的优势使这一阶

[1] 有关这一问题的研究十分丰富。如费孝通：《中国士绅》，赵旭东、秦志杰译，北京：生活·读书·新知三联书店，2009年；张仲礼：《中国绅士研究》，上海：上海人民出版社，2008年；瞿同祖：《清代地方政府》，范忠信、晏锋译，北京：法律出版社，2003年；冯贤亮：《传统时代江南的中层社会与乡村控制》，《上海社会科学院学术季刊》，2002年第2期，第166－175页；等等。徐茂明对国内外有关这一问题的研究做了一个十分详尽的综述，参见徐茂明：《江南士绅与江南社会(1368—1911年)》，北京：商务印书馆，2004年，第13－61页。本书不是关于乡绅群体的专门研究，此处不再赘述。

[2] 傅衣凌：《明代江南市民经济试探》，上海：上海人民出版社，1957年，第24－56页。

[3] 徐祖澜：《乡绅之治与国家权力——以明清时期中国乡村社会为背景》，《法学家》，2010年第6期，第111－127、177页。

[4] 徐茂明：《江南士绅与江南社会(1368—1911年)》，北京：商务印书馆，2004年，第61－62页。

[5] 冯贤亮：《传统时代江南的中层社会与乡村控制》，《上海社会科学院学术季刊》，2002年第2期，第166－175页。冯贤亮在这里使用的是"富户"的概念，而冯氏"富户"的概念包括富裕的农户、地主、商人、举监生员、在任或退职的下层官吏等，基本上是包容于士绅阶层之中的。

[6] 伍丹戈：《明代绅衿地主的发展》，载于中国社会科学院历史研究所明史研究室编：《明史研究论丛：第二辑》，南京：江苏人民出版社，1983年，第9－26页；伍丹戈：《鸦片战争前中国社会经济的变化》，上海：上海人民出版社，1959年，第85页。徐祖澜也认为，政治权力才是中国传统社会运行中的主角，它能为其行使者带来一系列独占的利益。所以这些社会经济利益的获得，往往并不是靠经济方式来解决，而是靠政治方式来解决。

层能够获得更好的教育，掌握文化资本和社会话语权，进而成为社会领袖，有机会全面参与到地方的政治决策和执行过程中去，无论在公共领域还是私人领域都与国家权力发生紧密的联系[1]。此外，明清时期国家权力的行使到县级政权为止，县级以下的乡村实行自治，即所谓"国权不下县，县下惟宗族，宗族皆自治，自治靠伦理，伦理造乡绅"[2]。国家权力退出乡村所带来的权力真空由士绅阶层填补起来。士绅阶层便成为地方自治的管理阶层，实现了对地方公共事务的管理，包括水利、自卫、调节、互助、娱乐、宗教等[3]。在这基础上，士绅阶层又构成了政府与下层民众之间的沟通桥梁，"合法地代表当地社群与官吏共商地方事务，参与政治过程"，并且在某种程度上形成了垄断，"这一特权从未扩展到其他任何社群和组织"[4]。

最后，乡绅阶层的存在反映了社会文化资本和文化权力的集中。乡绅阶层最首要的社会职责是教化乡里，清人认为："缙绅者，小民之望也。果能身先倡率，则民间之趋事赴功者必众。凡属本籍之人，不论文武官员，或见任或家居，均当踊跃从事，争先垦种。"[5]张仲礼曾指出，教育尤其是文化教育，在士绅们所有的公共服务中居于首位，整个士绅阶层中有86%的人从事着这一职业。他们创办义学、私人书院、方志局、文学社团和私塾，并参与其中进行传道、授业、解惑。"教学是荣耀的职业，并对获得了功名的绅士而言，这是可靠的、随时可得到的职业。由于教学是绅士地位的基础，很自然绅士会通过教学来发扬传统。"[6]教育与教化不仅仅是乡绅阶层重要的谋生之道(另一个就是行医)，也是他们承担和实现自己的道德理想的重要途径。乡绅通过

---

〔1〕 徐祖澜：《乡绅之治与国家权力——以明清时期中国乡村社会为背景》，《法学家》，2010年第6期，第111-127、177页。

〔2〕 相关论述参见秦晖：《传统中华帝国的乡村基层控制》，载于黄宗智主编：《中国乡村研究(第1辑)》，北京：商务印书馆，2005年，第2页。费孝通先生也持有相同的观点，参见费孝通：《中国士绅》，赵旭东、秦志杰译，北京：生活·读书·新知三联书店，2009年，第65页。他们的观点与马克斯·韦伯中国古代"有限官僚制"的理论是一致的，韦伯认为，中国传统社会"正式的皇家行政，事实上只限于市区和市辖区的行政。"参见(德)马克斯·韦伯：《儒教与道教》，王容芬译，北京：商务印书馆，1995年，第145页。

〔3〕 参见费孝通：《中国士绅》，赵旭东、秦志杰译，北京：生活·读书·新知三联书店，2009年，第66页。

〔4〕 瞿同祖：《清代地方政府》，范忠信、晏锋译，北京：法律出版社，2003年，第283页。

〔5〕 (清)张廷玉等：《清朝文献通考》卷三《田赋考》，杭州：浙江古籍出版社，1988年。

〔6〕 张仲礼：《中国绅士：关于其在19世纪中国社会中作用的研究》，李荣昌译，上海：上海社会科学院出版社，1991年，第185页。

童蒙教学、乡约评论、劝善教谕等活动对儒家伦理道德进行解释，一方面不断巩固乡村社会以儒家为正统价值规范的文化氛围，另一方面也强化了他们作为地方价值判断和观念领袖的文化权力〔1〕。

但在传统中国的政治体制之下，政府对乡绅群体的自治功能以及由其衍生出来的代表平民与政府协商的功能，态度是比较警惕的。如明代政府严禁乡村知识分子利用自己的社会地位与影响干预地方行政事务：

> 军民一切利病，并不许生员建言。果有一切军民利病之事，许当该有司、在野贤人、有志壮士、质朴农夫、商贾技艺皆可言之，诸人毋得阻当，惟生员不许。……生员不拘廪增附学，敢有傲慢师长、挟制官府、败伦伤化、结党害人者，本学教官具呈该管官员，查究得实，依律问罪。合充吏者，发本布政司衙门充吏，役满为民当差〔2〕。

到了清代以后，由于国家在政策上的严厉打压——例如取消了士绅阶层的赋役优待等，士绅阶层的声望逐渐沦落，生员开始主动投身作吏，或者成为商行杂役〔3〕，这使得乡绅阶层在民间的政治和文化事务上的权威性都有所降低。

江南士绅阶层和乡村自治体系的兴盛，对民间医疗供给和医疗活动方式都有很重要的影响。首先，士绅阶层对医学和医者的偏好会对平民形成示范效应，医者为谋求良好的市场声誉也需要与士绅阶层接近并获得其支持和赞誉，这对儒医占据医者群体中的精英位置有决定性的影响。其次，以士绅阶层为核心而形成的乡村自治体系，保持了对主流文化意识形态和官方制度的亲近性，会对非正规的医疗服务形式形成限制，从而在医疗市场保持开放性的大格局之下，形成某种介于主流文化和民俗文化之间的非成文的规范系统，对于江南地区民间的正规医疗服务体系和医疗市场规则的形成都有重要

---

〔1〕张仲礼：《中国绅士：关于其在19世纪中国社会中作用的研究》，李荣昌译，上海：上海社会科学院出版社，1991年，第102页。另外，徐茂明详细介绍了清代江南地区“乡约”制度的运作模式，指出这是一个在官府的支持和组织之下、由民间士绅力量实施的基层社会教化系统。参见徐茂明：《江南士绅与江南社会(1368—1911年)》，北京：商务印书馆，2004年，第127-131页。

〔2〕(明)申时行等：《大明会典》卷七十八《礼部三十六·儒学》，明万历内府刻本。

〔3〕徐茂明：《江南士绅与江南社会(1368—1911年)》，北京：商务印书馆，2004年，第66-67页。

的影响力。最后，随着与国家政治的关系有所疏远，乡绅阶层开始更多地转向民生领域，清中期以后江南地区大量民间医疗慈善机构的出现，就是受到了这一因素的影响。

二、主要健康与疾病问题

由于缺乏充分和有效的历史资料，很难对明清江南地区居民的主要疾病问题和一般健康水平做出十分准确的评估并提供有效的计量证据。中国古代缺乏详细准确的生命统计，早在 1913 年伍连德先生就指出："我国人口生死疾病，向无记录，甚至连某年出生人数及死亡人数都无记载。"[1]目前可以获得的资料主要来自医学书籍、地方史志和文人笔记等，但这些资料受限于观察者的个人视角，往往呈现为感情化的概略性描述。另外，中国传统医学知识体系与现代医学具有巨大差异，很难把古代记载中的疾病类型与现代医学概念准确对应起来。参考现代卫生学的提法，衡量一个地区的一般健康水平的指标一般是三项：人均预期寿命、儿童死亡率和孕产妇死亡率。由于缺乏充分和有效的历史资料，很难对明清江南地区这三项指标做出准确的评估。本书尽可能收集了目前学术界相关的研究成果，描绘出一个大概图景，以帮助读者更好地理解在此背景中发生的医疗生活。

（一）预期寿命

正如曹树基所指出的，由于大量出生即死亡的婴儿没有列入统计，从目前主要基于族谱或者墓志铭等进行的人口学研究中，几乎不可能得出明清时期社会整体人均预期寿命的准确数据[2]，所以本书也是使用"成年人口平均死亡年龄"这一指标来进行分析。目前有关明清时期中国人平均寿命（实质是平均死亡年龄）的研究中估计值最高的一项达到 70 岁左右，但该研究对寿命数据的统计主要来自二十四史、地方志、族谱以及《历代名人年谱》《中国人名大词典》等资料中有确定生卒年份的记录，故其也承认统计值要比全社会

---

〔1〕 伍连德：《论我国人口生死疾病急宜调查》，《中华医学杂志》，1919 年第 5 卷第 4 期，第 153 页。

〔2〕 曹树基：《中国人口史（第五卷）：清时期》，上海：复旦大学出版社，2005 年，第845－846 页。

平均值高一些[1]。其他一些研究则显示出较大的差异,如一份资料显示明清时期上海士人群体平均寿命为63岁左右[2];另一项研究则显示,根据对明代徽州三大宗族人口历史资料的统计,"年满15周岁以上,三大分支男女性成员的预期寿命大致在35～45岁之间,男女性之间相差大约三年"[3],也就是平均死亡年龄大约在50～60岁之间。曹树基认为14世纪下半叶南方成年人口的平均死亡年龄只有56.6岁,直到16世纪后半叶,南方成年人口死亡年龄增至64.7岁,就总体论,明代南方成年人口的平均死亡年龄为62.9岁[4]。但另一方面,有充分的证据表明在清代前期健康老人的数量还是比较大的,如雍正四年(1726)七十岁到百岁甚至年龄更高的老人数量达到了1 421 652人,何炳棣先生估计真实数字应该更大,因为不仅各地漏报的情况比较普遍,而且这一统计也并不包括"仕宦绅士商贾僧道"中的老人[5]。所有这些情况虽然不能提供一个准确的计量数据,但总体上可以得出一个粗略的印象,即明清江南地区人口平均寿命大体上在50岁至60岁之间浮动,但在不同地区、不同阶层乃至不同性别之间可能存在着较大的差异。

(二) 常见病

对古代疾病谱的描述,最困难的地方在于中国古代医学对疾病的认知与描述方式与现代医学截然不同,中国古代医学以证候为疾病类型的核心因素,与以致病因素和疾病发生组织部位为主的现代医学分类法存在巨大的差异。以"伤寒"为例,在明清时期的医书中"伤寒"主要指的是由于外邪入侵而造成的发热性疾病,如明代王肯堂指出:

---

〔1〕 郑正、王兴平:《古代中国人寿命与人均粮食占有量》,《江苏社会科学》,2000年第1期,第131-135页。

〔2〕 李宏利:《明清上海士人群体寿命探析——以墓志为中心》,《史林》,2014年第6期,第60-67,181页。

〔3〕 这与刘翠溶教授对清代五十个家族的研究,其中在江南地区的几个家族15岁为基准的预期寿命,男性在32～44年的结论差距不大。胡建芳:《明代徽州宗族人口状况研究——以徽州休宁苏氏宗族为例》,安徽大学硕士学位论文,2015年;刘翠溶:《明清时期家族人口与社会经济变迁》,台北:"中央研究院"经济研究所,1992年,第155、172、163页(表格数据)。刘翠溶教授的专著未能获得,此处数据转引自胡建芳前揭文。

〔4〕 曹树基:《中国人口史(第四卷):明时期》,上海:复旦大学出版社,2005年,第397页。

〔5〕 何炳棣:《明初以降人口及其相关问题:1368—1953》,北京:中华书局,2017年,第253-254页;杨子慧:《中国历代人口统计资料研究》,北京:改革出版社,1996年,第1184页。

冬时严寒，万类深藏，君子固密，则不伤于寒。触冒之者，乃名伤寒耳。其伤于四时之气，皆能为病。（即下文时行之气。）以伤寒为毒者，以其最成杀厉之气也。中而即病者，名曰伤寒。不即病，寒毒藏于肌肤，至春变为温病，至夏变为暑病[1]。

在现代医学看来，这应该是呼吸道和消化道感染性疾病的总称，但在明清医学中以伤寒统论之。另一个例子是"霍乱"，这个名词在中国古代有非常多的异名，如绞肠痧、吊脚痧、霍乱转筋、干霍乱等。现代一般认为，嘉庆二十五年（1820）之前，中国所谓的"霍乱"是指多发于夏秋二季的急性胃肠炎或细菌性食物中毒。现代医学所指的由霍乱弧菌引起的烈性传染病（或称真性霍乱），系嘉庆二十五年时从印度由海路传入的[2]。但也有很多现代研究者提出了不同看法，至今仍存在一定的争议[3]。

明清江南主要的自然环境特征是暑热卑湿，生产方式以农业和小手工业为主，平均人口密度在全国最高但在其内部分布不均，存在着以市镇为中心的较为活跃的商业贸易交通，当地居民的生活水平高于全国平均但营养水平一般，对传染病缺乏足够有效的认识和预防治疗的手段。这些因素都会影响到疾病谱的结构。如果以明清江南医家所做之医学通论类的著作来考察，如明徐春甫《古今医统大全》、明王肯堂《证治准绳》、明龚廷贤《万病回春》、清喻昌《医门法律》、清乾隆时期御制《医宗金鉴》（吴谦主编）等，在其所列举各类疾病名录中，几乎涵盖了人可能罹患的所有疾病类型。但由于明清江南地区在自然环境、社会发展和医疗卫生水平方面的特殊性，在不同地区和不同社会阶层的群体中，还是会有一些类型的疾病构成明清江南地区疾病谱的主要部分。

有学者根据叶天士的医案进行统计，提出：

在清代前期苏州多发病、常见病为吐血、咳嗽等肺系疾病，疟疾、痢

〔1〕（明）王肯堂：《证治准绳·伤寒》卷一《总例·四时伤寒不同》，载于陆拯主编：《王肯堂医学全书》，北京：中国中医药出版社，1999 年，第 771 页。

〔2〕陈邦贤：《几种急性传染病的史料特辑》，《中华医史杂志》，1953 年第 4 期，第 228－229 页；罗尔纲：《霍乱病的传入中国》，《历史研究》，1956 年第 3 期，第 58 页。

〔3〕余新忠：《清代江南的瘟疫与社会：一项医疗社会史的研究》，北京：中国人民大学出版社，2003 年，第 77－80 页。

疾等时行杂病，泄泻、呕吐等肠胃系统疾病，还有虚劳性疾病。其次如暑、湿、温等与气候环境关系密切的疾病较多[1]。

其中除了疟疾和痢疾是病因比较明确的传染病以外，其他类型的症状多有各种不同的病因，但总体来说与苏州地区的气候暑热湿温以及当地居民的一般身体素质相关。另有学者通过对文人笔记的研究得出了明代江南某些特定地区和群体的疾病谱系。如蒋竹山发现，晚明士绅祁彪佳从崇祯八年(1635)因病辞官退居绍兴府山阴县到弘光元年(1645)投水自尽这十年间的《祁忠敏公日记》中，详尽地记载了祁彪佳家族三代所患的疾病，总计有：疟疾、出痘、肺气、齿痛、足患、喉痛、脾疾、目疾、疝病、生产调理、小产血崩等等，综合来看，大致可归为三类——疟疾、天花与产后失调，这之中又以对疟疾的描写最为仔细[2]。

此外，清代江南地区常见病中以湿温证最多，而当时医家所称的“湿温”多为现代医学上所说的伤寒或副伤寒[3]。伤寒的传播途径主要是带菌粪便、受污染水源以及饮食，江南农村的环境提供了这类肠道传染病传播的有利条件，因而霍乱、伤寒、痢疾等疾病流行。还有一些与江南湿热的自然环境相关的疾病，如血吸虫病、蚊传疟疾、丝虫病和流行性乙型脑炎，以及以蚊虫为传染媒在种桑农民群体中常见的钩虫病[4]。

另有学者通过对明弘治元年(1488)至清同治五年(1866)间以江浙地区为主的11位医家病案的分析，发现了明清时期江南地区疾病谱变化的规律：明清时期医学发展状况可以分为三个时期——温补学说主导期(1488—1599年)、学术转型期(1600—1664年)、温病学说主导期(1665—1866年)。在这三个时期的常见病、多发病病种中，痢疾始终稳居病谱榜前列；温补学说主导

---

〔1〕 冯丽梅、何丽清：《从〈临证指南医案〉分析清代前期苏州疾病谱构成》，《山西中医学院学报》，2013年第14卷第5期，第4-5页。

〔2〕 蒋竹山：《疾病与医疗——从〈祁忠敏公日记〉看晚明士人的病医关系》，载于《疾病的历史研讨会论文集》，引自：http://www.ihp.sinica.edu.tw/~medicine/conference/disease/chusan.PDF(2010年3月14日).

〔3〕 余新忠：《清代江南的瘟疫与社会：一项医疗社会史的研究》，北京：中国人民大学出版社，2003年，第88页。

〔4〕 1923—1924年，医生柯脱等人在离苏州城约75里的北乡进行调查，检验了770名植桑农民的粪便，根据采用稀释虫卵计算法所得结果，感染率为74%。参见李玉尚：《地理环境与近代江南地区的传染病》，《社会科学研究》，2005年第6期，第133-140页。

期虚劳咳嗽和慢性传染病分别占据病谱榜的第二、三位；学术转型期前三位的病种多是与消化道有关的疾患（痢疾、呕吐、腹胀满）；温病学说主导期外感热病上升为第一位，咯血病、内伤咳嗽病分居第二、三位，痢疾退居第四位。这三个时期常见病、多发病病种的历史性变化大致上呈现出从以慢性病为主到急性外感病增多的趋势，疾病证候总体上呈现出从以寒证、虚证为多到以热证、实证为主的变化过程[1]。但因为作者的研究目的是探究明清时期中医学术主流从温补转向寒凉的原因，想要通过疾病谱中常见病、多发病的比例来说明医学学术变化的客观基础，所以没有对疾病谱发生变化的原因进行分析。而且，如果只以医案作为资料来源，就必须考虑医家的专长和名气对病人择医行为的影响，如吴鞠通乾隆五十八年（1793）在京城因为治愈瘟疫患者数十位而名噪京城，后主要在京城行医，以善于治疗温热病而闻名于世[2]，向他求医的病人中罹患温热病的比例当然会高于其他疾病。以医学学术主流的演变来划分疾病史的发展时期确实存在着一定的逻辑合理性，因为一个历史时期医学发展的主流一定是与当时社会医疗的主要需求相适应的，但还需要注意到对同一类疾病不同学派的理解和处方具有各自的倾向性，如吴鞠通评价说：

> 论温病之最详者，莫过张景岳、吴又可、喻嘉言三家。时医所宗者，三家为多……瑭推原三子之偏，各自有说：张氏混引经文，将论伤寒之文，引证温热，以伤寒化热之后，经亦称热病故也，张氏不能分析，遂将温病认作伤寒。喻氏立论，开口言春温，当初春之际，所见之病，多有寒证，遂将伤寒认作温病。吴氏当崇祯凶荒兵火之际，满眼温疫，遂直辟经文“冬伤于寒、春必病温”之文。盖皆各执己见，不能融会贯通也[3]。

可见，医者对疾病的诊断本身就受到不同流派专业观点的影响，在面对

---

〔1〕 该文入选的11位医家：温补学派和命门学说4位，包括薛己、孙一奎、赵献可、张介宾；温疫和温病学派5位，包括吴有性、叶天士、薛雪、吴鞠通、王士雄；伤寒学派医家喻昌；不宗某一学派的徐大椿（字灵胎）。参见游江：《明清时期中医学术从温补向寒凉发展的临床背景——基于11家医案的研究》，广州中医药大学博士学位论文，2009年。

〔2〕 陈仁寿：《江苏中医历史与流派传承》，上海：上海科学技术出版社，2014年，第143－145页。

〔3〕 （清）吴瑭（鞠通）：《温病条辨》卷首《问心堂温病条辨原病篇》，载于李刘坤主编：《吴鞠通医学全书》，北京：中国中医药出版社，1999年，第13页。

同一种疾病时可能会给出完全不同的诊断与处方。因此，以医案中的诊断和处方来判断这段时期疾病的虚实、寒热属性的变化规律，还是有一些不够准确的。

罗伊·波特在《剑桥医学史》中指出，前现代农业社会的常见疾病谱，以感染性疾病、寄生虫病和营养缺乏性疾病为主[1]，前面的研究所揭示的情况基本符合这一判断。我们还可以引用张大庆等对1840年到1911年中国一般疾病谱的研究作为旁证，他们指出，"中国近代危害人民健康且为严重的疾病是传染病、寄生虫病和营养缺乏性疾病"，感染性疾病在涉及不同人体器官系统的种类上几乎没有差别，另外就是体外赘生物相当常见[2]。总体来说，明清江南地区的疾病谱与当地自然环境、主要的生产方式、平均生活水平以及当时医学发展水平紧密相关，符合前现代时期农业社会疾病问题的一般规律，又体现出"江南卑湿"所导致的地域性特征，不仅影响着一般民众的求医行为，也深刻地影响着清代医学的发展方向。

(三) 重要的疾病与卫生问题

在明清江南地区的常见病、多发病中，肺结核、难产和小儿天花是对民众健康水平最主要的威胁，死亡率极高，故而成为当时社会和医学界最关注的问题，如清代高官彭蕴章为徐大椿《慎疾刍言》作序说："仆阅世已深，见夫男子痨瘵、妇人胎产、小儿惊痘，三者之死，尤可惨伤。"[3]

对成年男性来说，血吸虫病、钩虫病、疟疾、肠伤寒等都是比较常见的传染病，而这些疾病都具有一定的社会阶层区分性，如血吸虫病和钩虫病多发于日常生产生活需要与水直接打交道的农民或渔民，疟疾和肠伤寒等则与日常生活和饮食的卫生质量有密切关系。就传播方式而言，肺结核应该是在明清江南地区影响社会阶层最为广泛的疾病之一。中医学对肺结核的认知是"五劳"导致"阴虚生内热"（痨）和"虚痨热毒积久，则生异物恶虫"（瘵），主要的治疗策略是"保养真元，培根固本"，也就是增强病人自身的体质和抵抗力

[1] (美)罗伊·波特：《剑桥医学史》，张大庆等译，长春：吉林人民出版社，2000年，第20-24、66页。

[2] 张大庆：《中国近代疾病社会史(1912—1937)》，济南：山东教育出版社，2006年，第18-19、36页。

[3] (清)徐大椿：《慎疾刍言》卷首《长沙彭蕴章序》，清道光二十六年(1846)上海赵氏刻本。这一序言在中国中医药出版社《徐灵胎医学全书》和《中国医学大成》中都没有被收录。

以希图其自愈，而在病因治疗和预防等方面没有特别有效的办法，所以肺结核病的死亡率是非常高的，徐春甫甚至认为“世之治痨者，万无一人”[1]。如果被诊断为“瘵症”，病家往往自认必死[2]。除了死亡率高以外，肺结核的发病率也很高，有学者以《同治苏州府志》和潘、彭两氏族谱为基本史料对清代苏州肺结核疾病情形进行了考察，认为清代肺结核病普遍流行于苏州，其患病率高达约10%，并呈现递升趋势，其中习举成瘵和族内传染构成了清代苏州肺结核病发的两个内在因素[3]，但这项研究是以明确记录为“瘵疾”和“咯血症”这两个指标来进行统计的，所收录的病例未必都是肺结核。同时，作者将习举成瘵和族内传染看作清代苏州肺结核发病的两大内在因素，后一项符合肺结核病密切接触有助传染的一般规律，而前一项除了说明苏州地区习举子业群体中的肺结核发病率较高以外，恐怕很难总结出“习举成瘵”的规律性。该文收录资料主要来自地方志当中的《人物志》和《列女志》，以及苏州两个显贵大家族的族谱。在这两个家族中有据可查的死亡原因中死于肺结核的比例是10%左右，而在《列女志》中死于肺结核病的人数占列女总数的5.4%，在患病人数中所占比例为43%。很难比较两个世家大族与普通平民的发病率孰高孰低，因为一方面他们较好的生活水平有助于降低发病率，但家族之中较为密切的人际交往又会加剧疾病的传播。所以，《列女志》的记录可能更有说明价值，因为肺结核的感染与病人原本的身体状况和生活辛苦程度密切相关，《列女志》的目的是记录地方上的贞洁烈女和孝妇，其中又以寡居妇人为最多，她们总体上都处在比较艰难的生活境遇下，比较容易罹患肺结核。这个数据再加上前述彭蕴章对男子痨瘵状况的描述，能够说明在平民群体中肺结核在总体疾病谱中占据了较高的比例。

在明清江南医家的著作中，妇产科疾病的记录十分丰富，但其中最严重的问题应该就是女性妊娠的安全问题。我们没有找到明清江南地区孕产妇死亡率的具体数据，现在以郭松义对宣统元年（1909）和二年北京死亡妇女数据进行的统计作为参考。该研究显示，在女性婚后生育第一胎高峰期的20～24岁，产后死亡率达到了7.81%，25～29岁的年龄段产后死亡率是6.25%，

---

〔1〕（明）徐春甫：《古今医统大全：上册》，北京：人民卫生出版社，1991年，第1328页。引文见《古今医统大全》卷四十六《痨瘵门·治法》。

〔2〕（明）孙一奎：《孙氏医案》卷一《三吴治验》，载于韩学杰主编：《孙一奎医学全书》，北京：中国中医药出版社，1999年，第737-738页。

〔3〕王裕明：《清代苏州肺结核病情形之考察》，《学海》，2002年第5期，第121-125页。

30～40岁是7.67%，其中35～39岁的高龄产妇中死亡率达到了8.64%[1]。这个数据在地域和时间范围上都与本研究存在一定的差异，不能直接用于推断明清江南地区的孕产妇死亡率的具体数据。但总体而言，有证据显示明清江南女性死亡率高于男性，这一点可以从人口性别比例失调的情况做出间接的估计。目前国际公认的人口性别比正常范围为103～107，有学者估计，在纯自然状况下，中国古代封建社会的人口性别比应该在105～110。但根据何炳棣的统计，乾隆五十八年(1793)常熟县的人口性别比为135.1，嘉庆二十一年(1816)松江府人口性别比是128.1、奉贤县是131.1[2]；另一组数据显示，乾隆二十年(1755)、三十年(1765)、三十八年(1773)、四十七年(1782)、五十二年(1787)江苏省的人口性别比是139、139、138、131、132[3]，失调明显。造成女性人口性别比畸高的影响因素主要包括出生性别选择(溺杀女婴)、成年男性与女性因为疾病因素而造成的死亡率差异。据曹树基估计，溺杀女婴在性别比例偏高方面的影响可能在111～114之间[4]，而前面的数据显示，乾隆朝在江南地区的性别比可以达到130左右，多出来的比例主要就应该是成年女性疾病死亡率偏高造成的结果了。乾隆朝政局总体稳定，其间发生的几次战争(如乾隆的"十全武功")造成的人口损失应该主要是男性，但目前数据表明女性的死亡率总体高于男性。再进一步假定，在和平环境中一般疾病造成的死亡率在两性间的差异不大，那么女性特有的疾病所造成的死亡在分性别死亡率中的影响应该是较高的。

就儿童来说，第一个严重的问题是历代官方的人口数据中只包括存活人口的资料，族谱中也不记录早夭的人口数量，所以很难找到足够的数据支持。有研究通过对一些特定群体的资料统计获得了一些结果：在所收集的66个刑案中，有56名女性共生育子女166人，早亡者108人，死亡率高达65%；该研究还列举了十余位著名士人和官员的生育状况，他们子女早亡率最低的超过四成，最高的接近九成；在另外一项对146个绅士家庭10岁以前子女死亡人数的统计中，男孩早亡率是35.22%，女孩是33.53%，作者加权后估计清

[1] 郭松义：《清代男女生育行为的考察》，载于常建华主编：《中国日常生活史读本》，北京：北京大学出版社，2017年，第38-64页。引文见第56页。

[2] 何炳棣：《明初以降人口及其相关问题：1368—1953》，北京：中华书局，2017年，第69-74页。

[3] 杨子慧：《中国历代人口统计资料研究》，北京：改革出版社，1996年，第1184页。

[4] 曹树基：《中国人口史(第五卷)：清时期》，上海：复旦大学出版社，2005年，第70、852页。

代10岁以下婴幼儿的总体死亡率应该在40%～50%[1]。这些统计虽然并不足以提供有关清代婴儿死亡率的准确数据，但即使仅仅依据士绅阶层（平民阶层的情况应该更差）的儿童死亡率统计，也可以得出结论说，这一时期婴幼儿的医疗保健状况——包括民间常用的旧式接生方法和婴幼儿期的各种疾病及治疗状况——是非常糟糕的。

在明清江南医家笔下，比较常见的儿童疾病主要是"非外感风寒，则内伤饮食，以至惊风吐泻，及寒热疳痫之类，不过数种"[2]，威胁最大的传染病主要是麻疹和天花[3]。麻疹是江南地区夏季儿童多发病。清王孟英（士雄）《回春录》记录，"溽暑之令，（江浙称麻疹为）疹盛行，幼科仅知套药，升、柴、防、葛乱施，殆亦疫疠之病"，"仲夏，疹流行，幼科执用套药，夭扎实多"[4]；咸丰壬子年（1852）杭州地区麻疹发作，"壬子岁，自春延及夏秋，凡大村小落，小儿枉折者，不知凡几"[5]；道光二年（1822）诸暨麻疹发作，"近年吾暨麻疹大剧，诸医束手"，道光二十七年（1847）绍兴"麻症多危"[6]。天花被称为"痘"（或"痘疮"），因为疾病表现也是出疹，故常常与麻疹并称。痘疮往往没有明显的季节性，在明清江南地区也是常见的儿童病。痘疮较麻疹更为凶险，梁其姿曾经有一个十分粗略的估计，清代儿童天花患病后的死亡率高达四分之一，与西方医学家对19世纪末期之前天花死亡率的总体推论大体一致[7]。明清医家认为麻疹和痘疮的病理是一致的，都本乎胎毒，但痘疮出于五脏属阴，较重，麻疹出于六腑属阳，较轻[8]。张璐在论及痘疮治疗的时候，就把痘

〔1〕 郭松义：《清代男女生育行为的考察》，载于常建华主编：《中国日常生活史读本》，北京：北京大学出版社，2017年，第38－64页。

〔2〕 （明）张景岳：《景岳全书》卷四十《谟集·小儿则（上）·总论（一）》，载于李志庸主编：《张景岳医学全书》，北京：中国中医药出版社，1999年，第1383页。

〔3〕 （清）袁开昌：《养生三要·医学读书法》，清宣统二年（1910）镇江袁氏润德堂刻本影印本。

〔4〕 （清）王孟英著，周振鸿重按：《回春录新诠》，长沙：湖南科学技术出版社，1982年，第373页。

〔5〕 （清）吴砚丞：《麻疹备要方论》卷首《吴序》，载于《中国医学大成（三〇）》，上海：上海科学技术出版社，1990年，第2页。

〔6〕 （清）张廉：《麻疹阐注》卷首《徐渐逵序》，清光绪元年（1875）刻本。

〔7〕 梁其姿：《面对疾病——传统中国社会的医疗观念与组织》，北京：中国人民大学出版社，2012年，第48－49页。

〔8〕 （明）徐春甫：《古今医统大全：下册》，北京：人民卫生出版社，1991年，第999页。此处引文见《古今医统大全》卷九十一《痘疹泄秘》。类似论述又见于：（清）吴谦等《痘疹心法要诀》卷一《痘原》；（明）程云鹏《慈幼新书》卷三《痘疮·总诀》；等等。

疮看作无从逃避的天行时疫："痘本胎毒，根于先天，发则由于时气。以故沿门合境，安危相率，与疫疠传染无异……天生天杀，莫可谁何。"[1]明谢肇淛记录了痘疹发作之时，医家"门外围绕，常千百人。肩舆于道，聚众攘夺"，和痘疹发作严重之时"至有一村之中，无复儿声者"的场面[2]，可见疾病发作时的严重程度。

明代对痘疮的治疗和预防都没有什么好的办法，谢肇淛记述说，"至于烧脐炼砂，兔血稀痘诸方，言人人殊，及其试之，百无一验"，病人的生死完全取决于"一时气运，吉凶不同，倘遇其吉，比屋皆安，若际其凶，夭札如麻"[3]。在医家那里，也不过就是对症治疗，升发出痘，期冀自愈而已，如清初吴江医家张璐："夫今之以痘疹名世者……概以通套升发为务。"[4]明清时期用于痘疹预防的技术是"人痘种法"，这一技术出现于中国南方，早期的种痘师多处于江西、安徽两地，道光时期技术中心转移到了湖南、湖北地区[5]。清初张璐行医时该技术流传已经较为广泛，张氏记录说，"迩年有种痘之说，始自江右达于燕齐，近则遍行南北"，但其对这一技术的效果仍然存疑，认为只有在疫症发作间隙且儿童身体状况较好的时候方可尝试之，并且认为这一技术在本质上"皆方士之所为，人知其神之神，而不知不神之所以神。吾以静眼观之，曷若顺天随时，不假强为之为愈也"[6]。到乾隆年间，御制《医宗金鉴》中已经形成了有关种痘的四种标准化方案——痘浆种法、水苗种法、痘衣种法和旱苗种法[7]。再到18世纪末、19世纪初，人痘种法已经形成了"湖州派"和"松江派"之分，处理疫苗的方法亦有长足的进步。19世纪初期，欧洲的牛痘种痘法传入中国，从广州向全国扩展。据史料记载，牛痘最早传入江南是清道光十六年(1836)四月由京江(现治镇江)医者包祥麟传入扬州和芜湖，并

---

〔1〕(清)张璐：《张氏医通》卷十二《婴儿门下·附种痘说》，清康熙宝翰楼刻本。

〔2〕(明)谢肇淛：《五杂组》卷五《人部一》，载于《明代笔记小说大观》，上海：上海古籍出版社，2005年，第1592页。

〔3〕(明)谢肇淛：《五杂组》卷五《人部一》，载于《明代笔记小说大观》，上海：上海古籍出版社，2005年，第1592页。

〔4〕(清)张璐：《张氏医通》卷十二《婴儿门下·痘疹握机论》，清康熙宝翰楼刻本。

〔5〕王咪咪：《范行准医学论文集》，北京：学苑出版社，2011年，第402-408页。

〔6〕(清)张璐：《张氏医通》卷十二《婴儿门下·附种痘说》，清康熙宝翰楼刻本。

〔7〕梁其姿：《面对疾病——传统中国社会的医疗观念与组织》，北京：中国人民大学出版社，2012年，第52页；王咪咪：《范行准医学论文集》，北京：学苑出版社，2011年，第399-400页。

逐渐进入江南各区[1]。到了19世纪60年代，江南地区的主要城市和发达市镇中牛痘局已经非常普遍[2]。人们开始拥有控制天花传播的更可靠的手段，但种痘资源的社会供给情况并不理想，真正能够实现对天花的有效控制要等到中华人民共和国成立并广泛开展计划免疫工作之后了。

(四)主要的瘟疫及其社会影响

明清江南地区社会经济文化相对发达，人口稠密，气候温暖湿润，水网密布，交通也比较便利，所有这些因素都非常有利于传染病的发生和传播。其中一些传染病，如天花、麻疹等在人群中传布范围较广、流行时间较长，导致成年人群体逐渐积累了足够的自然免疫屏障，它们就会转变成在地方长期存在的儿童流行病。虽然这些疾病也会带来严重的社会问题，如上一节中有关儿童痘、疹流行所造成的严重损失，但地方社会对此类疾病已经比较了解和熟悉，且成年人群体的健康不会受到直接威胁，所以在社会认识中可以将其转化为背景性的常规风险，不至于造成社会生活秩序的崩溃。但某些新发传染病或者是全年龄段易感的瘟疫一旦发生大流行，在总体医疗和防疫力量不足的情况下，社会各界从心理到行动上都无法做出有效应对，疫情以及由其引发的各种次生灾害相叠加，会造成短期内大量人口死亡并有可能引发社会秩序的剧烈动荡。下面将对后一类瘟疫及其造成的社会问题做一个简单的介绍。

明清江南地区是全国瘟疫发生的重灾区，闵宗殿根据对东南地区329种方志、296个州县疫情的统计，发现明清时期东南地区疫情年共234年，约占明清两朝持续时间543年的43%，发生大疫共818县次，约占全国受疫灾县总数的53.18%[3]。据陈旭统计，明代江南地区(南直隶和浙江省)一共发生了大小疫情34次，在全国范围内排名第六，并不算是最严重的地区，而且疫情常常较为局限[4]。但据余新忠先生考，到了清代，江南地区已经成为全国

〔1〕 王咪咪：《范行准医学论文集》，北京：学苑出版社，2011年，第414页。

〔2〕 梁其姿：《面对疾病——传统中国社会的医疗观念与组织》，北京：中国人民大学出版社，2012年，第62-63页。

〔3〕 闵宗殿：《明清时期东南地区疫情研究》，《学术研究》，2003年第10期，第109-115页。

〔4〕 陈旭：《明代瘟疫与明代社会》，成都：西南财经大学出版社，2016年，第40-41页。

瘟疫发生年次最多的地区之一[1]。造成这一变化的原因是明清两代瘟疫疾病谱发生了变化。王晓伟研究发现,明代流行的致灾疫病主要有天花、疟疾、鼠疫、羊毛瘟等4种[2]。而清代江南的瘟疫,除了各地普遍存在、早已成为地方病的天花、麻疹外,以霍乱、伤寒、细菌性痢疾和急性肠胃炎等肠道传染病为主。从清中期开始,白喉、猩红热等喉科传染病渐趋增多,疟疾仍为各地夏秋不时出现的地方病,此外,还有大头瘟、蛤蟆瘟、羊毛瘟等一些尚不能确切判定其为何种疾病的瘟疫。在这些疾病中,有不少是16世纪以后传入中国的新疾病,梁其姿将16世纪看作中国疾病史上的分水岭,认为诸如猩红热、霍乱、白喉和梅毒都是在这一时期以后新传入中国的重要传染病[3],余新忠也专门讨论了清代真性霍乱和白喉传入中国的时间问题[4]。这些瘟疫的区域比较局限,但所造成的人口损失和社会影响都极其巨大,如曹树基的研究表明,传染病,尤其是鼠疫和霍乱对中国人口的影响十分巨大,明代末年的鼠疫造成苏、松、杭、嘉、湖五府超过六百万人死亡,约占该地区人口总数的三分之一[5]。余新忠的研究也显示,乾隆二十一年(1756)前后发生的江南大疫死亡率达到了5%,嘉道之际(1821年前后)真性霍乱首次到达江南,瘟疫波及范围和破坏程度均为历次之首,疫情严重的地区死亡率达到8%[6]。

这些瘟疫突破了传统医学中对伤寒、温病等疾病的认识,虽然先有明代吴有性《温疫论》,后有清代诸家如《温热经纬》《松峰说疫》等专著刊印,也出现了不少有效的处方和成药,但有关瘟疫的理论和治法仍然难以满足需要,清代晚期多部瘟疫专书在论及当时的医学状况时都对这一状况进行了严厉

---

〔1〕 余新忠:《清代江南的瘟疫与社会:一项医疗社会史的研究》,北京:中国人民大学出版社,2003年,第4、72页。

〔2〕 王晓伟:《明清江南地区疫灾地理规律与环境机理研究》,华中师范大学硕士学位论文,2013年,第44页。

〔3〕 (美)肯尼斯·F.基普尔:《剑桥世界人类疾病史》,张大庆主译,上海:上海科技教育出版社,2007年,第355页。引文章节由梁其姿执笔。

〔4〕 余新忠:《清代江南的瘟疫与社会:一项医疗社会史的研究》,北京:中国人民大学出版社,2003年,第80-81、94-95页。

〔5〕 曹树基:《中国人口史(第五卷):清时期》,上海:复旦大学出版社,2005年,第849页。

〔6〕 余新忠:《清代江南的瘟疫与社会:一项医疗社会史的研究》,北京:中国人民大学出版社,2003年,第319-321页。

的批评[1]。清代王孟英(名士雄)在谈到乾隆戊子年(1768)疫疹流行时的情况时,批判说诸医各行其是,“是人之死,不死于病,而死于药。不死于药,而死于执古方之医也”[2];吴瑭自序《温病条辨》亦言:“癸丑岁(1793),都下温疫大行,诸友强起瑭治之,大抵已成坏病,幸存活数十人,其死于世俗之手者,不可胜数。”[3]正统医学界束手无策,给民间迷信行为和各种补充医疗打开了门道,病家祈神拜鬼,巫师神婆和江湖游医浑水摸鱼,各种混乱情状不一而足。在时人眼中,疫病的降临是一种无法逃避的“命数”,是神秘莫测的鬼神旨意,“大疫流行,必有鬼神司之”的观念在清代极为普遍[4]。即使是温病专家也不能避免这种观念,如《松峰说疫》中就记载了一个“五瘟使者”传播瘟疫,见赵逵吹笛回避而疫情平息的故事[5]。

中医学认为瘟疫属于感受外邪引起的伤寒类疾病,早期多将其看作自然之气失衡或自然存在的“不正之气”所致。明末吴有性《温疫论》提出病原是“天地间别有一种异气(戾气)”,到清代温病学派形成,逐渐形成了有关疫病成因为戾气即疫气的认识,清代以后温病学派的兴盛正是瘟疫在民众疾病谱中所占据的地位越来越重要的后果之一。需要注意的是,明清医家普遍把疫病看作被天地间弥漫着的“疠气”“秽气”“毒气”“尸气”入侵所致,并不存在“医病之间相互传染”的观念。陈耕道在谈到“疫痧”(猩红热)的传染时说:“疫痧之毒,有感发,有传染。天有郁蒸之气,霾雾之施,其人正气适亏,口鼻吸受其毒而发者,为感发;家有疫痧人,吸受病人之毒而发者为传染。所自虽殊,其毒则一也。”[6]这段论述与现代呼吸道传染病理论看起来十分相似,但在病原属性上实有有形与无形之区分,前者可以通过技术设备隔离防护,后者弥散天地之间防无可防。如果呼吸道传染病的这一理论尚有可取之处,那么医家仍然以“秽气”观念来揭示消化道传染病如霍乱等的病因,如王士雄在

---

〔1〕 这类批评几乎可以在所有瘟疫专书的序、跋当中看到,这其中当然有题注者为强调是书的重要性而夸张的成分,但相关医案中大量误诊误治的病例记载足以说明至晚清时期有关瘟疫的中医学理论和实践仍然处于一种混乱的状态。

〔2〕 (清)王士雄:《温热经纬》卷四《余师愚疫病篇》,载于盛增秀主编:《王孟英医学全书》,北京:中国中医药出版社,1999 年,第 91 页。

〔3〕 (清)吴瑭:《温病条辨》,北京:人民卫生出版社,2012 年,序第 8-9 页。

〔4〕 余新忠:《清代江南的瘟疫与社会:一项医疗社会史的研究》,北京:中国人民大学出版社,2003 年,第 120-126 页。

〔5〕 (清)刘奎:《松峰说疫》,北京:人民卫生出版社,1987 年,第 18 页。

〔6〕 (清)陈耕道:《疫痧草》卷上《辨论章》,载于《吴中医集》编写组:《吴中医集·温病类》,南京:江苏科学技术出版社,1989 年,第 426 页。

《随息居重订霍乱论》中所说,“霍乱、臭毒、番痧诸证盛行,而臭毒二字切中此地病因”[1],就无法有效指导预防与应对了。

在这种认识中,传播瘟疫的疠气弥漫于天地之间,虽然因为时间和地理因素而各有浓薄、盛衰不同,但任何人在特定的时空区域内对疠气的接触机会是相等的。吴有性有言:“疫者感天地之厉气。在岁有多寡,在方隅有厚薄,在四时有盛衰。此气之来,无论老少强弱,触之者即病。”[2]《松峰说疫》亦言:

> 瘟疫之来无方,然召之亦有其故,或人事之错乱,天时之乖违,尸气之缠染,毒瓦斯之变蒸,皆能成病。症既不同,治难画一。瘟疫多火热之气,蕴蓄于房户,则一家俱病;蕴蓄于村落,则一乡俱病;蕴蓄于市廛,则一城俱病;蕴蓄于道路,则千里皆病。……若夫疫气,则不论贵贱贫富,老幼男女,强弱虚实,沿门阖境,传染相同,人无得免者[3]。

专业医生不得不将之委于命数:“然此特于有象求之,天之布疫也。象无可拟,或布一方,或布一家,有感有不感者,数也”,“疫之来也,无从而避也;避疫之说,不过尽人事以听天尔”[4]。在预防疫病方面还出现了大量修德以却病的记录,如王孟英说:“吾闻积德可回天,不仅可御霍乱也已。”[5]《松峰说疫》卷一中则记录了多个因为道德因素而幸免于瘟疫的故事:一城中老人与富室药施城中而免于疫,一孝妇侍奉染病翁姑而阖门免于疫,一士人救济贫苦而免于疫;最后总结说,邪不侵正,行道德之事实乃袪疫之良方。

明清江南地区由于区域经济文化较发达,且存在一个比较有效率的地方

---

〔1〕(清)王士雄:《随息居重订霍乱论》卷一《病情篇》,载于盛增秀主编:《王孟英医学全书》,北京:中国中医药出版社,1999年,第142页。其他医者也略约谈到食物、水、昆虫等与疫病的关系,但都认为这些因素不过是“臭秽”之气的载体,或者只是“臭秽”之气聚集之后产生的后果。

〔2〕(明)吴有性:《温疫论》,孟澍江、杨进点校,北京:人民卫生出版社,1990年,第1页。引文来自《温疫论》卷上《原病》。

〔3〕(清)刘奎:《松峰说疫》,北京:人民卫生出版社,1987年,第12页。引文来自《松峰说疫》卷一《述古》。

〔4〕(清)陈耕道:《疫痧草》卷上《辨论章》,载于《吴中医集》编写组:《吴中医集·温病类》,南京:江苏科学技术出版社,1989年,第426-427页。

〔5〕(清)王士雄:《随息居重订霍乱论》卷二《治法篇》,载于盛增秀主编:《王孟英医学全书》,北京:中国中医药出版社,1999年,第158页。

中层组织，所以在应对瘟疫的过程中出现了很多积极自助的社会力量：既包括地方善长仁翁的个人行为，如慷慨捐助、免费发放药物和食品；也包括由宗族势力或地方乡绅组织起来的民间慈善机构、药堂和医堂等日常医疗救助机构，以及为应对瘟疫而临时组织的就急机构。这些机构会聘请地方名医坐堂施诊，并免费发送药物以救助病患，地方组织亦积极采取疏浚水道、清理垃圾、收殓尸体等公共卫生措施，以及在灾疫发生时和发生后刊印相关医书和药方进行教育宣传，这些都对疫病的防治做出了巨大的贡献。大量医生投身于对抗瘟疫的战斗，他们免费诊治病患并发放药物，不辞辛劳提供诊治服务；积极研究医学，突破古书束缚，发展新的医学理论，开发新的方剂和治疗、防疫手段；刊布医书、医方，务使天下医生与病家都能够破除执误，掌握真知。不少医生的病案中都有自己治疗传染病患者的记录，而只有在有大量面对面照护病人经历的基础上，才能够对疫病患者的临床表现描述得那般精准细致。尽管如此，在细菌学说和公共卫生管理制度兴起之前，传统医学中有关恶性传染病的治疗和预防措施，都很难产生特别明显的效果。

三、医学和医疗发展水平

（一）医学发展状况和主要特点

关于明清时期的医学在中国医学发展史上的地位，前辈医史大家各有不同意见。民国时期的陈邦贤先生首先倡导医学分期断代法，提出了“吾国之医学，肇自上古，备于秦汉，衰弱于魏晋，中兴于唐，纷歧于宋元，因循于明清”，但没有对这个分期的具体内容做出详细的解释[1]。约略同期的谢观（字利恒）先生将中国医学分为六期：西周及以前为萌芽之期；春秋战国为成熟之期；两汉之世为专门传授之期；魏晋至唐为搜葺残缺之期；两宋至明为新说代兴之期；起自明末，盛于有清，为主张复古之期[2]。范行准先生则认为，

〔1〕 李经纬、林昭庚：《中国医学通史：古代卷》，北京：人民卫生出版社，2000 年，第 5 页。在陈邦贤先生原著中，对明代医学并无明确评价，且认为“清代的医学，实胜于前代”，但其对明清时期（即陈先生所谓“近世时期”）医学整体状况的评价，需要结合他对中国医学整体发展的态度来做出判断。参见陈邦贤：《中国医学史》，北京：团结出版社，2011 年，第 7 页。

〔2〕 谢观：《中国医学源流论》，余永燕点校，福州：福建科学技术出版社，2003 年，第 9、43 页。该书首版于 1935 年。

从12世纪开始（金元时代），中国传统医学就进入了衰变的时期，到了明清时期——从明初至鸦片战争以前的四百七十多年中医学思想的整体发展状况，不过是金元医学的引申和继续，很少有独立的见解，处于孱守时期，但在本草、解剖、病理、预防和治疗学方面，另有一种“飞跃的发展”，只是没有对整个医学思想产生主导作用[1]。在这些学界前辈看来，明清医学是中国医学发展史上的一个因循旧说的衰落时期，尤其是清代乾隆嘉庆之后，医学界兴起了一股强烈的尊经复古的风气，主要的特点是反对金元诸家自创新说，倡导回到最古老的医学典籍，如《黄帝内经》（简称《内经》）、《伤寒论》、《金匮要略》（简称《金匮》）、《神农本草经》（简称《本草经》或《本经》）等，并开始对《内经》《伤寒杂病论》等进行文献考订的工作。这样的行为于实用性的医学技艺而言，并没有很大的助益。这些前辈对明清医学学术状况的批评，应该是受到20世纪初期中医界面对来自西医的竞争和社会政治、经济和文化的巨大压力的影响，急于摆脱对中医学“不合于科学”的歧视性判断，因而自觉或不自觉地站在了所谓“科学性”和“现代性”的立场上对中医学总体发展水平和未来命运做出了较为消极的判断[2]。虽然他们并没有如同余云岫、汪企张等人那样提出“废止中医”的激烈主张，但仔细考察他们对待“新医学”的态度还是可以看出一些端倪，如陈邦贤指出，中国医学的发展是一个朝向科学不断“进步”的过程：

> 从神话的医学，到哲学的医学；从哲学的医学，到科学的医学。欧风东渐，中国数千年来哲学的医学，一变而为科学的医学：在最近三十年中，新医学的蓬勃，有一日千里之势……就是中医也高揭其新中医的旗帜，要以科学的方法，整理吾国固有的旧籍，这都是受到新医学潮流激荡的影响[3]。

当代医史学者则提出了不同的看法。如李经纬、林昭庚主编的《中国医学通史》，基于中医学自身的发展状况，对明代医学做出了较高的评价：医学

---

〔1〕 范行准：《中国医学史略》，北京：北京出版社，2016年，第223、273－274页。

〔2〕 刘卫东：《20世纪30年代“中医科学化”思潮论析》，《齐鲁学刊》，2008年第2期，第35－41页；左玉河：《学理讨论，还是生存抗争：1929年中医存废之争评析》，《南京大学学报（哲学·人文科学·社会科学）》，2004年第5期，第77－90页。

〔3〕 陈邦贤：《中国医学史》，北京：团结出版社，2011年，第223、232页。

人才素质的提高和医学知识的进一步普及，使医学知识更加系统化、规范化和理论化；中医学的诊断纲领——八纲辨证获得进一步发展；医学活动空间扩大，经验积累日丰；医学理论和实践不断创新，取得了很多成就。对清前中期(1840年之前)的医学的评价，则是：中医学传统的理论和实践经过长期的历史检验和积淀，至此已臻于完善和成熟，无论是总体的理论阐述，抑或临床各分科的实际诊疗方法，都已有了完备的体系，而且疗效在当时的条件下是卓著的，与世界各国医药状况相比还略胜一筹；但清代长期的闭关自守使这一时期的医学陷于停滞，而不能真正全方位地有所突破[1]。最近廖育群等主编的《中国科学技术史・医学卷》则认为：从医学发展的实际情况来看，明代前中期医学学术思想的发展并无多少可以称道的地方，但明末清初百余年间的医学发展蓬蓬勃勃，名家辈出，呈现出小复兴的景象；清代乾嘉之后，国运每况愈下，医学也随之渐次衰败，除温病学说在清后期尚有某些发展之外，其余都不足道[2]。

中医学界对这个问题的看法与史学界差异甚大，更看重明清时期医学发展在中医理论学说发展史内部的地位和作用，例如由任应秋先生主编、裘沛然和丁光迪副主编的高等医药院校教材《中医各家学说》，就对始于金元、充实于明清的中医学学术流派的大发展给予了很高的评价，认为学术流派的出现形成了丰富多彩的百家争鸣的局面，促进了中医学术的向前发展；各家学派所做的学术贡献，使中医学的理论大大丰富，临床经验更加充实[3]。又如1999年由中国中医药出版社出版的"明清名医全书大成"系列丛书的总前言就认为，中医药学发展到明清时期，已日臻成熟，在继承前代学术成就的基础上，有了许多发展，是中医的鼎盛时期。突出表现在：名医辈出，学派林立，在基础学科和临床各科方面取得了巨大的成就，特别是本草学和临床学尤为突出[4]。

本研究无法就明清医学学术发展水平做出专业的评判，下面主要讨论明清医学学术发展与医疗生活组织方式关系比较大的几个特点。

---

〔1〕 李经纬、林昭庚：《中国医学通史：古代卷》，北京：人民卫生出版社，2000年，第481-482、574页。

〔2〕 廖育群、傅芳、郑金生：《中国科学技术史・医学卷》，北京：科学出版社，2016年，第367页。

〔3〕 任应秋：《中医各家学说》，上海：上海科学技术出版社，1986年，第5-7页。

〔4〕 编著者：《前言》，载于黄英志主编：《叶天士医学全书》，北京：中国中医药出版社，1999年，丛书前言第1页。

第一，明清医学的总体特征是医学学术从偏重实用技艺的经验知识转向偏重于理论文本知识。近代医学史上，首先提出这一说法的是民国时期的谢观先生。他尤其重视中国医学在唐宋之间发生的一个重大转变，认为：

> 唐以前之医家，所重者术而已，虽亦言理，理实非其所重也。宋以后之医家，乃以术为不可恃，而必推求其理，此自宋以后医家之长。然其所谓理者，则五运六气之空理而已，非能于事物之理有所真知灼见也。惟重术，故其所依托者，为专门授受之大师，而不必谬托于神灵首出之人以为重。知孙真人时，江南诸师所秘要方，皆云出自仲景是也。又如前所载王勃《难经·序》，虽亦溯其源于黄帝、汤、文，然其意在自诩其授受之有本，与宋儒之所谓道统，自谓遥接二帝三王及周孔之心传者不同。惟重理，乃以儒家所谓道统者，移而用之于医家，于是神农、黄帝，犹儒家之二帝三王，仲景、元化，犹儒家之有周公、孔子矣。于是言医者，必高语黄、农，侈谈《灵》《素》，舍是几不足与于知医之列矣。率是道而行之，其第一步必以己意注释古书，而蔑弃前此专家相传之说；其第二步必且以己意窜改古书，或删其衍，或补其亡，或移易其篇第矣。此风也，其在儒家开于宋，而横决于金元，医家亦然[1]。

这一段话揭示了一个非常重要的问题，那就是中国传统医学在宋代之前更注重具体的技术和直接传承，到了宋代之后，医家开始认为单纯的医疗技术已经无法凭借，必须推求这些技术背后的学理。但问题在于，宋代医家所看重的道理是前辈学人留下来的玄理，而此类知识的理解和传播需要有足够的文化积累，故多被具有较好儒家教育背景的医者垄断。这一学术风气的转变，造就了儒医群体的地位优势，对明清时期医家的群体构成和医患关系的变化都有重要影响。谢氏就认为这种学术风气的转变对基于经验积累和师徒授受的医学知识和技能造成了毁灭性的打击："我国古代专门授受之医学，魏晋而后，统绪久亡。"[2]

---

〔1〕 谢观：《中国医学源流论》，余永燕点校，福州：福建科学技术出版社，2003年，第42-43页。谢观先生的这个结论，被刘伯骥全盘接受，并转引入刘伯骥著《中国医学史》的导言部分。参见刘伯骥：《中国医学史》，台北：华冈出版社，1974年，导言第3-6页。

〔2〕 谢观：《中国医学源流论》，余永燕点校，福州：福建科学技术出版社，2003年，第44页。

很多当代研究都指出，宋以降中国医学发生了两大变化。第一个是援儒入医，第二个是文本化的医学知识地位上升。北宋多位皇帝雅好医学，大力推动医学发展，国家在医学事业上取得了巨大进步，刊印医书、开办医学教育机构和医药机构，医书的大量刊印与民间读书风气的兴盛，改变了医学的传统授受模式，这使得医学知识的传递有可能突破原先严密的师承体系，尤其为儒生自学医学提供了条件，再加上宋政府有意识地将医学附属于儒学，最终促成了儒医观念的出现[1]。虽然"儒医"作为象征符号的意义远过于实指某一社会群体，始终"摆荡在'社会声望的标签'和具体的'社会群体之间'"[2]，但其逐渐成为社会精英医者的代称。虽然自金元以后，儒医概念逐渐转变为对医者进行道德评价的抽象概念[3]，但儒医群体普遍认为自己的医学学术高于其他医者，其根据就在于他们对医学文本的掌握。

掌握医学文本知识的正确途径是什么呢？明代归隐官员何良俊提出应该从古先圣贤之书开始：

> 古先圣贤之书，皆能知气运之流变，血脉之盛衰，病因之浅深，治疗之先后。必能知此，则处方投剂可以取效。今世但以朱丹溪为儒医，学医者皆从此入门，而不知素难为何物矣。正如学者不体认经书，但取旧人文字模仿成篇，欲取科第，亦有幸而偶中者，然学者以误国，医以杀人，其祸亦岂小小哉？[4]

鉴于这种认识，明代的医学家开始有意识地营造一个医学经典文本的统绪。如元明之际医家李汤卿在其《原道统》中凭空建构出了一个医学经典文本的传统：伏羲氏有《天元玉册》，神农氏有《本草经》传世；黄帝作《灵枢》（又

---

〔1〕 李经纬：《北宋皇帝与医学》，《中国科技史料》，1989 年第 3 期，第 3－21 页；徐仪明：《北宋中原医学文化勃兴之原因初探》，《南京中医药大学学报（社会科学版）》，1999 年第 1 期，第 16－19 页；薛公忱：《论医中儒道佛》，北京：中医古籍出版社，1999 年，第 4－6 页；陈元朋：《两宋的"尚医士人"与"儒医"：兼论其在金元的流变》，台北：台湾大学出版委员会，1997 年，第 81－102 页。

〔2〕 祝平一：《宋、明之际的医史和"儒医"》，《台湾"中央研究院"历史语言研究所集刊》，2006 年第 77 卷第 3 期，第 401－449 页。

〔3〕 陈元朋：《两宋的"尚医士人"与"儒医"：兼论其在金元的流变》，台北：台湾大学出版委员会，1997 年，第 221、294、22 页。

〔4〕 (明)何良俊：《四友斋丛说》卷二十，明万历七年(1579)张仲颐刻本。

称《灵枢经》《灵》)、《素问》(简称《素》)内外一十八卷,桐君(黄帝臣)撰《采药对》四卷、《采药别录》十卷,雷公(黄帝臣)著《至教论》及《药性炮炙》二册,伊芳尹制《汤液本草》[1]。徐春甫的《古今医统大全》,也是要建立一个以《内经·素问》为祖为宗,再以历代医家先贤的著作为脉络的医学知识传承谱系的道统,该书凡例中明确写道:"纂是书以黄帝《内素》为宗","《内经素问》为医书之祖,诚古先圣人立言立法之准者也。其后诸贤悉宗其义而发明之,未有舍《内经》而成良医者"[2]。徐氏非常严格地批评与筛选历史上的医学著作,认为只有张机(字仲景)《伤寒杂病论》、李杲《脾胃论》、刘完素(字守真)《素问玄机原病式》寥寥几种能继承《内经》之旨,其余皆不足论[3]。

清代医家也有类似的历史意识,如徐大椿也提出了一个医学典籍的传承道统,他先指出:

> 一切道术,必有本源,未有目不睹汉唐以前之书,徒记时尚之药数种而可为医者。今将学医必读之书并读法,开列于下,果能专心体察,则胸有定见,然后将后世之书,遍观博览,自能辨其是非,取其长而去其短矣[4]。

然后他给后学者开列出一个书单:医学经典总纲五部,即《灵枢经》《素问》《伤寒论》《金匮》《神农本草经》;方书类介绍了两部,即《外台秘要》(简称《外台》)、《千金方》(简称《千金》),但学者必须先学好《灵》《素》、仲景之书方能知所审择而不至无所适从;妇科、儿科只要能够通贯医理则已无所不能,后世专科著作《妇人良方》《幼科新书》只要用来参考就好;外科就只介绍了《千金》《外台》两部方书。他唯一特别推崇的古代医书是清朝御制的《医宗金鉴》,认为此书:

---

〔1〕 该文被收入李汤卿所著《心印绀珠经》一书,后被李梴以《原道统说》为名修纂入《医学入门》一书。《原道统》中提到的这些医书中有很多已经被证明是伪书,其实李梴自己也很明白这一点,如其提道:"迨夫伏羲氏占天望气而画卦,后世有《天元玉册》,目为伏羲之书者,乃鬼臾区十世口诵而传之也。"而他之所以仍然接受了这一记述,完全就是为了制造出一个连贯的典籍脉络以证明医学道统而已。参见(明)李梴:《原道统说》,载于(明)李梴:《医学入门》,田代华、金丽、何永点校,天津:天津科学技术出版社,1999 年,第 55 页。

〔2〕 (明)徐春甫:《古今医统大全:上册》,北京:人民卫生出版社,1991 年,序言第 13 页。

〔3〕 (明)徐春甫:《古今医统大全:上册》,北京:人民卫生出版社,1991 年,第 79 页。

〔4〕 (清)徐大椿:《慎疾刍言》,载于刘洋主编:《徐灵胎医学全书》,北京:中国中医药出版社,1999 年,第 368 页。

源本《灵》《素》，推崇《伤寒论》《金匮要略》以为宗旨，后乃博采众论，严其去取，不尚新奇，全无偏执，又无科不备，真能阐明圣学，垂训后人。……习医者即不能全读古书，只研究此书，足以名世[1]。

这一观念也渗透到明清两朝的官方医学教育和考试制度之中，明代太医院大抵指定了《素问》《难经》《本草》《脉经》《脉诀》等经典医书为教材，太医院中的医官、医生均须熟读这些医书，然后选定各自的专科（十三科）学习，又经考试通过后才能取得职位[2]。到了清代，是否拥有比较系统的文本化的专业知识已经成为官方医学资格认定的标准，在太医院和地方医学的教学与考核制度中都指定了数本医学典籍作为核心教材[3]，具体数目史籍中未载，但太医院考试要求“与《内经》《难经》《脉经》《本草经》及各科紧要方书内出题作论”，教习厅改为医学馆以后，“出题多本《医宗金鉴》《伤寒论》《金匮要略》，间用《内经》《难经》”，大概也能够说明医学教育的核心教材体系的构成[4]。

明末清初温病学的兴起，又造就了另外一番气象，学者大胆疑古，超越传统的伤寒理论而提出温病学说，一时之间名医辈出，造就了明末清初医学“小复兴”的局面。但到了乾嘉时期，医学受到整体学术风气影响，“多重考古”[5]，于是进入了崇古（或复古）时期[6]。如乾嘉时期清代很多学者、医家对中医的经典著作，尤其《内经》进行音韵考据以及文字学、校勘学、版本学的研究[7]，不能说完全没有学术意义，但对医学临床水平的提高有多少价值就很难评述了。

第二，伴随着明清历史的发展，江南地区社会经济文化发展迅速并逐渐建立优势地位，医学文化中心也出现了明显的南移现象，明清时期著名的医

---

〔1〕（清）徐大椿：《慎疾刍言》，载于刘洋主编：《徐灵胎医学全书》，北京：中国中医药出版社，1999 年，第 368 页。

〔2〕陈可冀、李春生：《中国宫廷医学》，北京：中国青年出版社，2009 年，第 366 页。

〔3〕陈邦贤：《中国医学史》，北京：团结出版社，2011 年，第 178－179 页。

〔4〕陈可冀、李春生：《中国宫廷医学》，北京：中国青年出版社，2009 年，第 576 页。

〔5〕赵尔巽等：《清史稿》卷五百二《列传二百八十九 · 艺术一》，民国十七年（1928）清史馆本。

〔6〕刘伯骥：《中国医学史》，台北：华冈出版社，1974 年，导言第 3－6 页。

〔7〕张志枫：《清代经学对中医学的学术影响》，《医古文知识》，2004 年第 1 期，第 12－15 页；玄振玉、胡惠平：《浅述清代治学〈黄帝内经〉的特点》，《上海中医药大学学报》，2002 年第 2 期，第 14－29 页。

学人物主要集中在江南，尤其是在清代，江苏医学人才具有绝对的优势〔1〕。明清江南地区的医学发展是在金元诸家理论基础上发展起来的诸多学派的繁衍和演化的结果，以东垣、丹溪两个学派的传承为主流和正统〔2〕。如果按照《明史》的记述，几乎可以编织出一条缘起金元四大家，又借助师生和家族传承接续，将明代江南著名医者皆囊括其中的巨大网络：盛寅（字启东）受业于王宾，王宾受业于戴思恭（字原礼）；刘毓出自盛寅；罗知悌得之荆山浮屠，浮屠则河间刘守真门人也；戴思恭受学于朱震亨，震亨师许谦，得朱子之传，又学医于罗知悌；王敏（字时勉）少从韩伯承、盛启东学医；滑寿（字伯仁）师从王居中，后又参会张仲景、刘守真、李杲（字明之）三家而会通之；倪维德幼得家学，后求刘完素、张从正、李杲三家书读之。

江南的医学传承，据说是来自丹溪弟子金华戴原礼，其医学传入吴地的过程，很具有传奇色彩。明代杨循吉《苏谈》中第一次讲述了这个故事：

> 今吴中医，称天下盖有自矣初。金华戴原礼，学于朱彦修，既尽其术，来吴为木客。吴人以病谒者，每制一方率银五两。王仲光为儒，未知医也，慕而谒焉，因咨学医之道。原礼曰：熟读素问耳。仲光归而习之三年。原礼复来，见仲光谈论，大骇，以为不如，恐坏其技。于是登堂拜母，以定交时。仲光虽得纸上语，未能用药。原礼有彦修医案十卷，秘不肯授仲光。仲光私窥之，知其藏处，俟其出也，径取之归。原礼还，而失医案，悔甚叹曰：惜哉！吾不能终为此惠也。于是仲光之医名吴下，吴下之医由是盛矣〔3〕。

这个故事显然流传很广，除《苏谈》外还有多个大同小异的版本传世，《明

---

〔1〕 冯丽梅：《医学地域化》，北京中医药大学博士学位论文，2007 年，第 22 页；马一平：《"吴中医学甲天下"原因浅析》，《中医药文化》，2006 年第 5 期，第 31 - 36 页；许敬生、李成文、陈艳阳、李具双、梁润英：《宋元医药文化中心南移的研究》，《江西中医学院学报》，2003 年第 2 期，第 20 - 22 页；王九林：《医学文化中心的南迁》，《南京中医药大学学报》，1997 年第 5 期，第 293 - 294 页。

〔2〕 范行准：《中国医学史略》，北京：北京出版社，2016 年，第 275 页。《四库全书总目提要》云："儒之门户分于宋，医之门户分于金元。"范行准先生指出，明清江南地区东垣、丹溪两个学派在各家医学上几乎占据主导地位，除此之外还有兼综二派之学的折中学派，尊经服古、摈斥金元的服古学派，以及在服古学派看来是反动的叛经学派。

〔3〕 (明)杨循吉：《苏谈》，收入《丛书集成新编：第八七册》，台北：新文丰出版公司，1986 年，第 584 页。

史》中也照搬了这个说法。张哲嘉指出，这个故事的真实性也许并不重要，要紧的是它使得吴医之盛与丹溪之学之间起到了互相烘托的作用[1]。而这样一种清晰而又略带传奇的知识学派的传承过程，对于塑造作为一个整体的"吴中医学"形象产生了巨大的作用。

明清江南医家对医学学术传承的阐释，也基本上是按照金元四大家的学术流派来清理理论脉络并相互辩难的，相关材料很多，此处只摘取几例略作说明。明代张景岳指出：

> 历观唐宋以前，原未尝偏僻若此，继自《原病式》出，而丹溪得之定城，遂目为至宝，因续著《局方发挥》及阳常有余等论，即如东垣之明，亦因之而曰火与元气不两立，此后如王节斋、戴原礼辈，则祖述相传，遍及海内。凡今之医流，则无非刘朱之徒，动辄言火，莫可解救，多致伐人生气，败人元阳，杀人于冥冥之中而莫之觉也，诚可悲矣！即间有一二特达，明知其非而惜人阳气，则必有引河间之说而群吠之者矣，何从辨哉？矧病机为后学之指南，既入其门，则如梦不醒，更可畏也。医道之坏，莫此为甚，此误谬之源不可不察，故直笔于此，并再辨其略于下[2]。

清代儒医李文荣（字冠仙）也是如此认知明清江南的医学理论脉络，并且将张景岳也列入了这个谱系：

> 殊不知自昔医书，惟汉仲景《伤寒论》审证施治，无偏无倚，为医之圣。后世自晋叔和以下，无不有偏。迨至金元间，刘、张、朱、李，称为四大家，医道愈彰，而其偏愈甚。河间主用凉，丹溪主养阴，东垣主温补。洁古为东垣之师，想因道传高第，未另立书。下此前明王、薛、张、冯，亦称为四大家，大率师东垣之论，偏于温补，而张景岳则尤其偏焉者也！……果医者细心参酌，遇热症则用河间，遇阴亏则用丹溪，遇脾虚则

〔1〕 张哲嘉：《明清江南的医学集团》，载于熊月之、熊秉真主编：《明清以来江南社会与文化论集》，上海：上海社会科学院出版社，2004年，第256－267页。

〔2〕 (明)张景岳：《景岳全书》卷三《传忠录下》，载于李志庸主编：《张景岳医学全书》，北京：中国中医药出版社，1999年，第910页。

用东垣，遇虚寒则用景岳，何书不可读？[1]

但事实上，江南医学的传承，未必完全依赖于金元诸子理论的南传，如"名与丹溪朱彦修并称"的葛乾孙（字可久），他的父亲葛应雷在北方刘守真、张元素（字洁古）之学未行于江南之前，医学学理就已经十分高明。据《明史》记载，有李姓中州名医到吴地做官，与应雷谈论后大为惊叹，然后传授张、刘二人医术，"自是江南有二家学"。这个故事一方面说明南方的医学在此之前的确缺乏全国性的影响力，但同时也说明江南医学并不仅仅只有金元诸子这一个学术渊源。但无论如何，我们必须承认金元医家学术脉络在江南医学传承体系中的重要地位，朱震亨的弟子金华戴思恭入掌明太医院，其再传弟子吴江盛寅又受宠任于太宗、宣宗，逝世后两京太医院均祀寅，后来的明代太医院长官多出于江南，江南医者独领风骚已成大势所趋。到清末，就连皇室遇到太医院百般疗治而不愈的情况也会乞灵于"江南名医"[2]。由此，金元四大家的理论学说与江南相互成就，成就了中国医学史上的一大佳话。

第三，明清时期医学发展的最突出表现就是医学学派的大发展，而明清医学学派的繁衍与分化又以江南地区为代表。《四库全书总目提要》云，"儒之门户分于宋，医之门户分于金元"，指的是金元之后中国正统的医学知识产生了很多理论流派，而明清江南则在医学门户分化的基础上产生了诸多地方医派，并开创了温病学这一新的理论流派和学术领域。明清时期，江南地区出现诸多地方医派，比较有名的就有吴中医派（吴门医派）、新安医派、钱塘医派、孟河医派等，这些医派虽然各自具有一定的理论传承的内在关联，但主要还是以地域来划分的。虽然历代研究者都喜欢将这些医派的传承追溯到上古时期的名医，但事实上它们都成就在明清时期。"吴中医派"之名首见于明杨循吉《苏谈》，"孟河医派"的说法首见于民国时期出生于孟河的上海名医丁泽周（字甘仁），"新安医派"的说法出现得更晚，很有可能也是后人的创作。

这里重点谈谈吴中医派。虽然随着明初戴原礼、盛寅等江南名医执掌太医院，江南名医开始名扬天下，但就医学理论上的影响来说，仍然只能算是附骊于北方的金元诸子之学，唯一出生于江南的学术大家朱丹溪，其学术也源

---

〔1〕 (清)李文荣：《知医必辨 · 自序》，收入孔沈燕、李成文主编：《寓意草、仿寓意草合编》，郑州：河南科学技术出版社，2018 年，第 193 页。

〔2〕 张哲嘉：《明清江南的医学集团》，载于熊月之、熊秉真主编：《明清以来江南社会与文化论集》，上海：上海社会科学院出版社，2004 年，第 256 - 267 页。

于北方。真正发源于吴中、具有学术独创性并且拥有全国影响力的，是明末清初时出现的“温病学派”。温病学派的兴起，首先是因为瘟疫（烈性传染病）是江南地区最严重的医学难题，尤其是在新的传染病如鼠疫、天花、真性霍乱、白喉等疾病传入江南，给医学界提出了一个必须解决的重大难题之际。温病学的研究，既是江南医家的关注重点，也是明清医学的最大成就。范行准先生曾评论说，“清代三百年来医家的聪明才智，几乎都尽于此（温病）”[1]。明末，吴县医家吴有性突破了传统伤寒理论，提出病原是“天地间别有一种异气（戾气）”。此后，江南地区一代温病学宗师先后涌现，如张璐、周杨俊、叶天士、薛己、吴鞠通、王孟英等名医，逐渐建立了温病学的主要理论体系，也造就了吴中医派的卓越地位。可以说，吴中医派与温病学派，是一个地域性的医家群体开创了一个富有活力的学术领域和学术流派，而这个学术流派的成就又反过来成就了这个地区的医家作为一个整体的学术名声。吴中医派兴起的第二个因素是明清时期苏州发达的社会经济和文化水平[2]。苏州地区较高的文化水平为医学发展奠定了扎实的人才基础；发达的刻印出版业，为医学书籍的普及和传播提供了条件；丰富的药材资源和发达的商业流通，为医药业的发展提供了保障；苏州地区的巨大人口基数，和普遍较为富裕的民众经济状况，为医学发展提供了良好的市场基础；苏州的繁荣富庶，也吸引了大量外地医学人才来吴中发展。这些都是吴中医派发展的客观基础。第三个影响因素是吴中地区的医家主动地建构了一个基于地方医者网络的学术交流机制，使得医家可以交流心得，相互促进，形成了一种类似于专业共同体的文化形象。其中最具有代表性的就是清乾隆年间，由苏州府医学正科唐大烈编辑出版的《吴医汇讲》[3]。该书收录了吴中 40 余名医家百余篇文章，自 1792 年至 1801 年，共出版 11 卷，吴中医学的很多重要篇章，如叶天士的《温证论治》、薛雪（字生白）的《日讲杂记》、杨立方的《读〈伤寒论〉附记》等均全文刊入。在第一卷《凡例》中唐大烈刊登了一段类似征稿启事或入选标准的文字：

> 凡属医门佳话，发前人所未发，可以益人学问者，不拘内、外、女、幼

---

〔1〕 范行准：《中国医学史略》，北京：北京出版社，2016 年，第 298 页。

〔2〕 陈仁寿：《江苏中医历史与流派传承》，上海：上海科学技术出版社，2014 年，第23 页。

〔3〕 欧阳八四：《吴医与吴门医派》，《西部中医药》，2015 年第 28 卷第 8 期，第 35－36 页。有不少学者认为《吴医汇讲》是中国古代的第一本医学期刊，但学界对此存有一定的争论。

> 各科无不辑入；其有人云亦云者，旧籍已繁，兹不复赘。……凡高论赐光，随到随镌，不分门类，不限卷数，不以年齿序先后，也不以先后寓轩轾，以冀日增月益，可成大观[1]。

《吴医汇讲》的连续出版不仅建立了一个让吴中诸位医学名家相互交流的学术园地，促进了吴中医学团体意识的形成，也促使"吴医"这一概念更为天下所周知。

新安医派的形成与徽州地区的历史文化传统，尤其是徽商的兴盛有密切的关系[2]。张哲嘉指出，徽州不像苏州那样能够吸引外地的医生迁居、朝圣而加入其医学社群，新安医家的影响反而主要表现在寄籍外地的迁出者，也就是说"吴中医派"界分的基础乃是居住地，而"新安医学"界分的基础则是籍贯。所以，"新安医学"这个名词在明清时期似乎并未成为一个医生集团的称呼，在古籍中也很少见到，它的成立是相当晚近的现象，很有可能是后世缅怀前世、追寻自我根源时所塑造的集团概念[3]。

孟河医派的形成也具有类似的情况。孟河镇是常州城边的一个小镇，孟河医学的兴起与其中著名医者的声名远扬有巨大关系。蒋熙德研究发现，虽然早在乾嘉时期，孟河就已经成为地方医学中心，但与江苏其他著名的医学中心相比并不突出[4]。孟河医家名扬天下与活跃在19世纪中后期的费氏家族名医费伯雄关系密切，据《清史稿》："费伯雄，字晋卿。与澍同邑，居孟河，滨江。咸、同间以医名远近，诣诊者踵相接，所居遂成繁盛之区。"[5]到清末光绪年间，孟河医家已经极负盛名，很多高官要人都会请孟河医家诊治疾病，如光绪五年(1879)五月十六日，大臣吴赞诚上奏请假求医："臣素闻江苏孟河名医，费姓长于方脉、马姓精于灸法，……准予展假两个月；暂离工次，赴

---

〔1〕(清)唐大烈：《吴医汇讲》卷首，乾隆壬子年(1792)刊本。

〔2〕李济仁：《李济仁新安医学考证》，北京：科学出版社，2015年，第1－3页。

〔3〕张哲嘉：《明清江南的医学集团》，载于熊月之、熊秉真主编：《明清以来江南社会与文化论集》，上海：上海社会科学院出版社，2004年，第256－267页。

〔4〕(德)蒋熙德：《孟河医学源流论》，丁一谔、顾书华、陈琳琳等译，北京：中国中医药出版社，2016年，第39、52页。

〔5〕赵尔巽等撰：《清史稿》卷五百二《列传二百八十九·艺术一》，民国十七年(1928)清史馆本。

孟河就医。"[1]但"孟河医派"概念的出现，首见于民国初年的上海名医丁甘仁。丁甘仁学成于孟河，初到上海时得孟河巢崇山提携，很快名扬天下，后来更是联合沪上名医于 1916 年创办上海中医专门学校，被公推为上海中医学会首任会长。丁甘仁具有明确的学派建构意识，公开声言："吾吴医家之盛甲天下，而吾孟河名医之众，又冠于吴中。"这是第一个将孟河医学家称为一个独立医派的历史文献，由是"孟河医派"的概念才传播开来[2]。

总体而言，如果从中国传统医学发展史的维度进行考量，明清时期的医学应该是处于中国传统医学的成熟阶段和鼎盛时期，具体表现为医学理论与实践极大丰富。但恰恰因其成熟，医学知识和技术也就进入了一个相对的停滞阶段，在整个医学知识系统和社会生活状况没有发生巨大变革的情况下，传统医学内部缺乏产生革命性的突破的动因，只在温病学领域产生了一定的创新，但也没有突破整个传统医学的知识论框架。江南地区的医学家和医学学派对明清医学的整体发展做出了卓越的贡献，这一时期最主要的医学大家、医学理论和实践成就多出于江南，医学学派和理论的大发展是其最大的特点。江南的地方性医学学派的出现，又对江南地区医学的集中发展和地域性优势的形成，起到了至关重要的作用。

（二）医疗水平

想要对明清江南地区的总体医疗水平做出评价是非常困难的，这不仅是因为缺乏足够多准确的历史资料，还因为传统中医学与现代医学是两套完全不同的知识体系，古人在疾病的类型的判断、命名，以及医疗效果的评估上都与现在所使用的方法存在巨大的差异。虽然在地方志关于医生的记录和医生自己的医案中都可以看到很高的治愈率，但除了这些记录是被筛选过的这一因素以外，还有一个重要的问题——古今对于疗效的判断标准不一样，所以很多在明清医案中被记录为治愈的病例，在现代医学的审视下可能仅仅是症状缓解而非真实治愈[3]。在有关瘟疫的文献描述中，也常常可以看到"全

---

〔1〕（清）吴赞诚：《吴光禄使闽奏稿选录》，收入《台湾文献丛刊第二三一种》，台北：大通书局，1987 年，第 44 页。

〔2〕（德）蒋熙德：《孟河医学源流论》，丁一谔、顾书华、陈琳琳等译，北京：中国中医药出版社，2016 年，第 178 页。

〔3〕于赓哲：《从古人求医心态看古代民间医人水平》，《学术研究》，2005 年第 9 期，第 93－100 页。

活无算”或“死无算”这两种相反的说法，这主要是因为这些文献记录的出发点不同，以及受到医疗资源分布不均衡状况的影响[1]。所以，在评价明清江南地区医学的整体水平和医疗生活质量的时候必须持格外谨慎的态度，这不仅因为少数医学名家并不能代表整个医疗从业人员整体的水平，还因为如果“过多渲染名医事迹会产生负面效应，使我们不能准确把握古代医人阶层整体水平，从而无法对古代社会生活质量作出客观评价”[2]。

《周礼·天官》有言：“岁终，则稽其医事，以制其食。十全为上，十失一次之，十失二次之，十失三次之，十失四为下。”治愈率达到六成者就被看作下等。所以孙思邈认为：

> 又古之医，有自将采取，阴干、曝干，皆悉如法，用药必依土地，所以治十得九。今之医者，但知诊脉处方，不委采药时节，至于出处土地、新陈虚实，皆不悉，所以治十不得五六者，实由于此[3]。

孙思邈的看法主要强调的是药物制备的问题，亦是其尊古思想的体现，但也可以间接说明他所在时代的治愈率不高。在历代文献中对医学水平的评价更经常出现的是《汉书·艺文志》记载的一句谚语：“有病不治，常(恒)得中医。”[4]谚语往往反映了一个时期民间社会的某种普遍看法。据罗宝珍考证，这一句话至少还出现在宋程颢《二程外书》卷十二、明代李中梓《颐生微论》、明张宁《方洲集》卷十九、清曹庭栋《老老恒言》等书中，清孙诒让更是明确指出“有病不治，恒得中医”与“五则半矣，不治自愈”(郑玄注《周礼》)意义相同，指的都是中等水平的治愈率。罗宝珍据此分析古代疾病中等的疗效也就是50%[5]。于赓哲根据古代名医言论和其他史料也大致推算出，当时中

---

〔1〕 余新忠：《清代江南的瘟疫与社会：一项医疗社会史的研究(修订版)》，北京：北京师范大学出版社，2014年，第267页。

〔2〕 于赓哲：《从古人求医心态看古代民间医人水平》，《学术研究》，2005年第9期，第93-100页。

〔3〕 (唐)孙思邈：《千金方》，刘清国等校注，北京：中国中医药出版社，1998年，第23页。

〔4〕 (汉)班固：《汉书》卷三十《艺文志》，清乾隆武英殿刻本。

〔5〕 罗宝珍：《“有病不治，常得中医”考》，《中华中医药杂志》，2016年第31卷第8期，第2925-2928页。

等医生的水平应该在"治十得五六"甚至更低,而医家对自己亦并无充分的自信[1]。故此认为,明清江南地区的治愈率水平大体上也不会超出这个范围。

正如于赓哲所指出的,五成的治愈率:

> 是个很微妙的数字,低于它会造成民众对医学丧失信心,转而求助鬼神,而不多不少的五成治愈率可谓有"鸡肋"之效,一方面使人们不能完全离开医人,一方面又促使人们产生强烈的撞大运心理,"福医""时医"观念正是这种侥幸心理的扭曲反映。民众追求的多半不是医人的医术,而是那种神秘莫测的运势。而医师水平、从业资格长期缺乏客观、权威衡量标准的状况更进一步推动了"福医""时医"观念的延续。

这一现象在很多古代文献中都有体现,如明徐春甫《古今医统大全·翼医通考下》有载:"俗云:明医不如时医,盖谓时医虽不读书明理,以其有时运造化,亦能侥效。常自云:趁我十年时,有病早来医。"医家在自己的专业医书中记载了这一俗谚,说明当时社会中此类说法的传播度是非常高的。

在明清时期士人看来,其时医学界的平均水平较差,世间之医,以平庸者居多。如顾炎武批评说:"《日知录》:古之时庸医杀人,今之时庸医不杀人,亦不活人,使其人在不死不活之间,其病日深,而卒至于死,又曰呜呼。"[2]清李雍熙有言:"医同良相,惟其能济世也,乃观世之死于疾病与死于医药者相半,何哉?"[3]不仅民间如此,官医群体中也以庸医为多。清嘉庆年间的翰林院编修吴振棫道:"近世无良医,供官者尤多庸狠。王公大臣及草泽医有精脉诀者,每召入诊视。"[4]更不要说在一些重大瘟疫来临的时候,由于在病理学和治疗学方面缺乏足够的准备,医生普遍表现得相当慌乱,不仅病死率十分之高,医家对疾病本身的理解和解释也几乎处于混乱之中。如明吴有性《温疫论》述及明末崇祯辛巳(1641)大疫:"守古法不合今病,以今病简古书,原无明论,是以投剂不效,医者彷徨无措,病者日近危笃,病愈急,投药愈乱,不死于病,乃死于医,不死于医,乃死于圣经之遗亡也。"清陈耕道《疫痧草》谈到痘

---

〔1〕于赓哲:《从古人求医心态看古代民间医人水平》,《学术研究》,2005年第9期,第93-100页。

〔2〕(清)顾炎武:《顾亭林先生诗笺注》卷六,清光绪二十三年(1897)徐氏味静斋刻本。

〔3〕(清)李雍熙:《翠岩偶集》卷五《杂著下》,清康熙湛恩堂刻本。

〔4〕(清)吴振棫:《养吉斋丛录》,北京:北京古籍出版社,1983年,第27页。

疹发作的情况时说："痘是借温热之邪，以发先天之毒，邪盛毒重，十毙五六，时痘缠绵，盈村累巷。"[1]

在社会上医家整体水平不高的大背景下，还存在着一种更糟糕的社会心态，导致真正的好医生无人问津，而善于迎合世人的庸医却门庭若市，明代士人张时彻描述了江南地区病家择庸医而弃明医的社会现象：

> 吴门之人业医，其一人精岐黄之旨，究和扁之术，四方之谒者，诚则应之，不诚则不应。其视病也，可则药之，不可则去之，计其功而受馈焉，治者十而八九。其一人不精岐黄之旨，不究和扁之术，习古方书与药石之宜，求则应之，至则治之，有所馈则受之，治者十而四五。其一人不通医旨，不习方书，口传市医之绪余以治病，设肆而招之，求病而治之，馈之滥恶不辞，即诟詈嫚侮弗怒也，其治者十不一二。然什而治一者屦满其户，十而治五者有所至有所不至，什而治九者户如空谷，足音鲜至焉。于乎，世之以卑琐取士，以苟合使人，而不虞其偾事者多矣，岂直一医哉[2]。

按照张时彻的看法，庸医之所以受到欢迎与其实际专业水平完全没有关系，而是因为其在街市开业，随叫随到，即使病家给予的报酬很差或者侮辱谩骂他都欣然接受，将自己完全摆在了一个地位卑下的商业服务者的位置上。如果说"以卑琐取士，以苟合使人"是世人的通病尚可，那么"十而治一"这样糟糕的医疗效果却仍然能够被接受就很值得玩味了。就是因为在古代民间社会对求医本来就普遍存有撞大运的心理，所以既然完全没有办法确定医生是否能治好自己的疾病，那么干脆就去选择更具服务精神的医家吧。这种心态还能在明清时候的一句俗语"药医不死病，佛度有缘人"中体现出来。在崇祯本《金瓶梅》第七十九回就出现了类似的说法，西门庆病重多方求医罔效，就有人建议再请在前面六十一回已经被确认为庸医的胡太医。西门庆先是不愿意："胡太医前番看李大姐不济，又请他？"月娘便如此劝解说："药医不死病，佛度有缘人。看他不济，只怕你有缘，吃了他的药儿好了是的。"西门庆也

---

〔1〕(清)陈耕道：《疫痧草》卷上《辨论章》，载于《吴中医集》编写组：《吴中医集·温病类》，南京：江苏科学技术出版社，1989年，第427页。

〔2〕(明)张时彻：《芝园外集》卷五，明嘉靖刻本。

就接受了这一理由[1]。“药医不死病，佛度有缘人”一语是明清时期的一句俗谚，据祝平一考证，元末明初以来便有此说，散见于像《金瓶梅》《醒世恒言》《禅真后史》《快士传》和《醒世姻缘传》等小说，和《闲情偶记》《吴下谚联》等文人著作，到明、清甚至进入了佛教典籍。在不同的语境中，这句话表达了不同的含义：“既传达了医药有其限制，因莫可奈何而安之若素的传统智慧；也世故地对待看病如碰运气的医病关系；乃至用以嘲讽医者之无能。”[2]虽然《金瓶梅》的故事发生地是在北方，但其作者兰陵笑笑生很有可能是江南人（南兰陵），其中的故事应该有很深的江南印记，而其他几本小说和笔记均出自江南[3]，兼之它还被收入专门收录整理吴地民谚的《吴下谚联》[4]，那么可以判断，在明清江南地区的民间医疗生活中，民众持有这种态度也是比较常见的情况。

总体而言，明清时期江南地区的医疗水平虽然在与同时期世界其他国家和中国其他地区相比，已经处于一个相对高地之上，但如果站在现代科学医学的角度进行审视，显然是无法让人满意的。明清江南的普通民众和知识阶层虽然对其时其地的医疗水平并不满意，但他们并不会对传统医学的整体学术价值和理论上可以达到的医疗水平提出质疑，而是将矛头主要指向医疗资源尤其是优质医疗资源供给上存在的缺陷，即庸医多而明医少，以及社会上广泛存在的愚昧无知和认知偏见。

---

〔1〕（明）兰陵笑笑生：《新刻绣像批评金瓶梅》，明崇祯年间刻本影印版。本文采用的版本是绣像本也就是所谓的崇祯本。《金瓶梅》一书有多个刻本，早期版本是明万历年间的刻本《金瓶梅词话》，万历本与崇祯本在写作语言和故事细节上都有一定的差异，本研究以崇祯本为主，如果万历本的某个特定细节对相关的问题讨论有益会使用万历本，并在文中注明《金瓶梅词话》。

〔2〕祝平一：《药医不死病，佛度有缘人：明、清的医疗市场、医学知识与医病关系》，《“中央研究院”近代史研究所集刊》，2010 年第 68 期，第 1 - 50 页。

〔3〕冯保善：《论明清江南通俗小说中心圈的形成》，《明清小说研究》，2014 年第 4 期，第 4 - 23 页。

〔4〕（清）王有光：《吴下谚联》卷二《正目二》，清同治十二年（1873）老铁山庄刻本。是书为该句注曰：药但医不死之病，则药竟无益。佛必度有缘之人，则佛岂有私。素史氏曰：人病不同，有死病，有不死病。但不医或误医，将死病固死，不死病亦死，非药之故也。人性皆善，皆有缘，并无无缘。但有善者丧善，丧善者不复善，故度者少，不度者多，非佛之故也。

第二章

明清江南的医疗从业者

中国古代政府系统中除太医院之外，对医疗事务一直缺乏有效的管理机制，大量非专业人士活跃在民间医疗领域之中。本章以“医疗从业者”而非医生、医士等概念来描述研究对象，是为了避免忽视这部分在传统历史叙述中并没有医者身份但在实际上承担了民间重要医疗功能的医疗服务者。但强调“民间”并不排斥医者可能具有官方身份和民间医生为官员提供医疗服务等情况，事实上，如果一个民间行医者具有或者曾经拥有某种官方正式身份或关系，例如曾经担任御医、地方医学学官、担任官职或者是退休官员、有功名在身的秀才，又或者曾经为高官甚至皇室成员提供医疗服务等，会使其更容易获得社会信任，并且为其医疗活动提供很多便利，并有可能在此基础上建立起一个家族事业。所以，在这里所谈到的“民间”医疗，没有也不可能将医者与病者的官方属性排除出去。但是，如果医疗活动是一种明确的官方职务行为，如太医院系统的医者受皇命指派为王室成员或者官员提供医疗服务，医疗行为的展开则更多遵循着等级制度的原则，另有一套行为法度，与民间医疗生活大为不同。本章将从民间医疗生活的视角出发，分别探讨在明清江南地区活动的各种不同身份和社会阶层的医者，以及他们与地方社会的关系。

一、官方制度与主流文化视域下的医者

（一）官方医学管理制度

虽然自周代起中国历朝均设有专门医事管理机构，但其对医者的教育、考试和授予专业资格的活动主要是针对官方医疗系统，在其中获得认证者可为官医并被授予官阶。元代虽然设“医学提举司”对民间医生进行考核认证，但这些制度尚未被普遍推广就已经终止。至元二十二年（1285），元朝政府曾经试图在民间推行对医疗从业者的专业考核[1]，但史籍中找不到这一政策落实的相关信息，相反后期很多材料表明医疗市场仍然极其混乱，如延祐元年（1314）的一份文件中说：

> 延祐元年（1314）十一月二十二日，御史台奏：监察每文书里说有，“医人每行医的勾当学得会呵，用得药有，学得低的差用了药呵，犯人性命有。随朝太医每学得高的也有，年纪小的或承父兄倚托亲戚医人的勾当或省得省不得做太医的也有，各处教授提领行医的勾当省不得的也有。如今儒人每科举里选用有。这医人每教太医院立定体式，将他每试了医人的勾当，学会的委付。”[2]

明清时期的政府在民间医疗事务上基本属于缺席的状态。明代虽然规定府、州、县医学兼有医疗服务、医政管理和医学教育、考试的功能，但设官不给禄，徒具虚名，至晚明，这些功能也几乎丧失殆尽，对民间业医者几乎没有管理[3]。明代士人、官员吕坤在其《实政录》一书中强烈批评当时地方医学的状况说：“近来有司全不念及，遂使骨肉急大之危病，求一字不通之庸医，一年一邑误杀不知几多，病者、病家至死不知缘故”，医学学官主要的工作就是

---

〔1〕《元典章》卷三十二《礼部五·医学》，陈高华等点校，天津：天津古籍出版社；北京：中华书局，2011年，第1106页。

〔2〕（元）拜柱等：《通制条格》卷二十一《医药》，明钞本，第5页。

〔3〕孔健民：《中国医学史纲》，北京：人民卫生出版社，1988年，第207页；梁其姿：《前近代中国的女性医疗从业者》，载于李贞德、梁其姿主编：《妇女与社会》，北京：中国大百科全书出版社，2005年，第370、371页。

"直月保勘狱囚",结果导致"明医抵死不掌医学,乃令市民顶医生名色,看守医印"。他因此建议政府将民间医疗事务统一管理起来,首先是选用合格的医者与医学掌印委拨,如果不能强迫上医使之管学,也要选择通晓医道者,授予冠带、印信,将其列入官员编制,"为此振兴医教,作养医人,令其多读医书,深究医理,庶使病者赖以回生,医者赖以糊口,此两全之道也"。他甚至提出,对于非专业的女医师婆,也应该由"医官医生将简易方法编为歌诗,各教其妻,其妻再教师婆"[1]。根据目前掌握的史料来看,吕坤的建议并没有引起当政者的关注。

清代延续明制,设置了地方医学,但其级别又有所降低,功能也主要集中于医学教育和官方医学人才选拔,对民间医疗活动并没有管理功能。清康熙四年(1665)官员袁一相曾在《救疫四条》中指出:

> 近来有司漫不经心,不选明理知书之士使掌医学,以致医生千百为,但知糊口,全不知书,病者至死不知其故,一岁之中,夭札无数,是岂为民父母之道……似宜申饬有司,振兴医学,慎选医士,使掌学印,庶知医者众剂不妄投,伏候宪夺者二也[2]。

其时袁一相任浙江左布政使,说明即使在江南这样医学发达而民间富庶的地区,地方医政也是名不副实。雍正元年(1723)他曾经要求地方政府对"所属医者"详加考察[3],但通观整个政策主要还是为了充实官医系统,并非要审核管理民间医疗。大约同一时期名医徐大椿在书中提出应对民间医生进行考核甄选:

> 若欲斟酌古今考试之法,必访求世之实有师承,学问渊博,品行端方之医。如宋之教授,令其严考诸医,取其许挂牌行道。既行之后,亦复每月严课,或有学问荒疏,治法谬误者,小则撤牌读书,大则饬使改业[4]。

---

[1] (明)吕坤:《实政录》卷二《振举医学》,载于(明)吕坤:《吕坤全集》,王国轩、王秀梅整理,北京:中华书局,2008年,第978页。

[2] (清)袁一相:《救疫四条》,载于(清)贺长龄、(清)魏源等编:《清经世文编》卷四十五《户政二十·荒政五》,北京:中华书局,1992年,第1067页。

[3] 陈邦贤:《中国医学史》,北京:团结出版社,2011年,第179页。

[4] (清)徐大椿:《医学源流论》,载于刘洋主编:《徐灵胎医学全书》,北京:中国中医药出版社,1999年,第156页。

恐怕正是因为上述这类政策并没有获得严格落实，所以徐氏才感觉需要着重提出这些建议。直到清末新政时，才开始出现对业医之人进行考试的地方性制度[1]，如光绪末年两江总督端方，要求本省内所有行医者，须一律考试，以定去取[2]，但这既未形成全国统一的制度安排，持续的时间也很短暂。

在明清时代获得官方医学身份至少包括以下几种方式：获过某种官方的医学职务，如曾经担任过太医、地方医学学官，或者接受过医学的正规教育等。这类头衔除了可以证明其本人的专业性和水平之外，还可以惠及子孙后代，在《明史》和江南的多种地方志中都记录了御医的后世子孙世业其业，甚至建立起著名医学世家的案例。一旦拥有了官医身份，医者便在社会声誉上处于医疗服务群体中的上层，民众对其医疗质量有较高的信任，他们能获得的经济回报也更加丰厚。《清俗纪闻》中记载，面对民间病人开业的官医和儒医是医者的精英阶层，他们在店面招牌、挂号费、诊金、谢仪和出诊时病家的接待规模上都远远优于普通的开业医：官医必须挂出招牌，而官府请医的时候绝对不会去延请不挂招牌的医者；请官医出诊必须派人专门送上请帖和二两左右的挂号费；在他们上门之后还有各种接待礼仪上的讲究[3]。但在官方医学体系运转不良且缺乏足够方便的信息流动的条件下，官方身份很容易被冒用，这种情况在小说崇祯本《金瓶梅》[4]第六十一回中有很鲜活的表现：当时西门庆为李瓶儿共请了两位医者。第一位医者是何老人，介绍人说他的背景是："咱县门前住的何老人，大小方脉俱精。他儿子何歧轩，见今上了个冠带医士[5]。亲家何不请他来看看亲家母?"第二位医者是赵太医，自述医学师承脉络为："在下以医为业，家祖见为太医院院判，家父见充汝府良医，祖传三辈，习学医术。"此人按照何老人所述，是一个有名的江湖骗子——"此人东门外有名的赵捣鬼，专一在街上卖杖摇铃，哄过往之人，他那里晓的甚脉息病源!"其人除了自己声明具有官医背景外并不能提供任何有效的证据，即使是西门庆这样兼具大商人和官员身份的病家也无法鉴别。后面赵太医被揭

〔1〕 刘伯骥：《中国医学史》，台北：华冈出版社，1974 年，第 512 页。

〔2〕 陈邦贤：《中国医学史》，北京：团结出版社，2011 年，第 184 页。

〔3〕 (日)中川忠英：《清俗纪闻》，方克、孙玄龄译，北京：中华书局，2006 年，第 201 - 202 页。

〔4〕 (明)兰陵笑笑生：《新刻绣像批评金瓶梅》，明崇祯年间刻本影印版。

〔5〕 所谓冠带医士，按明律指的是通过太医院考核正式入编的官医，虽无品级职衔，但已经有朝廷俸禄，可以算是官方颁给的专业证明。有趣的是，在这里官方身份的效力还可以反向延伸至官医的父亲，其原因应该与中国古代医学家传的传统有关。

发出来，一是在诊疗过程中自己露出了马脚，二是遇到了何老人这样知根知底的熟人，但最根本的原因还在于西门庆拥有较为丰富的社会资源，如果病家只是一个普通平民，恐怕很难辨识其真实面目。

总体来说，在明清时期对何谓合格的医生以及如何认证行医的资格，缺乏拥有国家强制力维护的公共机制和普遍标准，官方医疗机构对社会上的医疗服务提供者缺乏有效的管理，民间医疗生活基本上处于一种自发的社会秩序中，而这一秩序会随着不同区域、地方文化传统和社会阶层的差异而各有不同。医者如果在官方医疗机构工作过或者获得过官方医学身份，会在执业活动中获得一定的竞争优势。但因为缺乏足够有效的管理，这种身份又很容易被人冒用。这就使普通民众在选择医生的过程中，从官方体系中获得的助益较少。

（二）主流文化视域下的江南医者

考察古代社会主流文化视域下的医者的形象和身份标志，不妨以中国古代官修史书中收录的医者为样板。

中国古代官修史书中专门为医者作传，首见于司马迁《史记·扁鹊仓公列传》。而后班固《汉书·艺文志》将天下知识籍作六艺、诸子、诗赋、兵书、数术、方技六大类[1]，其中《方技》由侍医李柱国主校，收录传世的医学典籍，分为医经、经方、房中、神仙四种[2]；《汉书·百官公卿表》中记载了医疗职官制度，但并未给医家专门立传，少量医学人物和医疗故事的记录也主要是由于它们与特定的重大历史事件或人物有所关联[3]。到了《后汉书》，出现了针对医学人物的专门传记，如《后汉书·方术列传》中的《郭玉传》和《华佗传》

---

〔1〕《艺文志》的分类思想源于《七略》。西汉河平三年(前26)到建平二年(前5)，刘向、刘歆父子主持编辑整理了国家藏书596家13269卷，并相继编撰了综合性国家藏书目录《别录》和《七略》。刘向父子编校典籍，是在经历了秦代焚书与战争造成的文化荒漠期之后，以国家官方力量主导的大规模的典籍编校和重整工作，是在当时官方意识形态指导下的对古代流传下来的各种知识门类和学术脉络的系统化整理，并不仅仅是重新发现、收集、整理和校订书籍等文献学、版本学、目录学和校勘学的学术性工作。《汉书·艺文志》以《七略》为本，将天下知识具体分为六艺略、诸子略、诗赋略、兵书略、数术略、方技略六大类。《艺文志》确立的学科划分体系在整个中国古典时代都具有充分的典型性和主流性，对这一点章学诚、刘国钧、姚名达等前辈学人均有所论述，如清代史学家章学诚称之为“学术之宗，明道之要”“总百家之绪，溯学术之源，明簿录之体”。参见(清)章学诚：《文史通义校注》，叶瑛校注，北京：中华书局，1985年，第1024页。

〔2〕(汉)班固：《汉书》卷三十《艺文志》，清乾隆武英殿刻本。

〔3〕陈邦贤：《二十六史医学史料汇编》，北京：中医研究院中国医史文献研究所，1982年，第33-47页。

(其中还收录了华佗的学生吴普)[1]。正史中比较重要的一个文献是《隋书》,其将医家与阴阳、卜筮、音律、相术和技巧之士一同收入《列传第四十三·艺术》[2],这一收录标准也为其后多部史书所遵循。明代官方修史对医学的态度可以通过明代文臣宋濂等编撰的《元史》中的《列传第九十·方技》一窥端倪,该传序曰:

> 自昔帝王勃兴,虽星历医卜方术异能之士,莫不过绝于人,类非后来所及,盖天运也。元有中土,巨公异人,身兼数器者,皆应期而出,相与立法创制,开物成务,以辅成大业,亦云盛哉。若道流释子,所挟多方,事适逢时,既皆别为之传。其他以术数言事辄验,及以医著效,被光宠者甚众。旧史多阙弗录,今取其事迹可见者,为《方技篇》。而以工艺贵显,亦附见焉[3]。

可见,明代官方史学将星、历、医、卜、方术异能以及工艺都归类为方技,择其中著名者录之。但实际上在《元史·方技》中医者仅仅记录了李杲一人,那些在中国医学史上鼎鼎大名的重要人物,如元代医学大家朱丹溪、罗知悌等都没有被记录,可见医学专业方面的成就并不足以构成官方收录作传的充分理由。

下面以《明史》和《清史稿》为例来考察古代官修史书对"医者"这一身份的理解和官方叙事对符合国家主流文化标准之医者的选录标准。

1.《明史·方伎》

《明史》是清代官方修撰的史书[4]。《明史》卷二百九十九《列传第一百

[1] (南北朝)范晔:《后汉书》卷八十二《方术列传》,百衲本南宋绍熙刻本。

[2] (唐)魏征:《隋书》卷七十八《列传第四十三·艺术》,清乾隆武英殿刻本。此书由名臣魏征"总知其务",被公认为是"二十五史"中水平较高的史书。但后世正史中并没有延续《隋书》"艺术"的说法而是多采用"方技(伎)"一词,"艺术"这一用法在清代地方志中才被重新采用,后《清史稿》延用之,复立《艺术》。

[3] (明)宋濂等:《元史》卷二百三《列传第九十·方技(工艺附)》,清乾隆武英殿刻本。

[4] 《明史》题录为张廷玉等撰,但大多采用的是万斯同的旧稿,清代浙东学派著名学者全祖望认为:"《明史稿》五百卷皆先生手定,虽其后不尽仍先生之旧,而要其底本,足以自为一书者也。"参见(清)全祖望:《万贞文先生传》,载于(清)钱仪吉纂:《碑传集》卷一百三十《经学上之中》,光绪十九年(1893)江苏书局刊行版。嘉庆年间翰林院庶吉士钱林也认为:"乾隆中大学士张廷玉奉诏编辑《明史》,所据(王)鸿绪稿本,实(万)斯同所定本也。"参见(清)钱林:《文献征存录一》卷一《万泰传》,咸丰八年(1858)嘉树轩藏版。

八十七·方伎》[1],是《明史》中最集中记录医学人物的部分,但在其他人物传记中也提到了一些医学人物。《方伎》的序言说:

> 左氏载医和、缓、梓慎、裨灶、史苏之属,甚详且核。下逮巫祝,亦往往张其事以神之。论者谓之浮夸,似矣。而《史记》传扁鹊、仓公,日者,龟策,至黄石、赤松、仓海君之流,近于神仙荒忽,亦备录不遗。范蔚宗乃以方术名传。夫艺人术士,匪能登乎道德之途。然前民利用,亦先圣之绪余,其精者至通神明,参造化,讵曰小道可观已乎!
>
> 明初,周颠、张三丰之属,踪迹秘幻,莫可测识,而震动天子,要非妄诞取宠者所可几。张中、袁珙,占验奇中。夫事有非常理所能拘者,浅见鲜闻不足道也。医与天文皆世业专官,亦本《周官》遗意。攻其术者,要必博极于古人之书,而会通其理,沈思独诣,参以考验,不为私智自用,乃足以名当世而为后学宗。今录其最异者,作《方伎传》。真人张氏,道家者流,而世蒙恩泽,其事迹关当代典故,撮其大略附于篇。

可见,《明史》立传首先是遵循了中国古代官方历史书写的传统。虽然以上序言批评前人所作史传将方伎之士、术数之士和巫祝混于一谈,而且过多记录那些神异不经之事,所以称之为“浮夸”“荒忽”,但承认自身也继承了这一传统,即所谓“然前民利用,亦先圣之绪余”。官方正史的编纂有非常明确的道德教化和政治评价的目标,所以方伎之士在史书中的地位是值得怀疑的——“夫艺人术士,匪能登乎道德之途”。这是因为中国文化传统中方伎之士一直属于“执技事上”“君子不齿”之徒,导致医家的社会地位一直较低[2]。宋代朱熹在《论语章句集注·子路篇》中称医学为“贱役”,在同书《子张篇》

---

〔1〕 (清)张廷玉等:《明史》卷二百九十九《列传第一百八十七·方伎》,清乾隆武英殿刻本。本章以下引用《明史》文献均采自这个版本,不再另外加以注释。“方伎”与“方技”两词相通,史书中未作明确区分,故《元史》中作“方技”而《明史》作“方伎”,本书根据所引文献来确定相应的术语。

〔2〕 自《礼记·王制》始,医生始终是百工之属:“凡执技以事上者,祝、史、射、御、医、卜及百工。凡执技以事上者,不贰事,不移官,出乡不与士齿。”其社会地位不仅仅低于贵族官吏,也低于一般的“士”阶层。《汉书·艺文志》将医学列为“方技”,后代皆沿袭汉例,使其在学术等级中也低于儒学,故古代士大夫阶层通常看不起医学。有关《礼记》成书的年代虽然有所争议,但学术界通常还是认可其基本上体现了先秦儒家的理念,其中的具体制度设计有可能在西周或者战国时代真实存在过。参见钱玄、钱兴奇:《三礼辞典》,南京:江苏古籍出版社,1998年,第244页;杨宽:《西周史》,上海:上海人民出版社,1999年,第394页。

中，朱子也把农、圃、医之类的技艺称为“小道”[1]。但朱子的原话是：“医，所以寄死生。故虽贱役，而犹不可以无常。”(《论语章句集注·子路篇》)且正如《论语》所说：“虽小道，必有可观者焉；致远恐泥，是以君子不为也。”朱子认为，道之大小虽然并不妨碍能否通达天理，小道之中同样包含天道至理，只是如果过于沉迷这些小道有可能会对大道的理解形成障碍。《明史·方伎》序言说：“其精者至通神明，参造化，讵(岂)曰小道可观已乎！”很明显就是遵循了朱子的基本态度，而这一基本态度决定了《方伎》的人物入选标准和叙事策略。

在整部《明史》中出现的医者形象包括：御医、太医院医官、王府良医、地方医官、民间业医、草泽医生、士大夫(含王族、官员、生员)以医名者、宗教医学人物等。《方伎》中共记载医学人物 24 人，有具体传略者 15 人，各传繁略不一。其中江南医者 11 人，包括余姚滑寿、长洲葛乾孙、鄞县吕复、吴县倪维德、昆山王履、金华戴思恭、吴江盛寅、武进吴杰、慈溪王肯堂、归安凌云、常熟缪希雍。在江南名医中，有一些的主要身份是官员，如以右副都御史巡抚湖广的慈溪王肯堂，“精于医，所在治疾，无不立效。有《本草集要》《名医杂著》行于世。肯堂所著《证治准绳》，为医家所宗”。王肯堂被认为是明代重要的医学大家，却不是职业医生，他的《证治准绳》在中医伤寒学、外科学，尤其是在眼科学方面做出了巨大的贡献，晚年致仕回乡以后正式行医，留下了很多著名的医疗事迹，如为一位眼窝边生毒瘤患者行切除术，做过落耳再植手术，用“以惊驱惊”术治愈一富家子弟在科举得中后因惊喜过度而突发的精神病，救治难产孕妇母子性命等。但这些行为在其本人更多是一种儒士救世济人的道德实践而不算是职业性医疗活动。其余 10 人身份均可明确为职业医生，其中金华戴思恭、吴江盛寅、归安凌云、武进吴杰是从民间业医被征辟为御医，其他可以明确为民间业医。

对医家专业事迹的选择，则注重于其所治疗的奇病重症，尤其关注其诊断之准、论说之精、治法之奇、疗效之神，以下略举几例：

---

[1] (宋)朱熹：《四书章句集注(一)》，陈立校点，沈阳：辽宁教育出版社，1998 年，第 158、205 页。这一论述曾引发不少以医为业者的不满，如清代医家章楠《医门棒喝·医称小道说》：“奈何自朱子称医为贱役，世俗忘其为性命所系而轻贱之，惟富贵是重。至于性命既危，而富贵安保?”参见(清)章楠：《医门棒喝(初集　医论)》，北京：中医古籍出版社，1999 年，第 187 页。该句引自《医门棒喝》卷四《医称小道说》。

［倪维德］顾显卿右耳下生瘿，大与首同，痛不可忍。诊之曰："此手足少阳经受邪也。"饮之药，逾月愈。刘子正妻病气厥，或哭或笑，人以为祟。诊之曰："两手脉俱沉，胃脘必有所积，积则痛。"问之果然，以生熟水导之，吐痰涎数升愈。

［凌云］里人病嗽，绝食五日，众投以补剂，益甚。云曰："此寒湿积也，穴在顶，针之必晕绝，逾时始苏。"命四人分牵其发，使勿倾侧，乃针，果晕绝。家人皆哭，云言笑自如。顷之，气渐苏，复加补，始出针，呕积痰斗许，病即除。……吴江妇临产，胎不下者三日，呼号求死。云针刺其心，针出，儿应手下。主人喜，问故。曰："此抱心生也。手针痛则舒。"取儿掌视之，有针痕。

对于具有御医身份的医者，《明史》的叙事重点又有所不同，除了记录其作为御医救治皇族的出色医疗表现之外，尤其关注他们在个人品德、忠心和劝觐皇上方面的功绩，又或其在重大事件时的表现。可以《明史》中记载的几位来自江南的御医故事说明之：盛寅的事迹篇幅最多的就是其忠言直谏的故事，如：

一日，雪霁，召见。帝语白沟河战胜状，气以甚厉。寅曰："是殆有天命耳。"帝不怿，起而视雪。寅复吟唐人诗"长安有贫者，宜瑞不宜多"句，闻者咋舌。

即使是记录其医疗事迹，也着重表现其不惧上怒，敢于承担风险，坚持正确处方的风骨，如：

仁宗在东宫时，妃张氏经期不至者十月，众医以妊身贺。寅独谓不然，出言病状。妃遥闻之曰："医言甚当，有此人何不令早视我。"及疏方，乃破血剂。东宫怒，不用。数日病益甚，命寅再视，疏方如前。妃令进药，而东宫虑堕胎，械寅以待。已而血大下，病旋愈。当寅之被系也，阖门惶怖曰："是殆磔死。"既三日，红仗前导还邸舍，赏赐甚厚。

御医武进人吴杰的故事更是聚焦于其与帝王相处中的忠心耿耿、直言劝谏、挽救朝局于将倾的士大夫行状，医疗功绩反而寥寥数语带过：

帝欲南巡，杰谏曰："圣躬未安，不宜远涉。"帝怒，叱左右掖出。及驾还，渔于清江浦，溺而得疾。至临清，急遣使召杰，比至，疾已深，遂扈归通州。时江彬握兵居左右，虑帝晏驾己得祸，力请幸宣府。杰忧之，语近侍曰："疾亟矣，仅可还大内。倘至宣府有不讳，吾辈宁有死所乎！"近侍惧，百方劝帝，始还京师。甫还而帝崩，彬伏诛，中外晏然，杰有力焉。

记录御医金华人戴思恭的事迹，除了其因为发现燕王"嗜生芹"而治愈其"瘕症"(寄生虫病)以外，其他专业事迹不过一句"所疗治立效"而概言之，对其直言进谏的忠义事迹则费了不少笔墨，如：

晋王疾，思恭疗之愈。已，复发，即卒。太祖怒，逮治王府诸医。思恭从容进曰："臣前奉命视王疾，启王曰：'今即愈，但毒在膏肓，恐复作不可疗也。'今果然矣。"诸医由是免死。思恭时已老，风雨辄免朝。太祖不豫，少间，出御右顺门，治诸医侍疾无状者，独慰思恭曰："汝仁义人也，毋恐。"已而太祖崩，太孙嗣位，罪诸医，独擢思恭太医院使。

归安人凌云虽然也被征辟为御医，但只记录了孝宗召其入京时，命太医官以铜人蔽以衣考验其针术的故事，对其任御医期间的事迹并无记录。

通过爬梳《明史》列传中收录的医家事迹，可以确定入选的医者都是专业医生，其专业性主要体现在三个方面：第一，拥有官方授予的医学专业职务，如太医院院判、御医、医士、王府良医、医学学官等；第二，以医为业，即在社会上具有职业医生的身份；第三，医者虽然还具有其他更主要的社会身份，但因为在医学某一领域具有突出成就而被归入《明史·方伎》。除此之外，如何从专业医者中筛选出有资格收入国家正史的医家，在官医当中可能更看重其在国家政治生活中的价值(虽然是通过医学活动实现的)，在民间医生当中则注重他们在医学理论或者技艺上的突出成就，即如序言所说："今录其最异者，作《方伎传》。"但怎样才算是突出，《明史》的考察重点是理论和著述方面的成就，即"攻其术者，要必博极于古人之书，而会通其理，沈思独诣，参以考验，不为私智自用，乃足以名当世而为后学宗"。所以《明史》尤其偏重发掘被收录者著述医学书籍及其在医学理论上的贡献，没有著述仅以医疗事迹入选者，只有周汉卿、凌云、李玉等三人，另张颐、汪机、李可大、缪希雍等虽然也因其“皆精通医术，治病多奇中”列入史传，但前三者均无具体记录，对缪希雍的记录则仅有其增补注疏《神农本草》和著述《本草单方》一书的事迹。在民间具有专业名声也可以成为收录标准，如“名医”“以医名”等字眼也屡屡出现，又或者拥有广为流传的著名医疗事迹，但对其医学专业领域的成就和事迹的记录往往会比较简单。最后一个收录的标准，是事迹非常特殊出奇（“事有非常理所能拘者”）或者与重大历史事件相联系（“其事迹关当代典故”），虽然序言中是以此作为记录术数和佛道之士的理由，但这一原则也同样体现在有关医者的记录之上。在《方伎》中有关御医许绅的故事最为典型。许绅的医学成就在传中并无详细记载，他的故事集中于一个重大历史事件：嘉靖二十一年(1542)，因为宫婢杨金英等谋逆，以锦帛企图勒死嘉靖皇帝，许绅急调峻药治愈之，虽然因此受到丰厚封赏，但不久就因为过度惊吓焦虑而患上了重病以至于不起。另外因为治好了御医盛寅的怪病并因而受到皇帝关注的一位不知名的草泽医人也因此被录入史册。检索整部《明史》，还可以看到一些医学人物因为关系到了重大事件或重要人物而被记录下来，如《明史·列传七十·王恕》记下了太医院院判徐生超和刘文泰的名字，《明史·列传八十四·桂萼》中记录了一名医者李梦鹤贿考御医的故事，另外还有医士申世文（《明史·列传一百九十五·陶仲文》）、医士徐鏊（《明史·列传七十七·夏良胜》）都是因此被记录下来的。

2.《清史稿·艺术》

《清史稿》[1]是在北洋政府的主导下，由中华民国初年特设的清史馆于1914年开始编纂，1920年编成初稿，1926年修订一次，1927年秋大致完稿，前后历时十四年。《清史稿》的编撰处于一种尴尬的境遇，既不能充分地体现出现代史学的特点，也不足以代表中国古代的史学传统。于《艺术》而言，它一方面延续了人物传记的写作方式，仍然不具备专业史的特点，另一方面又改变了古典官修史书的人物收录标准，呈现出一定的现代理念。

《清史稿》中收录的医学人物主要在《列传二百八十九·艺术一》（卷五百二）中，其余三传（《艺术二》《艺术三》《艺术四》）分别涉及书法、书论、丹青、武

---

〔1〕 赵尔巽等：《清史稿》卷五百二《列传二百八十九·艺术一》，民国十七年(1928)清史馆本。以下引自该书的材料不再另外注释。

术、百工与制作，收录人物与前朝史传有很大不同。《艺术》序言首先对修史原则作出了说明，充分体现出《清史稿》编撰者企图调和古、今、中、西的目标。序言首先指出，将“书画、技击、工巧并入此类”是延续了“近代方志”的办法，但其“实有合于古义”，并未违背官修史学的传统〔1〕。后面比较重要的是对西方思想文化与学术进入之后情况的讨论，序言中首先说明本传关注“研格致，营制造者”及扩旧学、强实业、济实用的价值取向；而后略论清代医学，认为其早期偏重考据之学，道光后引进西学对传统医学颇有补益，其中特别介绍了王清任著《医林改错》补充了解剖学和唐宗海引进西方医学知识作《中西汇通医经精义》汇通中西医学的重要成就，更加说明了该传的态度〔2〕。

《清史稿・艺术一》中录有医学人物一共 48 位，江南医者 30 位，其中拥有详细传略的江南医者 22 人，分别是吴有性、戴天章、徐彬、张璐、高斗魁、张志聪、高世栻、柯琴、尤怡、叶桂、薛雪、吴瑭、缪遵义、王士雄、徐大椿、王维德、陆懋修、王丙、吕震名、邹澍、费伯雄等，另有新安（安徽歙县）医家吴谦 1 人。与《明史》不同，《清史稿》开始淡化医学人物的官方背景，其中记录太医仅 2 人，为吴江徐大椿、歙县吴谦；拥有官员身份但精通医学并行医疗或致仕后从医的 5 人，其中淮阴吴瑭、钱塘吕震名退休之后正式作为职业医生开业，兼有双重的身份；其余均为民间医生，大多数明确为业医，其中又有 10 人在《清史稿》或地方史传中明确记录了是由儒转医（以是否有习举子业的明确记录为准）；另外记录了蒙医 2 位，分别是军医绰尔济和内务府上驷院蒙古医士觉罗伊桑阿。

《清史稿》收录医者尤其注重其在医学理论上的创新和专业影响，以及在医学著作方面的成就，另外对其道德故事也大加阐发，对他们在医理上的阐述往往大段摘录，但对其在医疗实践方面的成就和事迹则很少关注。如对吴县吴有性在崇祯辛巳年（1641）大疫间深入疫区治病救人的事迹史传不表，反而大段照抄其伤寒理论，强调其书乃中国历代第一本“瘟疫专书”。又如苏州

---

〔1〕 赵洪联认为，这一分类法源于明末清初黄宗羲编撰的《明文海》中《方技》的传统。参见赵洪联：《中国方技史：全 2 册》（增订本），上海：上海书店出版社，2017 年，第 779 页。

〔2〕 力倡传统的医家对西医和中西汇通的态度比较复杂，如近代上海名中医戴达夫就认为唐宗海等中西会通派实为“向壁、骑墙之盲说”。参见：戴达夫：《医学史讲义》，载于张如青、黄瑛主编：《近代国医名家珍藏传薪讲稿：医史类》，上海：上海科学技术出版社，2013 年，第 1－104 页，

叶天士当时名满天下，有医案传世，民间更是多有其诊治疑难杂症的故事传说，但《清史稿》中则以"传闻附会，往往涉于荒诞，不具录"一言以蔽之。另外还有一些未详细立传的医者，如林澜、汪琥、魏荔彤、沈明宗等，仅仅记录了他们的医学著作名称，如陆以湉、汪震、汪曰桢等则概言其医学宗旨而已。更有说明意义的是对慈溪医家柯琴的记录，据《艺术一》，柯琴"博学多闻，能诗、古文辞。弃举子业，矢志医学。家贫，游吴，栖息于虞山，不以医自鸣，当世亦鲜知者。"但其著述《来苏集》(注伤寒论)和《伤寒论翼》，对仲景伤寒学颇有发挥，该传中大段摘录了他为两书所作的自序，明显体现出编撰者偏重理论学术的倾向。《艺术一》详细记载了医疗事迹和成就的唯有两位蒙古医生以及一名专科跌打医生，且事迹记录多取其奇异之处，如记载绰尔济置都统武拜于白驼腹中治疗其箭伤，觉罗伊桑阿以牛脬蒙首治疗开放性脑外伤，张朝魁做腹部手术等。对其他医者本来不多的医疗事迹的选择摘录上，也多以夸张事迹为主。

结合前述对《清史稿》的编撰历史及其叙事特征的分析，可以看出其更多地体现了清末守旧派的观念，所以《清史稿・艺术一》在医学人物的选择和叙述策略上，主要还是体现出中国传统历史观的特点。但该志的矛盾之处在于：一方面以具有现代性特征的医学专业身份作为人物收录的核心标准，所以大量民间业医入选且没有像《明史》那样过于关注医者的官方身份；另一方面，对医家事迹的记叙重点则仍然遵循着以医学理论贡献和传奇事迹为重点的原则，没有体现出现代医学史书写的专业性特征。

二、民间医者的类别与标准

(一) 民间医疗从业者的主要类别

古代医学史专书编纂原则与官修正史基本一致，如明代李濂的《医史》就是直接从历代史书和文集中辑录医家事迹编撰成书[1]；明代李梴将医疗从业者重新分类编目，定为上古圣贤、儒医、明医、世医、德医、仙禅道术共六类[2]，但其分类定义相当含糊，除了上古圣贤和仙禅道术之外，儒医、明医、

〔1〕 (明)李濂：《医史・凡例》，明刻本。

〔2〕 (明)李梴：《医学入门》，田代华、金丽、何永点校，天津：天津科学技术出版社，1999年，第17－53页。

世医、德医之间并无明确的界限，且分别以知识背景、专业水平、职业传承和道德水准来定义之，标准也不统一；肖京在《轩岐救正论》卷六《医鉴》中，将医家分为明医、儒医、隐医、德医、世医、流医、僧医、名医、时医即庸医、奸医、淫医、女医、疡医凡十三种，其目的为“僭评诸医学识、才品、淑慝、贞邪，悬此明鉴，愿医为上医，愿人择好医耳”[1]，故比较关注当时医疗生活的现实情况，其中流医、僧医、名医、时医、奸医、淫医等概念都是针对现实中真实存在的社会现象，可以算作是明晚期民间医疗从业者的一幅较全面的群像。此分类标准更多着眼于作者针砭时弊的儒家趣味，对各类群体的定义比较模糊且相互间时有重叠。

现代的医学社会史研究更关注民间医疗从业者的社会形成，其中比较有影响的分类模式，是台湾学者祝平一将明清时期活跃于民间的医疗从业者大概分为一般坐馆的医生、走方医、女性医疗者和宗教医疗人员四类：

① 坐馆的开业医生是明清江南地区医疗服务的中坚力量，但他们与其他医者之间很难有明确的界限，因为任何人皆可随时宣称自己是医生并且开业；一般的正规医生群体主要分为家传世业的世医和从科举之途转入医学的儒医两类，而儒医是整个医疗市场上最精英的群体。② 走方郎中是阶层较低的医者，虽然较少见诸载籍，但活跃的程度与重要性绝不下于所谓的正规“医者”，而且社会一般民众的医疗照护可能对其更加仰赖。③ 女性医疗者同样处于较低阶层，她们更依靠一些技巧性的方法或各种仪式性的宗教医疗，经常被标记为“婆”，如医婆、药婆、稳婆，她们的客户经常是妇女和儿童，主要在男性医者难以接触的医疗领域中活动。④ 医疗市场上也充斥着宗教医疗者，特别是与五通崇拜有关的巫医在江南地区非常流行，农村里宗教医疗的分量更重[2]。

这一分类模式因为突破了医学内史研究以专业划分的习惯，能够更好地体现出不同医者的社会文化身份，而且还与中国传统医史的医者分类模式保持了某种文化精神的延续性，故现在已经为国内很多学者所接受。也有些研究在这个分类的基础上进行了补充，最常见的是将坐馆医生再分为世医和儒

〔1〕 (明)肖京：《轩岐救正论》，北京：中医古籍出版社，2015 年，第 509 – 536 页。

〔2〕 祝平一：《药医不死病，佛度有缘人：明、清的医疗市场、医学知识与医病关系》，《“中央研究院”近代史研究所集刊》，2010 年第 68 期，第 1 – 50 页。

医，或者将宗教医疗者中的僧道医与巫医分开讨论[1]。

中国古代社会中医者专业身份的确认基本上是由社区来完成的，具有很高的灵活性和包容性，文化价值观、地方社会组织结构、专业知识和技能状况、专业群体的认同、职业认知、行业自治系统、社会声誉以及病家主观性的医疗经验等，形成了民间医者身份认定与区分的复杂的标准体系。以世医、儒医、走方铃医、女医和宗教医者等概念来进行分类，就是采取了这一多元化的标准体系。例如，坐馆和走方是以医疗活动的空间形式来区分；女医之界定依赖于性别，其中又包含着性别政治的意味；宗教医疗者则取决于其信仰身份，又与国家意识形态和宗教管理制度联系在一起；世医和儒医经常被视为民间医者的两大主要类别，但一是以职业传承方式，一是以文化身份来界定。所以，这样分类虽然基本上包含了民间医者的主要群体，且各群体自身的社会标志也相对清楚，但很难使读者对整个医者群体产生一种整体的结构性认知，尤其在对不同群体之间的边界认识上陷入了混乱含糊的境地。例如，在明清正史医者列传部分大量出现了“世儒医”的说法，而且还记载了一些经常从事医疗活动但另有士人或官员身份的医者，这些医生究竟应该如何归类是一个难题。本书因此尝试提出另外一个分类体系，力求建立一个更加简洁的标准，并且能够更全面地反映中国古代医疗从业者群体的社会面目。

本书首先按照是否存在官方身份将医者分为两类，即官方医生和民间医疗从业者。其中官方医生指的是行医者在被考察的时间段具有官方医学身份，其医疗活动属于职务行为或承担官方差役，又可再分为医官、医生和医工等不同品级和职别，明代中早期的官医系统还需要考虑到医户群体。但正如前面已经说过的，明清时期的官方医疗从业者对民间的医疗事务影响不大，所以在后面不会专门分析，而是将其放在医疗资源的官方供给系统当中统一介绍。与之对应，民间从业者指的是其人从医时不具有官方身份，其医疗行为并非职务行为和承担差役。这其中包括那些曾经拥有官医身份但目前以平民身份从医者，如退休或者离任的御医、地方医学教授等。在任的御医或地方医学官员也有可能以私人身份为官民提供非职务性的医疗服务，虽然这

---

〔1〕 涂丰恩：《从徽州医案看明清的医病关系(1500—1800)》，台湾大学硕士学位论文，2008 年；王崇峻：《明清时期民间的用药情况与医疗观念初探》，《花莲教育大学学报(综合类)》，2006 年第 22 期，第 19－38 页；余璇：《明清江南的民间医者及其医疗实践》，华东师范大学硕士学位论文，2009 年。

时其医疗行为应该属于民事行为，但其拥有的官方身份还是会对医疗活动造成影响，平民病人在医疗过程中对他们的态度或者发生医疗纠纷时的应对策略上都会与面对平民医者时不同，所以仍然将其划归官医的范畴；而离任的官方医生则不在此列，统一当作民间医者处理。如果在任或致仕的非医职官员以私人身份提供医疗服务——这在宋以后的士人群体中是比较常见的，其官员身份往往体现为一种文化身份背景，与在任医官的专业身份发挥的作用不同，所以还是将其归为民间医者的范畴。另外，如果民间医者在某些特殊情况下接受官府的聘请，如发生瘟疫或官医遭遇疑难杂症时，应官员邀请为官员或官方医疗机构如惠民药局等提供医疗支持，只要不接受正式的官方任职，就还算是民间医者。

根据民间医者在地方社会中的存在形态，又可再分为正统医者和补充医疗服务者两大类。医者与地方社会公共秩序和主流文化意识形态之间的关系，构成了民间医者身份差异的核心标准。正统医者指的是被地方社会承认的正规和正式的“医者”，他们主要包括：正式开业或者在社会上主要以医者身份活动的业医，含儒医、世医和普通业医三种类型；拥有正规宗教身份但提供医疗服务的宗教医疗者，如有官方度牒并落籍于地方正规宗教机构的僧医和道医；女医，指以医者身份开业或者被社会主流文化承认具有医者身份的女性医家，她们的数量很少。补充医疗从业者主要包括三大群体，分别是：走方游医与地方草医，他们虽然在民间医疗事务中承担了重要的角色，甚至是底层平民最主要的医疗照护来源，但其在地方社会的主流观念中却并不具有“医者”的身份，尤其是走方游医常常被看作危险的流民群体；“三姑六婆”也就是女性补充医疗服务者群体，她们在特定的医疗领域活动，是日常生活不可或缺的群体，但其身份和地位都极为尴尬而且为主流文化和意识形态所排斥；巫术医疗者，指的是借助民俗宗教信仰、民间巫术以及一些术数手段来进行医疗活动的群体，以及部分缺乏官方合法身份的宗教人员。补充医疗从业者各群体之间的身份更加模糊，走方游医和乡村草医往往也为民间提供民俗宗教服务，“三姑六婆”的概念中就包括女性宗教从业者，她们也常常使用巫术手段进行医疗。

(二) 从地方志来看何为民间正统医者[1]

古代官修正史中的医者形象,大致可以代表那个时代官方意志和国家主流文化中的"精英医者"的形象。相较而言,地方志兼顾了国家意识形态、地方社会主流观念和民间公共记忆等三方面的要素。"方志,或称地方志,是记载一定地区(或行政区划)自然和社会各个方面的历史与现状的综合性著述",它的主要功能一是"资治",二是"资料"[2]。志书的编撰一来可资地方官员用以了解一州一县的地方信息,所谓"兴古以为制治之要,莫先于此",二来还可以保存地方性的历史资料用以"光耀乡里",同时还可以保存"一郡之文物掌故损益废兴以及忠义节烈之足以风世厉俗者"[3]。所以,可以借助地方志收录医者的标准来考察在地方社会主流观念中,"正统的医者"到底是谁。

首先需要明确,地方志中对医者身份正统性的理解不会偏离官方的基本态度。进入清代,官府对地方志纂修的控制大大加强[4]。《康熙江南通志》的纂修自康熙二十二年(1683)开始,由两江总督王新命(汉军镶蓝旗)、总督于成龙(山西)与江苏巡抚余国柱(江西)、安徽巡抚徐国相(辽东)、安徽巡抚薛桂斗(陕西)等奉部檄创修,凡七十六卷。其余监修、提调、协理等大多为满洲和北方人士[5]。《同治苏州府志》的纂修自同治八年(1869)开始,同治十五年(1876)完成,主持者是时任苏州知府李铭皖,总纂修是清末著名文士、李

---

〔1〕 在本研究的这一部分主要使用的文献是《同治苏州府志》和《康熙江南通志》两种,这是因为本节主要处理的问题是清代地方志医学书写的一般规律和主要态度,所以选择了清代前期和晚期两部编纂水平较高、较有代表性的江南地方志作为样本。后面的章节中如有需要使用地方志的情况,将根据研究的具体需求选择合适的地方志文献。

〔2〕 来新夏:《方志学概论》,福州:福建人民出版社,1983 年,第 1、25-26 页。

〔3〕 (清)冯桂芬等:《同治苏州府志》卷首《李铭皖重修苏州府志序》,载于《中国地方志集成·江苏府县志辑⑦》,南京:凤凰出版社,2008 年。

〔4〕 在清初府志的编纂中,主持之人通常是官方儒学教授且多为他邑之人,不再凸显本地士绅的作用;撰写也需要遵循中央的统一标准,有关地方社会的特殊习气不再彰显。参见莫晓霞:《清初文化政策对地方志纂修的影响》,《图书馆工作与研究》,2007 年第 6 期,第 69-71 页;冯玉荣:《明末清初社会变动与地方志的编纂:以〈松江府志〉为例》,《中国地方志》,2008 年第 7 期,第 43-49 页。

〔5〕 (清)赵宏恩等:《康熙江南通志》,载于《中国地方志集成:省志辑·江南》,南京:凤凰出版社,2011 年影印版。

鸿章幕僚冯桂芬[1]。《同治苏州府志》修志凡例指出，在有关人物的记录中，如果是在《明史》中有传的，“以明史为主，然后参用他书”，更指出，旧志如康熙《苏州府志》修订在《明史》颁布之前，所以不得不较多使用其他资料，而后乾隆《苏州府志》、道光《苏州府志》都直接沿用之，所以所用资料均不够正统，在本志中都一一改正。这一记录说明，该志的基本思路和体例都与正史无异，仅仅因为关注区域较小，所以在记录上有所增删而已。

但是，地方志的视野毕竟不同于官修国史，更注重于“地方性”的展示，所以在对医学人物的收录中，又体现出不同的特点：收录人物的范围较广，人数较多，标准也更加宽泛，某些缺乏国家官方身份或者全国性声誉的医者，也可以凭借其在本地区的声望而入选；在记录这些人物的事迹时，除了与国史一样关注其官方身份、专业成就和与重大历史事件的关系之外，还注重其在地方事务中作出的贡献，或者民间更关心的事迹。例如，葛乾孙是元末江南地区著名的医生，卒于苏州，后世子孙均从事医业，入苏州五百名贤祠，其赞曰：“洞明方术，世业知医。咸池运厄，未究厥施。”[2]在《明史》和《苏州府志》中均收录了这一人物，但两者之间具有较大的差异：《明史·方伎·葛乾孙》比较详细地介绍了葛乾孙的医学师承和学术根源，同时简单介绍了他“好击刺战阵法”“兼通阴阳、律历、星命之术”等才干，最后对其在医学上的成就多有渲染，并以救治富家女奇症的故事作结，描述了一个传奇的民间医生。但在《苏州府志·人物·葛乾孙》中，对其医学传承和事迹的介绍只有寥寥数语，而对其在元至正年间协助抵御盗匪、保护苏州城，以及预言自己死期等记载极为详细。又如，《清史稿》中有关叶天士的记录更加偏重其在医学理论上的成就，但在《苏州府志·艺术·叶桂》中，除了对其家世、习医经历、医学理论观点的介绍以外(均详于《清史稿》)，还仔细记录了他经手的9个病例，每一例均按照医案的规格详细记录了病况、诊断、论病和主要的治疗过程。

在地方志中出现的医学人物主要出现在艺术志中，另外在人物志、列女志、释道志中也有零星记载。

---

〔1〕 冯桂芬(1809—1874)，字林一，又字景亭，吴县(今苏州)人，晚清思想家、散文家，曾师从林则徐。道光二十年(1840)进士，授编修，咸丰初在籍办团练，同治初，入李鸿章幕府。其他主要编撰人员包括州府儒学教授、前官员、贡生、教谕等。

〔2〕 清道光七年(1827)，江苏巡抚陶澍于藏书家顾沅辟疆小筑见所藏吴中名贤画像300余幅，后经地方人士广为搜集，又得200多幅。遂命孔继尧临绘，沈石钰勾摹刻石。时值江苏布政使梁章钜重修沧浪亭竣工，遂购得亭旁房屋，于次年改建为祠。

先说人物志。地方志中人物志的编纂原则，按照《康熙江南通志·凡例》所说，是要收集一方“理学、忠节、宦绩、儒林、武勇”之人，核心的因素是“孝义”，如果名不副实，即使是“崇秩显官”也概不收录。列女传收录人物的核心标准是“节烈孝顺”，后期乾隆、同治年间修志，也都基本遵循了这一原则。在《同治苏州府志·人物》中记载的多位医学人物，不乏出生于业医世家者或以医为业者。如明代成化时期的御医周庚出生于业医世家，自身也精通医学，成化中以“名医”被朝廷征辟，累迁至南京太医院院判，但其本人并不热衷于医学，被征辟为御医也十分勉强，所以方志描述其是“虽官为医而业文”，故这里主要是以其文士的身份而收入《同治苏州府志》卷七十九《人物六》。再如明宣宗时期太医院院判钦谦，在传中主要记录的是其冒死进谏皇帝不可游志于方伎小道，虽被下昭狱但仍然忠心耿耿，最后殉难于土木堡之变(《同治苏州府志》卷七十九《人物六》)。另外一位是儒医周祖礼，他少年习举子业，后来因为母亲患病转而习医，又因治愈总督大人的奇疾而名声大噪，但并未有职业行医的记录，所以方志中描述他为：“好诵宋儒，书工篆隶，善行多可纪，以医掩其行谊云。”(《同治苏州府志》卷八十三《人物十》)。在《同治苏州府志·列女》中记载的3位医学人物都算是职业医者：一是崇祯时业医王石林妻孙氏，孙氏应该是精通针砭技术并协助其丈夫执业，但传记主要记录了她衣不解带侍奉汤药乃至于尝粪以孝敬生病婆婆的故事(卷一百十九《列女七》)；二是孙之镇妻汝氏继承了父亲疡医的精湛技艺，但重点描述了其在丈夫病故以后守节、为公婆送终和养育侄儿的故事(卷一百二十一《列女九》)；三是吕佩芝女儿，在嫁给顾汉明之后依然以医为业(卷一百二十四《列女十二》)。但以当时社会观念而言，医生主要是一种男性的职业，所以这三位女医者被记录下来的主要原因还是其在节孝等传统女德方面的功绩。

《同治苏州府志·艺术》中才开始记录“主要社会角色是医者”的人物。《艺术》专门记载具有某种专门技艺的地方名人，《同治苏州府志》凡例中统称为“杂技”，又记述该志沿袭乾隆志将其分为书画、医、琴棋、术数、工(艺)等五类，这基本上是按照中国官修正史艺术(方伎)志的规定来进行划分的。中国古代除了士、农、工、商的大致划分以外，并没有具体而又统一的职业分工制度，在医疗领域更是如此。虽然明代初年户口制度中规定了一部分人世代为“医户”，但方志中没有对所收录医者的户籍做出描述，界定其身份最主要的标准还是看其“是否业医”。

《同治苏州府志》出现的所有医者中有姓名可考据的各类医者约110人

（可能会有个别遗漏），其记录散布于人物志、艺术志、列女传、杂记等。筛选这些记录的标准是方志中明确记载他们——或有医名，或以医为业，或有医学活动，或有官方的医学专业身份。换言之，这些人都是在方志著录者眼中——在某种程度上也代表了地方社会的正统观点——正规的"医者"。以下是地方志中对这些医者进行身份描述时所使用的术语的出现频次简表：

类型	典型描述	人数
明确的医学专业官职	太医（包括太医院院使、院判等具体官职）、御医、王府良医[1]、医学教授等	18
明确的职业医生身份	业医，或以医为业	71
有明确文士或儒生身份兼行医	善医，或精于医等	10
有明确官职兼行医	某某职善医、精于医等	6
明确描述为儒医	业儒精医，弃儒从医，弃官（致仕后）从医等；主要身份是业医	17
明确描述为世医	世医，或世业医，都属于业医	29
专科医生（属于业医）	喉医 1 人，带下医（或女医、女科）3 人，小儿医（颅囟医）3 人，痘医 3 人，疡医 5 人，眼医 1 人，都属于业医	16
具有正式医者身份的女性	女医（不同于男性女科医者）	3
有明确宗教身份的医者	道医	2

本书也简单统计了《乾隆江南通志·人物志·艺术》中的医家，该志记录的医者与《同治苏州府志》略有不同。如该志艺术志中共记载医者 80 人，其中除 3 人是有明确官员身份但也从事医疗活动外，专业医家中有官医（含太医、良医、地方医官）共 17 人，其余 60 人均明确为民间业医者，其中包括各类专科医生 17 人（含幼科 3 人、痘科 3 人、眼科 2 人、针砭医 5 人、疡医 3 人、推拿医 1 人）。对民间医者的记述主要关注以下一些内容：有医书传世或者在医理学术上有重要阐发（18 人），有比较突出或奇异的医疗活动故事（27 人），另外还明确记录了世家医学传承和医学师承（7 人）。

从上述统计可以看出，地方志在收录医学人物时具有三个重要特征：

[1] 明代各藩王府均设良医所，主管王府医疗。洪武四年（1371），良医所设良医正、良医备 1 人，寿官数人，俱从文官，由太医院推荐，吏部任命。

第一,收录标准是人物在社会生活中最主要的职业身份,但因为清代晚期之前并没有对医者进行官方职业认证的制度,所以部分医者的主要职业身份有可能是士人或官员,他们被收入艺术志的原因主要是其大量进行医疗活动而且有比较出色的记录。无论如何,这些医者所进行的都是主流文化意识形态所认可的专业医学学术和医疗活动,即使是那两位道医也都是在籍的道人使用正规医疗技术而非道教符箓治疗疾病。这样就把一部分通过神仙道术、民俗宗教或巫术来进行医疗活动的人排除出去。这些人虽然也在为病人提供某种具有医疗效果的照护行为,也可能获得了不错的效果,但在地方志的编修者眼中或者地方社会主流文化观念中,他们都不算是真正的医者。

第二,地方志收录的医者入选的标准较低,且比较偏重于他们与地方社会的关系。不同于官修国史对医家的筛选标准——在全国范围内有重大影响,地方志的入选标准主要是地方上的声誉、本地的医疗故事和对地方社会所做的贡献。在《同治苏州府志·艺术》中有很多被收录的医家明显属于地方性的名医,其事迹也基本都是从更低一级的下属各县县志中抽取出来的。如果是拥有全国性声誉的医家,地方志的叙述方式会发生一些改变。官修国史对医家事迹的记述,体现出了明显的官方意识形态和文人趣味,即注重医家在著述和学理阐发方面的成就,以及他们与国家级的重大历史事件或重要人物的关联。地方志对人物的记录角度要丰富得多,在不违背官方意识形态和主流文化的基础上,增加了对地方性趣味的关注。如有关常熟缪希雍的记录,在《明史》中仅仅对其医学事迹以"精通医术,治病多奇中"一语带过,而后对其关于《本草》的研究做了不少介绍,并专门记录了其《本草单方》一书,但在《同治苏州府志·艺术·缪希雍》中,对其医学水平、学术成果和相貌个性等都有所描述(转引自《常熟志》)。又如《同治苏州府志·艺术·盛寅》,在几乎照搬《明史》的相关记录之后,又补充了盛寅的弟弟盛宏的事略(引自《松陵文集》)和盛氏家族世代业医名医辈出的成就(引自《姑苏志》)。

第三,地方志中记录了大量不会出现在官修国史和医家专门史志当中的医者类型,最主要的就是各类专科医生。《明史·方伎》中具有专科医生特点的仅有六安李玉和归安凌云两人,都以针术闻名天下,李梴《历代医学姓氏》中只记录擅长针术的医生 7 人,独精于按摩术者 1 人,另有数人被记为精通幼科或妇科,而绝无一名明确被看作专科医生的医者。在《同治苏州府志》中共记录了 16 位各类专科医生(喉医 1 人、带下医或女科 3 人、小儿医或称颅囟医 3 人、痘医 3 人、疡医 5 人、眼医 1 人),《乾隆江南通志》则记录了专科医生 17 人(含幼科 3 人、痘科 3 人、眼科 2 人、针砭医 5 人、疡医 3 人、推拿医 1 人)。这些医者在某些文人和医家眼中偏守一技之长,并不是真正精通医学学术,但专科医生只要具有足够的地方声望——事实上专科名声往往就是成就于民间社会的长期记忆和传诵——都会被作为可资入史传的医者记录在地方志之中。

在《同治苏州府志》中还出现了作为业医的女性,虽然她们都被收录在《列女》中,被记录下来的主要原因也是在节、孝等传统女德方面的功绩,但相对于官修正史中仅仅是因为介入了某一重大历史事件才会偶尔出现的女医(如在《汉书・孝宣许皇后传》中因为参与霍光专权事件而被记录下来的女医淳于衍),一来拥有了自己的专属传记,二来在地方文化主流中获得了"医者"的称号。但同样具有专业医疗技能且有可能在民间社会享有很高声望的群体——稳(产)婆却并不被称呼为"医者",也未有专门立传。这一正一反两个例子都表明,在明清时期的江南民间存在着一个介于官方意识形态和基层民间生活之间的有关"正统医者"的标准体系,它比较贴近于民间真实的医疗需求和医生评价方式,所以专科与女医都会成为民间社会的公共记忆并被地方志录入,但也不会完全违背主流文化意识形态,所以稳婆等补充医疗从业者无法进入。

地方志中出现的医者应该是在地方社会观念中的"正统医者",其正统性标准与地方生活现实需要和文化主流观念相关,是由地方官府和知识分子为主体来陈述,但并不完全忽略普通民众的态度和意见,相对关切地方民间习俗、传统、生活方式、组织结构和社会各阶层意愿的一种多维度的文化结构。

(三)民间正统医者的标准

很多学者都认为,在官方医疗服务和管理缺位的情况下,明清江南地区的民间医疗市场是自由开放的,但事实上民间社会自有其进行选择和组织管理的标准,这从清代地方志中医者入选的情况可以一窥端倪。这里尝试提出一套民间正统医者的鉴别标准,这套标准强调的是"医者"身份受到社会主流文化和组织结构的接受与认可,即他们不仅被社会接受为一个"专业医生",还被视为一个在文化、制度和价值观体系中的"自己人"。民间医者的正统性标准主要是用来解决医者与社会的互动问题,其中的专业性标准是要将医者从一般平民中区分出来以确定其专业身份,但这个标准又必须借助于社会机制才能够获得民众的认可;而"自己人"标准则是要将其与地方社会紧密联系为一个整体，但在某些特定的情况下又必须接受专业标准的强势植入。

1. 专业性标准

这里所说的“专业性”，并不仅仅是对其医学专业资质的判断，而且是要将其放在一个更大的范围内进行考察。首先需要说明，是否以医为业并不是正统医者专业身份的必要条件，如很多拥有其他社会身份（如生员、士绅、退休官员等）但经常从事医疗活动的人都在地方志传中获得“医者”称号，而以医为业者的专业性却常常遭到文人和医家的质疑[1]。民间正统医者的专业性包括两个方面：首先是医者所秉承的究竟是社会主流观点认同的医学，还是其他类型的知识和技能。例如产婆以多年的临床经验、草药先生以家传之偏方、巫师神汉以祈祷咒诅都可以为人提供医疗服务，但在社会主流评价中都不算是真正的“专业”医生。其次是医生所秉承的医学知识和技术与地方社会普遍接受的医学观念是否一致，否则他们有可能会被看作“异类”并进而遭到其他医者和病家质疑。

总体来说，医家专业性的审核门槛极高，即使具有很好的儒学和医学修养也很难对其专业水平作出准确判断，如明代士人李开先就说：

> 儒如无文学识见，遇人一问及所司一试便知底蕴。医则依托脉理，啜哄病家，以为某经受患，某药可投，偶中则以为己功，君臣佐使，倒行逆施，不效则又绐言服药非法，药品不佳，或事务动劳，或气怒冲突，毕竟以制丸药缓补缓攻，以待元气自复为辞，又或买取异药以作去计，因而费人者多矣[2]。

如果像李开先这样的知识分子都感到辨别困难，那么普通百姓又如何是好呢？

在现实中，如果病家有能力，可以通过自己的判断或借助其他医者的帮助来检验个别医者在知识上的专业性水平，但对于社会资源匮乏的底层民

[1] 事实上，在中国医德的传统叙事中“以医为业”常常构成对专业性的威胁，这是因为中国传统医德要求医者不可将行医视为谋生的手段，如明代龚信在其《医箴》中说得很清楚，医生应该“不炫虚名，惟期博济，不计其功，不谋其利”。所以在中国古代医学史上，有很多著名的医生和医学家都不以行医为谋生的职业，甚至耻于以医为业。

[2] （明）李开先：《李中麓闲居集》文卷五《陆岐泉奕世儒医赠言录·序》，明刻本。

众，医者往往只需要报得出《内经》《素问》之名，背出几条阴阳脉诀就足够应付了。前引崇祯本《金瓶梅》在第六十一回提到的赵太医，此人向主家证明自己的专业能力时便随口报出：

> 每日攻习王叔和、东垣勿听子《药性赋》《黄帝素问》《难经》《活人书》《丹溪纂要》《丹溪心法》《洁古老脉诀》《加减十三方》《千金奇效良方》《寿域神方》《海上方》，无书不读。药用胸中活法，脉明指下玄机。六气四时，辨阴阳之标格；七表八里，定关格之沉浮。风虚寒热之症候，一览无余；弦洪芤石之脉理，莫不通晓。小人拙口钝吻，不能细陈。

说完这番话，不仅西门庆无以指摘，就连与之存在竞争关系的另一位医者何老人也不得不默许其参与诊治，一直要等到这位赵太医在诊断和处方中露出马脚之后，才向主家揭露其冒牌医生的真相。这充分表明了外行人群体对医家的专业资格做出判断和评价的困难。

2. "自己人"标准

"自己人"的标准比较复杂，它涉及医者与地方社会的相互关系。一些以医为业的职业医生，虽然有可能拥有专业医生的身份，但由于其行医活动模式有可能显得不够正统——其中最有代表性的就是走方游医，他们因为与地方社会封闭式结构存在一定的冲突，所以在社会认知中是"专业"医者但并非"正统"。

正统的执业医者，除了专业身份之外，还需要某种能够被地方社会接受和认同的社会结构性因素为其背书，其中最主要的方式就是坐馆开业。坐馆行医具体包括医生在家挂牌开业、开设医馆或者与药店合作坐馆诊病等不同形式。

医者坐馆开业具有多重社会意义：首先是以一个稳定的机构或者地点来向社区宣告职业身份，并提供某种专业承诺，而开业成功本身就暗示着地方社区对这一宣告的认同。自宋代以后，苏州就是名医荟萃繁荣之地，相应地，如果能够在苏州尤其是医馆药铺比较集中的地方如阊门西街开业，则是在向社会申明自己已经或者有信心得到同业们的认可，本身就构成了一种强有力的证据。而且，在固定地点正式开设医馆，意味着职业活动场嵌入地方社会的生活空间，这使得医家与病家之间有机会建立起某种稳定的地缘和人际关系。据《清俗纪闻》记载，乾隆时期江浙一带的医者已经形成了相对稳定的出诊规律，即上午在家应诊，午饭后则出门赴诊[1]，医家出诊所能涵盖的空间范围就构成了他们地缘信用的边界。其次是正式开业就要遵守一定的行业和市场规范，而这为医者提供了某种合法性依据。明清时期江南医疗市场上的开业医群体，虽然没有形成类似药业行会那样的行业自我管理组织[2]，但还是具有一些相对稳定的地方性的行业行为规范。如明代业医刘纯的有关开业行医的"家训"（据说是录自朱丹溪）中，不仅有关于专业、道德修养、家务处理、邻里人际关系处理等个人为人处世方面的要求，还有对如何开业行医、处方抓药、书写药帖、药品定价及如何与同道相处等行业性规则方面的教诲[3]。

另外一种证明医者是"自己人"的方式，是医家与地方社会上的合法机构或者地方社会上层阶级建立关系，从而构成自身合法性的证据。具体又可以大约分成以下几种模式：第一，成为族医。这种模式在明清徽州地区最为常见，据唐力行等人的研究，明清时期徽州地区的大型宗族往往会设定族医，具体包括选择族内子弟习医，或延聘出身本族的名医兼做族医，或选择非本族人但与本族具有婚姻关系或者其他长期稳定的人际联系的人成为族医[4]。第二，通过加入合法的民间组织而获得认可。明末至清中叶，扬州为两淮盐业所萃，徽商云集，大量的徽州医家随之客寓、迁徙扬州[5]，他们受聘于徽商

---

〔1〕（日）中川忠英：《清俗纪闻》，方克、孙玄龄译，北京：中华书局，2006年，第201－202页。

〔2〕雷祥麟指出，中国传统社会的医生一直没有形成进行自我管理和规范的社会组织和制度，直到1933年，上海国医公会制定了十八条"国医公约"，中医界才产生了专门论及同道相处的伦理规范，并对其保障组织加以规定和强调。参见雷祥麟：《负责任的医生与有信仰的病人——中西医论争与医病关系在民国时期的转变》，《新史学》，2003年第14卷第1期，第45－96页。作为一个证据，在《明清苏州工商业碑刻集》上可以看到包括药业公会在内的数十种行业公会的相关资料，却没有医业公会的信息。参见苏州博物馆、江苏师范学院历史系、南京大学明清史研究室：《明清苏州工商业碑刻集》，南京：江苏人民出版社，1981年，第349页。

〔3〕（明）刘纯：《杂病治例》，载于姜典华主编：《刘纯医学全书》，北京：中国中医药出版社，1999年，第468页。

〔4〕唐力行、苏卫平：《明清以来徽州的疾疫与宗族医疗保障功能：兼论新安医学兴起的原因》，《史林》，2009年第3期，第43－53、189页。

〔5〕张玉才：《明清时期徽人在扬州的医事活动及影响》，《中国中医基础医学杂志》，2000年第6卷第9期，第62－64页。

开设的善堂医馆，借助同乡关系开始执业[1]，而这一聘任本身又可作为资格的证明，帮助其逐步在本地打开知名度。医者主动与地方名人雅客组织社团，会对其在当地开业行医形成助力。第三，与社会高层建立强有力的社会关系，即医者获得具有较高社会地位者如皇家、著名官员、知名学者或地方士绅的肯定、褒奖和推荐，并进而赢得民众之认可与信任。其中最典型的案例莫如浙江萧山竹林寺女科：南宋绍定六年（1233），因为僧医静暹（晓庵）治愈理宗赵昀的皇后谢道清的重病，被赐封为"医王"，并形成了所谓"十世医王"的世系。之后竹林寺女科在历代广受信任，一共传承了一百零七世[2]。

三、民间正统医者的社会构成

从地方志等史料可以看出，被民间社会认可为正统医者的大多数都是业医。但由于中国古代并无医生执照制度，并不对开业者的专业资质进行审核管理，所以开业医想要在诸多同业的竞争中脱颖而出，还需要找到不同的身份标签，并借此建立起一个民间正统医者之社会信誉的阶层体系。如清代名医陈修园就提到了三种医者：

> 时医因归脾汤有引血归脾之说，谓引血归脾即是归经。试问脾有多大，能容离经之血，成斗成盆尽返而归于内而不裂破乎？市医固无论矣，而以名医自负者亦蹈此弊，实可痛恨[3]。

此处提到了三种医生——时医、市医、名医，在作者眼中时医、市医（都是普通开业医）均是不学无术之辈，名医好一些但仍然不能发现医学之真意，言下之意恐怕只有像他这样的儒医才是最好的医生。又如明浙江开化人金用诚为世医汪彦直赠序中提到，汪彦直本是世医，从其祖父开始都是业医，汪氏

〔1〕 徽商经常开设善堂医馆，为同乡同业提供社会保障服务。譬如虞山徽商："前明在虞山北麓建设梅园公所，置地厝棺，以安旅骨，延僧看守，迄今弗替。嗣因公所隘窄，间遇有病就医之人，难以留顿。复于乾隆六十年（1795）在常邑境内附廓西庄，原设停棺栈屋之旁，卜建房屋，额曰存仁堂，以为徽人寄栖医病之所。"转引自苏州博物馆、江苏师范学院历史系、南京大学明清史研究室：《明清苏州工商业碑刻集》，南京：江苏人民出版社，1981 年，第 349 页。

〔2〕 萧天水：《近代萧山竹林寺女科传承史略》，《中华医史杂志》，2000 年第 2 期，第 73－75 页；周明道：《萧山竹林寺妇科世系补考》，《浙江中医学院学报》，1981 年第 6 期，第 43 页。

〔3〕 （清）陈修园：《医学三字经》卷一，清嘉庆九年（1804）南雅堂刻本。

家族的医名甲于衢郡,但"远近称汪氏必曰儒医,不敢以寻常方枝(技)目之也"[1]。以上例子都说明,在民间对医家的评价系统中,儒医的身份高于世医和其他专业医者。但在儒医群体内部:也往往以掌握不同层次的文本来区别医者的地位。穷研《内经》《金匮》之医者,自认或他人认为其知识较佳,因而其技艺和地位高于那些只会背诵歌括和方书之徒,更远胜于只靠经验的医者,遑论女性医者或巫医[2]。

由此可以看出,在正统医家群体内部,还存在着一条由儒医而世医、而普通业医、而女性医者的歧视链,至于补充医疗从业者如走方游医、三姑六婆和巫医等,又更等而次之。

(一) 业医(或市医)

"业医"这一概念强调的是一位医者是否以行医作为其最主要的谋生手段。但因为明清时期官方制度和民间行业管理机制的缺乏,医者开业并无专业门槛,也没有资质审核与执照授予的程序,开业者的专业水平完全需要病家自己去判断,这就很容易出现非专业人士混迹医疗界的情况。清代浙江医家陆以湉曾言:

> 近见悬壶之辈,往往明日出道,今日从师,牌书内、外两师传授,甚至兼治痧痘、咽喉。探其根底,一无擅长,不过取门数之多,以博钱财。抑知赋质有限,何能兼善?病者不知,恒被贻误[3]。

清曹晟《夷患备尝记》也记载了一个原以卖汤团为业的王某,在1842年六月上海战乱期间,为了讨好驻扎士兵以招揽生意,先是替他们刮痧或赠予一些消暑的药茶,久而久之竟被传言为能医,最后竟然开业行医,获取大量财富的故事[4]。

除了少数拥有师承背景或儒学背景的人以外,大多数开业医者的基本知

---

〔1〕(明)金实:《觉非斋文集》卷十六,明成化元年(1465)唐瑜刻本。

〔2〕祝平一:《药医不死病,佛度有缘人:明、清的医疗市场、医学知识与医病关系》,《"中央研究院"近代史研究所集刊》,2010年第68期,第1-50页。

〔3〕(清)陆以湉:《冷庐医话考注》,朱伟常考注,上海:上海中医学院出版社,1993年,第19页。

〔4〕(清)曹晟:《夷患备尝记》,收入《上海小志　上海乡土志　夷患备尝记》,上海:上海古籍出版社,1989年,第153-154页。

识能力和专业水平都比较低劣，不能对其医疗手段的有效性提供理论方面的解释和说明。传统医学当中，本来有大量经过师徒口耳相传的手上技艺和一些有效的偏方、单方，但因为这些医学技术不能得到医学经典书籍和理论的加持，所以不被士人和儒医群体所喜。清代自认儒医的眼科名家黄庭镜就评论说："常见市医，当有治，易治，却不能治、辞治，甚而治至不治。遇难治、无治，偏许治，不惮劳走治，甚而赠药包治。"〔1〕光绪五年(1879)出版的民间笑话书《笑笑录》中记录了一个"布医"故事：

> 外祖病时，数医皆庸手，有郑姓者名颇著而技尤庸。耽延月余，病益深，后请陈修园来诊，遍视旧方曰：皆为此等所误。批郑某方后云：市医伎俩大概相同。越日众医见之皆色沮，郑唶曰：陈某何以呼我辈为布医？闻者匿笑，遂号郑为布医先生云〔2〕。

业医所面临的最大难题是对其道德品质的质疑。本来以医为业就是为了谋求生计，但在明清医学儒化的大背景之下，以医学谋生变成了一个在道德上不可以接受的选择，最典型的论述如清代名医徐大椿所说："(医)救人心，做不得谋生计。"〔3〕这显然是一种过于苛刻的道德要求，医者不可乘人之危并对贫病予以援手当然是医中君子应行之义，但如果连"谋生"这一基本目标都需要摒弃之，显然是违背基本社会常识的。在市场上的业医者，如果明确把医学当作一种谋生的职业，在明清道学家眼中就变成了贪利之徒："市医探利恒态，献白金如干挺"〔4〕，"吾见世之医，有幸人之疾以售其技，若市利然，疾未及治，先声以夸其功，计其疾稍治即索报。不获报，辄怒。有两三医争功者"〔5〕。或者是精于钻营的小人：

〔1〕(清)黄庭镜：《目经大成》卷二《八十一证》，清嘉庆达道堂刻本。

〔2〕(清)独逸窝退士：《笑笑录》卷六《布医》，清光绪五年(1879)申报馆丛书本。书中注明这个故事摘录自梁恭辰《池上草堂笔记·自叙》，是书撰于道光二十三年(1843)。早《笑笑录》一年出版的文人笔记《止园笔谈》也收录了这个故事，可见其流传之广。参见：(清)史梦兰：《止园笔谈》卷二，清光绪四年(1878)刻本。

〔3〕(清)徐大椿：《洄溪道情·行医叹》，清道光四年(1824)徐培刻本。

〔4〕(明)焦竑：《国朝献征录》卷七十八《世医韩襄传》(祝允明撰)，明万历四十四年(1616)徐象樗曼山馆刻本。

〔5〕(明)徐有贞：《武功集》卷二，清文渊阁钦定四库全书本。

> 余自识事来，见市医之黠者，咸结长吏钻贵官以谋利，而其术，则先交于胥史左右，酒食钱币日输，若辈家闻新除官至，徒隶往迎，则馈送稠叠，且侦其曹若何而已，加厚焉，以相倾冀独为己地及一当，乃公召请之，使沓至青黄之额县楹，招摇市上，关通门内，受赇坏法，不可殚纪。数年来俗益败，法益弛，一二黠者公然肆志，各致赀数千金以上。扬扬中衢，人望见辟易，不可谓非结长吏钻贵官之效[1]。

(二) 儒医

很多研究者都将儒医视为民间正统医者中的精英阶层[2]，研究者们常常援引明李梴《医学入门·历代医学姓氏》关于儒医的定义："秦汉以后，有通经博史，修身慎行，闻人巨儒，兼通乎医。"[3]从这个定义来看，李梴以及后世研究者是从知识水平、技能水平和道德水平这三个品质来界定这个医者群体并证明其优越性的，基本上符合官方意识形态和主流文化标准的做法。但教育程度较低且信息流动不畅的明清民间社会并没有足够的能力和资源对此进行准确判断，所以专业品质还需要与地方性的社会生活习惯、制度、特定的社会组织和机构产生某种内在的紧密关联，才能够被准确地认知和评价，并转化为医者有效的社会信誉，否则便有可能造成有真才实学的医者不被社会承认，或者庸医打着世医、儒医的旗号欺瞒世人等情况。

明清时期儒医大量出现的原因，根据当代学者的研究，主要包括以下一些因素：北宋多位皇帝雅好医学，大力推动医学发展，国家在医学事业上取得了巨大进步；宋代以后，名家刊印医书、开办医学教育机构和医药机构、民间习医风气的兴盛等因素，改变了医学的传统授受模式，尤其为儒生自学医学提供了条件；在医学领域，文本知识的正统地位以及从文本研读路径进入医学的正当性被逐渐树立起来，塑造了儒医在专业上的精英地位；从宋代儒家学者开始鼓吹"学者以治生为首务"，加之皇家对医学事业的重视，使不少儒生将投身医学视为一种谋取前程的正常手段，尤其是范仲淹"不为良相，则

---

〔1〕 (明)刘城：《峄桐文集》卷三，清光绪十九年(1893)养云山庄刻本。

〔2〕 祝平一：《宋、明之际的医史与"儒医"》，《"中央研究院"历史语言研究所集刊》，2006年第77卷第3期，第401－449页。

〔3〕 (明)李梴，《医学入门》，田代华、金丽、何永点校，天津：天津科学技术出版社，1999年，第18页。

为良医"之语一出，为落魄儒生转向医学领域提供了价值合理性辩护；而最现实的影响因素可能是当时科举竞争过于激烈，士人通过科举考试进入社会上升渠道的机会过于渺小[1]。对于这个问题，本书不需要再作过多阐述，下面主要讨论儒医这一身份对民间医疗生活的影响，及其在民间生活中遭遇的困境。

儒医之所以被视为民间医者的精英，主要是因为他们在医学专业和道德两个方面都拥有某种文化优势。就医学专业知识而言，明代医家很强调儒学修养对医学学习的重要性，如李梴在其《习医规格》中把读儒书作为医者每日的必修课，认为熟读儒书而后方可研习医书[2]。这首先是因为古代知识教育以儒家典籍为基础，且儒学作为把握天道的直接方法和理念基础，对医学的把握还具有提纲挈领、直指核心精要的作用[3]。在专业道德方面，明代大儒江畴为张杲《医说》作了一段跋文，特别强调了"仁心"的作用，认为：有"仁心"则庸医足以为良医，只要遵循这个"仁心"的要求，不论何种身份或者从事何种职业(行医或为官)都能成其"良"者；如果不能以"仁心"来役使"伎(技)艺"，"虽良医且庸矣"，这个"庸"虽然主要也是在道德的层面展开，但他显然认为，道德上的缺陷会导致技艺无法精进。所以，当人们感叹医者技艺平庸、祸害百姓的时候，其根本不在技艺，而在于道德——"岂真无良医耶，不仁之

〔1〕 相关论述很多，可参见李经纬：《北宋皇帝与医学》，《中国科技史料》，1989年第3期，第3－21页；徐仪明：《北宋中原医学文化勃兴之原因初探》，《南京中医药大学学报（社会科学版）》，1999年第1期，第16－19页；薛公忱：《论医中儒道佛》，北京：中医古籍出版社，1999年，第4－6页；陈元朋：《两宋的"尚医士人"与"儒医"：兼论其在金元的流变》，台北：台湾大学出版委员会，1997年，第81－102页；梁其姿：《面对疾病——传统中国社会的医疗观念与组织》，北京：中国人民大学出版社，2012年，第21－25页；胡发贵：《从"谋道"到"谋食"——论宋明之际儒家价值观念的迁移》，《中州学刊》，2003年第5期，第158－161页；马伯英：《中国医学文化史》，上海：上海人民出版社，1994年，第476－482页；邱仲麟：《医生与病人——明代的医病关系与医疗风习》，载于余新忠、杜丽红主编：《医疗、社会与文化读本》，北京：北京大学出版社，2013年，第318页。

〔2〕 (明)李梴：《医学入门》，田代华、金丽、何永点校，天津：天津科学技术出版社，1999年，第1487－1488页。

〔3〕 (明)缪希雍：《神农本草经疏》卷一《祝医五则》，清文渊阁钦定四库全书本。《祝医五则》曰："凡为医师，当先读书。凡欲读书，当先识字。字者，文之始也，不识字义，宁解文理？文理不通，动成窒碍。虽诗书满目，于神不染，触途成滞，何由省入？譬诸面墙，亦同木偶，望其拯生民之疾苦，顾不难哉？故昔称太医，今曰儒医。太医者读书穷理，本之身心，验之事物，战战兢兢，求中于道，造次之际，罔敢或肆者也。外此则俗工耳，不可以言医矣。"

心坏之也”[1]。明代肖京对“儒医”概念还有进一步的阐发，特别强调了儒医可以“立言垂教”，“进而医国，羹调元鼎，寿君泽民，跻世熙和”[2]。这一阐释已经超越了知识论上“医儒皆通”的规定，直接上溯到“上医医国”的政治话语传统，给儒医赋予了一个符合国家意识形态的道德形象。

明清时代的儒家士人在儒学的进阶和医学的精进之间建立了一个具有逻辑必然性的因果链条，如明代官员徐有贞在《赠医士陆仲文序》中指出：“医有儒之称者，谓其儒而医也，儒而医，则其于理必明，于术必精，而存心必正，理明术精而存心正，则必能愈人之疾，全人之生，而不为庸工苟利之行。故医必儒之为贵也。”[3]很多人都认为儒士习医极为容易上手，以至于产生了像“秀才学医，笼中捉鸡”或“儒学医，菜作齑”这样的民间俗语，但也有很多文士和医家反对这种观点，最早的一篇议论来自宋代周守忠《历代名医蒙求》中记录的“赵言沈羞”故事，通过医师赵从古之口反驳了儒生习医十分容易的观点[4]。明代儒生李开先也认为：“但读书无成及作秀才不终者，方去学医，以为安身之地糊口之资，岂有不善为儒而顾善为医者乎？在此不能援儒而入于医，在彼亦不能推医而附于儒。”[5]万历年间，钱塘人沈长卿亦有类似言论，认为好秀才学医，才可以做良医、名医、时医，低秀才学医，只能成就一个庸医[6]。

由于儒医拥有很高的社会信誉，所以医家往往喜欢将“儒医”的名号拿来做招牌，自诩儒医来提高身价，如清代海宁藏书家周广业所著《过夏杂录》中就描述说“今士人习医辄自号儒医”[7]。又因儒医并没有一个可以操作的培

---

〔1〕（明）江畴：《张杲〈医说〉跋》，载于（明）张杲：《医说》，清文渊阁钦定四库全书本。此跋仅见于这一版本。

〔2〕（明）肖京：《轩岐救正论》，北京：中医古籍出版社，2015年，第511页。

〔3〕（明）徐有贞：《武功集》卷二《赠医士陆仲文序》，清文渊阁钦定四库全书本。

〔4〕（宋）周守忠：《历代名医蒙求》卷下《赵言沈羞》，南宋临安府太庙前尹家书籍铺刻本。后来徐春甫将这个故事收入了《古今医统大全》卷三《翼医通考》。这个故事说的是，庆历中进士沈常仕途不顺，后来在京城看到翰林医官耀武扬威，遂决定学医，前去拜见太医医师赵从古。从古认为，医术性命攸关，而沈常因仕途未遂而学医，恐怕不能精研。沈常则十分气恼，辩解说，我作为一个儒士，熟读孔孟之书，粗识历代君臣治国之道，以高艺而学伎术，怎么会不能精通。从古于是正言说，“恐非浅尝能矣”，然后向其历数自三皇以下历代之名医才学之高，并且指出儒、医之学，分别在礼义和损益，而损益不分最为危害性命，不可轻视。最后进士沈常羞愧而退。

〔5〕（明）李开先：《李中麓闲居集》文卷五《陆岐泉奕世儒医赠言录·序》，明刻本。

〔6〕（明）沈长卿：《沈氏弋说》卷五《庸医杀人说》，载于《四库禁毁书丛刊》子部第21册，明万历四十三年（1615）刊本。他的朋友闻启祥的评论更加刻薄，认为好秀才作医更加危险，因为学问聪明都是杀人利器（见《庸医杀人说》文末评语）。

〔7〕（清）周广业：《过夏杂录》卷二《儒医》，清种松书塾钞本。

养程序和评价标准，基本上就是读过儒书、医书就可以自称儒医。据陈元朋研究，“儒医”一词北宋年间尚强调医者需拥有正式的士人身份，但从南宋以后就逐渐转变为对医者的道德评价，是否习儒术、有儒心、具儒行成为儒医的核心标准[1]，而这些标准都很难通过一种客观的标志来进行衡量和评价。由此，祝平一指出，传统中国的儒医群体一直不得不“摆荡在‘社会声望的标签’和具体的‘社会群体之间’”[2]，并没有真的形成一种可靠的社会组织或专业共同体。对一般平民来说，一个医者是否为儒医，除了看其冠带、言行、医疗表现之外，是否拥有医、儒两个群体的关键性标志，才是真正重要的证据。儒医的医家身份，一般民众可以从其是否行医治病的行为来确认之，而其儒家身份则很难依靠自己的能力来做出判断，更多是依赖于一些实质性的和制度化的标准，如地方志的记录中明确以儒医形象出现的医者，有“世业儒”“习举子业”等记载，这就是借助科举制度和有关士人身份的国家规定来确认。在具体的操作上，医家谋求地方士绅或官员赠送“儒医”的称号或者匾额，这更是一种有效的宣传手段。如明代儿科名医万全（号密斋）在其《幼科发挥》卷三中，就颇为自得地记录了被本地官员赠送“儒医”牌匾的事迹：“湖广右布政孙小姐，五月病泻，至七月犹未止。诸医治之皆不效，差人召余……调治半月而效。公大喜，给札付冠带儒医匾，白金一十两。”[3]《明代戏曲《还魂记》中也记录了一个郎中重开药铺，有地方富户赠送“儒医”二字牌匾以做宣传之事[4]。医家之所以如此看重儒医牌匾，恐怕正是因为对于普通民众来说这才是他们容易理解和接受的“儒医”身份的客观标准。

儒医在民间医者群体中拥有最高的社会地位固不待言，但因为明清之后这一称号过于泛滥，大量科举不成的“低秀才”进入医学领域，儒医的称号逐渐开始贬值。在专业医家看来，至少有很大一部分所谓儒医并不真的具有真才实学，如清代医家黄庭镜就讽刺说：“到底穷酸，指大招牌，大书儒医，行动

〔1〕 陈元朋：《两宋的“尚医士人”与“儒医”：兼论其在金元的流变》，台北：台湾大学出版委员会，1997 年，第 221、294 页。

〔2〕 祝平一：《宋、明之际的医史和“儒医”》，《台湾“中央研究院”历史语言研究所集刊》，2006 年第 77 卷第 3 期，第 401 - 449 页。

〔3〕 (明)万全：《幼科发挥》卷三《脾所生病 · 泄泻》，载于傅沛藩等主编：《万密斋医学全书》，北京：中国中医药出版社，1999 年，第 590 - 592 页。

〔4〕 (明)汤显祖：《还魂记》(即《牡丹亭还魂记》)第三出，载于(明)毛晋辑：《六十种曲》一百二十卷，明末毛氏汲古阁刻本。

必肩舆仆马，究其所蕴，又不过七十二症，所谓羊质虎皮，虚有其表，浪费民财。”[1]民间对儒医的态度，也不尽然追随士人的偏好，如清末小说《斯文变相》第一回中，病家派家丁去请一位挂牌老医唐金鉴，当家丁看到唐氏医馆门口挂着的招牌上标注着“三世儒医”的名号时，心里有一番打算：“我们老爷真正胡涂了，为什么请教起儒医来呢？处馆带行医，本来就打十八层的地狱。这位先生，既是三代的儒医，三个十八层不是要打五十四层地狱么？”[2]其中所谓“处馆带行医打十八层地狱”的说法，应该是当时民间有一定流传度的俗语。以上都反映出部分专业医者和普通平民与儒家知识分子在儒医问题上的不同认识。

（三）世医

从定义上来看，世医指的是“以医为业，世代相承者也”[3]。“以医为业”说明世医是业医群体的一个子类别，但“世代相承”强调医者知识的家族传承和技能、经验的积累，使这一群体在社会文化评价中从一般业医当中脱颖而出，最终形成了一个更加具有竞争力的社会身份标志。如《同治苏州府志》记载地方名医，多喜欢强调其“世其业”“家世其业”的特征。邱仲麟通过对明代江苏世医事迹的考察，发现在明清江南的医疗市场上，世医是唯一能在知识地位和社会地位上与儒医分庭抗礼的医者群体[4]。

《礼记》有言：“医不三世，不服其药。”这句话也是民间广泛流传的俗语。虽然明代李濂以为所谓“三世”指的是“三世之书”而非行医历经三代，但以“医学世代相传历经三世”之意来理解“医不三世，不服其药”的仍然是主流[5]。家学和拜师是明代江南地区医者接受专业教育和训练的最主要方式，只有少数人能够完全依靠自学成才[6]。所以儒士们也不得不承认医学

---

〔1〕(清)黄庭镜：《目经大成》卷一下，清嘉庆达道堂刻本。

〔2〕(清)遁庐：《斯文变相》第一回，光绪丙午年(1906)乐群小说社铅印本。

〔3〕(明)李梴，《医学入门》，田代华、金丽、何永点校，天津：天津科学技术出版社，1999年，第44页。

〔4〕邱仲麟：《绵绵瓜瓞——关于明代江苏世医的初步考察》，载于佐竹靖彦主编：《中国史学：第十三卷》，京都：朋友书店，2003年，第45-67页。引文在第47页。

〔5〕(明)李濂：《嵩渚文集》卷四十四《医辩三首有序》，明嘉靖刻本；邱仲麟：《绵绵瓜瓞——关于明代江苏世医的初步考察》，载于佐竹靖彦主编：《中国史学：第十三卷》，京都：朋友书店，2003年，第45-67页；贾鸣：《医不三世，不服其药》，《福建中医药》，1962年第5期，第12页。

〔6〕梁其姿：《面对疾病——传统中国社会的医疗观念与组织》，北京：中国人民大学出版社，2012年，第185页。

在家庭中世代传习有利于技艺的精进，如李濂虽然坚持“三世之书”说，但也承认世医群体“术以累叶而精，脉以诊多而验，药以历试而效。故抱疾者倚之以为命度，不至于有误也”[1]。医家群体对世医群体也颇为尊重，如明代儒医孙一奎就说过：“嘉靖间论医者，必首西吴，如周仲仁氏、凌汉章氏、王宾湖氏者，皆擅一时名，其家世必有传也，何需于予。”[2]如果仅从传承角度来论证医家的专业性资格，家世并不是必要条件，如清代著名医家叶天士，《同治苏州府志》记录其出生于世医家庭，但在民间流传的叶天士故事中，更强调其广拜名师的故事，如文士王葑亭所作的《叶天士小传》：“年十二至十八，凡更十七师。闻某人善治某症，即往执弟子礼甚恭，既得其术辄弃去，故能集众美以成名。”[3]学术师承与家族传继联系在一起，才能体现出更强的说服力。

与专业医者和知识分子的角度不同，一般人无法真正有效考证世医是否学有渊源、技术精湛，而只能从日常经验来判断世医的医疗水平，所以在世医家族的内部经验积累所造就的精良技艺，需要在地方社会生活中不断应验并且被广泛传播出去，才会形成世医的社会信用。成功的世医家族都需要去经营自己的社会关系网络，并通过其来确立自身的专业形象、社会地位和信誉。这一网络有两个重要的方向：世医家族通过与地方社会的紧密连接而获得稳定的民间日常信用，长期行医再加上成功病例积累较多就容易得到社会信任，如元代唐元所言，“所谓医门多疾者，以其收效者众，而信之者笃，故曰世医”[4]；世医家族通过进入官医体系获得官方资格的认证，如明代地方医学学官世传的现象以及太医院遴选医士、医官对世医家出身的偏重[5]，又反过来促成了世医家族在民间的影响力。换言之，即使是拥有足够专业内涵的世医群体，仍然需要通过与地方社区、官方系统和地方主流文化群体的关系来证明和强化自己的专业资格。

除此之外，世医在主流文化话语中始终处于略低于儒医的位置，所以明

〔1〕(明)李濂：《嵩渚文集》卷四十四《医辩三首有序》，明嘉靖刻本。

〔2〕(明)孙一奎：《孙氏医案》卷一《三吴治验》，载于韩学杰主编：《孙一奎医学全书》，北京：中国中医药出版社，1999年，第735页。

〔3〕(清)陆以湉：《冷庐医话考注》，朱伟常考注，上海：上海中医学院出版社，1993年，第14页。

〔4〕(元)唐元：《筠轩集》卷十一，载于(明)程敏政编：《唐氏三先生集》，明正德十三年(1518)张芹刻本。

〔5〕邱仲麟：《绵绵瓜瓞——关于明代江苏世医的初步考察》，载于佐竹靖彦主编：《中国史学：第十三卷》，京都：朋友书店，2003年，第45-67页。

清世医通常喜欢给自己再附加一个儒医的标签。其中，比较成功的世医家庭有能力获得较好的儒学教育，大力支持其子孙习举子业，或者广与地方士绅和官员交游[1]，使家族逐渐进入士人阶层，这样就同时获得了"业儒"和"业医"两个社会身份标签。在明清时期的文献中类似记录很多，如汪道昆作《正议大夫资治尹南京工部右侍郎新城方公廉神道碑》曰："方之先世著严陵白云原。建炎中以世医著，其后率守世业，不儒则医。"[2]太医王瞶斋敏墓志铭记述其童年故事时，也特别提到其师韩伯承夸赞其家："年十六从韩先生伯承学，伯承扣其所尝读先世藏书几何，随答之。曰，不失为世儒世医家子，可教也。"[3]

（四）正统宗教医疗者

中国历史上存在着多种宗教医疗者，其中道医、佛医最为典型，他们的特征是具有明确的被官方和地方社会承认的宗教身份，使用正统医学或者独特的宗教医学知识和技术来进行医疗，所以在社会认知中可以被看作具有特殊身份的医者，与后面所要讨论的依附于民俗宗教和民间巫术迷信的巫医有很大不同。他们一方面主要是借助历代官方和民间对宗教的信仰而获得合法的行医资格，使用符箓、咒语、祈祷等宗教仪式治疗疾病，另一方面也大量使用正统医学知识和技术提供医疗服务，兼之可以依托寺庙、道观等社区信仰组织和机构获得民众的认同，也可以算是一种民间正统医生。

中国古代的僧人在传教过程中，援佛入医，以医弘教，借医成佛，就形成了一个佛教医学体系。佛教医学首先包括伴随着佛教从印度传入的阿育吠陀医学，其中最为著名的就是以《龙树菩萨眼论》为代表的印度眼科学，当中的很多眼科药物学和外科学知识逐渐被国人接受并汇入中国传统医学[4]。其次还有一些中国本土医学传承借助寺院体系而发扬光大，最著名的应该就

〔1〕 王敏：《清代松江"医、士交游"与儒医社交圈之形成：以民间医生何其伟为个案的考察》，《社会科学杂志》，2009年第2期，第147－155页。

〔2〕 （明）焦竑：《国朝献征录》卷五十三《南京工部二》，明万历四十四年（1616）徐象橒曼山馆刻本。

〔3〕 （明）焦竑：《国朝献征录》卷七十八《太医院》，明万历四十四年（1616）徐象橒曼山馆刻本。

〔4〕 如"金篦决障术"由古印度传入，在唐代被录入《外台秘要》，在宋代被收入《太平圣惠方》卷三十三《开内障眼论》，成为中国传统医学当中的一个重要的技术传承。参见耿刘同、耿引循：《佛学与中医学》，北京：中国中医药出版社，2017年，第113－114页。

是浙江萧山竹林寺女科传承了。考察发现，竹林寺僧医静暹治愈南宋理宗皇后所仰仗的“胎产前后秘方数十种，又胎产至要辨论及诊法共百十余条”并非源于佛学或者古印度医学，竹林寺女科的兴盛与该寺正统严谨且渊源有序的宗教组织结构有密切关系，但更主要是皇家大力表彰所带来的社会声誉的影响〔1〕。最后，为推广佛教，历代佛寺常有设立养病院等慈善之举，故广受百姓信赖，而佛家慈悲、利他、关注贫贱者的宗教道德，也多被我国医家和大众接受〔2〕。

道医一脉在中国古代更加源远流长，这是因为道家学问与中国传统医学在起源、体系上均有共通之处，而道教为追求长生而进行的诸多生命体验和实践，在某种程度上或也可以算作中医学临床实验之一种〔3〕。在宋代以前，大量知名医家都具有道家的身份，如东晋著名道人和医生葛洪著有《肘后备急方》，南北朝著名道人和医生陶弘景所著《养性延命录》兼有养生、医学和道家学术，唐代道人孙思邈撰有丹学著作《孙真人丹经》和医学经典《千金方》等。日本学者吉元昭治对道教医学有一个很有见地的分析，他将其分为三个部分：第一，中心圆，这是与中医学几乎相同的内容，也是道教医学的中心部分，包括汤液、本草、针灸等，其中具有道教特色的外丹术被归入了“本草学”范畴；第二，中间圆，这是最具道教特色的导引、调息、内丹、辟谷、内视、房中等知识，在艺文志的传统中可以归为“房中”和“神仙”两术的范畴；第三，外周圆，此为道教之宗教性的内容，包括符、占、签、咒、斋、禁、祭祀、祈祷和戒律行为等，是道教学术、民俗信仰和某些民间生命技术的混合体〔4〕。第三部分的知识在今天看来最有可能遭遇正统医者的抵触，但是其学术自有传承，理论表达系统又与一般民间巫术治疗不同〔5〕，一般平民、士人乃至于皇家都不乏信仰者，从社会学的角度来看也可以算作一种“正统”的医学了。

---

〔1〕 萧天水：《近代萧山竹林寺女科传承史略》，《中华医史杂志》，2000年第2期，第73－75页。

〔2〕 薛公忱：《论医中儒道佛》，北京：中医古籍出版社，1999年，第352－384页。

〔3〕 程雅群、程雅君：《道教医学与中医学关系刍议》，《四川大学学报（哲学社会科学版）》，2008年第2期，第57－62页。

〔4〕（日）吉元昭治：《道教与不老长寿医学》，杨宇译，成都：成都出版社，1992年，第8－9页。

〔5〕 例如明朝景泰时期临清徐景辉编著的《祝由医学十三科》，由《轩辕黄帝治病神咒》《先天南派五雷天心正法祝由科》《太极左宫仙翁治万病符诀》和《天医神书》部分组成，提供了由咒语、符及药物三部分组成的系统的治疗方法。虽然其中咒符医疗看起来与巫术十分相似，但就其理论化的水平以及与主流文化的关系来看，远不是地方民俗宗教治疗可以比拟的。

明清时期江南道教医学的兴起，与当时社会借助宗教手段实施“劝善”的社会文化潮流有关[1]，而地方道教组织对此潮流的积极响应，也是促使道教医疗系统发展的重要原因。通过提供医疗救助贫苦百姓，一向是道教组织用来吸纳信徒的手段，汉代五斗米道和太平道、魏晋时期的上清派和灵宝派等，都大量使用这种方法来发展宗教[2]。明清江南比较具有代表性的，是全真龙门派金盖山支派的闵一得及其所发起的“医世宗”。龙门派金盖山支派形成了一个涵盖社会各个阶层的庞大网络[3]，他们创立了“医世说”[4]，广施医药，救济贫苦，借此吸收信徒。作为国家认可的正式的宗教组织，道教组织或者机构足以为其所实施的医疗活动提供社会信用。

（五）女医

由于古代中国男女性别的社会分工模式，女性医者在医学史中出现的机会非常少，也很难被社会承认是正统的医者。当代研究者通常将拥有正统医者资格的女医和提供补充医疗的女性放在同一个序列中进行考察，如李志生把中国古代主要女性医者分为四类：一是官府太医令属下的女医，此类女医主要见于汉、唐两代，她们大略知悉医典和医方，谙熟医术，按脉诊疾，用药治病；二是女儒医，她们出自官宦书香之家，在家族内受到较系统的医学教育，熟谙医典和医方，按脉诊疾，用药治病，有医籍出版；三是士人家族女医，她们也出自官宦士人之家，熟谙医术，按脉诊疾，用药治病，但不谙医典；四是下层女医及其他妇女健康护理者，其中最重要的就是产婆[5]。这一分类大致符合历史现实，但如果以是否被看作专业医生的标准来看，第三和第四类医者都不被社会认可为真正的医者。

女性如果想要在中国古代社会获得一个被社会正式认可的医者身份，无法仅仅依靠自己的专业技能和成就，而是要依附在某些特定的机构或者社会文化身份之上。中国古代有所谓“四大女医”说，分别是：义妁（又称义

---

〔1〕 吴震：《明末清初劝善运动思想研究》（修订本），上海：上海人民出版社，2016年，第198页。

〔2〕 盖建民：《道教医学》，北京：宗教文化出版社，2001年，第41、44、62页。

〔3〕 高万桑：《金盖山网络——近现代江南的全真居士组织》，吴亚魁译，载于赵卫东主编：《全真道研究：第一辑》，济南：齐鲁书社，2011年，第319页。

〔4〕 吴亚魁：《金盖山人闵一得传略》，《宗教学研究》，2004年第3期，第143-152页。

〔5〕 李志生：《中国古代女性医护者的被边缘化》，《华南师范大学学报（社会科学版）》，2012年第6期，第88-94、159页。

姁），汉武帝时河东人，是中国历史上第一个有记载的女医，她因为汉武帝母亲王太后治疗而受宠幸，但其事迹记录在她弟弟义纵的传记中，故事重点在于其为国家大义不讲私情，没有借机会推荐自己的弟弟做官；鲍姑，名潜光（约 309—363），上党人，晋代著名炼丹术家葛洪之妻，精通丹学和灸法，是我国医学史上第一位女灸学家；张小娘子，北宋嘉祐年间的著名民间女医，相传其医术为山中仙人所授，并受赠《痈疽异方》，在民间声名远播；谈允贤（1461—1556），明朝江苏无锡人，出生于医学世家，著有《女医杂言》，这是我国历史上较早的医案类著作之一。能够成为在史籍中留名的女医，医术的精湛只是一个必要条件，她们还必须具有某些在正统文化观念中值得特别记录的事迹，否则很难成为被正统文化观念承认的医者。历史上能够获得正统文化和地方社会承认其专业身份的女性医者，至少还需要在以下三个方面获得支持：

第一，拥有官方医者身份。拥有官医身份的女医主要见于汉唐。女官医在汉代官制中属于少府太医系统，有“女医”“女侍医”“乳医”等不同称谓[1]。但《后汉书·百官志》并没有记录“女医”的名号，所以汉代宫廷医疗系统的女医应该没有正式的官方职衔。到了唐代，官方机构设置中首次专门出现了有关女医的条目，女医科与太医署下一般医学生分属不同系统，女医学生主要来源是“官户婢”，属贱民阶层，与录选宫女的标准很相似，主要为后宫女性服务而培养[2]。宋以后，官医系统中再无女医的专门序列，宫廷如果有女科的医疗需求，或是由专门稳婆、产婆等非正式医疗服务者提供服务，或是由男性官医提供诊治，在必要时也会征召民间女医入宫[3]。

第二，有极少数女性医家，能够通过自己在医学上的卓越成就获得同行和社会大众广泛认可并进入正式史籍。达到这一标准的女医家往往需要有

〔1〕 汉代太医院分为太常太医系统和少府太医系统，前者相当于后世的太医院，后者主要是为宫廷医疗服务，其中女医主要为皇后、嫔妃、公主等处理妇产科问题。参见李经纬、林昭庚：《中国医学通史：古代卷》，北京：人民卫生出版社，2000 年，第 115 页。

〔2〕 李志生：《中国古代女性医护者的被边缘化》，《华南师范大学学报（社会科学版）》，2012 年第 6 期，第 88－94、159 页。

〔3〕 如杭州冯氏妇人，为宋时名医郭敬仲的母亲。郭家是专精于妇科的世医家庭，冯氏从夫也精通医学，但史籍中并未说明其是否开业行医，但观其能够被皇家诏征，应该是在当时颇有医名。宋建炎年间（1127—1130），孟太后患昏厥病重，高宗下诏征名医，冯氏应召入宫中诊治，霍然而愈，被封为安国夫人。参见（清）嵇曾筠、李卫等修，（清）沈翼机、傅王露等纂：《雍正浙江通志》卷一百九十六《方技上·杭州府》，清文渊阁钦定四库全书本。

专门的医学著述。明代之前，能够独立著述且流传下来的女医家多是方外之人，如撰著名道经《黄庭经》的南岳魏夫人和唐代女道士胡愔。而在整个明清时期仅有两位女医家为人所知，一位是明代常州府无锡县人谈允贤，一位是清代成都人曾懿。谈允贤出生于世医之家，曾祖、祖父都以医名于当世，其伯父、生父入仕为官。谈允贤幼年时由父亲和祖母教之以医经及儒学，成年后也没有在外执业行医，主要是为家族内部和亲戚朋友家庭的女性提供医疗服务，“相知女流眷属，不屑以男治者，络绎而来，往往获奇效”[1]。到其50岁时，编纂了《女医杂言》，由其子杨镰抄写付梓。《女医杂言》是我国现存最早的个人医案之一，所治患者全部为女子，但不仅限于妇科疾病，其中包括了内、外、妇、儿各科病证。清代女医曾懿，家世更为显赫：曾外祖左辅官至湖南巡抚，工诗擅文，曾外祖、外祖都有文集传世；母左锡嘉、姨母左锡璇，并为清代才女，皆有诗文集传世，且同辈表亲也是才女迭出。曾懿对女子教育、医学多有研究，有《古欢室诗词集》[2]《女学篇》《医学篇》等著作传世。《清史稿·列传》记载，清末同治年间，有大疫流行，乡民多有染病而告亡者，曾懿触目感伤，遂立志学医，化裁古方以治今病。其《医学篇》剖析病理，阴阳辨证，条理分明，很有儒医风范。

第三，以女性身份开业行医并被地方社会接受。明清江南地区此类女医的记录很少，比较著名的有：明代歙县名医程邦贤的妻子蒋氏和子媳方氏，她们承袭程氏家学，也都长于儿科。蒋氏能施行治疗新生儿肛门闭锁的外科手术；方氏的医术更为精湛，声名甚至超过了家族中的男医，“(方氏)外诊婴儿，求治者日盈，坐计所全活，岁不下千人，遂致道路啧啧，有女先生胜男先生之称”[3]。另一位较为著名的女医陆氏，据《无锡金匮县志》中记载，为名医徐孟容之妻，从夫自学成才，永乐年间应召入官，直至晚年才遣归，赏赐甚厚[4]。《同治苏州府志·列女》中也记载了三位女医，她们也应该都是职业医者。在以上记载中出现的女医都因为本人精湛的医术而被社会广泛接受，享有医名，但其职业生涯大多依附于自己的家族，没有自己独立开业。她们

〔1〕 汪剑：《谈允贤〈女医杂言〉评按译释》，北京：中国中医药出版社，2016年。相关研究可参见郑金生：《明代女医谈允贤及其医案〈女医杂言〉》，《中华医史杂志》，1999年第3期，第153－156页。

〔2〕 参见(清)曾懿：《古欢室诗词集》，清光绪三十三年(1907)长沙刻本。

〔3〕 张玉才：《新安医学》，合肥：安徽人民出版社，2005年，第66页。

〔4〕 (清)裴大中、倪咸生修，(清)秦缃业等纂：《光绪无锡金匮县志》卷二十六《艺术》，载于《中国地方志集成·江苏府县志辑㉔》，南京：江苏古籍出版社，1991年。

在历史叙事中被边缘化的趋势也很明显，如几位女医的故事，除《同治苏州府志·列女》中的三位以外，均被记录在其丈夫和家族的传略中，《列女》中的三位，其故事的重点也都是其节孝等传统女德方面的功绩而非其专业成就。

总体而言，由于中国医学的专业知识，尤其是系统的理论知识主要是在男性谱系中传承，民间医疗市场也主要是由男性医者把持，所以女医很难获得正式的医者名号。另外，因为明清时期女性很难有机会接受全面的医学教育，所以往往偏重专科（如女科和儿科），依赖针、灸、推拿等技术或者某些单方、偏方来行医，故而其专业水平常常受到质疑。明代大儒李东阳曾有专篇《记女医》，对其行状多有贬抑：

> 京师有女医，主妇女孩稚之疾。其为人不识文字，不辨方脉，不能名药物，不习于炮炼烹煮之用，以金购太医，求妇女孩稚之剂，教之曰某丸、某散、某者丸之、某者散之，载而归。人有召者，携所购以往，脉其指，炙其面，探药囊中与之。虽误投以他药，弗辨也。

李东阳一方面强烈地批评职业女医的专业水平，但从叙述中也可以看出，女医在当时的医疗市场上很受欢迎："然而妇女之爱其身若子者，举其躯付之无疑焉。……邻里乡党姻戚凡识知之人有疾者，皆乐而求之。"[1]这反映了民间医疗的客观需求对封建礼法等级制度的突破，具体情况在后面的章节中会做详细讨论。

四、民间补充医疗从业者

用"补充医疗"的概念来描述这一类医疗从业者，是为了说明他们所使用的技术并不完全是正规的医学，但更是为了说明这部分医者的社会地位。这一群体主要包括走方医和乡村草医、女性补充医疗从业者和巫术治疗者三大类，他们都生存于社会边缘状态，主要在那些被正统医学忽视、正统医生不愿或者不能进入的领域，以及偏远贫困之地，为底层百姓提供医疗服务，有时候也会在因缘际会的情况下为社会上层提供医疗。病家接受他们提供的医疗服务，却不会将其视为"真正的"医生。在史籍中极少见到这些医者的记录，

〔1〕(明)李东阳：《怀麓堂集》卷三十八《文稿十八·记女医》，清文渊阁钦定四库全书本。

对他们的研究不得不更多借助于笔记、小说等非正统史料来展开。

(一) 走方医和乡村草医

走方医和乡村草医是底层医者的典型代表。

走方医，也被称作草泽医，往往肩挎药袋、手持布幡行走于乡间，摇动铃铛招徕顾客，故又称“铃医”，有时他们也会在集市临时设摊，进行诊治的同时出售药物。清代钱塘医家赵学敏《串雅内编》是目前唯一公认的以走方医学为主要记叙对象的专业医学书籍，是书《绪论》中对“走方医”的定义是：“负笈行医，周游四方，俗呼为走方。”[1]以这个标准来看，中国古代很多名医都是走方医，如《史记·扁鹊仓公列传》中记载扁鹊“过邯郸，闻贵妇人，即为带下医；过雒阳，闻周人爱老人，即为耳目痹医；来入咸阳，闻秦人爱小儿，即为小儿医：随俗为变”，正是“走方医”的典型特征。

走方医的服务对象主要是中下层平民，这些人多是文盲，故走方医无法用所谓医理学术来证明自己的专业资格，加之需要不断改变自己的活动区域，也不具备稳定的社会信誉保障和支持网络，故其必须通过特殊的医疗策略在最短的时间内获得病家的信任。赵学敏指出走方医治疗疾病的诀窍有三：“一曰贱，药物不取贵也；二曰验，以下咽即能去病也；三曰便，山林僻邑仓卒即有。”“走医三字诀”之“贱”与“便”，就是为了应对主顾主要是底层平民且自身亦无力负担贵价药物和精密器械的现实状况。以《串雅内编》记录的几个方剂为例说明之：截药之一，专治一切感冒风寒，方用绿豆粉、麻黄（去根节）、甘草各等分，为极细末，用无根水半茶杯调服一钱，实时汗出自愈（《串雅内编》卷一《截药总治门》）；单方之一，治一切风疾，方用青藤（出安徽太平荻港者上，二三月采之）不拘多少入釜内，微火熬七日夜成膏，藏瓮器中，以酒服之（《串雅内编》卷四《单方内治门》）；单方之二，治水肿，用田螺不拘多少，漂净加香油一盏于水内，其涎自然吐出，取涎晒干为末，每服不过三分，酒调下（《串雅内编》卷四《单方内治门》）；单方之三，治心痛之症，香樟树皮刮去面上黑黄，用第二层皮捣碎煎汤服（《串雅内编》卷四《单方内治门》）。所谓“验”，指的就是走方医所开药方、所售药石应该具有“下咽即能去病”之速效，走医更喜以“一取牙，二点痣，三去翳，四捉虫”等立刻见效的治疗活动来验证自己的医术，通过病人当下的医疗体验来坚定其信任。故其医术不同于正统医家

---

〔1〕(清)赵学敏：《串雅内编》，北京：人民卫生出版社，1956 年，第 2 页。

讲究学有渊源、术有出处,有所谓“丹头”“劫剂”“禁咒术”等治疗疑难杂症的特效药和秘术,又或用猛毒之药攻之,追求的是效果速验而“不计万全”,“每恃祖方为长技,用而偶验,则留根不除,俟再发而再获也;用而不验,则率用猛毒之药以攻之,所谓下杀手也”[1]。

总之,走方医取得民间资格认同的方式是效果灵验且当下可见,争取病人靠的是收费低廉、就近服务、快速便捷,通过填补正统医学服务体系无法惠及的领域来获得生存空间。但也有少量走方医(草泽医人),因缘际会时得以进入社会上层的医疗生活。如清人吴振棫记载道光时期朝廷欲广招医人,草泽医中但真有技艺者也有机会为王公大臣诊治疾病:“然近世无良医,供官者尤多庸猥。王公大臣及草泽医有精脉诀者,每召入诊视。”[2]另外,在遇到疑难杂症,群医束手的情况时,走方草泽医人也有机会一显身手,相关记录甚多,此处仅选录《明史》中的一篇以飨读者。《明史·方伎·盛寅》记曰:

初,寅晨直御医房,忽昏眩欲死,募人疗寅,莫能应。一草泽医人应之,一服而愈。帝问状,其人曰:“寅空心入药房,猝中药毒。能和解诸药者,甘草也。”帝问寅,果空腹入,乃厚赐草泽医人。

谢观先生指出,“唐以前,医者多守专门授受之学,其人皆今草泽铃医之流”,但随着宋代以后儒医成为医家之正统,底层医生的地位不断下降和被边缘化,故“草泽铃医者,其格日卑,其技亦日劣”[3],并认为此辈大都不通文义,不能立言著书,仅恃师授技艺行医而不能在学术上精益求精。但这种技艺在真正严肃的医者那里绝不会被忽视,清代医者毛对山(名祥麟)就指出:

走方医卖药市中,或曰一日必疗一病,虽未必然,而亦时有验者。……可见走方祝由之类,虽多以小术惑人,讹取财物,而于方药所不能疗之痼疾,往往以符咒草药取效,即此亦见其非全妄也[4]。

---

〔1〕(清)赵学敏:《串雅内编》,北京:人民卫生出版社,1956年,第13页。

〔2〕(清)吴振棫:《养吉斋丛录》,北京:北京古籍出版社,1983年,第27页。

〔3〕谢观:《中国医学源流论》,余永燕点校,福州:福建科学技术出版社,2003年,第101页。

〔4〕(清)毛祥麟:《对山医话》卷三,清光绪三十一年(1905)医报馆铅印本。

所以当赵学敏在与其族叔游医柏云讨论过医学之后，为了保存其中确有实效但不同于国医之道的真知实学而作《串雅内外编》：

> 因录其所授，重加芟订，存其可济于世者，部居别白，都成一编，名之曰《串雅》。使后之习是术者，不致为庸俗所诋毁，殆亦柏云所心许焉。昔欧阳子暴利几绝，乞药于牛医。李防御治嗽得官，传方于下走，谁谓小道不有可观者欤？亦视其人之善用斯术否也〔1〕。

但赵学敏也不得不承认，因为走方医缺乏必要的学术背景，“诘其所习，大率知其所以，而不知其所以然”（《串雅内编》原序），所以其方法是“用奇乘间”，多用凶猛攻伐之单方，往往以秘方、神技等面目出现，被称为顶、串、截走方三大法。走方医有时夸大病情，治不断根，夸大药效，贱药高卖，甚或以假药行骗，有时还装僧扮道，使用禁咒之术，这些行为也为世人所诟病。《串雅外编》就包含了很多正统医者很少采用的方法，如洗涤、吸烟、引火、符咒等；《串雅内编》中的方剂很多被命名为“神方”“仙丹”“天下第一”“紫阳真君塞鼻丹”“灵宝化积膏”等，药效往往被夸大，如牛郎串（又名遇仙丹），便号称“有疾去疾，有虫去虫，不伤元气脏腑”。更有走方医完全使用骗术求取钱财。故此，走方医常常遭受种种社会歧视和猜疑，如赵学敏所描述时人对走方医的看法即相当负面：

> 人每贱薄之，谓其游食江湖，货药吮舐，迹类丐；挟技劫病，贪利恣睢，心又类盗；剽窃医绪，倡为诡异；败草毒剂，悉曰仙遗；刳涤魇迷，诧为神授。轻浅之症，或可贪天；沉痼之疾，乌能起废？〔2〕

这些大量出现的负面描述，一方面固然是当时民众态度之反映，其中难免有社会偏见的成分，但另一方面也应当能反映出走方医对社会正统医德和医生行为规范的基本态度，及其医疗活动的一些特点。

同时，“走方”这一行医模式与地方社会的空间稳定性和安全感之间存在不可避免的冲突，为了保护自己的利益，走方医往往自秘其术，所谓“其徒侣

---

〔1〕（清）赵学敏：《串雅内编》，北京：人民卫生出版社，1956 年，第 1 页。
〔2〕（清）赵学敏：《串雅内编》，北京：人民卫生出版社，1956 年，第 1 页。

多动色相戒，秘不轻授”，使用特殊的术语或行话，如：

所作伪药皆曰何兼，市草药曰夹草，持竿布卖膏药曰货软，作道妆僧服曰游方，用针曰挑红，用刀曰放红，撮痧曰标印，艾火曰秉离，水调曰填冷，与人治病曰打桩，两人合治曰拢工，共分酬金曰破洞，赚人财帛曰捞爪，脱险曰出洞[1]。

在民间文学中，走方医往往被看作一种江湖行当，如清代话本小说《七剑十三侠》中提到江湖做买卖的八样行当：

那巾行，便是相面测字、起课算命，一切动笔墨的生意，所以算第一行。那皮行，就是走方郎中、卖膏药的、祝由科、辰州符，及一切卖药医病的，是第二行。那驴行，就是出戏法、顽把戏、弄缸甏、走绳索，一切吞刀吐火，是第三行。那瓜行，却是卖拳头、打对子、耍枪弄棍、跑马卖解的，就是第四行了。这四行所以不犯禁的[2]。

在通俗文学叙事中，走方医虽是一种“不犯禁”的行当，却也与算命测字、卖把戏杂耍、走江湖卖艺乃至于剪径的强盗、骗子、小偷、拐子和巫婆神汉并称，都算是地方社会正常生活空间的异类。而中国传统乡土生活依赖着一种建立在熟人社会基础上的日常性的信用：“乡土社会的信用并不是对契约的重视，而是发生于对一种行为的规矩熟悉到不假思索的可靠性。”[3]这样的社会结构中普遍存在着一种对异类和外来者的排斥与怀疑的情绪，那些具有某种特殊技能者如工匠、医生和僧道等显得尤其危险，他们不仅有可能伤害到与其接触的具体个人，更有可能对整个社区的安全秩序造成威胁[4]。走方医群体虽然为乡民们提供了他们需要的快捷、廉价的服务，社会身份也同属草泽阶层，而且基于古代中国农村交通并不便利的状况，一般也主要是在

[1] (清)赵学敏：《串雅内编》，北京：人民卫生出版社，1956年，第2页。

[2] (清)唐芸洲：《七剑十三侠》第二十二回，清光绪石刻本。作者唐芸洲为清末苏州人士。

[3] 费孝通：《乡土中国》，北京：北京出版社，2005年，第8页。

[4] (美)孔飞力：《叫魂：1768年中国妖术大恐慌》，陈兼、刘昶译，上海：上海三联书店，1999年，第158－159页。

一个不大区域中流动，但由于他们毕竟游离在社区关系网络之外，一旦发生问题很容易逃离现场，无从追索，如《冷庐医话》有载："吾里有走方医人治某哮病，以针贯胸，伤其心；立时殒命，医即日遁去。"[1]类似的情况使得走方医在社会信任方面始终处于不利的地位，其专业身份和社会形象也变得十分模糊，很容易受到民众的怀疑与抗拒。

乡村草医是古代民间医生的最底层，他们缺乏专业教育背景，依靠有效的单方、验方和地方性、民族性的草药知识为人看病[2]。他们也被称为"草头医"："俗有卖药草者，间能治病，于是遂以草头医得名。草头医所用之药，名之曰草头方，苟所患之病不误传，往往得奇验。"[3]一般情况下他们并不被认为是真正的医生，且因为是农村地区少有的具有一定文化知识的群体而可能具有多重身份。清末来华的俄罗斯传教士塔塔林诺夫曾经在北方地区观察到：

> 在农村和人口较少的城市里，同一个人既是星相师，用《易经》……来看房屋、墓地的风水，占卜人的未来命运和吉凶等等，也是包治百病的医生。……农村医生往往也给牲口治病，而且也都会算吉日和凶日，会看建房造墓等用地的风水。……因此医生作为周围的人中比较有文化的，总是担当着当地的星相师的职责。……这里的医生同时也是药铺主人，有必备药材……因此看病时只收药材钱，不收诊费。他们从来不开药方，而是自己准备好药，派人送到病人家中并嘱咐如何服用。大部分农村医生都是本村居民[4]。

塔塔林诺夫因为无法理解中国传统医学与术数之间的关系渊源，所以很难理解乡村草医兼风水先生的身份。但其观察抓住了一个重点，那就是这些乡村医者的核心身份——本村居民，以及由于这种身份所带来的与其他村民之间的紧密关系。

---

〔1〕(清)陆以湉：《冷庐医话考注》，朱伟常考注，上海：上海中医学院出版社，1993年，第23页。

〔2〕邱国珍：《中国民俗通志·医药志》，济南：山东教育出版社，2005年，第150-154页。

〔3〕(清)徐珂：《清稗类钞：第九册》，北京：中华书局，1986年，第4172页。

〔4〕(俄)塔塔林诺夫：《中国医学》，张琨等译，载于曹天生主编：《19世纪中叶俄罗斯驻北京布道团人员关于中国问题的论著》，北京：中华书局，2004年，第430-431、448页。

清代江南医者毛对山的一则记录也佐证了这一点：

> 曹吉云太史于道光乙巳释褐旋里，行抵山东，其仆坠车折胫。羁旅觅医，闻五十里外有某医能治，遂绕道访之。所居甚幽僻，聚族数十家，皆业农，医者年已半百，须发间白，草履葛衫，吐属温厚。略询邦族，谓行途遭此，洵可怜也。细视伤痕，言骨虽断，尚可续。先出药水一匙令饮，更以药涂之。约越日痛缓，一月可瘥，但必一年不可行远，始复故步耳。酬以四金，亦无不足意。后果如期而愈。可见僻壤荒村，亦有能手，即其举重若轻，而不矜其技，是亦世俗所难耳〔1〕。

在这则医话中，医者虽然技艺出众，且在一众乡里享有医名，但仍然保持着农民的身份，也不以医学售业。乡民们的口碑和他们的本地居民身份，为其行医资格的地方社会合法性做出了保证。

（二）女性补充医疗从业者（三姑六婆）

活跃在民间的女性补充医疗从业者有很多类型，最典型的就是在分娩照护领域中不可或缺的稳婆。稳婆通常与其他一些特殊的职业女性被统称“三姑六婆”。学界一般以为，最早记录“三姑六婆”这一概念的是元陶宗仪《南村辍耕录》卷十：“三姑者，尼姑、道姑、卦姑也；六婆者，牙婆、媒婆、师婆、虔婆、药婆、稳婆也。”〔2〕其中，主要从事医疗服务的是药婆和稳婆。这个群体与前面所说的民间女医在业务上有重叠的地方，例如她们主要也是在妇产科行医，药婆也做一些配药、卖药的营生，但三姑六婆与职业女医有一个核心的区别，就是她们并不被看作真正的医者。三姑六婆并不是一个稳定的称呼，在不同地区和不同时期都有不同的叫法。如稳婆也被叫作老娘、乳医、女巫、师娘（都下及江南，谓男觋亦曰师娘）〔3〕。清梁章钜所撰《称谓录》中还收录了与三姑六婆相关的一系列称谓，包括妇驵、卖婆、姏婆，牙媪、牙婆，蓐母、稳婆，负姆、负媪，老娘、老老，踏逐娘，乳医，助产、收生婆，等等，指的都是这一

---

〔1〕（清）毛祥麟：《对山医话》卷二，清光绪三十一年（1905）医报馆铅印本。

〔2〕（元）陶宗仪：《南村辍耕录》卷十，四部丛刊三编景元本。

〔3〕（明）顾起元：《说略》卷五，清文渊阁钦定四库全书本；又见于（清）厉荃：《事物异名录》卷九《品术部》，清乾隆刻本。

群体[1]。但一来因为三姑六婆的身份和专业都很模糊，依据具体的情况提供相应的社会服务，并非术业有专攻、分工管理明确的职业群体，二来她们最重要和被承认程度最高的活动发生在助产领域，所以本书以稳婆为最主要的研究对象。

明清官方太医系统都没有女医的专门职位，宫中女性一般疾病（包括一些妇科的疾病）由太医负责诊治，但在生育和某些有身体接触需要的医疗领域就从民间征召女性医疗从业者。据明王肯堂《郁冈斋笔麈》记载：

> 故事民间妇无得入禁中者，……惟三婆则时有之。一曰奶婆，即两县及各衙门选送礼仪房，坐季奶口，若内廷将有诞喜，则预召数人，候之内直房。产男用乳女者，产女用乳男者。初亦杂试月余，乃留二人。一曰医婆，取精通方脉者，内有旨则各衙门选取以送司礼监，会选中籍名待诏，入选者妇女多荣之。一曰稳婆，即民间收生婆中，预选籍名在官者，惟内府所用之，如选宫女，则用以辨别妍媸可否，如选奶口，则用以等第乳汁厚薄隐疾有无。如内廷有喜，则先期预集老于事者，直宿日夕之，事定乃罢[2]。

可以看到，明代宫廷医疗系统已经拥有一个制度性的女性医疗人员遴选体系，但其所选取的人员，在专业性上属于医者，即“精通方脉者”，却还是被称为“婆”，在组织上也是临时编制，下属司礼监而非太医院，所以应该没有给予官方职衔和稳定的俸禄。清代宫廷的情况大体类似。

在民间社会，稳婆所提供的医疗服务，主要是接生和处理一些产科问题，但在某些情况下也会进入内闱为女性处理一般疾病和为幼儿提供治疗。另外，稳婆也会帮助看管女性囚犯、辅助法医官进行一些与女性身体相关的医学检验工作。

稳婆首要的任务就是协助接生。分娩几乎在全世界各种传统文化中都具有特殊的意义，中国古代男性医生通常不直接接触接生的活动，其中不仅仅是因为有可能看到、碰触女性身体而犯了男女之防的礼教禁忌，还因为存在着有关生产之污秽和与产妇、新生儿相关的巫术和民俗信仰。这种情况下

---

[1] （清）梁章钜：《称谓录》卷三十一，清光绪刻本。
[2] （明）王肯堂：《郁冈斋笔麈》卷四，明万历三十年(1602)王懋锟刻本。

就必须要有一大批可靠的人选来协助甚至是主持完成整个生产过程，这就是稳婆群体的社会必要性之所在。由于她们能够出入那些通常男性医生无法介入的领域，掌握着很多非常重要的技能和知识，正统的医生们对她们的态度十分矛盾，既不愿意承认她们在这些领域的合法地位，又离不开她们的辅助，但有时还不得不承认她们在特定领域具有一定的超出男性医生的专业权威。从很多明清时期的产科医学著作中，都可以看到男性医者对稳婆所做工作的肯定。明代著名医家薛己在校注陈自明《妇人良方》时，就坦然承认自己“经常询诸产婆”如何处理产后的病症[1]。专业医书中也有很多依赖稳婆进行分娩医疗救护的记录：

正胎位：“如或浆水去多，横生倒产，用老练稳婆轻手扶正。”[2]

新生儿护理：“拭口时法，儿初生，稳婆急以绵裹指，拭儿口中恶物令净，若不急拭，啼哭一声咽下，则生百病矣。”[3]

处理难产：“一孕妇七月，小便不通，百医不得利。转加急胀，脉细弱，乃气血虚不能乘载其胎，故胎压膀胱下口，所以溺不得出。用补药升起恐迟，反加急满。遂令稳婆以香油抹手，入产户托起其胎（托起胎之无此治法），溺出如注，胀急顿解。”[4]

产妇心理护理：“凡孕家，宜预请有仁心知事稳婆，常以恩结其心，先与说知。倘有生息不顺，只说未产。或遇双胎，只说胎衣未下。恐惊则气散愈难生息。”[5]

但是，因为这一群体缺乏正规的教育培训，也没有有效的社会管制，正统医家始终对她们的专业技能缺乏信任，或者至少对这个群体的良莠不齐充满了忧虑，如同样是在《医学心悟》中，作者一方面认为老练的稳婆可以帮助救治难产，另一方面又指出：“世之收生者殊少精良妙手，多致误事，予因痛切而

[1] （宋）陈自明原著，（明）熊宗立补遗，（明）薛己校注：《〈妇人良方〉校注补遗》，上海：上海科学技术出版社，1991年，第486-487页。

[2] （清）程国彭：《医学心悟》卷四，清雍正慎德堂刻本。

[3] （明）万全：《万氏家传育婴》卷一，清乾隆万密斋刻本。

[4] （明）江瓘：《名医类案》卷十一，清文渊阁钦定四库全书本。文末注明：“本法又见于《证治准绳》卷十三”。

[5] （明）王肯堂：《证治准绳》卷六十七，清文渊阁钦定四库全书本。

修言之。”[1]所以，一个负责任的男性女科医生需要指导产婆如何进行正确的接生操作，《医学心悟》在这方面提供了大量的建议。另一些医者则乐意强调稳婆在操作中有可能出现的各种过错，如明代医家张景岳指出：

> 产妇临盆，必须听其自然，弗宜催逼，安其神志，勿使惊慌，直待花熟蒂圆自当落矣。所以凡用稳婆，必须择老成忠厚者，预先嘱之。及至临盆，务令从容镇静，不得用法催逼。余尝见有稳婆忙冗性急者，恐顾此失彼，因而勉强试汤，分之掐之，逼之使下，多致头身未顺而手足先出，或横或倒，为害不小。若未有紧阵，不可令其动手，切记！切记！[2]

清代医家傅山（字青主）也有此说：

> 盖生产本不可手探试，而稳婆竟以手探胞胎以致伤损，则难产必矣。难产者因气血之虚也，产后大伤气血，是虚而又虚矣，因虚而损，复因损而更[3]。

在清代被广为流传的产科通俗普及书《达生编》中，有一段关于稳婆的论述：

> 或曰。稳婆不必用乎。曰，既有此辈亦不能不用，但要……全凭自家作主，不可听命于彼耳。大抵此等人多愚蠢，不明道理，一进门来不问迟早，不问生熟便令坐草用力，必定说孩头已在此，或揉腰擦肚，或手入产门探摸，多致殒命。更有狡恶之辈，不肯安静，故作哎呀之声，以逞其能，欲索重谢，以致产母惊疑，害尤不可言。按吴越间谓之稳婆，江淮间谓之收生婆，徽宁间谓之接生婆，因其年老惯熟使之接儿落地收生上床耳。原非要他动手也，每见富贵之家预将稳婆留住，及到临时稍不快，便

---

〔1〕(清)程国彭：《医学心悟》卷四《十产论》，清雍正慎德堂刻本。

〔2〕(明)张景岳：《景岳全书》卷三十九《妇女规 · 稳婆》，载于李志庸主编：《张景岳医学全书》，北京：中国中医药出版社，1999 年，第 1357 页。

〔3〕(清)傅山：《傅青主女科》卷下，清同治湖北崇文书局刻本。

前门后户，引到无数，纷纷攘攘，闹成一片。所谓天下本无事，庸人自扰之〔1〕。

书中明确提出了稳婆是否该用的问题，然后自答曰：不能不用，但必须自家做主。这是在界定稳婆在生产过程中的身份与地位，希望将其明确定位于一个“辅助者”的身份，这也是明清时期医家的普遍态度。

因为稳婆有比较丰富的处理女性怀孕、生产和性器官护理的经验，所以在接生之外，明清两代官府监狱中多使用民间稳婆来执行女犯人的医疗检验，或者也负责一些基础的医疗照护。这在官方文件如《大明会典·律例十二》中有明确记载：“若妇人怀孕犯罪，……若犯死罪，听令稳婆入禁看视，亦听产后百日乃行刑。”〔2〕除此之外，也负责检验犯人是否为处女以及女性尸检等工作：“稳婆看验处女，若妇人有胎孕不明致死者，令稳婆验腹内委实有无胎孕……若无身孕又无痕损，令稳婆定验产门内，恐有他物。”〔3〕清代的官方规定情况也是如此：“女犯奸，令妇人或稳婆验是破身，又须邻里审实，的系一十二岁方坐绞”〔4〕“有应检验尸伤者，移咨刑部委司官率领仵作、稳婆同检验，填录尸格”〔5〕。另外，她们还会临时承担对女性犯人的看管监护职责：

若盗惧罪，携家口潜逃他处被获者，未免连妻子起解，解到家口取保。无保者或另择谨密空室，着媒、稳婆暂行看守。其盗拟罪已定监候缓决者，若此盗无后，其妻尚可生育者，查身无夹带准令入监看视，别置一室暂为歇宿〔6〕。

除了官府以外，民间也会请稳婆来进行一些类似的女科检验活动，在明

〔1〕（清）亟斋居士：《达生编》卷上《临产》，乾隆三十九年(1774)敬义堂刻本。是书刊行于康熙五十四年(1715)，专为妇人和识字不多的读者准备，归集前代多种妇科医书中的主要医理和简便法门，因为用语通俗，简练短小，被多次重刊，在医家和民间影响都颇大。本段文字在清末出版的《增广大生要旨》中也被原文引用。参见（清）唐千顷原撰，叶灏增订：《增广大生要旨》卷三《临盆》，清咸丰八年(1858)刻本。

〔2〕（明）申时行等：《大明会典》卷一百七十一《律例十二》，明万历内府刻本。

〔3〕（明）王士翘：《慎刑录》卷一，明嘉靖二十九年(1550)刻本。

〔4〕（清）凌明麟：《新编文武金镜律例指南》卷十，清康熙二十七年(1688)刻本。

〔5〕（清）《钦定大清会典则例》卷一百六十四《内务府》，清文渊阁钦定四库全书本。

〔6〕（清）黄六鸿：《福惠全书》卷十八，清康熙三十八(1699)年金陵濂溪书屋刊本。

清小说中有不少类似的记述。在《今古奇观》卷二十七中记载了一个故事，其中提道：

> 大尹想道，那女儿若有私情，如何肯说实话，当下想出个主意来。便叫左右，唤到老实稳婆一名，到舟中试验高氏是否处女，速来回话。不一时稳婆来覆："知县相公，那高氏果是处女，未曾破身。"[1]

其他笔记小说中也有很多类似记载，姑举几例：《增广智囊补》"使稳婆验其女，又处子"[2]；《双槐岁钞》"聪不胜其愤，谓曰，妹此身却要分明，苟有污玷死未晚也。姊呼稳婆视之，果处子，始返初服"[3]；《戒庵老人漫笔》记载了一个通过稳婆检验出双性人的故事："十一月初二日，吴县拘雨，相同赴审实。稳婆方氏领至马房验，系变形与妇人无异，又拘雨出。"[4]

因为稳婆所从事的这些工作在社会上比较不受尊重，而且往往与死亡、污秽和某种神秘主义的民俗想象联系在一起，所以她们在社会一般观念中呈现出非常复杂的形象。社会上对其看法通常比较负面，或者赋予其非常特殊的能力与形象。在《客座赘语》中有一篇曰《产怪》："稳婆刘氏为家人言，曾遇妇人坐蓐，产虾蟆数十者。今丁巳春，下关一妇产一夜叉，二头赤发共身，有声，口啮人，跳踉欲上屋。稳婆手掣之扼而死。"[5]在这个故事里，稳婆不仅仅见识了大量的奇闻逸事，本身也具有某种神秘的能力，能够手扼夜叉至死，这或许与其长期活动在秩序与混乱、清洁与污秽交界地带有关。在明清文人笔记中也时常可见对"三姑六婆"进行贬低的讽刺性描述：

> 余习见富贵之家，取紫河车为丸，千钱一具。皆密令稳婆盗出，血肉腥秽，以为至宝，不亦可怪之甚耶？紫河车欲得首胎生男者为佳，相传胞衣为人取去，儿必不育。故中家以上防收生妪如防盗。然而妪贪厚利，百计潜易以出[6]。

---

〔1〕(明)抱瓮老人：《今古奇观》卷二十七，明末清初刊本。
〔2〕(明)冯梦龙：《增广智囊补》卷九《察智部得情》，明积秀堂刻本。
〔3〕(明)黄瑜：《双槐岁钞》卷十，清岭南遗书本。
〔4〕(明)李诩：《戒庵老人漫笔》卷五，明万历刻本。
〔5〕(明)顾起元：《客座赘语》卷七，明万历四十六年(1618)自刻本。
〔6〕(明)谢肇淛：《五杂组》卷五，明万历四十四年(1616)潘膺祉如韦馆刻本。

在社会主流观念中，三姑六婆都是非常危险的群体，是为“三刑六害之物”。最早谈到这个问题的是元代徐元瑞的《吏学指南》：

> 官府，衙院，宅司，三姑六婆，往来出入，勾引厅角关节，搬挑奸淫，沮坏男女。三姑者，卦姑、尼姑、道姑；六婆者，媒婆、牙婆、钳婆、药婆、师婆、稳婆，斯名三刑六害之物也，近之为灾，远之为福，净宅之法也。犯之勿恕，风化自兴焉〔1〕。

明代《官箴集要》中也有类似的说法：“官府衙院宅司，三姑六婆往来出入，勾引角关节，搬挑奸淫，沮坏男女。……斯名三刑六害之物也，近之为灾，远之为福。”〔2〕明清江南的士绅群体也认为良好的家庭秩序需要远离这一群体，如明弘治间华亭人宋诩《宋氏家要部》在谈到治家之要时，特别提出需要禁绝三姑六婆，使其不能随便出入家门：“无籍之徒最能惑性，如嬉戏伎儿，及诸异色人，皆所当远。俗所谓三姑六婆者尤宜禁绝，则不为其所倾覆也。”〔3〕《留青日札》也说道：“古人以尼姑、道姑、卦姑为三姑，以牙婆、媒婆、师婆、虔婆、药婆、稳婆为六婆，谓不容入门。方成人家又如避蛇蝎，盖恶其贻害之甚也。”〔4〕至于他们为什么具有这样大的社会危险性，《宋氏家要部》提出了一个名词切中关窍——“无籍者”。“无籍”指的是她们没有被明确固定在某种官方的和社会正统的秩序体系之中，缺乏足够的社会网络关系对其进行管理并做出担保。三姑六婆实际上并不是一个专门的职业身份〔5〕，也没有相关的行业组织予以管理规范，技能多是家庭内部传递或者师徒相授，她们当中有很多还有其他职业身份。如崇祯本《金瓶梅》第二回王婆介绍自己说：“老

---

〔1〕(元)徐元瑞：《吏学指南·正内第三》，杭州：浙江古籍出版社，1988年，第146页。

〔2〕(明)汪天赐：《官箴集要》卷上，明嘉靖十四年(1535)刊本。

〔3〕(明)宋诩：《宋氏家要部》卷二《治家之要》，明刻本。

〔4〕(明)田艺蘅：《留青日札》卷二十一，明万历重刻本。

〔5〕中国古代对僧道实施度牒管理制度。明代僧道正式出家，需要通过官方管理机构批准注册，授予度牒；清代初期沿袭明律，乾隆三十九年(1774)度牒被废除。拥有度牒或者驻锡于合法开设的寺庙道观的尼姑和道姑，在社会秩序中拥有稳定的身份，但由于其并不需要严守世俗礼法制度，所以经常会有与士绅家庭内眷相交往的机会，这就使其成为封建礼法制度潜在破坏者之一。至于社会上还有很多以尼姑、道姑形象活动的人，她们有可能并没有在本地寺观注册，但同样享受着方外之人在行动上的自由，这对于社会秩序来说就更加危险。这里引用的文献中所特别警惕的尼姑和道姑，应该主要是那些游走于市井间且以出家人身份活动的人群，其中应该有很多并不是真正在籍注册的正统出家人。

身自从三十六岁没了老公，丢下这个小厮，没得过日子。迎头儿跟着人说媒，次后揽人家些衣服卖，又与人家抱腰收小的，闲常也会作牵头，做马百六[1]，也会针灸看病。"《醒世恒言》第十四卷也有这样一位王婆："他唤作王百会，与人收生，做针线，做媒人，又会与人看脉，知人病轻重。邻里家有些些事都都浼他。"[2]像王婆这样的人，她们虽然也是本乡本土的居民，但其社会身份却呈现出模糊性、多变性和重叠性，在不同的生活场景中，会以不同的身份和面貌出现，虽然是地方社区的稳定成员，社会秩序体系却无法有效地定义并管理她们。

此外，三姑六婆不同于常人之处还在于她们能够打破一般社会礼法秩序的空间界限。明清江南地方社会存在着四种主要的空间：官方秩序空间；民间上层公共空间，主要由男性地方士绅的社会交往所界定；民间下层公共空间，也就是一般市井空间，以男性为秩序主体但也不完全排斥女性的活动；家庭空间，其中又分为由男性主导的可对外交流的部分和由女性主导的封闭的私密空间。一般来说，这四个空间之间存在着某种界限，不会轻易混淆互通，不同空间之间的交通勾连需要男性作为中介，但三姑六婆群体因为其身份的多元与复合性，可以在各个空间之间游走，这就打破了维护社会礼法秩序所必需的空间间隔。她们活动的领域，从而成为正常生活空间之间的裂隙和灰色地带，也构成了合法空间与非法空间之间勾连的纽带。所以新到任官员如果想要了解地方上的不法之徒，就可以去与三姑六婆和"茶房、酒肆、妓馆、食店、柜房、马牙、解库、银铺、旅店，各立行老"[3]打听消息。在这些人之中，除了各行会的头目(行老)是代表了市井空间秩序的维护者之外，其余都是那种生存于开放和流动的职业空间的人士。当正统医者因为社会礼法秩序或者其他原因而无法进入特定的社会空间时，这些女性补充医疗从业者就在其中寻获了生存机会。她们活跃在诸多相互关联但又各有区别的生活领域中，解决了国家官方医学和民间正统医学体系的盲区所造成的民众医疗健康方面的困难，从而有助于将民众在日常生活中的感受联系为一个整体，填补了政治、文化因素和正统医学的专业区分体系所造成的生活空间裂隙。她们虽是社会稳定秩序的潜在威胁，但对其善加利用她们也会成为社会秩序的维护

---

〔1〕 亦作"马伯六"。《坚瓠集》有载："俗呼撮合者曰马伯六，不解其义。"参见(清)褚人获：《坚瓠广集》卷六《马伯六》，清康熙刻本。

〔2〕 (明)冯梦龙：《醒世恒言》，丁如明标校，上海：上海古籍出版社，1992年，第169页。

〔3〕 (元)徐元瑞：《吏学指南·为政第八》，杭州：浙江古籍出版社，1988年，第151页。

者，是社会整体性得以完成的重要环节。

（三）巫术治疗者

这里的巫术治疗者专指主要以巫觋身份出现，并主要通过巫术手段进行医疗活动的医疗从业者，与具有正统宗教身份并依托于地方上合法开办的宗教机构的宗教医疗者——主要是僧医、道医存在区别。

明清江南地区有很浓厚的巫术医疗风气，这在诸多文献中都有反映，如明杨士奇《赠医士陈名道序》：

> 江汉间，其俗尚巫，有疾不事医，唯走巫求祷焉。侥幸以治，载醪牲实篚，造谢巫之庭，唯恐后。即不治，不咎巫，必自反曰：我之弗虔，不敢怀纤毫怨憝，且虑复有求也[1]。

明谢肇淛《五杂组》："今之巫觋，江南为盛，而江南又闽、广为甚。"[2]地方志中也有很多类似记载，如《同治上海县志》："吉凶多沿俗礼，疾病杂用医巫。"[3]《苏州府志》也有类似记录：

> 乡民疾病，信鬼神不求医药，专事巫祝。竟日彻夜，大排牲醴，舞蹈歌唱，以为禳解。巫师神婆，听其剖断。今日请一神，明日送一鬼。幸而病愈，又需破财酬谢。或不愈，止云前求未善，不悔昨非。身死之后，反至衣棺无出，不能安葬。愚妄至此，殊可哀也[4]。

清末王宏翰《古今医史》亦有之：

> 苏地人居杂混，市井居多，延医不讲学问之深浅，酷信师巫问卜，谄神媚鬼，要求祸福。……信鬼之心坚，故延医服药，尽出卜者之口，则卜

〔1〕(明)杨士奇：《东里文集》卷三《赠医士陈名道序》，清文渊阁钦定四库全书本。

〔2〕(明)谢肇淛：《五杂组》卷六《人部二》，载于《明代笔记小说大观》，上海：上海古籍出版社，2005年，第1613页。

〔3〕(清)俞樾、(清)方宗诚总纂：《同治上海县志》卷二《风俗》，吴门臬署同治十年(1871)刊重校。

〔4〕(清)冯桂芬等：《同治苏州府志》卷三《风俗》，载于《中国地方志集成·江苏府县志辑⑦》，南京：凤凰出版社，2008年。

者肆行妄断，欺弄愚民，致使妖僧怪道，装塑土木，嘱贿卜断，祭赛盈满。而卜者又受医贿嘱，……惟凭卜断荐之[1]。

明清江南地区的巫觋数量很多，如清代余治《得一录》记载说，康熙年间苏州"城厢内外，师公师娘，不下数十百家"[2]。清代小说《清代圣人陆稼书演义》第十回，讲述了康熙年间江宁巡抚汤斌在苏州禁绝"五通神"邪祀的故事，其中称当时苏州城内外"巫觋师娘，共约二千七八百人，代人家看香头、关亡、走阴差、调水碗、捉牙虫、算命做生意的，约一千三百余人"[3]，可见当时民间巫觋的数量之多。巫觋的具体种类，清代毛祥麟描述得比较详细：

吴俗尚鬼，病必延巫，谓之看香头，其人男女皆有之。或谬托双瞳，或捏称鬼附，妄论休咎，武断死生，而于富室婢媪，必预勾结藉之，熟私亲，探琐事，名曰"买春"。设偶有病，或家宅不安，婢媪辄捏造见闻以耸主妇之听，延巫入门，必发其阴事，使人惊为前知，遂妄言病者有何冤孽。或云"男鬼"，或曰"阴人"，凿凿竟如目见。病家倘求禳解，则又揣其肥瘠以索酬劳。其术如赴庙招魂，名曰"叫喜"。所招必在冷僻处，又预通庙祝，多方勒索，必令其家礼拜太母忏，谓即"五通母"，而又非僧道所能礼，惟若辈之伙党能之。问需费若干，则过僧道十倍也。其所最盛行者曰"宣卷"。有"观音卷""十五卷""灶王卷"诸名目，俚语悉如盲词。若"和卷"，则并女巫搀入。又凡"宣卷"，必俟深更，天明方散，真是鬼蜮行径。其称女巫则曰"师娘"，最著名者非重聘不能致，出必肩舆，随多仆妇。次者曰"紫仙"，曰"关亡"，曰"游仙梦"。最下则终日走街头，托捉牙虫，看水碗，扒龟算命为活者。要其诡诈百出，殊难殚述[4]。

巫术医疗具体形式很多，据余新忠总结，主要是祈禳、请巫觋僧道驱鬼

---

[1] (清)王宏翰：《古今医史》，载于周仲瑛、于文明主编：《中医古籍珍本集成(续)：综合卷：医学源流、古今医史》，长沙：湖南科学技术出版社，2014年，第156页。此处引文见《古今医史》卷一《李醯》。

[2] (清)余治：《得一录》卷十五《训俗条约》，同治八年(1869)苏州得见斋刻本影印。

[3] (清)戚饭牛：《清代圣人陆稼书演义》第十回，中华图书集成公司1924年影印本。

[4] (清)毛祥麟：《墨馀录》卷九《巫觋》，上海：上海古籍出版社，1985年，第140页。《墨馀录》又称《对山馀墨》。

邪、求神灵保佑和送瘟神疫鬼这几种[1]。如何驱除鬼物、治疗疾病，各种巫觋都有自己的法门，现仅以较为常见的"女巫"为例说明之："女巫者，主呼召鬼物，问吉凶祸福，祛疾病。凡疾病者，女医不能治则之焉，女巫者焚香饰盛服，或被发，手刀剑自试以神其不能伤，或衣锦衣腰数十铃，跳梁嗷号或啸以呼鬼。"[2]而据毛祥麟的描述，很多巫觋都会和富家的下人或者庙中的庙祝相勾结，使用各种欺诈之术求取钱财。巫术治病有以下几种形式：服药、敷药、"扎神针"、扎火针、按摩、画符、吞符、收油等等，其中既包括传统的巫筮手法，也借助于正统医学的技术和药物，更暗合现代医学之"心理暗示"的原理[3]。明人《涌幢小品》记载了一个很特别的故事：少师叶朝荣中年得奇病，三年不成瘵，形销骨立。延医诊之，医不能名其病。其家求得名医十人，均不能治。于是祝于乡祠女神刘夫人，枚举而筊之，但十筊皆阴，家人均以为再无生理。结果突然得到神人启示："君何病，服越鞠丸愈矣！"后询医以方，发现药方出自《丹溪心法》，专疗郁积之症。后依方用药而愈[4]。该故事的真相已经不可考，但很有可能是巫者借助医术治愈了病人。

民间之所以相信巫术医疗，根源在于中国传统医学与巫术的密切关系：上古时代医、巫不分，至春秋晚期医、巫依旧共同执掌医疗事务，有病而寻求卜筮指导是拥有悠久传统的做法[5]。巫术与中医学共享着很多知识和思维模式，在明代李时珍《本草纲目》卷三十八《服器部》中记录了大量近乎巫术思维的药物和治疗技术。吕微指出这是将器物的文化意义和功能移入和转化为药性的巫术思维[6]。另一个重要的原因是官方对巫术医学的态度。须知官方对巫术医疗的态度并非一概打压取缔，而是根据这些行为具体的特征区别对待。一些民间私祀淫祠可能会被官方收编，或者被地方主流文化接纳，巫术医疗的情况也是如此。洪武三年(1370)六月中书省建议，白莲社、明尊

〔1〕 余新忠：《清代江南的民俗医疗行为探析》，载于余新忠主编：《清以来的疾病、医疗和卫生：以社会文化史为视角的探索》，北京：生活·读书·新知三联书店，2009年，第91-108页。

〔2〕 (明)李东阳：《怀麓堂集》卷三十八《文稿十八·记女巫》，清文渊阁钦定四库全书本。

〔3〕 杨念群：《再造"病人"：中西医冲突下的空间政治(1832—1985)》，北京：中国人民大学出版社，2006年，第217-222页。

〔4〕 (明)朱国祯：《涌幢小品》卷十九《神惠记》，清顺治刻本。

〔5〕 金仕起：《古代医者的角色——兼论其身份与地位》，载于李建民主编：《生命与医疗》，北京：中国大百科全书出版社，2005年，第5页。

〔6〕 吕微：《神话何为——神圣叙事的传承与阐释》，北京：社会科学文献出版社，2001年，第203页。

教、白云宗、巫觋、扶乩、祷圣、书符、咒水诸术，并加禁止，庶几左道不兴，民无惑志[1]，清康熙年间汤斌巡抚江宁时禁毁了在苏州已经绵延了数百年历史的五通祠，都是针对特定具体目标所展开的行动，其中的关键何在？我们以汤斌《毁淫祠以正人心疏》为对象来探究一下：汤斌禁毁五通祠的核心理由是“淫祠”对社会风气和社会秩序的破坏，“荡民志、耗民财又败坏风俗”，禁绝之就可以实现维护圣谕，移风易俗、敦本尚实，使民还淳返朴的目的[2]。所以，是否禁绝之主要取决于这一事物在国家政治和地方社会秩序中的位置，故官方的态度并不是要取缔所有与巫术相关的民俗宗教信仰与行为，而是禁绝民间对巫术的滥用，或者说，禁绝那种官方无法控制且有可能对社会秩序造成威胁的巫术活动。在这种情况下，巫术医疗在民间的生存就同时拥有了一定的文化合理性和政治空间。

民众在受到经济、社会地位或者文化禁忌等因素的制约，无法获得官方和正统医生的帮助时，往往转而求助于这些行医者。更何况，据余新忠的研究，明清江南地区在一般情况下，祈禳应该比请医购药更节省费用，而且巫师多为乡里之人，索要报酬一般都会斟酌病家的财力来确定数目，支付方式也更加灵活[3]。巫术医疗者在特定的时间和空间条件下从事特定的治疗活动，通过灵验的疗效、民间迷信以及各种世俗禁忌而获得社会认可。虽然其始终无法获得正统的医学身份，但因其所提供的服务起到了完善社会功能的作用，故而也能在特定的时空条件下获得社会的认可。但因这种活动往往以实用为基础，会出现非道德化的倾向，有时还会表达出某种强烈的反叛意识，故而在传统社会里构成了一种可怕的离心倾向[4]，中国古代多个王朝末期民间起义时常利用巫术医疗治病救人作为笼络民心的手段，就是明证。所以民间巫术医疗行为及其行为者和相关的场所、组织，就在国家与民间、正统与异类、现实需求与文化价值的夹缝中顽强而又不乏艰难地长期保存下来，并根据具体的情境而发挥着不同的社会功能。

---

〔1〕《明太祖高皇帝实录》卷五十三《洪武三年六月甲子条》(明清实录数据库)。

〔2〕(清)汤斌:《汤子遗书》卷二《毁淫祠以正人心疏》,清文渊阁钦定四库全书本。

〔3〕余新忠:《清代江南的民俗医疗行为探析》,载于余新忠主编:《清以来的疾病、医疗和卫生:以社会文化史为视角的探索》,北京:生活·读书·新知三联书店,2009 年,第 91－108 页,此处引文见第 104 页。

〔4〕刘黎明:《灰暗的想象:中国古代民间社会巫术信仰研究》,成都:巴蜀书社,2014 年,第 866－867 页。

第三章

明清江南的医疗救助体系

明清江南地区的医疗救助体系大体上可以分为官方医疗机构、民间组织化的医疗保障机制和医疗市场三大部分。在明清医学发展的整体水平和江南地区医疗资源水平的约束下，普通平民在寻求正规医疗尤其是优质医疗资源方面，面临着巨大的困难。但医疗需求是刚性的，其满足方式也是多元化的，故而病家可以利用自己的生活经验、地方民俗医疗知识来自医，或者利用地方补充医疗服务者如草药先生、走方游医、三姑六婆、阴阳地理先生等提供的补充医疗服务实现医疗需求。其中走方游医、乡村草医主要是对边远地区和底层平民的医疗需求提供成本救济；女性补充医疗从业者主要是对遭遇封建礼教障碍的求医者提供文化救济；巫术医疗群体一方面可以在病家遭遇常规医疗决策困境的时候提供心理救济，另一方面也为无力延医的底层平民提供了成本救济。

一、医疗救助的社会组织方式

（一）官方系统的医疗救助体系

自周代起，历代政府均设有专门的医疗机构，通过民间选拔、推荐、征辟、官方教育和考试等方式授予医官职衔，在这个领域从事医疗活动的医者为官方医生。《周礼・天官》中记载，专门的“医官”隶属于天官冢宰系统，有医师、食医、疾医、疡医、兽医等职，医师系医官系统的行政首长，秩为上士，食医等是根据其专业各司其职的官或吏[1]。春秋到两汉时期，官方医生算是一种世袭职业，是皇室、贵族和官僚阶层的"侍医"，接近于私人内侍的身份[2]。隋唐以后，历代朝廷均在职官体系中设置了专门的"医官"建制，如太医令、太医院、太医局等，医官兼有医师、教师和职业官员的身份。北宋时期，由于政府大力扶持医学发展，官方医生地位有所提高，徽宗朝曾设太医学(1113—1120)，其学生可获"医学出身"，可以担任医学教育管理官员或其他文职官位。元代设立医户制度，医户世袭编籍，不能自由选择职业，受政府安排进入医疗服务行业；医户子弟如果能够通过选拔或获得府州县保举可进入太医院学习，经考试通过后，可由吏部选为医官；其中功业卓著者可逐步晋升为御医，或可由太医院派遣至京外各级政府机构任官医之职。无论通过何种方式获得官医资格，其根本特征在于具有正式的官方身份——或官或吏，或有品级或不入流，但都是国家官僚体系的一个组成部分。官医接受官方的奉养和管制，其医疗行为是依照皇命和官方指令而进行的职务行为。下面分别就医学行政体系和医户制度两个方面，探讨明清官方医疗体系对民间医疗供给发挥的作用。

1. 太医院和地方医学、惠民药局

明代皇家医疗系统的供给还是比较有保障的。明隆庆五年(1571)太医院定设御医、吏目各10人，统领13科，每科由一到数名御医或吏目掌管，下属医士和医生各70余名[3]；宣德十年(1435)礼部尚书胡濙奏章称："太医院见存医士有六百余名，足备差役。"[4]崇祯二年(1629)仓场侍郎南居益的奏言则称："万历年间，官医已增至三百二十三员。至天启年间，增添日多。及至崇祯元年，官医共计五百三十三名。"[5]正式医员已经远远超出了旧年正

---

〔1〕 孔建民：《中国医学史纲》，北京：人民卫生出版社，1988年，第30-32页。

〔2〕 金仕起：《古代医者的角色——兼论其身份与地位》，载于李建民主编：《生命与医疗》，北京：中国大百科全书出版社，2005年，第2、35、4-5页。

〔3〕 陈邦贤：《中国医学史》，北京：团结出版社，2011年，第173页。各科御医或吏目人数为：大方脉5人，伤寒4人，小方脉2人，妇人2人，口齿、咽喉、疮疡、正骨、痘疹、眼科、针灸各1人。

〔4〕 《明英宗实录》卷十一《宣德十年十一月甲申条》(明清实录数据库)。

〔5〕 (清)孙承泽：《山书》卷二《京支钱粮数目》，清钞本。

规编制,更何况还有大量等待升补的医士[1]。清代太医院的人员编制低于明代,国初定设御医 15 人,吏目 30 人,医士 40 人,医员 30 人,医生 26 人——康熙四十七年(1708),太医院共计有御医、吏目 105 名,但每日各处轮值需要 110 名,因为差多人少,不敷遣用,故增设指标 20 员,令从直省民医以及举贡生监有职衔的人中选取精通医理者增补[2]。明清两朝太医院院使、院判、御医、吏目等是正式官员,太医院医士属于吏员,支杂职俸,授冠带。御医和医士需要接受指派为皇室和上层贵族服务,也有可能被派遣至如王府良医所(明代)、军营、考试院(清代)、监狱、地方边关卫所等机构出任医官,但清代太医院没有明代太医院的医政管理功能。

明清江南地区的官方医疗组织和机构主要包括:明代永乐十九年(1421)之前的太医院和之后的南京太医院[3];地方府、州、县医学;地方官方医疗慈善机构,主要包括惠民药局、养济院和安乐堂等。明清两代官方医学机构中的官医,主要包括官员、吏员和专业技术人员三种身份,其中官员包括太医院最高长官太医院令 1 人[明洪武二十二年(1389)以后至清代均称太医院院使,正五品],其下有院判 2 人(正六品),再下有御医(明隆庆后定设 10 人,正八品)、吏目(总务后勤官员,从九品)、医士医生若干(不入流)。地方医学中府设医学正科 1 人(正九品,至清代不入流),州设典科 1 人[不入流,洪武十七年(1384)起设官不给禄],县设训科 1 人[不入流,洪武十七年(1384)起设官不给禄]。洪武三年(1370)开始,明政府在南京、北京及各府、州、县设惠民药局,其职责为"凡军民之贫病者,给之医药"[4]。惠民药局设大使、副使各 1 人,生药库亦设大使、副使各 1 人,惠民药局和边关卫所等处设医官、医士、医生,均未入流[5]。清早期曾经仿明制设立面向平民的施药局,但仅在京城周边有设,且康熙四十年(1701)便停止;江南地区慈善性质的医药局,

---

〔1〕 参见邱仲麟:《绵绵瓜瓞——关于明代江苏世医的初步考察》,载于佐竹靖彦主编:《中国史学:第十三卷》,京都:朋友书店,2003 年,第 45 - 67 页。

〔2〕 陈邦贤:《中国医学史》,北京:团结出版社,2011 年,第 178 - 179 页。

〔3〕 明代太医院分为南京、北京两处。洪武元年(1368)于南京始设太医院,为中央最高医疗机构,兼有为皇家和高官提供医疗服务和国家医政管理的职能。永乐十九年(1421)迁都北京后,南京太医院仍然保留,但级别和人员编制均低于北京太医院。清代太医院设于北京,主要负责为皇室和宗亲勋贵提供医疗服务。

〔4〕 (清)张廷玉等:《明史》卷七十四《志第五十》,清乾隆武英殿刻本。

〔5〕 (明)陶承庆校正,(明)叶时用增补:《大明一统文武诸司衙门官制》卷一,明万历刻本;(明)王三聘:《事物考八卷》卷四,明嘉靖四十二年(1563)何起鸣刻本。

到清代已经绝大多数由地方乡绅提供财政支持和监督，兼少数具“官督民办”或“官私合营”的性质[1]。

医官如医学教授甚至少量御医，在其不当值的时候，仍然有可能从事一些私人业务，如受聘为官员、地方士绅、富商或平民进行诊治。如明《国朝献征录》录陈继撰《蒋用文传》记载：蒋用文“居两京三十年，王公贵人下逮贱隶细氓，愈其疾而著神效者，岁不少。贫者报之。曰：吾非报尔医也。卒皆不受”。另录杨士奇《太医院院判赠太医院院使谥襄敏袁公宝墓表》，也提到袁宝任太医院院判期间，既有功臣勋贵之家迎之，也有“贫与贱者，以急告，亦趋赴，未尝责报”[2]。但是，根据这些官方机构的专职医者人数和其所要负担的工作量来考虑，大多数官方医官、医士不可能有太多的时间和精力为普通平民服务。明清两代均有御医受皇命于大疫期间为平民施药救助和地方官员组织医局救治病人的记录，但大多数属于临时应急的措施，使用的资源也并不尽是官方医疗系统[3]。

虽然地方医学的医官和惠民药局的医士在不当值的时候，也有可能在民间执业，但总体来说，明清江南各级地方政府医疗供给能力极为有限。明代地方医学仅有学官一人，地方医学官下领医生数目——县医学多为 5 人，府级则不过 10 人[4]；惠民药局内当差的医士、医生人数更少，如洪武三年(1370)仁和县惠民药局于医户内仅选取内、外科各 1 员[5]，嘉靖十一年(1532)江阴县惠民药局设医生 5 人[6]；明初定边关 14 处，医士定员仅有 15 人[7]。鸦片战争之前，清代医事制度基本沿袭明朝旧制[8]，但中央和地方各

〔1〕 梁其姿：《面对疾病——传统中国社会的医疗观念与组织》，北京：中国人民大学出版社，2012 年，第 167 页。

〔2〕 (明)焦竑：《国朝献征录》卷七十八《蒋用文传》(陈继撰)，明万历四十四年(1616)徐象橒曼山馆刻本。

〔3〕 参见余新忠：《瘟疫下的社会拯救》，北京：中国书店，2004 年，第 92－93、117－118 页；李经纬、林昭庚：《中国医学通史：古代卷》，北京：人民卫生出版社，2000 年，第 575 页。

〔4〕 邱仲麟：《明代世医与府州县医学》，《汉学研究》，2004 年第 22 卷第 2 期，第 327－359 页。

〔5〕 (明)沈朝宣：《嘉靖仁和县志十四卷》卷七《惠民药局》，清光绪十九年(1893)钱塘丁氏嘉惠堂刻武林掌故丛编本。

〔6〕 (明)赵锦修，(明)张衮纂：《嘉靖江阴县志》卷一《建置记》，明嘉靖二十七年(1548)刻本。

〔7〕 刘伯骥：《中国医学史》，台北：华冈出版社，1974 年，第 405 页。

〔8〕 李经纬、林昭庚：《中国医学通史：古代卷》，北京：人民卫生出版社，2000 年，第 574 页。

级官方医疗机构规模均缩小[1]。地方医学学官、惠民药局提领和边关卫所的医官属于正式官衔，但洪武十七年(1384)起州医学以下设官不给禄，其下属医士、医生无职衔，属于医户支应官差，恐怕也没有稳定的俸禄。清代地方医学学官均未入流，官办医疗慈善机构也没有设定医士、医生的专门职务，较之明代功能更加萎缩。可以推断，明清两代地方医学行政机构在对民间提供医疗服务方面，做出的直接贡献极小。

2. 医户

有学者认为，元代肇始的医户制度促进了明初大量世医家族的形成，而且官方医学医官主要是在医户—世医群体的内部传承，因此医户群体在民间医疗尤其是高端医疗服务供给上起到了重要的作用[2]。但本研究认为，对于医户制度的影响不应过度高估。

首先，医户的数量非常有限。如元至正年间(1341—1367)江宁县共有22 705户，其中医户75户，句容县共有34 814户，医户137户[3]；至正二十七年(1367)浙江昌国州有22 640户，其中医户43户[4]；明洪武四年(1371)徽州府共有117 011户，总人口536 925口，医户共计43户；弘治五年(1492)宿州人口10 829户，医户仅11户。《弘治徽州府志·第二卷上》显示，由于医户支应差役主要是由户主当差，所以元代医户数量较多，大约占1/1 000以下，明代数量更少，医户占人口比例在3/10 000～4/10 000之间[5]。邱仲麟还发现，医户的多寡并不一定代表当地医疗水平的高低，如苏州府为明代医学重镇，吴江县的世医亦甚多，但该县医户仅19户，少于同府宜兴县的23户、镇江府丹徒县的21户，这是因为明初签订医户时各地标准不同，所以医户的数量不能代表当地医家的数量[6]。

其次，医户制度主要是为了保障官府的差役而不是为民间提供医疗服务

[1] 赵尔巽等：《清史稿》卷一百十六《志九十一·职官三》，民国十七年(1928)清史馆本。

[2] 邱仲麟：《明代世医与府州县医学》，《汉学研究》，2004年第22卷第2期，第327－359页。

[3] (元)张铉：《至正金陵新志十五卷》卷八，清文渊阁钦定四库全书本。

[4] (元)冯福京修，(元)郭荐纂：《大德昌国州图志》卷三，清咸丰四年(1854)刻宋元四明六志本。

[5] 作为一个对比，2015年中国全国职业医生占人口比例为每千人拥有执业医生2.21人，注册护士每千人2.36人。

[6] 邱仲麟：《明代世医与府州县医学》，《汉学研究》，2004年第22卷第2期，第327－359页。

的。明代户籍制度的本质是“配户当差”[1]。户籍指的是这些人户在官府册籍(黄册)上所注明的应该服役的种类,即当官府需要有人出医疗差役的时候,医户家庭必须出人应差。参考元代的制度,这些差役包括为军队、地方医疗机构(惠民药局)与监狱提供医疗服务,以及被征发充当从军医员[2],而这些人户平时实际从事的主要职业并不一定是行医。也就是说,不能随意更改的是其“医户”的户籍,但医户户籍者并不一定要以医为业,或者至少并不仅仅以医为业。所以,认为医户制度要求行医之家凡在户籍上登记为医户者,必须世代以医为业不能随便改易,并不完全准确。而且,官方医学系统并不禁止非医户子弟进入。据《明伦汇编》记载,太医院的医士除了“以父祖世业代补”以外,还有部分是“令在外访保医官医士以充,其精通医术者,本院奏进圣济殿供事”[3]。明代很多名医和御医都出于非医户家庭,如明盛寅与其弟盛宏均为御医,盛寅医名甚著,死后为两京太医院所祀。但据《同治苏州府志》记载,其弟盛宏在景泰初年因为治疗宫中妃子立功,方“乞落其戍籍”被诏许[4],可见盛氏本为军籍。另外据明《国朝献征录》李濂所作《戴思恭传》载,太医院院判戴原礼“世业儒”;《国朝献征录》陈镐所作《蒋恭靖别传》和陈继所做《蒋用文传》载,太医院院判蒋用文的父亲在洪武初年以元进士征为史官,用文原承家学,后以医学成就出色征为御医,但其户籍应该是儒户[5]。另外还有明晚期名医张景岳,其先世明初以军功世授绍兴卫指挥,应该是军籍[6]。

最后,至明弘治年间,医户制度开始逐渐瓦解,其时的地方志中仅有医户户数的记载并且有明显的差错,弘治以后应该就再没有对医户进行过户口统

---

〔1〕 参见王毓铨:《明朝的配户当差制》,《中国史研究》,1991 年第 1 期,第 24 - 44 页;栾成显:《赋役黄册与明代等级身份》,《中国社会科学院研究生院学报》,2007 年第 1 期,第 89 - 96 页。

〔2〕 辛元昌:《论元代医户的义务和权利政策》,《佳木斯大学社会科学学报》,2016 年第 1 期,第 143 - 145 页。

〔3〕 (清)陈梦雷:《明伦汇编 · 官常典 · 太医院部》,雍正年内府铜活字本。

〔4〕 (清)冯桂芬等:《同治苏州府志》卷一百九《艺术一》,载于《中国地方志集成 · 江苏府县志辑⑨》,南京:凤凰出版社,2008 年。

〔5〕 (明)焦竑:《国朝献征录》卷七十八《蒋用文传》(陈继撰),明万历四十四年(1616)徐象檯曼山馆刻本。

〔6〕 (明)张景岳:《景岳全书》,载于李志庸主编:《张景岳医学全书》,北京:中国中医药出版社,1999 年,第 817 页。

计，如嘉靖年间的地方志中已经没有相关统计[1]。到清朝顺治二年(1645)，朝廷发布诏令："前明之例，民以籍分，故有官籍、民籍、军籍、医匠驿灶籍，皆世其业，以应差役，至是除之。其后民籍之外，惟灶丁为世业。"[2]医户制度彻底退出了历史舞台。

总体来说，明清时代的官方医疗机构和组织，在对民间提供医疗服务方面所做的贡献是不可高估的。其对民间医疗的促进作用，可能更体现在促进医生专业群体的发展方面：这首先是因为官医体系为医者提供了一条基于专业的入仕升迁的途径，虽然整体上可容纳的医者数量很少，但在某种程度上亦起到了促进医生精进其业务的动力；其次是官方医学工作经历对于医者建立自身的专业声誉和社会信任起到了很好的作用，明清史都记载了多位御医后人世业医学，御医或者太医的名头对于这些业医家族的发展起到了很好的促进作用；最后，医户制度和医学考试制度，虽然惠及面较窄，但还是对医学知识的教育和传承起到了一定的促进作用。

（二）地方社会组织的医疗救助

1. 宗族组织的医疗救助

由宗族提供医疗保障，在中国有悠久的历史。《孟子·滕文公上》中记载孟子所认为的农村社会救助应该是："出入相友，守望相助，疾病相扶持，则百姓亲睦。"北宋时期，在乡村出现了乡约制度，其中北宋神宗熙宁九年(1076)由吕大忠、吕大钧、吕大临、吕大防所制定和实施的我国历史上现存最早的成文乡约——《吕氏乡约乡仪》(亦称《吕氏乡约》)，对后世乡村治理模式影响甚大。《吕氏乡约乡仪》中包含着疾病救助的内容：约中之人若有疾病，小病则遣人慰问；大病，则亲自为他请医送药；家庭贫困没钱治病的，则提供医药费用[3]。南宋中期，朱熹对《吕氏乡约》做了增损，其后学弟子又进行了实践，为乡约在明清的推行准备了条件[4]。到了明清时期，乡约制度在医疗方面

---

〔1〕 苏卫平：《明清以来徽州区域的疾病与医疗卫生体系研究》，上海师范大学硕士学位论文，2009年。

〔2〕 (清)张廷玉等：《清朝文献通考》卷二十一《职役考一》，杭州：浙江古籍出版社，1988年。

〔3〕 (宋)吕大钧等：《吕氏乡约乡仪》(共一卷)《患难相恤》，宋嘉定五年(1212)李大有刻本。

〔4〕 杨建宏：《〈吕氏乡约〉与宋代民间社会控制》，《湖南师范大学社会科学学报》，2005年第5期，第127－130页。

的救助安排主要体现为一系列以宗族为主的慈善组织，如义庄、义田、族田等，部分宗祠也会为族中贫病之户提供医疗救助，救助的方式主要是为贫病者提供经济补助，使其能够购买医疗服务，如清代无锡《常郡王氏参改义庄规条》规定：

> 一庄内择有名医生，议定每季辛俸若干。择诚实药店，另立一折以便登记。如册内有名病重者，查实后，请医诊视。将方赴庄，用一戳记，到店付药。贫苦难堪酌给钱若干，以备零星等费。族中贫病相连者，通融酌济以寓疾病相扶之意〔1〕。

可以看出，这是一个比较全面细致的设计，宗族组织提供签约的医生和药店，并代替病家支付费用，同时由宗族公产和族人相互扶助等方式为贫病者提供经济补助。但这种医疗救助一来只针对本宗族内部成员，惠及面较窄，另一方面能够提供的医疗救助的总体数量也不是很高。如据唐力行等研究，明清时期即使在苏州这样的大都市，宗族义庄所提供的保障对象也仅局限在有着血缘关系的宗族之内，苏州义庄在最兴盛时期也不到200家，即使按每家义庄可以保障1 000人计算，200家义庄也只能为20万人提供保障，这对数百万苏州人来说是远远不够的〔2〕。

第二种宗族医疗救助的方式是族医制度，据唐力行等研究，明清时期的徽州地区大型宗族往往会设定族医，具体包括：① 选择族内子弟习医；② 延聘出生于本族的名医兼做族医；③ 非本族人但与本族具有婚姻关系或者其他长期稳定人际联系的人做族医〔3〕。唐力行等所引用的《程典》(卷十九《宗法典》)和《文溪莫氏宗谱》(卷一《睦族》)中“择子姓一人为医，以治举族之疾”的记录，说的就是第一种情况。但这类族医主要是为主人提供最基础的医疗保障，在众多名医的眼中水平较差、不可信任。如明汪道昆在孙一奎《赤水玄

〔1〕 (清)余治：《得一录》卷一《附常郡王氏参改义庄规条》，同治八年(1869)苏州得见斋刻本影印。

〔2〕 唐力行、徐茂明：《明清以来徽州与苏州社会保障的比较研究》，《江海学刊》，2004年第3期，第125－134页。

〔3〕 唐力行、苏卫平：《明清以来徽州的疾疫与宗族医疗保障功能：兼论新安医学兴起的原因》，《史林》，2009年第3期，第43－53、189页。

珠》序言中，评价说："族医无状者，诞而讹投，病以益甚。"[1]明黄洪宪则说："族医既罕师承，妄行其术，侥而中要有天幸，不则刀圭始投，望而反走。"[2]而徽州名医孙一奎和吴楚等人，在其医案内大量记载了为其族人治病的病例，应该都属于第二类族医。仔细阅读他们的医案还可以发现，当宗族中有人生病，实际的医疗选择是多方求治，并不仅仅限于族医。同时，被选定为族医者自己也是开业医生，对外营业，如明刘三吾《信轩记》记载"丧乱以来，平日诸族医为市，道交以买，炫人者悉澌灭无遗余"[3]，所以并不一定都会坚持对族人进行慈善救助。再如汪道昆在记述海阳小儿医丁海仙"耻伍族医，不市不肆"的原因时，就指出当时"族医视人死生，亦犹之乎秦越人之视肥瘠。又因而为利，非此其身则其子孙，尔曹勉之，无自及也"[4]。

2. 由民间行会、商会、同乡会等提供的医疗救助

在明清江南地区，随着城镇经济的日益发达，市镇工商业人口比重逐渐增大，工商业发达的城市和市镇涌现出大量雇佣工人群体，城镇内部工商业杂处，行商坐贾以及由他们组成的各类商业组织如牙行、商帮、会馆等成为社会上最为活跃和最有实力的组织[5]。为了自身的发展，这些组织创建了为其成员提供医疗救助的制度。

明末至清中叶，扬州为两淮盐业所萃之地，徽商云集扬州。大量的徽州医家随之客寓、迁徙扬州[6]。譬如虞山徽商：

> 前明在虞山北麓建设梅园公所，置地厝棺，以安旅骨，延僧看守，迄今弗替。嗣因公所隘窄，间遇有病就医之人，难以留顿。复于乾隆六十年(1795)在常邑境内附廓西庄，原设停棺栈屋之旁，卜建房屋，额曰存仁

〔1〕(明)汪道昆:《孙生赤水玄珠序(序四)》，载于韩学杰主编:《孙一奎医学全书》，北京：中国中医药出版社，1999年，第6页。

〔2〕(明)黄洪宪:《碧山学士集》卷一，明万历刻本。

〔3〕(明)刘三吾:《坦斋文集》卷上《信轩记》，明万历六年(1578)贾缘刻本。

〔4〕(明)汪道昆:《太函集》卷三十八《丁海仙传》，明万历辛卯年(1591)刻本。

〔5〕许檀:《明清时期区域经济的发展——江南、华北等若干区域的比较》，《中国经济史研究》，1999年第2期，第21-39页；李伯重:《江南的早期工业化(1550—1850年)》，北京：社会科学文献出版社，2000年，第16页。

〔6〕张玉才:《明清时期徽人在扬州的医事活动及影响》，《中国中医基础医学杂志》，2000年第6卷第9期，第62-64页。

堂，以为徽人寄栖医病之所[1]。

存仁堂聘请的医者，首选主事者熟悉的徽州籍医师，也包括一些地方知名的医师。与徽州社会保障基本上由民间血缘性的宗族组织承担不同，苏州社会保障形态比较多样，除了宗族之外，地缘性的善堂善会、业缘性的会馆公所也承担了重要的保障职能[2]。如同治十三年（1874），苏州麻油业行业公会集资购买房屋，成立了"办善所"来周恤同业，"凡帮伙老病，送入公所医药"[3]。商业行会还会出资支持地方上的医疗慈善机构，如根据夫马进研究，清代杭州的普济堂长期以来以杭州盐业、典当业和米业工会的慈善捐款为主要经济来源，米业工会也长期赞助地方普济堂、保婴会等有医疗救助功能的机构[4]。这些都是商会和行业工会对地方社会医疗慈善事业做出的贡献。

3. 民间社会自发组织的慈善医疗机构

中国古代民间慈善性的医疗救助机构，起源于南北朝中国化佛教成型的时代[5]。在此之前，中国古代的社会慈善只是针对鳏寡孤独、老弱贫病之人提供生活上的救助，自南北朝开始，出现了专门收容贫病无告之人的设施，包括六疾馆（南齐文惠太子创建）、孤独园（梁武帝创建于建康）等[6]。组织较为完善、维持时间较长的是公元6世纪由佛寺创办救济贫病之人的"悲田养病坊"，到8世纪由政府设官管理。在救济贫老病者方面宋代政府的表现最为积极，北宋徽宗崇宁时期开办了收养安置鳏寡孤独和贫老者的居养院和以治疗贫病之民为主要功能的安济坊，并在后世合并为养济院。据后人统计，宋代此类慈善机构包括广惠院、实济院、安养院、利济院、安乐坊、安济坊、安

〔1〕 转引自苏州博物馆、江苏师范学院历史系、南京大学明清史研究室：《明清苏州工商业碑刻集》，南京：江苏人民出版社，1981年，第349页。

〔2〕 唐力行、徐茂明：《明清以来徽州与苏州社会保障的比较研究》，《江海学刊》，2004年第3期，第125-134页。

〔3〕 同治十三年（1874）二月《苏州府示谕保护麻油业聚善堂善举碑》，苏州碑刻博物馆藏。转引自冯贤亮：《传统社会末期江南地区的行业生活与互济行为——以苏州府为中心》，《思想战线》，2000年第2期，第91-93页。

〔4〕 （日）夫马进：《中国善会善堂史研究》，伍跃、杨文信、张学锋译，北京：商务印书馆，2005年，第486、490页。

〔5〕 梁其姿：《施善与教化：明清的慈善组织》，台北：联经出版社，1997年，第22页。

〔6〕 （元）萧子显：《南齐书》卷二十一《文惠太子》，清乾隆武英殿刻本；（唐）姚思廉：《梁书》卷三《武帝下》，清乾隆武英殿刻本。

乐庐、安乐寮、举子仓、婴儿局、慈幼局、合剂局、太平惠民局、施药局等各种不同的种类，遍布全国各地。

明清时期民间慈善事业的最大特征是官方的逐渐退场。明代之初，太祖责令各州县设立专门机构养济院收养孤老残疾之人，并将具体规定载入《大明律》，后继者也屡下恤孤贫残之诏[1]。但这些官办医疗慈善机构逐渐萎缩。梁其姿发现，到了1566年，在其所统计的55个江南县治的官方惠民药局中，有28个已经荒废，19个情况不明，只有8个在表面上仍然有施药功能[2]。与之相对应的，明清时期民间慈善活动不断兴盛，这在经济富庶、文化发达、传统思想氛围浓厚的江南地区表现得尤为明显[3]。江南地区最早的同善会是明代东林党人士钱一本在其家乡常州府武进县创立的，这一机构同时具有济贫、劝善和医疗、慈善救助等多方面的功能[4]。清代以后，江南地区开始出现了具备比较专业的疫病救疗功能的慈善机构，余新忠的研究发现此类机构建立最早的是顺治年间建于杭州的悲智社[5]。乾隆五年(1740)苏州吴县还出现了一个专门收容病妇的"女普济堂"，由当地人吴三出资修建，置田地二百顷[6]。

这些医疗慈善活动中，有一些是个人行为，如明代海宁人董如鲁、奉化人王汝林[7]和清代苏州人车文海[8]等都是以一人之力为地方乡民和族人提供慈善医疗救助，嘉庆十一年(1806)洞庭东山阳桥村徐孝标创建惠安堂施棺埋

---

〔1〕 如洪武元年(1368)八月，朱元璋下诏："鳏寡孤独废疾不能自养者，官为存恤。"洪武五年(1372)，"诏天下郡县立孤老院"，后改名为养济院。《明太祖高皇帝实录》卷三十四《洪武元年八月戊申条》(明清实录数据库)。

〔2〕 梁其姿：《施善与教化：明清的慈善组织》，台北：联经出版社，1997年，第33页。

〔3〕 余新忠：《清代江南疫病救疗事业探析——论清代国家与社会对瘟疫的反应》，《历史研究》，2001年第6期，第45－56页。

〔4〕 王卫平：《明清时期江南地区的民间慈善事业》，《社会学研究》，1998年第1期，第84－97页。

〔5〕 余新忠：《清代江南疫病救疗事业探析——论清代国家与社会对瘟疫的反应》，《历史研究》，2001年第6期，第45－56页。

〔6〕 (清)冯桂芬等：《同治苏州府志》卷二十四《公署四·善堂附》，载于《中国地方志集成·江苏府县志辑⑦》，南京：凤凰出版社，2008年。

〔7〕 (明)徐象梅：《两浙名贤录》卷十《奉化王汝林》；卷三十二《董如鲁》，明天启刻本。

〔8〕 (清)冯桂芬等：《同治苏州府志》卷九十六，载于《中国地方志集成·江苏府县志辑⑨》，南京：凤凰出版社，2008年。

葬，兼施医药[1]；还有一些救助来自民间的医者，如明宣德年间海虞太医顾昂夫退任后在家乡开办颐乐堂药室博施济众[2]；还有就是来自地方官员的义举，如乾隆丙子吴中大疫，知府赵酉请医设局，活人无算[3]。更重要的是地方士绅群体发起、维持和管理的医疗慈善机构。在早期，这些机构主要是临时开设用来应对瘟疫等紧急情况的，如明代浙江嘉善人陈龙正记载："夏秋之交，民易染疟痢诸疾。贫者不能延医，公每岁捐俸施药设局于崇明寺，日轮医生数人施剂。其穹远不获躬致者，又命医生何如海等三十二人，分投十六乡救疗，活人无数。"[4]清道光以前，慈善机构的疫病救疗功能基本都寓于同善、普济、同仁等综合性善堂之中，大多分布在苏州、杭州等大城市及周边地区；道光以后，江南善堂的数量急剧增多，同治以后还出现了相当数量专门救疗疾疫的医药局[5]。如清蒯德模记录同治五年(1866)在长洲县(苏州府)设置医药局曰："丙寅夏，设送诊公所，延医购药疗贫民疾病。"[6]但民间医疗慈善也能从政府方获得一定的支持，自乾隆时期开始，清政府视补贴这些民间慈善机构为常事[7]，如道光十二年(1832)，时任闽浙总督程祖洛的奏文显示，当时浙江盐务历年给济仁堂拨款达六千余两白银，但这笔钱被称为"浮费"[8]，说明是政府给慈善机构的津贴还不是官方财政中稳定的项目。这些措施极大地减轻了民众的求医负担。

清代以后，这种由地方士绅、富商、名人乃至普通平民共同发起和创建的

---

〔1〕(清)冯桂芬等:《同治苏州府志》卷二十四，载于《中国地方志集成·江苏府县志辑⑦》，南京：凤凰出版社，2008年。

〔2〕(明)杨子器修，(明)桑瑜纂:《弘治常熟县志》卷二《儒林》，明弘治十六年(1503)刻本。

〔3〕(清)冯桂芬等:《同治苏州府志》卷一百一十《艺术二》，载于《中国地方志集成·江苏府县志辑⑨》，南京：凤凰出版社，2008年。

〔4〕(明)陈龙正:《几亭外书》卷三《疗民疾三十六》，明崇祯刻本。

〔5〕余新忠:《清代江南的瘟疫与社会：一项医疗社会史的研究》，北京：中国人民大学出版社，2003年，第233-234页。

〔6〕(清)蒯德模:《带耕堂遗诗》卷二，民国十八年(1929)刻蒯氏家集本。蒯德模赋诗纪之曰：不为良相便良医，两事无成是有司；自笑阴阳难爕理，剧怜民物有疮痍；求来孟氏三年艾，散去商山四老芝；小草有灵堪济世，何须贵物说参蓍；曾将疾苦细咨询，怎奈群黎病且贫；自古庸医多误事，何人妙手竟回春；一官父母婆娑意，百里儿孙痛痒身；我本深山老逸士，年年采药活吾民。

〔7〕梁其姿:《施善与教化：明清的慈善组织》，台北：联经出版社，1997年，第114页。

〔8〕(清)盛康:《皇朝经世文续编》卷五十四《户政二十六·盐课五·查明两浙盐务积弊筹议章程疏(程祖洛)》，影印武进盛氏思补楼本。

慈善医药局在江南地区发展得十分兴盛。梁其姿根据多个地方志统计，在1840年之前清代江南地区提供医疗服务的慈善组织总数有37个，在其统计的所有59个城镇中，有29个拥有明确的记录，但有22个城镇因为资料不全不能确定是否拥有此类组织[1]。

江南民间医疗慈善机构的活动方式包括：第一，开设医药局提供施诊和施药的服务，如杭州济仁堂：

> 在吴山吕祖殿，又名金龙阁。每日请内外科名医各二人，五日一轮，周而复始，辰刻齐集，午后各散。病人于门口持筹进堂诊视，其丸散膏丹等药，凭方施给，惟饮片不备耳[2]。

余治等在无锡建立的药局，"局中请名医内科、伤科、外科施诊。每年四月为始，九月为止。看病日期，或归三六九，或随机通变。若有力者请去看病，须送谢仪"[3]。第二，在同善会、普济堂等慈善机构中为受助者提供医药救助，如杭州普济堂：

> 昨呼老人堂，在武林门内，天水桥地方，收养六十岁以上无妻拿之老人……有厨房、汤房、剃头房、医药房、总管房、挂号房……病有医药，死有棺木，葬有定时，其规矩章程可谓尽善之至矣[4]。

余治等在无锡设立的同善会，"会中现有善士施医药铺，每年捐助药材。凡茕独抱病求药者，司年随发小票支药，局虽未建而治病无虞"[5]。另外，在江南各地常见的栖流所，其主要功能是收容流落异乡又贫病无靠之人，所中往往为病人设有房间床铺，并提供免费的医疗救助，治愈后便请其离开，如果死亡，栖流所还负责安葬。

这些医疗慈善机构除了要求救济对象具备贫病这一客观条件以外，还对

---

[1] 梁其姿：《面对疾病——传统中国社会的医疗观念与组织》，北京：中国人民大学出版社，2012年，第168页。

[2] (清)范祖述：《杭俗遗风·乐善类》，1928年杭州六艺书局本。

[3] (清)余治：《得一录》卷四《药局规条》，同治八年(1869)苏州得见斋刻本。

[4] (清)范祖述：《杭俗遗风·乐善类》，1928年杭州六艺书局本。

[5] (清)余治：《得一录》卷一《同善会·枫泾同善会规条·疗病》，同治八年(1869)苏州得见斋刻本。

救济对象提出了严格的道德品质和行为上的要求，表现出明显的劝善取向和社会教化的目的性。如晚明由陈正龙等创建的嘉善同善会，规则中要求优先救济贫困无依的孝子、节妇，然后才考虑那些未被养济院收容、贫困潦倒而不愿为乞的贫老病人。至于不孝不悌、赌博健讼、酗酒无赖，及年少强壮、游手游食以致赤贫者，一律不予救助。陈正龙还进一步列举了四种宜助而不助的对象：一是衙门中人，他们年轻时不劳而获，年老贫困不过是"销偿其孽"；二是僧道，他们不耕而食，并能自行广募；三是屠户，他们以屠宰为业，害命无算，仁心必短；四是败家子，他们游手好闲，败坏风俗[1]。清代余治等创建的施药局也具有类似的特征，如其在《药局规条》中要求，请药后如病愈须烧香、叩谢，还要珍惜字纸，将家中所有有字的书簿送局中焚化，另外家中不得藏有淫书唱本及私情山歌抄本，等等。还专门制定了《药局立愿约》，规定了求助者需要发誓遵守供吕祖师圣位，向灶神前焚香叩首、立愿，戒食牛犬田鸡，珍惜字纸米谷，反对地方溺女习俗等义务[2]。

明清江南的慈善机构发展虽然兴盛，但救助能力比较有限，如余治等创立的栖流公局规条即自称因为局中房屋数量不够，所以不能收养妇女。药局服务的时间也比较有限，每年四月始、九月止，且仅三、六、九日开门。杭州普济堂收养老人，额满只有一千。另外，这些慈善组织主要还是分布在城镇地区，对于居住在偏远乡村的民众来说并不容易得到救助。余治在考察乡村医药救助情况之后指出，即使开设慈善药局，医药俱全而不取利，但是终究不能恤其路远及伶仃病卧之人，所以建议，最好是邀请医生随身携带药物赴乡村随诊随治，才能够真正帮助到那些病家[3]。

二、民间的医疗市场

明清时期，江南城镇地区的医疗市场是比较繁荣的。祝平一等学者认为明清医疗市场是一个开放的市场[4]，笔者认为只说对了一半：从买方来看，

---

〔1〕 王卫平：《清代江南地区慈善事业系谱研究》，北京：中国社会科学出版社，2017年，第142-143页。

〔2〕 (清)余治：《得一录》卷四《药局规条》，同治八年(1869)苏州得见斋刻本。

〔3〕 参见(清)余治：《得一录》卷十六《各乡送诊施药说》，同治八年(1869)苏州得见斋刻本。

〔4〕 祝平一：《药医不死病，佛度有缘人：明、清的医疗市场、医学知识与医病关系》，《"中央研究院"近代史研究所集刊》，2010年第68期，第1-50页。

病家固然可以在所有类型的医疗服务提供者当中选择自己中意的，但对一个地方的正规的医疗服务提供者群体来说，并非所有的服务供给者都是医者，也不是所有可以获得的服务都是医疗。所以，想要进入一个地方社区的正规医疗市场，必须经过一定的规则筛选。这个市场的确是开放的，因为它的进入门槛非常低，也无法对地方医疗服务实施垄断，但它又是相对稳定和有规则的，因为正式进入市场的从业者必须遵守一定的规则，违背者不得不退出这个区域的医疗市场。

（一）医疗市场的管理

中国古代社会，士、农、工、商四民阶层等级区分清楚、严格。虽然在清代中后期，随着江南工商业的发展和国家政治、经济形势的变化，商人的社会地位不断提高，但在主流文化观念中，工商业者始终处于社会地位较低的阶层。自《礼记·王制》始，医者始终是百工之属，售医技以牟利，更又等而次之。到了明代，官员、士人王士性描述江南地区的社会观念：堪舆、星相、医卜等行当属于“徒张空拳以笼百务，虚往实归”的活动，较之盐商、木客、筐丝、聚宝等需要一定产业资本的行业还要低上一档[1]。很多医者都极力去避免“业医”的身份，但既入医业，医者也不得不顺应市场的需要。如汪道昆记歙县世医吴洋，“世受方为目痹医，贾不取赢，踵门者屦相及也”，是一个很成功的业医，却将自己业医的行为解释为“务广业，名其家”，即虽行贱业，但最终目的却是崇德知、尽孝悌[2]。吴洋为此精读先贤之医籍，访求明师。汪道昆接下来的一段描述很有意味：

> 机得洋大惊，请割海阳以东听子矣。是时众医棋布，各用所长。小儿医丁氏、妇人医黄氏以按方，里人汪济川以著论，路万以辩给，吴玄以

〔1〕（明）王士性：《广志绎》卷四《江南诸省》，清康熙十五年(1676)刻本。

〔2〕“务广业”一词有特定的道德含义，指的是各种具体实践活动中都包含有深刻的道德原理，功夫越精微，道理越无穷，是故君子崇德，可以在各种具体而微的实践活动中不断精进。此语出自朱子，吴洋应该就是在这个意义上阐发的。朱子原文是：“正淳问：‘出则事公卿’一段，及范氏以‘燕而不乱’为‘不为酒困’，如何？曰：此说本卑，非有甚高之行，然工夫却愈精密，道理却愈无穷。故曰‘知崇、礼卑’，又曰‘崇德、广业’。盖德知虽高，然践履却只是卑则愈广。又曰：‘德言盛，礼言恭，谦也者，致恭以存其位者也。’此章之义，似说得极低，然其实则说得极重。”参见（宋）朱熹著，（宋）黎靖德编：《朱子语类》卷三十六《论语十八》，明成化九年(1473)陈炜刻本。

纵横，汪椿用纤，巴深用罔。及洋后出，乃得擅场[1]。

这里说的是，不论医家如何自许，地方社会对医家的认知和评价却始终围绕着医学技艺而展开，并且医家各擅专长，各处其地，似乎又有根据专业和地区进行市场划分的意思在里面。吴氏的道德境界虽高，但最后脱颖而出还是凭借着高超的专业水平和出色的疗效这一市场最承认的证据。

那么，开业医家都需要遵守什么行为规则呢？

1. 从业方式

明清医家开业行医，最主要的方式就是"坐馆"，具体包括在医馆、医药兼营的药铺（或称药室）和专业药铺受聘坐馆看诊三种形式。边和认为，明清之间医馆、药室的发展变化有一个总体的趋势，即制备药物在医家的医疗实践中逐渐被边缘化，逐渐呈现出医药分业的趋势，明代"商人供货，医人合药看病"的情形，在清代逐渐过渡为更为彻底的"商人供货并合药，医人看诊处方"，"医不备药"逐渐成为常态[2]。清代文人也有类似的看法，如《清稗类钞》中说："我国之医，恒不识药，而业药者则不知医，故医药截然为两途。"[3]

在历史上，民间医药铺的形态非常多样化，《东京梦华录》记载了京师多个医药铺面，既包括出售生药的专门药材铺如百钟圆药铺、宋家生药铺，也包括各种专业药铺如山水李家口齿咽喉药、李生菜小儿药铺，也有打着医家名号医药兼营的药铺如仇防御药铺（仇姓担任过防御使、副使等职务）、金紫医官药铺、杜金钩家和曹家独胜元[4]。边和认为这些药铺主要是由医生主理或者开办，民众可以直接到这些药铺看医买药，或者去官办药局直接购买成药[5]。到了南宋，药铺的情况大致还是如此，前引《梦粱录》当中的记录可以说明。元代虽然大力发展官方惠民药局，并且予以财政上的支持，使之成为

---

[1] （明）汪道昆：《太函集》卷三十一《世医吴洋吴桥传》，明万历辛卯年(1591)刻本。

[2] 边和：《谁主药室：中国古代医药分业历程的再探讨》，载于余新忠主编：《新史学（第九卷）：医疗史的新探索》，北京：中华书局，2017 年，第 38 - 72 页。

[3] （清）徐珂：《清稗类钞：第九册》，北京：中华书局，1986 年，第 4172 页。此处引文来自《清稗类钞》第九册《艺术类 · 草头医治疾》。

[4] （宋）孟元老：《东京梦华录全译》，姜汉椿译注，贵阳：贵州人民出版社，2009 年，第 21 - 40、48 页。

[5] 边和：《谁主药室：中国古代医药分业历程的再探讨》，载于余新忠主编：《新史学（第九卷）：医疗史的新探索》，北京：中华书局，2017 年，第 38 - 72 页。此处引用见第 46 -47 页。

民间主流的医药供应机构，但也没有完全禁止民营药铺，民间开设医馆的情况也很常见。如盱江医者余明可开办的麓泉药室[1]，元末著名医学史家葛氏开设的信斋药室和葛仲正提举药室[2]，等等。

到了明代，官营惠民药局依然存在，但功能已经极大萎缩，民营药铺大体上可以分为两类：第一类是由职业商人经营的生药铺，第二类是由医者经营的兼具诊治和药物制备、出售功能的药室。第一类的典型例子是崇祯本《金瓶梅》中西门庆家所开的大生药铺子，西门庆就并不知医；明徐一夔记载了一个钱塘夏某开办的寿安堂药室，夏某虽然习岐黄氏书、谙和剂法，但并不是职业医者，民间也是"需药剂者悉趋夏氏之门"，应该是以售药为主[3]。第二类的例子也有很多，如徐一夔就曾经为钱塘世医潘氏中和室作记[4]，明朱存理也记载了一个吴县医家杜氏开办的药室生意堂[5]。

可以看出，在明代的医药市场上专门出售药材的生药店和有医生主理兼看病处方与卖药的药店并存。相对而言，专营药店似乎资本更加雄厚。在崇祯本《金瓶梅》中出现的多位医生，在诊病后均直接给病家提供成药或合药，甚至将药材煎好再送到病家，应该是同时也开有药铺，但其资产规模和社会地位都远不能与大药材商西门庆相提并论。其中第十七回到第十九回描述了一个医者开张药铺的完整过程，很有分析价值：医人蒋竹山在治好了李瓶儿的病后被她看上，倒插门进了李家。李瓶儿凑了三百两银子，在自家房屋临街面给蒋竹山开了两间门面，生意逐渐有了起色。在第十八回里，旁人描述这间铺面是："李瓶儿门首开个大生药铺，里边堆着许多生熟药材。朱红小柜，油漆牌匾，吊着幌子，甚是热闹。"可见铺子里兼售熟药与生药，蒋竹山同时也在药店坐诊和上门应诊。后来，蒋竹山被西门庆陷害，又被李瓶儿赶出家门，临走时："但是妇人本钱置的货物都留下，把他原旧的药

---

〔1〕 余明可初工小儿医，其后偏通诸科，为建昌路医学正科。元代士人吴澄为盱江医者余明可药室作《麓泉记》曰："其侧翰林学士程公为书麓泉二字扁其药室。"参见：(元)吴澄：《吴文正集》卷三十九《麓泉记》，清文渊阁钦定四库全书本。

〔2〕 葛信斋为葛可久的叔叔、葛应雷之弟。明朱存理记载了葛氏药室的情况："黄文献为铭者也曰：信斋名应泽，尚存信斋药室。即子仲正，赵子昂为书葛仲正提举药室牌额。周伯温篆书'济世之道莫大乎医，去病之功莫先于药'凡十六字刻于堂间。"参见：(明)朱存理：《楼居杂著·跋葛可久墓志》，清文渊阁钦定四库全书本。

〔3〕 (明)徐一夔：《始丰稿》卷九《元故将仕郎金玉府军器提举司同提举夏君墓志铭》，清文渊阁钦定四库全书本。

〔4〕 (明)徐一夔：《始丰稿》卷五《中和室记》，清文渊阁钦定四库全书本。

〔5〕 (明)朱存理：《楼居杂著·跋林处士圹志铭拓本后》，清文渊阁钦定四库全书本。

材、药碾、药筛、药箱之物，即时催他搬去，两个就开交了。”蒋竹山给李瓶儿看病时是直接出售调配好的药剂，所以他原本开的应该是一个医药兼售的店面，可能攒有一些药材，以及药碾、药筛、药箱等基本的用具。但以医生独立支持的生意甚是寒酸，出门看病只能步行，直到接受李瓶儿三百两银子的投资又开张了两间大铺面之后，收入才有了起色，出诊时也买了一头驴子代步。边和也分析过这一案例，并认为其至少部分反映了晚明医家开业的真实情况〔1〕。

到了晚明，医药开始出现了分业的趋势，如晚明传教士曾德昭发现，虽然有专供医药的市场，市镇的药铺也都供应充足，但医师们从不写处方，都在看病的同时直接把药物提供给他们的病人使用，医师身边也总携带一个童子和备有各种药物的药箱〔2〕。边和援引曾德昭的观察，并进一步指出晚明以后医药分业已经成为常态，由于规模较大、跨省行销、兼营药材与合药配剂服务的专业药铺的出现，医家自己配药合剂的营业因为无力竞争，逐渐在市井生活中隐去〔3〕。他的这一论断说的只是大势，事实上，清代医家主理且兼营医药的营业方式并不罕见。如清代毛祥麟记载的上海奉贤百曲港名医姚蒙的医馆，虽然专门诊病开方，但于贫人却常常直接施予方药，显然同时也有药品制备出售的功能〔4〕。清代小说《雷峰塔奇传》描述许仙在苏州开业的过程更清楚地说明了医家和药铺之间的关系：许仙是元代浙江杭州府钱塘县人士，父亲许颖经商为业。许仙父亲早逝，他依靠姐姐、姐夫生活，在姐夫李公甫的介绍下去王员外药店学习生意。后来受蛇妖白氏牵连获罪发配苏州，在开药店的吴员外主持下又与白氏重归旧好。吴员外还资助了白银一百两让其开了一间药铺谋生。许仙于是先开了一家保安堂药店，专门卖药，但开业近一月光景全无生意。后来在白氏的建议下，挂出医牌，上写道：儒医许汉文精治大小诸症。但招牌挂出旬余也无半个病人上门。最后，白氏不得不先在城中施瘟，然后又让许仙挂出“救瘟丹”的招牌，结果该药神效无比，口耳相传之

〔1〕 边和：《谁主药室：中国古代医药分业历程的再探讨》，载于余新忠主编：《新史学(第九卷)：医疗史的新探索》，北京：中华书局，2017 年，第 38 - 72 页。

〔2〕 (葡)曾德昭：《大中国志》，何高济译，上海：上海古籍出版社，1998 年，第 68 - 69 页。

〔3〕 边和：《谁主药室：中国古代医药分业历程的再探讨》，载于余新忠主编：《新史学(第九卷)：医疗史的新探索》，北京：中华书局，2017 年，第 38 - 72 页。此处引用见第 67 页。

〔4〕 (清)毛祥麟：《对山医话》补编《姚蒙》，清光绪三十一年(1905)医报馆铅印本。

下，许氏药店远近驰名[1]。故事说的虽然是元朝，但应该是根据清代市井状况而铺陈，可以看出清代医药分业虽然已经是大势所趋，专业药铺占据的市场份额更大、资产更为丰厚——如资助许仙开业的吴员外药店，但医家开设药铺兼行医的情况并不罕见，采取何种经营方式完全根据具体情况而定，非常灵活。

最后一种从业方式，是医家受聘在专业药店坐堂。清代苏州很多药店都会配有坐堂医生，或是店主自己行医，或是专门聘请医生坐堂，免费或者以很低廉的价格诊断处方，然后病人在本堂购药[2]。这为病人节省了诊疗费的同时，又有利于药店业务量的提高，也为缺乏资本的医家提供了一条有效的就业途径，是一种惠利多方的商业策略。

2. 医馆营业模式与规则

开办医药铺面需要遵循一定的规范。《梦粱录》记载，南宋时期药铺的人手包括："当铺郎中、前后作、药生作"，请人时还需要在专业的人才市场上由"行老引领"安排雇佣[3]。明代冯梦龙编《警世通言》收录了《白娘子永镇雷峰塔》一篇，与前述清代《雷峰塔奇传》故事发展脉络大体不差，该文中许仙是宋代人士，在药店的身份却有所不同，他在表叔李将仕家生药铺做主管，在苏州与蛇妖白氏成亲后，也是投身一家生药店中继续做主管，后来才自己开了一个生药铺[4]。明代仇和仿本《清明上河图》上描绘了三个不同类型的医药铺。其一是招牌"地道药材"的生药铺，铺内是三个伙计在给顾客切制、称量、包装药物。其二是医者所开的药室，第一间是"男女内外药室"，其中未见人影；第二间是"小儿内外方脉药室"，临街开店，内有两人，一人把脉，一人似乎在抓药；第三间是"专门内伤杂症"药室，内有医者一人临窗而坐；最后两间药室内都可以看到有多个抽屉的药柜，以供配药合药之需[5]。明周履靖所作

---

[1] (清)玉花堂主人：《雷峰塔奇传》五卷十三回，清嘉庆间刻本。存嘉庆十一年(1806)写刻"姑苏原本"，内封题《新本白蛇精记雷峰塔》，目录书题《新编雷峰塔奇传》，序称《雷峰梦史》。此故事在明吴从先《小窗自纪》、田汝成《西湖游览志余》中均有记载。冯梦龙的《警世通言》亦收入该篇，题曰《白娘子永镇雷峰塔》，结尾以白娘子被永镇雷峰塔下作结，是个爱情悲剧。此书是在有关白娘子题材的野史、话本、戏曲的基础上，修改发展而成的。

[2] 华润龄：《吴门医派》，苏州：苏州大学出版社，2004年，第199页。

[3] (宋)吴自牧：《梦粱录》卷十九《顾觅人力》，清文渊阁钦定四库全书本。

[4] (明)冯梦龙：《警世通言》卷二十八《白娘子永镇雷峰塔》，上海：上海古籍出版社，1987年。据兼善堂原本影印。

[5] 边和：《谁主药室：中国古代医药分业历程的再探讨》，载于余新忠主编：《新史学(第九卷)：医疗史的新探索》，北京：中华书局，2017年，第38－72页。

戏曲《锦笺记》中女医李药婆所开的药铺，由李药婆本人主理，负责行医诊脉开方，也出售各类饮片，专门雇用了一个小厮在后场制备药物[1]。

从上述资料可以大体推断出，明代药室的人员结构包括：店主，或是医家，或是商人；如果是专营生药的药铺，需要雇佣一个懂得医药的专业人士作为主管，如果是医家自己主理的药店则不需要另请主管。大的医药铺营业人员还包括前台的郎中、专门负责抓药和配药的伙计，以及后场制备药品的伙计。其中郎中一职，是店家聘请的略通医药之辈，对于一些简单的常见病，可以直接处方配药，也负有对病家携来的处方进行复审的职能。但郎中不是正式的医师，水平较低，所以明代医家刘纯在《医家十要》中告诫开业医者："凡有抱病者至，必亲自诊视，用心发药，莫仍前，只靠郎中，惟务安闲。"

刘纯的《医家十要》据称是录自元代朱丹溪家训，但也可以反映明代医家开业的情况。"十要"当中，剔除主要关于个人修身齐家的内容，与医疗营业相关的还有以下几条：

(1) 每日勤读医书，手不释卷，倘有良友，常宜请益。盖学海无尽，此乃务本之计。

(2) 早起晏眠，不可片时离店中。凡有抱病者至，必亲自诊视，用心发药，莫仍前，只靠郎中，惟务安闲。盖一日之计在于寅，一生之计在于勤。

(3) 照彼中乡原立价，一则有益于己，二则同道不怪。仍可饶药，不可减价。谚云：不怕你卖，只怕你坏。

(4) 行医及开首发药，当依经方写出药帖，不可杜撰药名，胡写秘方，受人驳问。

(5) 不可轻信人言，求为学官。盖尔只身年幼，难以支持，恐因虚名，而妨实利也。

(6) 同道中切宜谦和，不可傲慢于人。年尊者恭敬之，有学者师事之。倘有医头，但当义让，不可攘夺，致招怨谤。经云：礼之用，和为贵。

(7) 郎中磨作，量其所入，可用几人。莫言人多好看，工价虽廉，食用甚贵。

(8) 开筵会客，命妓作乐，非不美也。当有故而为之，量力而行之。

---

[1] (明)周履靖：《锦笺记》下，载于(明)毛晋辑：《六十种曲》，明末毛氏汲古阁刻本。

若不守本业，惟务宴逸，其窘可待矣。及有行院干谒，送至茶笔扇帕之类，初焉便不可接，当赠汤药一二帖，连物回还，自然绝其后患，若图风流之报[1]。

从中可以看出医家营业的基本方式：医学精进，是为务本之计；医家所开药铺，由自己主理各项业务，并主要负责诊脉开方的专业实务；药铺员工包括郎中和磨作，前者是低级医生，也进行一些简单的专业处理，而后者专门负责制备药物；行医开药，应该遵循经方，书写药帖；医家也可以投身于官府医学，但对自家营业并无裨益[2]；经营还需要遵守一定的行业规则，不可胡乱定价，而且需要处理好与同业和其他行当之间的关系。

虽然医家将医学专业的精进视为执业之根本，但市场大多数病家往往并不能够准确辨别医家之优劣，更多的是依据购买的方便或者服务态度来选择，而这种方式却并不利于真正学有渊源、品质高洁的好医生，造成劣币淘汰良币的局面。

3. 市场规则

很多研究者都指出，明清时期地方医疗市场的一个最大的特征就是官方的逐渐退场，这一点在前面已经专门进行了分析，不再赘述。但在几个因素的作用下，在民间还是存在着一定的规则体系：其一是江南地区普遍存在的由乡绅阶层主持的乡村自治系统[3]，乡绅阶层对民间医疗的评价、选择和使用都会对社会形成示范效应[4]；其二是明清国家管制基层社会的里甲制度，会对不在籍者（如走方游医）的活动和居民迁移等进行管制，间接地影响了市场的形成与组织；其三是随着城镇工商业的发展，明清江南地区尤其是城镇地区，工商业行会自治机制逐渐兴起，在政府（尤其是清代）的积极介入和引

---

〔1〕(明)刘纯：《杂病治例》卷首《医家十要》，载于姜典华主编：《刘纯医学全书》，北京：中国中医药出版社，1999 年，第 468 页。

〔2〕这似乎是因为明代地方医学学官闲杂事务繁忙，而且明代中叶以后多有不通医学之人借助保举、捐纳等手段获得医官的职务，所以名医并不愿意加入官方医学。明代吕坤在《实政录·振举医学》中也提到“名医抵死不掌医学”的现象。参见邱仲麟：《明代世医与府州县医学》，《汉学研究》，2004 年第 22 卷第 2 期，第 327－359 页。

〔3〕参见秦晖：《传统中华帝国的乡村基层控制》，载于黄宗智主编：《中国乡村研究(第 1 辑)》，北京：商务印书馆，2005 年，第 2 页；费孝通：《中国士绅》，赵旭东、秦志杰译，北京：生活·读书·新知三联书店，2009 年，第 65 页。

〔4〕参见谢娟：《明代医人与社会——以江南世医为中心的医疗社会史研究》，载于范金民主编：《江南社会经济研究·明清卷》，北京：中国农业出版社，2006 年，第 1232－1233 页。

导下,对市场的组织和运作也产生了一定的规范[1]。

前引明代刘纯的《医家十要》也反映出一些明代医药行业规范的信息:药品定价的规则是"照彼中乡原立价",说明一个地区各家医馆药铺之间存在着某种非正式的行业规则(如药品定价)需要遵守,但仔细考察"不怕你卖,只怕你坏"一语,似乎入行开业并没有很严格的约束,只是一旦加入这个行业就需要遵守地方上的商业常例;与同道相处需要谦和,尊敬长者和"医头",所谓"医头"应该就是地方医药业行会会首,但在其他文献中并没有看到相关记录,有可能并不是普遍现象;最后一段有关与行院妓舍之间交往规则的论述格外有趣,可以看出,两者之间并非仅仅是消费关系,相互交往互动也带有礼尚往来的要求,应该是在同一个阶层的两个行当之间具有一定普遍性的交往规则。

清代地方社会,尤其是苏州这样商业比较发达的地区,行会的发展比较充分,同时起到了行业保障和行业规范的作用[2]。如苏州药业行会相关的碑刻,包括以下一些主要内容:第一,保护药店免遭敲诈勒索;第二,禁止出售假冒伪劣药品,保护行业形象;第三,保护商标;第四,药行处罚条例;第五,对于特殊商品的退换规定[3]。有关行会的自我管理规则,光绪十八年(1892)《药皇庙太和公所记》记载得较为详细:

> 苏城各饮片药铺公所,向在吴邑大南亨一图养育巷柳巷内,三皇庙崇祀太昊伏羲氏、炎帝神农氏、黄帝有熊氏,由来久矣。惟庙址甚隘,是于咸丰九年,同业集资,契买庙东贴邻陆姓房屋两开间四进,起造太和公所,扩充三皇庙,以为议事整规之所。……每逢朔望拈香,集同业于斯,讲求采药之道地,考博炮制之精良,勿苟且而欺心,毋作伪而造孽,尽心尽力,利物利人。语云:"修合虽无人见,存心自有天知。"凡吾同业,谨守

[1] 参见陈国灿主编,姚建根著:《江南城镇通史·明代卷》,上海:上海人民出版社,2017年,第121页;陈国灿主编,王日根、陈国灿著:《江南城镇通史·清前期卷》,上海:上海人民出版社,2017年,第121-122页。

[2] 参见冯贤亮:《传统社会末期江南地区的行业生活与互济行为——以苏州府为中心》,《思想战线》,2000年第2期,第91-93页;唐文权:《苏州工商各业公所的兴废》,《历史研究》,1986年第3期,第61-76页。唐文权的研究发现,清代苏州工商各业公所组织相当发达,有充分资料证据的达到157个。

[3] 苏州博物馆:《江苏省明清以来碑刻资料选集》,北京:生活·读书·新知三联书店,1959年,第1-2、221-227、659-666页。

斯言，庶几生财有道，源远流长[1]。

孙斌的研究指出，太和公所是苏州药材业行会公馆，由于该行会事关疾病生死，所以比较重视行业道德方面的建设，药材商先通过定期举行祭祀活动来整理人心，然后召集同业人等集会探讨各种工艺和营业行为的规则[2]。其他材料如嘉庆二十四年(1819)《上海药皇庙碑记》和宣统三年(1911)七月上海《与同仁会碑记》所描述的上海各药业公议规条，也都能反映出类似的情况[3]。

清代药业行会的自我管理机制当然也会影响到民众的医疗生活，但检索现存明清江南主要的商业城市工商业碑刻资料，我们没有找到有关医业行会或公会的记录[4]。就目前所看到的史料，医者进入医疗市场几乎完全是自由放任的状态。如清吴炽昌《客窗闲话》记录了一个时医吴某的故事：吴某，槜李郡人，业医兼设药肆。先是误治害死了当地邑宰的爱女，将要治罪之际，知风而遁。一年多后，因为该官员前往外地，遂携家眷迁回，复整旧业。当时恰好有都督某大将军驻扎该城，得眩疾，治疗无效。又碰上突然发作，十分危重，就命人前去求药。派出之人认为吴医新开药铺必定认真，遂在其药铺购药。结果吴医忙于开业事项，竟然将有剧毒的信石错发给求药者，发现之后再次急忙逃遁。不料这一失误却碰巧治好了将军痼疾。结果等到第二天将军派军官前去探访医者，该医已经外逃，其妻子不得不接待军官，谎称吴医去乡下出诊。军官令里长将吴医寻回，往见大将军，厚赠之。后面因为大将军宠幸，吴医造请者盈门，不数年成巨业，起大宅[5]。故事虽然颇多传奇之处，也主要是为了讽刺"时医"，但其中可以看到，医疗市场完全没有任何资质的审核与监管，即使出了严重的医疗事故，医家换个地方就可以重新开业，而病家求医完全是凭运气。又如清代小说《生绡剪》第九回，说到嘉靖年间，松江府上海县有个申姓秀才，到五十多岁都没有获得功名，于是打算改行从医，就

[1] 彭泽益：《清代工商行业碑文集粹》，郑州：中州古籍出版社，1997年，第175页。

[2] 孙斌：《试论清代工商业自治秩序的维护——以苏州地区碑刻史料为视角》，《法大研究生》，2015年第2期，第361-384页。

[3] 彭泽益：《清代工商行业碑文集粹》，郑州：中州古籍出版社，1997年，第82页。

[4] 此处主要参考了三份材料：苏州博物馆：《江苏省明清以来碑刻资料选集》，北京：生活·读书·新知三联书店，1959年；彭泽益：《清代工商行业碑文集粹》，郑州：中州古籍出版社，1997年；王国平、唐力行：《明清以来苏州社会史碑刻集》，苏州：苏州大学出版社，1998年。

[5] (清)吴炽昌：《客窗闲话》卷二《时医》，清光绪刻本。

在门首贴个"儒医"两字，就开起业来。本乡医道朋友只能嘲讽两句而已。但后来因为申秀才兢兢业业，居然做出了一番成就[1]。相似的记录还有很多，不必赘述。

虽然没有必要的准入机制，但医者想要开业，还是需要遵循一些行业惯例。为此，医馆开业往往需要进行一些必要的仪式，除正式向社区宣告身份以外，也要通过仪式来显示其与医疗行业和地方社区的联系。如清代小说《壶中天》描述浙江金华府医者龚信开业时说：

> 龚信将容座装饰做个药室，另取个别号，择起吉日，竖立药牌，上写几个大字道：龚西园攻治大小方脉。上面横写着"陶菊庵传"四个小字。金华府有个三清观，这观中有个天医院，供的是扁鹊神像，人皆称谓药王。龚西园竖药牌之日，备办三牲醴果，到天医院祭祀药王以福物。整治一酌，邀陶老祖孙并几个相知亲友，尽欢一日[2]。

清末小说《医界镜》说贝仲英开业时："到了那日，买些纸马三牲，烧了一个发财路头。供献已毕，爆竹声中，门口竖起一块金字招牌，写着：贝仲英内科男妇方脉。又写了许多招子，四面八方，各处粘贴。"[3]对自身专业人际关系的展示，在医生获得社会信任方面尤其具有价值。民国初年，上海中医陈存仁记述自己开业时大办宴席，邀请了各种社会名流、上海十大名医和亲友四百余人，在席间正式举行了向当时上海著名医学大家丁仲英的拜师仪式[4]。这次开业仪式共花费六百余元(三友实业社职工五百多人，聘请陈存仁做专门医生的诊费不过每月 50 元)，如此高昂的花费，显然不仅仅是为了让家人开心，而是为了建构其专业身份与形象，并向社会显示其所拥有的专业与社会资源。

另外，明清江南地区的病家主要依靠口碑寻找医疗服务[5]——上文讲

---

〔1〕《古本小说集成》编委会：《古本小说集成　生绡剪(上、下)》，上海：上海古籍出版社，1992 年。

〔2〕《古本小说集成》编委会：《古本小说集成　壶中天　觉世雅言》，上海：上海古籍出版社，1994 年，第 29－31 页。

〔3〕(清)儒林医隐：《医界镜》第一回，清光绪三十四年(1908)铅印本。

〔4〕陈存仁：《银元时代生活史》，桂林：广西师范大学出版社，2007 年，第 54－55 页。

〔5〕祝平一：《药医不死病，佛度有缘人：明、清的医疗市场、医学知识与医病关系》，《"中央研究院"近代史研究所集刊》，2010 年第 68 期，第 1－50 页。

述的故事中，虽然开业是自由的，但医者后来的经营却都需要靠口碑而成事。在口碑的营造过程中，医学知识和技能的正统性与专业性固然是基础，却基本只能在同业群体和知医士人的圈子里发挥作用，很难对底层平民的医疗选择造成直接影响。故而选择固定地点长期开业所形成的商誉，就构成了医者树立正统医者专业形象的主要方式。清代晚期苏州金氏儿科在民间有极高的声誉，甚至有传言"小儿生病到金家门槛上坐坐也会好的"[1]，这就是极好的市场信誉行销案例。

随着医者的执业活动范围扩张，如从小乡镇进入较大的城市，或客寓迁徙至外地行医，为猎取声名，提高自己在一个更大、流动性更强的医疗市场上的能见度，就有必要采取更积极的策略，从地方乡邻间的"日常性的信用"[2]向更具有普遍性的市场、文化、道德和宗教资源寻找力量。医者撰写医疗文本、请有名的官员或学者为医书写序，或是发明自己的理论，乃至义诊，等等，都成为医者积累声望的策略[3]，在这个过程中"儒医"概念就成为一个非常便利的工具。医者主动与地方文人雅客组织诗社、词社，如明末歙县名医程茂先于"戊辰（1628）一春，客芜城（今江苏扬州市西北）寓园，得数友人为词社"[4]。清代同治时名医何鸿舫（后改名长治）《香雪轩记》，也记述了其祖何王模与地方上的著名文人及名医薛雪等人的交往：

> 先高祖铁山府君于雍正初年，卜居簳山之北，对山结屋，屋后隙地五亩，疏泉叠石，广植四时花木，中间葺三楹如船，窗豁八达，时与诸名公觞咏为乐，因种梅最多，沈归愚先生以香雪轩题额。胡舒泰先生为中表亲，常过访，有"九点烟云环竹竿，六朝风雅咏梅花"之句题楹帖。府君每月必出，或杭或苏，行踪不定，归必携友人书画诗词古玩展睐自怡。而友人之乘其归而来访者：沈学士大成、薛一瓢雪、胡恪靖宝瑔、王述庵昶、程鲞亭沆、汪西村大经，有问梅诗社之作合刻焉[5]。

---

〔1〕 华润龄：《吴门医派》，苏州：苏州大学出版社，2004 年，第 64 - 65 页。

〔2〕 费孝通：《乡土中国》，北京：北京出版社，2005 年，第 8 页。

〔3〕 祝平一：《药医不死病，佛度有缘人：明、清的医疗市场、医学知识与医病关系》，《"中央研究院"近代史研究所集刊》，2010 年第 68 期，第 1 - 50 页。

〔4〕 张玉才：《程从周与〈程茂先医案〉》，《安徽中医临床杂志》，1999 年第 1 期，第 49 - 51 页。

〔5〕 (清)何长治：《香雪轩记》，转引自王敏：《世医家族与民间医疗：江南何氏个案研究》，华东师范大学博士学位论文，2012 年，第 79 页。

这样的文人雅集，为医家提供了与地方名人相互交酬的机会，医者通过与文士谈论研习文学义理，不断增加自己的儒士比重并提高了社会声誉。另外，文人雅客们实际上也通过此类活动结交地方精英医者，获得了高质量的医疗保障，可以说是一种双赢。

有时医家还会通过民俗信仰与市坊传言来营造名声，如《浪迹丛谈》记叶天士故事：

> 相传江西张真人过吴中，遘疾几殆，服天士方得苏，甚德之，而筹所以厚报。天士密语之曰："公果厚我，不必以财物相加，惟于某日某时过万年桥，稍一停舆，谓让桥下天医星过去。"真人许之。而是日是时，天士小舟适从桥下过去，城内外遂喧传天士为天医星矣[1]。

当然，也会有不良医家通过制造社会舆论来进行自我宣传，在清末出版的小说《医界镜》第十三回中就描述了这样一个手法：某位刚开业的医生生意寥寥，便买了一顶轿子，每日吃过中饭便教轿夫拣热闹地方抬去，轿子背后挂着两盏大灯笼，贴着"某某医室"几个大红字。人家见他日日出轿，想是个有本领的郎中，半月之后，便有许多人家去请他看病[2]。据雷祥麟考证，在上海这种办法直到20世纪30年代，也是重要的"行医法门"之一[3]。

（二）医疗市场的主要问题

张仲礼曾经估算说，清代全国"行医的绅士"人数占绅士总数的1%至2%，换句话说，全国绅士行医的总共只有15 000人至30 000人，也即每个州县仅有10人至20人。绅士们行医的总收入约为500万两银子一年，年收入约为200两[4]。因为他统计的主要是地方志中记载的"有绅士身份"的医者，也就是"儒医"，这个数据显然过低。这不仅仅是因为"儒医"在医疗服务供给者当中仅仅占一小部分，还因为地方志中所收录的"儒医"本来就是被称

---

〔1〕（清）梁章钜：《浪迹丛谈》卷八《叶天士遗事》，清道光二十五年(1845)刻本。

〔2〕（清）儒林医隐：《医界镜》第十三回，清光绪三十四年(1908)铅印本。

〔3〕参见雷祥麟：《负责任的医生与有信仰的病人——中西医论争与医病关系在民国时期的转变》，《新史学》，2003年第14卷第1期，第45－96页。

〔4〕张仲礼：《中国绅士研究》，上海：上海人民出版社，2008年，第301页。

为(或自称为)儒医群体当中的佼佼者,以这个数据来推断民间医疗供给的一般水平当然是不充分的。由于缺乏详细的统计数据,很难估计在江南地区正式开业的医生有多少。但根据明清江南地区社会和医学的发展水平,可以推断,除了京师地区,江南应该是全国范围内拥有医疗资源最多、平均医疗质量最好的地区了。

医疗资源分布上严重的不均衡是明清时期医疗市场中存在的严重问题。在江南地区内部,城镇尤其是江南的中心城市,如苏州、杭州,清末期的上海和南京,医疗资源的供给都是十分充分的。

在清末上海崛起之前,整个明清时期医疗资源供给水平最高的是苏州。很多学者都指出,明清时期苏州的开业医生数量繁多,竞争激烈,医者之间需要相互争抢客户〔1〕。当时的一些记录可以作为佐证,如明代高启就曾说:"吴之医最多,举城而籍之,不啻千百。"〔2〕在苏州医疗市场上,除了苏州府本地诸县的土著以外,还有大量的外地医者赴苏州开创自己的事业。随着乾隆年间《吴医汇讲》的编辑出版,苏州地区的医家便以"吴中医派"的整体形象而名扬天下。在开业医者方面,苏州阊门西街的金氏儿科(始于清咸丰年间)、苏州仓街的闵氏伤科(始于清嘉庆年间),以及苏州胥门外小日晖桥的尢氏针灸等,都是在苏州负有盛名的开业医家,世代延绵不绝,其后人直到今天仍然活跃在医疗卫生领域。苏州的药业也比较发达,在宋代就已经有药行聚集之地"药市街",清康熙十三年(1674),苏州布政使丁思孔在阊门外南濠创建药王庙,内祀药王神农氏,后来成为药业同人聚集之所。乾嘉年间,苏州中药业的发展处于鼎盛时期,出现了雷允上诵芬堂、沐泰山堂、宁远堂等著名中药店〔3〕。

杭州医药业的兴旺始于南宋,市场上既包括官方的惠民局、熟药局与和

〔1〕 参见张哲嘉:《明清江南的医学集团》,载于熊月之、熊秉真主编:《明清以来江南社会与文化论集》,上海: 上海科学院出版社,2004 年,第 260 页;(美)白馥兰:《技术与性别: 晚期帝制中国的权力经纬》,江湄、邓京力译,南京: 江苏人民出版社,2006 年,第 241 页。

〔2〕 (明)高启:《凫藻集》卷三《赠王医师序》,上海: 上海古籍出版社,1985 年,第 904 页。

〔3〕 这些药店中有很多是医家开办主理。如雷允上诵芬堂创始人雷大升弃儒从医经商,还著有《金匮辨证》《要症论略》《丹丸方论》《经病方论》等四部医书(原著均已亡佚),清雍正十二年(1734),雷大升在苏州阊门穿珠巷开设中药店,销售自产成药,立招牌"诵芬堂",并在店中坐堂行医。参见张孝芳:《吴门医派的渊源及拓展》,《江苏中医药》,2003 年第 4 期,第 49－51 页;陈仁寿:《江苏中医历史与流派传承》,上海: 上海科学技术出版社,2014 年,第276 页。

剂局[1],也包括大量的民间医馆药铺,仅《梦粱录·铺席》一节,就记录了杭州市面上著名的民营医药商铺十五户,而且很多药铺已经形成了各具特色的商标并有明确的专业分工,如仁爱堂熟药铺、三不欺药铺、双葫芦眼药铺、陈妈妈泥面具风药铺、金马杓小儿药铺等[2],可见当时的市场已经颇具规模。明清时期,江南的政治和经济中心北移,杭州的医药市场并不十分突出,在明代比较著名的有嘉靖三年(1524)开办的徐广和国药号和万历年间余姚外科医生朱养心开办的朱养心药室。清代以后,杭州的医药业再度兴盛起来,主要集中在望仙桥、清河坊一代的闹市区。据《杭俗遗风》记载,比较著名的医生和药店有:内科方召南、胡魁仙、胡士杨,外科连楚善,儿科任玉书、任心柏、任殿华,眼科倪载清,耳科金耳朵,咽喉定水寺,产科郭医产,疑难杂症寿春庵,跌打损伤下方桥;种德堂、许广和、碧苏斋之药材,抱琴一贯之药酒[3]。另外还有顺治年间创立的医馆方回春堂、同治年间的胡庆余堂,都一直延续到今天[4]。

南京因为在明代曾经是首都,后期亦是副都,长期有南京太医院驻扎——虽然没有北京太医院的规模和功能,所以南京的医学一直保持着较高的水平。南京的民间医药业也很发达,如明代顾启元记载南京的著名医家:"南都在正、嘉间,医多名家,乃其技各专一门,无相夺者。如杨守吉之为伤寒医,李氏、姚氏之为产医,周氏之为妇人医,曾氏之为杂症医,白骡李氏、刁氏、范氏之为疡医,孟氏之为小儿医,樊氏之为接骨医,钟氏之为口齿医,袁氏之为眼医,自名其家。"[5]可见当时市面上各类开业医者很多,市场分工明确。清代以后,南京的医学与苏州、孟河等地方相比略为低落,直到民国时期才出现了以张简斋为代表人物的"金陵医派"[6]。

上海的情况比较特殊,上海县到元至元二十九年(1292)才正式设置,之

---

〔1〕 参见韩毅:《政府治理与医学发展:宋代医事诏令研究》,北京:中国科学技术出版社,2014年,第220-230页。

〔2〕 (宋)吴自牧:《梦粱录》卷十三《铺席》,清文渊阁钦定四库全书本。

〔3〕 (清)范祖述:《杭俗遗风·驰名类》,1928年杭州六艺书局本。

〔4〕 路峰、陈婉丽、徐敏:《杭州老字号系列丛书:医药篇》,杭州:浙江大学出版社,2008年,第12-13页。

〔5〕 (明)顾起元:《客座赘语》卷七《南都诸医》,明万历四十六年(1618)自刻本。

〔6〕 参见徐建云:《南京国医传习所的创建及其主要业绩研究》,《江苏中医药》,2015年第7期,第72-74页;张工彧、付怡、朱博冉、翟意、叶靖宇、蒋龙魁、侯俊:《金陵医派张简斋治疗温病十法》,《时珍国医国药》,2018年第29卷第6期,第1462-1463页。

前该地区分属华亭、松江、青浦，经济和文化都不够发达，清中期之前的著名医家只有青浦何氏世医和龙华张氏内科，其中何氏在上海地区的流传始于南宋绍定六年(1233)何侃在松江归隐于医，医学源自北方[1]。但随着1843年上海被迫开埠，逐渐发展成为中国近代的经济中心，上海医学才逐渐发达起来。

还有一些规模较小的城市或乡镇，因为恰好处于地方医学中心，或者靠近医学中心，也能够获得较好的医疗资源。如明代医家孙一奎描述他在苏州府附近的湖州行医的时候，常会遇到病家有疑难病例时延请湖州本地乃至吴中地区诸多名医共同会诊的情况[2]。另一个典型代表是常州孟河镇，一个二百余户的小小市镇，却开有十几家中药铺，镇上往来求医的船只络绎不绝，"摇橹之声连绵数十里"[3]，就是因为该镇是孟河医派的发祥地。

可以看到，地方医疗资源配置总体上是按照明清江南地区经济发展水平分布的。李伯重先生借助施坚雅"高层中心地(high-level central place)"理论，将江南八府一州内部的经济结构，描述为一个围绕着经济上的最高中心地苏州，由南京、杭州、松江(清以后改称上海)构成三角形的核心经济区，而宁镇丘陵和浙西山区则为依附于边缘的不发达地区[4]。这一结论已经得到不少学者的认可[5]。明清江南的医疗资源分布基本上也是以苏州为最高中心，杭州、南京属于第二等级的副中心，清晚期以后崛起的上海随着经济地位的提高逐渐成为新的医学高地。

明清江南的医疗资源供给还存在严重的城乡差异，农村地区医疗的供给普遍短缺且质量很低。如明嘉靖二十九年(1550)张时彻所著《急救良方》序言中说：

---

〔1〕 袁敏、何新慧：《江南何氏世医家族历史流传脉络与起源谱系探析》，《中医药文化》，2015年第1期，第28－31页。

〔2〕 (明)孙一奎：《孙氏医案》，载于韩学杰主编：《孙一奎医学全书》，北京：中国中医药出版社，1999年，第735－736页。

〔3〕 陈仁寿：《江苏中医历史与流派传承》，上海：上海科学技术出版社，2014年，第103页；张琪、曹震：《孟河医派概要》，《江苏中医药》，2016年第48卷第10期，第58－62页。

〔4〕 李伯重：《江南的早期工业化(1550—1850年)》，北京：社会科学文献出版社，2000年，第19－21页。

〔5〕 刘石吉：《明清时代江南市镇研究》，北京：中国社会科学出版社，1987年，第1页；范金民：《明清江南商业的发展》，南京：南京大学出版社，1998年，第1页；徐茂明：《江南士绅与江南社会(1368—1911年)》，北京：商务印书馆，2004年，第5－7页；等等。

后世王政多缺，而医师之置徒备虚文。廛市之氓，富美之室，犹能自以其赀迎师，而荒村窭户否矣！扣首抑心，闵闵待毙，此一患也。草木禽鱼之物，五石之药，多聚于国都，而陬穷壤僻之所，即有高赀，亦不能致锱铢，此又一患也。时师恒以反剂杀人，而茹悲吞蘗，不敢讼言其非，此又一患也[1]。

万历年间，苏州士人陈仁锡也指出城乡之间在医疗资源上存在巨大差异："辇掖左右，药师易寻，郊郭之外，已自难值，况穷村迥陌、遥山绝浦，其间枉夭，安可胜言。"[2]清康熙年间扬州医者史典，指出民间医疗慈善救助主要集中在城市，所以受惠者"皆两城附近之人"。他于丁巳年间扬州瘟疫流行的时候，邀请同道赴乡村送医药，所看到的情况是：

令仆从肩药，并带药引等类，每至一村，几无烟火，推柴扉虚掩，守犬空鸣，召人诊视，方扶携而至，皆蓬头垢面，蹙颏呻吟。全家病者，即就卧榻切脉，撮药各置枕下，以钱呼邻，烦其煎服[3]。

清同治八年(1869)无锡士绅余治编纂的《得一录》第十六卷《各乡送诊施药说》中也对当时江南农村医疗状况做出了描述。余治指出，乡村地区求医非常艰难，因为大多数村落都没有医生药馆，少量开业的医生也多在"集场"[4]之上，距离集场较远的人家并没有能力延医，前去集场求医也很困难，往往请来医生时已经无可救药，且集场上开业的医药铺，医学水平不高，药品品质也往往低劣[5]。

有学者认为："对明清的医者而言，长程移迁并不成太大的问题。只要经

---

〔1〕 (明)张时彻：《芝园定集》卷二十六《急救良方·序》，明嘉靖间刻本。

〔2〕 (明)陈仁锡：《陈太史无梦园初集·马集四·药颂序》，明崇祯六年(1633)张一鸣刻本。

〔3〕 (清)史典：《愿体医话·医话十二则》，重庆堂藏版。

〔4〕 "集场"就是明清江南地区的农村集市，一般分布在多个区域交界且交通便利的地方，清代平均每集可以覆盖的交易面积在60～90平方千米。参见许檀：《明清时期农村集市的发展》，《中国经济史研究》，1997年第2期，第21－41页。

〔5〕 (清)余治：《得一录》卷十六《各乡送诊施药说》，同治八年(1869)苏州得见斋刻本。

费足够，明清的交通路线已经足以让因各种理由外出的游人顺利到达目的地。”[1]所以认为延请医生出诊的方式似乎可以解决问题。但这种解决方式有两个前提：第一，能够长程出诊或请诊的前提是“经费足够”；第二，个人可以自由且比较方便地迁移。事实上，拥有一定经济和社会资源的士绅阶层对长途请诊也深以为苦，更何况，明代初期有十分严格的“路引”制度：“若军民出百里之外，不给引者，军以逃军论，民以私渡关津论。”[2]这一制度一直到万历年间都有严格的执行记录，也就意味着赴外地延请名医上门诊治是一件困难的事情。清代早中期保甲制度的执行比较严格，对民众的迁移出行限制颇为严格。根据清康熙年间的官员黄六鸿的记述，甲长每日都需要持日稽簿向各户稽查本日内是否有人外出不归、是否容留生客，客店每晚住宿之人也都要查明身份、登记入簿；夜间的管制更为严格，“夜禁之严，无论城市乡村，凡定更之后，禁止行走”，仅在五、六、七月天气炎热的季节才允许居民开门纳凉，但仍然不许出门行走。如果遇到急病需要请医，就必须通过特定的程序：

> 然有生产急病，请稳延医者，难待天明。每十家长，宜预置一小木牌，名曰夜行牌，长五寸，阔三寸，涂以白粉，上书本州岛县正堂谕，本保甲知悉。凡本甲居民，昏夜有生产急病，请稳延医者，许领此牌，验明开栅放行，回时即缴。如无此牌者，一概不许放行，敢有假捏混讨，该长擅给，查出一体重究不贷[3]。

也许正因为如此，医家愿意为病人不论“寒暑暮夜，闻召即行”[4]，就会成为表彰其医德高尚的重要依据。但到了清晚期，社会管制日渐松弛，有病请医主要面对的就是经济问题了，再等到上海开埠，新型的商业化的移民城

[1] 涂丰恩：《择医与择病——明清医病间的权力、责任与信任》，《中国社会历史评论》，2010年第11卷，第149-169页。

[2] (明)刘惟谦等：《大明律》卷十五《兵律三》，明嘉靖间范永銮刻本。

[3] (清)黄六鸿：《福惠全书》卷二十一《保甲之制》；卷二十二《城厢防守》，清康熙三十八年(1699)金陵濂溪书屋刊本。该书是作者对地方行政的情况、阅历、经验和体会的记录，分十四部，三十二卷。书中对州县钱谷、刑名、户口徭役编审、土地清丈、保甲、教育、荒政、邮政等言之甚详，对地方弊端内幕亦有所揭露，是了解清初地方社会情况的第一手资料，撰于康熙三十三年(1694)，刻于康熙三十八年(1699)。

[4] (清)焦循：《焦循诗文集》，刘建臻点校，扬州：广陵书社，2009年，第445页。

市中存在清政府和租界两种不同的管制力量，又衍生出完全不同的一种局面。

当然，正如前一章已经指出的，在民间还存在大量的补充医疗从业者，可以在一定程度上为医疗市场不能覆盖的地区提供医疗救济。在那些有专门医生的农村地区，为了节约支出，乡民会首选去本村医生开办的药铺求诊，从塔塔林诺夫的记载中能够知道，“农村里的医生同时也是药铺主人，……因此看病时只收药材钱，不收诊费。他们从来不开药方，而是自己准备好药，派人送到病人家中并嘱咐如何服用”[1]，他们使用的药物主要是在附近山野中搜集而来的廉价药品。一些乡村医者并不以医疗执业的方式谋生，这些民间草医主要依靠家传的医学知识、个人经验或者医药民俗治病，用的往往是当地轻易可以获得的草药或者自备的简易成药，他们为乡亲治病通常不收费只收礼，礼物不一定是礼金、实物一类的直接报酬，也可能是提供辅助劳力等间接形式，抑或先看病，治不好不收钱[2]。《定县社会概况调查》（民国时期）也发现，普通乡村医生治疗后不直接收取诊费，大半是被治好者等到年节时送来5角至1元钱表示谢意而已[3]。在更为偏远贫穷且近便没有医者或药铺的农村地区，乡民大多去乡村集场上的医馆或药室求医，乡间游走的走方医生和草药郎中有时会在村中游诊，有时也会来到这些集市上出售服务和药品，他们提供的医疗服务往往价格低廉且支付方式灵活，这既符合农村地区的文化特征，也适应普通乡民的经济能力。

此外，由于明清时期江南城镇医疗资源较为丰富，民间开办了大量由地方乡绅提供经济支持的慈善性的医药局和施药局，城市居民有机会在这些机构获得免费的诊断和至少部分免费的药品，不过这些机构也会不时遇到经济上的困难，甚至有时会被迫暂停一段时间[4]。一些民间医家也会在行医执业的过程中为特别贫苦的病人免费施诊和施药，如清代青浦名医何鸿舫就在重固镇开有寿山堂药店，遇到生活艰窘的病人，除了不收诊金外，还在药方上

---

〔1〕（俄）塔塔林诺夫：《中国医学》，张琨等译，载于曹天生主编：《19世纪中叶俄罗斯驻北京布道团人员关于中国问题的论著》，北京：中华书局，2004年，第430－431、448页。

〔2〕参见邱国珍：《中国民俗通志·医药志》，济南：山东教育出版社，2005年，第150页；任之堂主人：《一个传统中医的成长历程》，北京：人民军医出版社，2014年，第11－13页。

〔3〕李景汉：《定县社会概况调查》，北京：中国人民大学出版社，1986年，第295页。

〔4〕梁其姿：《面对疾病——传统中国社会的医疗观念与组织》，北京：中国人民大学出版社，2012年，第166－168页。

加盖"免费给药"的图章,在寿山堂药店里领药[1]。乾嘉年间丹徒人王之政,号九峰,因为有耳疾,不求仕途,改学医,成名后在家开馆行医,每日病者上门有百十人。但他收费并无定价,听任病家自给,遇到贫苦病家,还会施药以救济之[2]。由此不难看出,底层贫苦民众即使无法承担医疗费用,也有机会获得部分医疗资源,而由此产生的医疗成本则由地方乡绅或医家主动承担。

[1] 上海市青浦区赵巷镇文体中心、上海市青浦区图书馆、上海市青浦区中医医院:《何承志口述何氏世医1000年》,上海:上海人民出版社,2018年,第162页。

[2] (清)王之政:《王九峰医案》,李其忠、张挺点校,上海:上海科学技术出版社,2004年,提要页。

第四章

明清江南的求医影响因素

病家求医具体会采取何种方式，除了受到医疗供给状况的影响之外，在病家这方面主要受到医疗支付能力的影响。在江南地区，一般而言，除了元明之交、明清之交和清代末年的战乱时期，一般社会平民阶层可以承担当地医疗市场所供给的正规医疗服务的费用。但想要获得高质量的医疗服务——如来自儒医和官医的诊治服务——则是十分困难的，除了费用以外，跨越两者之间的社会阶层障碍也耗费巨大。总体而言，明清江南地区的医疗市场对医者和病者来说都是开放的，最主要的阻碍因素就是医疗成本。但疾病是一种特殊的生活事件，它既是日常生活项目之一，又具有打破各种规则边界的特殊性，在生死攸关的情况下对医疗成本的考虑不会完全遵循经济法则。病家的求医行为是外部环境、机缘和医疗成本等因素，以及病家主观求医意愿共同作用的结果。求医意愿构成了医疗成本考虑和求医行为决策的中介因素，即使是贫困家庭，如果求医的意愿足够强烈，也就愿意使用各种方式来支付更高的医疗费用。在一般情况下，病家的主观求医意愿包括去寻找哪一类合适的医生和是否需要寻求高端医疗两个方面，前者取决于病家对疾病的性质的认知，后者取决于病家对病情严重程度、预后和病人重要性这三个方面的综合考虑。下面将分节逐一论述之。

一、医 疗 成 本

通常情况下，患病请医治疗的成本主要包括医生的诊断治疗费和药费两大部分。但考虑到明清江南地区医疗资源分配不均衡和优质医疗资源总体不足的事实，病家获得医疗服务所支付的成本就不仅仅是完成本次医疗的直接花销，还包括克服地域和社会阶层障碍、与其他病家竞争少数优质医疗资源——如邀请外地名医诊治、与信任的医家建立长期稳定的关系等——所必须付出的间接成本。不同地区、不同社会阶层的病家，其求医模式有所不同，其医疗费用的支付方式亦有所区别。

（一）医疗成本的支付方式

先来看看两份文献材料。

第一个是《清俗纪闻》。这是一本在日本宽正十七年（1805）由东都书林堂出版的关于清朝乾隆时期（1736—1795）中国福建、浙江、江苏一带民间风俗、传统习惯、社会情况等的调查记录。书中记录了民间请医的花费：病人需要请医生时，需派人赴医馆往请。如果是名医每日求诊人数众多，需先向看门人付费挂号，其后医者按顺序出访病家。一般医家亦有立刻出诊者，且未说明是否需要挂号收费。医者至病家后，需行宾主之礼、茶叙，并商谈病人疾患状况，而后诊视病家，医者诊断后制定药方或医案，再略为款待交谈之后医者便自行离去。一般情况下医者不会携带药物出诊，都是病家自行至药铺购买药品，只有在赴偏远乡村没有药铺的情况下，医者才会携带药箱并当场为病家调制药物。如果邀请外科医生诊治，医者需提前自备膏药并与其他外科工具一同带至病家。谢仪于当日请医后送去，如出诊到乡村地区则当场支付诊疗费和药金。但邀请名医时，须先送谢仪，如谢仪轻微或邀请不敬，则不肯来。如果是在亲友之间，则不需立即支付谢仪，而是在年节时赠送谢仪。如出诊距离较近或医者年轻则带仆人步行，有地位之医者需乘轿出行，轿子均由医者自备，轿钱需要在谢仪之外另出。医者出诊看病顺序由轿夫决定，如果是急病或希望早看医者之病家，需要贿赂安排行程的轿夫。医者一般是上午在医馆坐诊，午饭后出诊，如出门较早则需要自理午餐，亦有熟识的病家提供午饭[1]。

第二个是清同治八年(1869)由无锡士绅余治编纂出版的文集《得一录》,其中第十六卷《各乡送诊施药说》一文中对当时江南地区的民间医疗状况有一个大概的描述。作者首先描述了乡村贫苦农民的求医之苦:

> 世之最苦者,莫如贫病,而贫病又莫如乡村之苦为甚。缘乡人艰于财而俭于用,即有病亦未肯遽就医。且知医者鲜,即有稍涉医道者亦在集场。其离集场较远之家,欲就医惮于行,欲请医更乏费。是以穷乡非病至沉重不作延医之想,迨医至而病已无可救药。若欲易医,尤为难得。而且集场药店药多不全,非桃僵李代,即霉烂不堪。方既不对其症,药又不能地道精制,纵延医较早亦无济于事,况以沉疴而欲冀其一剂即奏奇功,岂可得乎?

余治随后提出了在天灾流行之时,聘请良医,随身携带合用药物赴乡村送诊送药以拯救危急,以及按照这一方式"平时每月赴乡查探一二次"的医疗慈善救助方案。然后,余治又谈到了城市居民的情况:"城中虽不乏贫病,但只艰于乞药,尚不艰于求医。"[2]

《清俗纪闻》的记录最为详细,但有三点需要特别注意:第一,该书所记载的是清乾隆时期的情况,其中的医疗花费种类和金额与其他历史时期略有出入,例如挂号费在明代的文献中就没有找到类似的说法。第二,该书所描述的主要是城镇居民的医疗生活状况,虽然也提及赴偏远乡村行医的情状,但也仅仅涉及乡镇医生出诊这一种类型,而完全没有提及乡村草医的情况。第三,该书描述的场景主要是社会中上层病人请医的状况,与底层平民的医疗生活并不完全一致。余治所描述的医疗生活场景涉及面更广但比较简略,在其描述中,城市病人对求医的费用尚可承受,只有当药费较高时才会感受到较大的压力。但对乡村平民来说,最大医疗成本是请医的费用,具体包括交通和诊疗费两大部分,其中最主要的原因就是医疗资源主要集中在市镇或乡间集场,请医来家赴诊费用过高;另外一个重要的费用压力,则来自购买"地道精制"的药品,至于乡村集场药店出售的廉价药品似乎尚可承受。

---

〔1〕(日)中川忠英,《清俗纪闻》,方克、孙玄龄译,北京:中华书局,2006年,第201-202页。

〔2〕(清)余治:《得一录》卷十六《各乡送诊施药说》,同治八年(1869)苏州得见斋刻本。

这两份资料大致描绘出了清代江南民间医疗成本的主要类目及支付方式。其中，病家需要直接以银钱方式支付的费用主要包括医生的诊疗费、药费、谢仪、挂号费以及交通费等。需要指出的是，在明清的文献资料中，这些费用收取的名目十分复杂，且常常混合在一起，在不同历史阶段和具体情境中各有不同。首先是诊疗费和药费：诊疗费是医生进行诊断和外科手术、针灸以及推拿医生进行治疗所产生的服务性费用，在明代文献中可以看到诊金、制方钱、谢礼等多种名目，如果病家直接从医家处取药，诊疗费往往与药费一起以药费的名义支付；到了清代，诊疗费中又出现了挂号费、跟封等不同的名称，且药费和诊疗费有分离的趋势，很多药品费用主要发生在病家和专业药铺之间，但医家出售自备药品的情况也并不罕见。其次是谢仪：《清俗纪闻》中明确记载谢仪分为两类——一类是在请医之前或诊疗事毕当即奉送的，其实就是不同名义的诊金，与谢礼、跟封等是一样的性质；另一类是亲友之间年节时所送的礼物，用来与医家沟通感情、维护关系，这类谢仪通常不以银钱方式出现，而是转化为具体实物，其金额和价值根据具体的情况不同而存在巨大差异。最后是交通费用，在优质医疗资源稀缺且分布不均的情况下，要想请名医出诊必然需要承担交通费用，《清俗纪闻》中说病家需要另外支付轿钱二百至五百文不等，这只是在同一地区内部出诊的情况，既不能作为不同市镇之间的出诊成本的依据，也难以作为出诊至乡村地区的花销的参考，事实上按照《得一录》中的描述，乡村地区请医成本中交通费用甚至是决定性的因素，往往导致病家病情积重难返的结果。

（二）医疗成本的类目及金额估算

如前文所述，在部分医疗资源极为匮乏的农村地区，医疗费用的支付过程中存在大量实物和劳力等间接形式，难以量化，我们仅能猜测这些医疗费用大体是在乡民能够接受的范围之内。本节将主要对明清时期江南地区的一般情况进行考察，从诊疗费、药费、谢仪、交通费和挂号费等几项基本类别大致估算医疗活动的成本。

1. *诊疗费*

诊疗费，或称诊金，可理解为支付给医生诊断和开方的服务费，通常在一次诊治行为完成之后支付。《茶香室丛钞》“吴中医价”条曰：“明杨循吉《苏谈》云，金华戴原礼，学于朱彦修，既尽其术，来吴为木客。吴人以病谒者，每制一方，率银五两。”〔1〕这个收费就是诊疗费，专门针对诊断和处方的服务性费用。

明清时期江南地区的行医模式主要分赴医馆求诊和延医上门出诊两大类，其中赴医馆求诊的行医模式中，诊疗费是医生最重要的收入来源。上门求诊模式简单，病家所需支付的费用类别较少，除了清代求名医门诊时需要额外支付一笔“挂号费”之外，多数情况下只需支付医生问病开方的费用，价格相对较低。在文献方面，有关坐诊开方的收费记录不多，但应该不太昂贵。前文中提到的救济贫苦病家的丹徒医者王之政实际上是依靠每日“百十人”的门诊量来维持自家医馆运营的，王之政本人最终也因不堪其扰，以“千百金”的年金就聘为两淮盐运使的私家医生。王敏根据《何鸿舫先生手书方笺册》，发现何鸿舫先生一般从辰时（上午七点至九点）到亥时（晚上九点至十一点）都在诊病，一天的工作时间达十六个小时之多〔2〕。这种高强度的门诊模式可能是清代医家坐诊的常态，因为清代医家陆以湉还专门提出应该注意控制诊病数量：“自揣每日可诊几人，限以定数，苟逾此数，令就他医，庶几可从容诊疾，尽心用药。”〔3〕另一个例子是《光绪武进阳湖县志》记载著名的儿科世医丁焕，专精于痘疹，时疫之期每日出诊常常达到一百余家，赴其家求药者也是“填街满户”，但其最后去世时却家无余财〔4〕。我们没有找到明清江南地区普通民间诊所收费的具体记载，现引入俄罗斯医生塔塔林诺夫对清代北京周边地区的记录作为参考。塔塔林诺夫记录：去医生家里或者医馆看病的病人主要是穷人和做工的人，来看病也只开药方，病人付过钱以后自己去附近的药铺抓药；医生只收取开方子的钱 10～30 个铜板，从来不会超过 50 个，而且只有名医才能拿到这个价钱；虽然单个病人的酬金不高，但名医在一个上午就可以获得相当于俄国 5～10 个卢布银币（大约 2～5 两白银）的收入。以上各例再参考塔塔林诺夫的记录，应该可以推断出清代江南医家坐诊

---

〔1〕（清）俞樾：《茶香室续钞》卷二十一《吴中医价》，载于（清）俞樾：《茶香室丛钞》，清光绪二十五年(1899)春在堂全书本。本条引自（明）杨循吉：《苏谈》，载于《丛书集成新编：第八七册》，台北：新文丰出版公司，1986 年。类似的记录也见于（明）俞弁：《续医说》卷二《古今名医·王光庵》，明万历间吴勉学刻本，但只谈到“每制一方率银若干耳”。

〔2〕王敏：《世医家族与民间医疗：江南何氏个案研究》，华东师范大学博士学位论文，2012 年，第 126 页。

〔3〕（清）陆以湉：《冷庐医话考注》，朱伟常考注，上海：上海中医学院出版社，1993 年，第 12 页。

〔4〕（清）王其淦：《光绪武进阳湖县志》卷二十六《人物艺术》，清光绪五年(1879)刻本。

时对普通平民所收诊费应该也不会太高，所以余治才会说："城中虽不乏贫病，但只艰于乞药，尚不艰于求医。"

延医上门出诊的行医模式对医患双方的成本都很高，因为医生需要将大量时间花费在路途上，不仅十分辛苦，每日的工作量也严重受限，所以病家请医时便需要支付各种不同名目的、更高的医疗费用。但从中国传统医学的专业要求来说，疾病的诊治应该与病人的生活环境紧密结合，中国传统社会礼法秩序和现实的生活习惯，都使得病人尤其是女性病患更愿意在家庭范围内处理有关健康的隐私问题，所以延医上门在当时是一种更符合社会生活正统规范要求的医疗形式，一般民众只要能够支付得起都还是会倾向于延医上门诊治疾病的。那么，延医上门的诊疗费用大致是多少呢？

首先，名医是一种有别于普通医生的更为稀缺的医疗资源，请名医的费用在明清两代都要远高于普通医生。在明代，前文引述的《茶香室丛钞》"吴中医价"的案例中，名医戴原礼的诊金为白银五两，作者评价说"按此则吴中医价之高自昔然矣"；万密斋在《幼科发挥》中将诊疗费称为"利市"，其中有两例：第一，"（汪望峰长子）城南一子病泻，十余日不止。一向是张（系万氏弟子）用药，以胃苓丸一粒丹服之，皆无效。请予治之。望峰知其故，恐予不肯用心，取白金二两作利市（即红包）"。第二，"（病儿之父）元溪拜谢，祈请之心甚切。予叹曰，早听吾言，不有此悔。要我调治，必去嫌疑之心，专付托之任。以一月为期。至家，邓夫人取白金五两，权作利市。小儿好时，再补五两，不敢少"[1]。戴原礼是被视为吴中医学鼻祖的大医家，万密斋有"医圣"之称，在处理疑难重症时他们所收取的诊金在白银 2 两至 10 两之间，故想必这个价格应远高于普通医生。在《茶香室丛钞・茶香室四钞》卷七中记录了另一个同样是名医但收费却低廉得多的案例：

> 国朝冒襄《同人集》陈梁书云，袁道士号汝和，南都第一名医也。难请之甚，须发一通家侍教生帖，著人坐邀之，邀到看脉毕，一面备轿钱百文足，药童钱七十文，此老即见；送一礼多则五钱，少则三钱，按彼时名医价值，如此之廉，然续钞二十一（《茶香室续钞》卷二十一）所载吴中医价

〔1〕（明）万全：《幼科发挥》卷四，载于傅沛藩等主编：《万密斋医学全书》，北京：中国中医药出版社，1999 年，第 592、603 页。

又何昂也[1]。

此处病家以银三至五钱及其他杂费百七十文的价格延请袁汝和，作者认为过廉，而戴原礼的“五两”诊金又过高，这可以从侧面说明当时普通医家出诊一次收费很可能就是在三至五钱，之所以认为这一收费过于廉价，是因为袁汝和号称“南都第一名医”，其收费按理应该高于市面上的普通医者。但细考冒襄《同人集》卷四中自述请这位“南都第一名医”诊病的经过就会发现，请此老看病固然所费不高，但在其药铺专门配制药丸五颗，支付的药费是白银 2 两[2]，这或许是在用药费来弥补一个比较合适的“名医的价值”吧。又明代士人林俊《见素集》卷二十记载明中叶江夏名医罗本通：“应远近之求，酬无所较，而益居于赢，日率酬十许金，证奇酬至再倍。家遂起，子孙振振然。”[3]这里强调其不计较报酬，固然有做道德褒扬的目的，但医者即使不刻意索求高价，名医出诊的市价自有定规，罗本通每日出诊能获十余两白银，应该是符合事实的。到了清代，名医高价出诊的现象更为普遍，吴鞠通就曾提道：“时医又骄又吝，妄抬身分，重索谢资，竟有非三百金一日请不至者。此等风气，苏州更甚。”[4]

除了名医，民间一般医生的出诊收费价格大约是多少呢？在《金瓶梅词话》[5]第三十二回中，西门庆家请了一位刘婆来看孩子的病，给了三钱银子；第六十一回，请赵太医来为李瓶儿看病，称了二钱银子给他。上述故事中尤其值得注意的是第六十一回中的这位赵太医，在已经被证明是假冒太医招牌的庸医以后，其开具的处方被废置不用，但病家仍然支付了二钱银子，这固然主要是因为抹不过介绍人韩伙计的面子，但根据前面延请药婆身份的刘婆为孩子诊病也付了三钱，说明其时当地社会中上阶层人家请医上门的诊金市价

---

〔1〕（清）俞樾：《茶香室四钞》卷七《明季名医价值》，载于（清）俞樾：《茶香室丛钞》，清光绪二十五年(1899)春在堂全书本。

〔2〕（清）冒襄：《同人集》卷四，清康熙冒氏水绘庵刻本。此事大约发生在崇祯年间(1628—1644)。

〔3〕（明）林俊：《见素集》卷二十《明赠户部主事罗菊泉墓表》，清文渊阁钦定四库全书补配清文津阁四库全书本。

〔4〕（清）吴瑭（鞠通）：《医医病书·时医俗医病论》，载于李刘坤主编：《吴鞠通医学全书》，北京：中国中医药出版社，1999 年，第 151 页。

〔5〕（明）兰陵笑笑生：《金瓶梅词话》，长春：艺文书房，1942 年版影印本。此版据明万历本排印，本章使用《金瓶梅》的资料均使用这一版本，后文不再单独注释。

大概就在银二三钱。在第十七回中，李瓶儿请自称太医院出身的业医蒋竹山看病，当天送了药金五星(即五钱)，后付谢仪白银三两，而蒋竹山感觉诊金给得过多了，十分惶恐。此处是因为李瓶儿意图与医者蒋竹山联姻，所以将诊金提高为三两，但从医家的反应来看，这一笔收入远远高于市价。

如果病家从医家处直接购买药物，费用的支付名目就转化为药金，与前面提到支付给袁汝和药铺的二两买药钱不同，这种药金是包含了诊疗费和药品费的混合支付名目。《金瓶梅词话》第六十一回，同样是为李瓶儿诊病，先请的任医官，诊后送了一匹杭绢、二两白金作为药费，讨了几副"归脾汤"来吃；与赵太医同来的何老人，事后也是封了白金一两讨药来吃。在《金瓶梅词话》第七十九回，西门庆请任医官为自己诊病，事后封了五钱银子药费；后来在吴月娘的劝说下又请了前面已经被确认为庸医的胡太医，也是"卦了五星药金，讨将药来吃下去"；接着又请了一位医生刘桔斋，同样是连诊金带药金，一共付了一匹杭州绢、一两银子。以上案例中医生事后所获得的酬劳都以药费名义支付，当然，因为前述几位医生所开的医馆同时也出售制备好的成药，所以这很有可能是他们日常的出诊收费的方式——将诊断处方的费用合并到药费中一起收取。在这些章回中使用的药物，都是医家自己调配好的成药，其中并无特别昂贵的成分，刨去其中的药材成本，大致估算医生的诊疗费在白银二钱到二两之间，依病情轻重和医家地位不同而各有不同。

清代民间医生的诊疗费用与明代基本一致。在清初完成的小说《红楼梦》第五十一回中，晴雯病重请了一位胡姓庸医，在打发他走的时候，婆子道："少了不好，看来得一两银子，才是我们这样门户的礼。"贾府因为属于豪门，所以支付的医疗费应该高于市价，但由于这位胡庸医所开处方实际上被弃置不用，所以贾府应该是在某个一般性市场价格的基础上增加了一定比例来支付的，故正常诊金应该在白银数钱，与明末的价格差不多。《清代野记》中讲了一个发生在金陵地方的"疡医遇骗"故事：光绪中叶，金陵有外科王立功者，合城知名者也。设医室于三山大街。一日晨，有人以银饼二圆馈王，且曰："吾外甥为绸庄学徒，遭人奸骗，致患臀风。吾今薄暮约其来求诊，先以此为赠。"[1]。这个案例中的医生是一个普通的开业医，但因为是一个骗局，所以"银饼二圆"应该是一个远远高于其正常收费的价格，如此方能诱其受骗。《清稗类钞》中也有类似的描述：浙江医者郭兴时自称，"余日一出门，即获钱

[1] (清)梁溪坐观老人：《清代野记》卷中，民国四年(1915)上海文明书局铅印本。

十数千文”——以一天出诊能看视五到十人计，平均每天收诊费在白银数钱至二三两不等，但他如果遇到富户高官如盐政、关部诸家，则会索价数百千文[1]。据塔塔林诺夫的记录，清晚期北方地区医生去病人家出诊，费用由距离决定，通常在五十戈比到一或三卢布(清银价在二至三钱到二两不等)，不论医生多有名也不会更高。但非常富有的病人有可能与医生商定在治愈后再付二十至一百卢布不等的银子(三至十五两)[2]。总体估算，清代江南地区医家出诊的正常市场价格与明代基本一致，在白银二至三钱到二两，依据具体情况不同加减，同时期北方地区的诊金价格也大体类似。

2. 药费

明清时期文献中提到的药金常常不完全是药费，而是与诊疗费的整合体，单论药费的话，因为药物成本不一，医疗需求不同，很难做出评估。

从市场供应上来说，根据当代学者研究，明清江南城市地区的药材供应相当充沛。如明末苏州近郊的南濠镇，已有专业的药材交易市场；杭州望仙桥一带也常有药船停泊；杭州城内的阜通药行专门接待省内外贩药客商，是杭州最早的药材牙行。但药铺多集中在城市，农村僻远地方购买药材往往就比较困难[3]。

在市场上出售的药物有成药、散药、生药、熟药之分，更因为药材之常见、罕见，乃至于出产地不同而在价格上存在巨大差异。如顺天府宛平县代通州在万历二十年(1592)左右，上纳六百斤苍术，合计价银六两，另一两牛黄同样价值银六两[4]，明代官秤一斤合十六两，这两者价格相差近万倍。以平价药物而论，明代市面常见的成药价格似乎并不很高。如万历末年，姚旅记录说：“妾夏日病，日垂帘，提其耳而目始开，问之孙云，以钱二文买益元散[5]与服

---

〔1〕(清)徐珂：《清稗类钞：第九册》，北京：中华书局，1986年，第4149页。

〔2〕(俄)塔塔林诺夫：《中国医学》，张琨等译，载于曹天生主编：《19世纪中叶俄罗斯驻北京布道团人员关于中国问题的论著》，北京：中华书局，2004年，第416-453页。此处引文见第443-444页。

〔3〕邱仲麟：《明代的药材流通与药品价格》，《中国社会历史评论》，2008年第1期，第195-213页。

〔4〕(明)沈榜：《宛署杂记》卷十五《报字·经费下·各衙门》，明万历二十一年(1593)刻本。

〔5〕益元散，一名天水散，一名六一散。治中暑身热烦渴，小便不利。此药能燥湿，分利水道，实大腑，化热毒，行积滞，逐凝血，补脾胃，降火之要药也。(明)虞抟：《医学正传》卷二《中暑》，明嘉靖刻本。

自愈，服之立效。”[1]正德年间，杨廷和向医家购买煎剂一服或丸剂一二服以及保安丸若干，共预付了药金一钱银子：

> 长小儿因食后冒风，停滞未消，复食生冷过多，昨日及今日作泻，前后连共四五次，乞斟酌赐煎剂一服或丸剂一二服。区区马舍弟骑出，不及躬造，不罪不罪。廷和再拜陈大人先生国手药金一钱，保安丸亦乞一二丸[2]。

以生药价格而论，常见药材的价格也不算过于昂贵，崇祯十五年(1642)兵部为山海关军士采备药物，其中应该主要是常用药，大部分药材每斤多在银一两以下，甚至仅一二钱[3]。即使是加上工费，成药的平均价格仍然不算太高，如明张时彻在《摄生众妙方》中记录：金丝万应膏“每制一料，计膏七十斤，约用银八九钱，量摊中大膏约一万有余，可济人五千之数”；神仙太乙紫金丹“药料费二十钱银，可救治数十人”[4]。

到了清代，在一般情况下市售成药的价格也不算很高。如咸丰六年(1856)杭州发生吊脚痧疫情，陆以湉记录了当时一个所谓的“神方”及其药价。该药每瓶计价约五十文，普遍病人用一瓶即可[5]。

但若以贵价药物论，则药价往往足以使病人倾家荡产。如万历三十七年(1609)上品人参一斤卖十一两六钱，康熙五十三年(1714)上等普通参每斤四十八两，乾隆五十三年(1788)人参每斤需要九百六十至一千一百二十两，此

[1] (明)姚旅：《露书》卷十二《技篇》，收入《四库全书存目丛书》子部第111册，明天启间刻本。

[2] (明)杨廷和：《杨介夫长小儿札》，载于(清)卞永誉辑：《式古堂书画汇考》卷二十六，清刻本。正德年间杨廷和正在京城，这个价格应该是北京地区的价格。

[3] (清)龚彝：《兵部行〈市办药料星赴督师军前〉稿》，载于“中央研究院”历史语言研究所编：《明清史料：乙编第四本》，上海：商务印书馆，1936年，第389－390页。此份资料未看到原文，此处数据转引自邱仲麟：《明代的药材流通与药品价格》，《中国社会历史评论》，2008年第1期，第195－213页。

[4] (明)张时彻：《摄生众妙方》卷一《通治诸病门·金丝万应膏》，明万历二十八年(1600)夏邑彭氏刻本。

[5] (清)陆以湉：《冷庐医话考注》，朱伟常考注，上海：上海中医学院出版社，1993年，第160页。

后参价继续上涨，直到嘉庆十五年(1810)五等人参价格确定为一百四十两[1]。明代新安医者吴楚善用人参，在一案中，病家用人参二十四两，共花银五十余两。当然，考较药费高低，更应该从患者支付能力方面来考虑。在前文所列出的各项药金中，多者不过五两，少者五钱，由于病人均属于富户，所以都能负担。但在吴楚另一案中，病妇家贫，典卖房屋共得银六两，病者父亲听说需用人参，干脆决定放弃治疗，将钱省下来备作丧葬费[2]。对于此类贵价药物，即使是一般士绅阶层也会感到吃力，如《松窗梦语》记录说，"嘉靖年间，屠应埙致仕回嘉兴，生重病请医诊视，谓若得乳香等剂则可治。应埙询以药价几何，医生云不过银一两。应埙以所费数多，吝惜不肯拿出钱，数日后竟死"；《快雪堂日记》记载万历二十八年(1600)冯梦祯为其妾看病，须琥珀入药，八钱要银子三两，就感觉颇为为难[3]。这两位都属于士绅阶层，但面对药费均感到吃力，由此推想平民家庭在面对昂贵药费时也应该感到很大的压力。

3. 谢仪

谢仪主要指医疗行为发生之前或之后病家为了表示感谢而向医家赠送的礼物，也称谢礼、跟封等。谢仪的支付比较特殊，因为其中有可能包含着病家的多重意图，如医生的治疗效果较好病家想要表达谢意，或者病家想要与医者结交等，所以谢仪没有固定的金额范围，不同案例中谢仪的差异巨大。如清晚期松江府著名世医何书田记录了两笔"天价"谢仪："嘉庆二十年(1815)乙亥春，赴崇明祝氏视疾，得效，馈银三百两"；"嘉庆二十二年(1817)丁丑初八日，应上海朱氏之招，疾症，赠洋钱一百二十枚"[4]。

在《醒世姻缘传》第六十七回也详细描述了一次医疗活动之后病家所支

---

〔1〕 蒋竹山：《人参帝国：清代人参的生产、消费与医疗》，杭州：浙江大学出版社，2015年，第179－180页。该书对清代人参价格的总结非常细致，本文不做专项研究，故只截取几例作为证据。

〔2〕 (清)吴楚：《吴氏医验录全集》，李鸿涛、张明锐、贺长平校注，北京：中国中医药出版社，2011年，第97、113－114页。

〔3〕 这两份资料转引自邱仲麟《明代的药材流通与药品价格》，引用前查询了原书以避免错误，校对版本与邱仲麟所引用的略有不同，参见(明)张瀚：《松窗梦语》卷六《方术纪》，北京：中华书局，1985年，第109页；(明)冯梦祯：《快雪堂日记·庚子》八月二十五日条，载于李德龙、俞冰主编：《历代日记丛钞：第一〇五册》，北京：学苑出版社，2006年。

〔4〕 何时希：《清代名医何书田年谱》，上海：学林出版社，1986年，第31页。洋钱是清代对外国流入银币的称谓，清道光十三年(1833)，洋钱一枚相当于漕平银七钱三分，洋钱一百二十枚约合八十七两银子。

付的谢仪。事主狄员外的朋友陈少谭向他介绍了一位“王府医官”赵杏川，但明言用四五两银子谢他就知感不尽了。在赵杏川花了一月的时间治好了狄员外疾病之后，病家奉送的谢仪包括：六斗绿豆，一石麦子，一石小米，四斗大米，两千钱，以及十二两银，两匹绵绸，一双自己赶的绒袜，一双镶鞋，二斤棉花线，十条五柳堂大手巾。而医者赵杏川只收了四样礼，却抵死不收那十二两银。推让时解释说：“适间若是二三两，至多四两，我也就收的去了，送这许多，我到不好收得。原不是甚么难治的疮，不过费了这一个月的工夫，屡蒙厚赐，太过于厚。”狄员外见他坚意不收，只得收回那十二两的原封，另送了四两赆敬医生方才收下[1]。在这两个案例中，病家付费名义都是谢礼，避免了诊金的说法，关于这种说法转换的意义后面再专门讨论。小说中的这个病例属于疑难病例，有过多方请医无效的经历，医者更是花了一个月的时间照料病人，连手术带敷药，支付的医药费分别是二两到四两略多，又附赠了一定数量的礼品，从赵杏川最后坚持只收了四两白银来看，当时请名医、治疑难杂症的常规市场费用应该是在二两到五两的范围之中，依难度和工作量加减，这与前面的资料大体符合，但因谢礼中包含着主家想要与医者结交的意愿，数额就不能用一般市场价格来衡量，所以狄员外在赵杏川治好了他的疾病之后，不仅当时赠送了丰厚的谢仪（赠银十二两，收四两），又设盛宴送行，邀请一众亲朋好友奉陪。

除了上述以谢仪名义支付的诊疗费或感谢费之外，还有另一种十分常见的谢仪，它并不针对某次医疗活动，而是在具体的医疗事务之外，由病家于年节时分（最常见的是端午、中秋、岁末三节）主动额外赠送给医家的钱物。在《清俗纪闻》中，来自日本的观察者认为此处的医病双方原本就是“亲朋好友”[2]。但事实上除了这种情况之外，也会有病家通过在年节时向医家送礼的方式来建构一种较长期的稳定联系，从而使医病双方建构出一种亲朋关系。《醒世姻缘传》中狄员外着意与赵杏川结交，在病完全治好之后还不断赠送礼物，《金瓶梅》里的任医官与西门庆的交往也是如此，都是对此类社会现象的反映。

4. 挂号费

挂号费这一提法笔者在明代的文献中没有找到证据，很有可能是清代以

[1] （明）西周生：《醒世姻缘传》第六十七回，载于《古本小说集成：第五辑 21》，上海：上海古籍出版社，2017 年。

[2] （日）中川忠英：《清俗纪闻》，方克、孙玄龄译，北京：中华书局，2006 年，第200 页。

后才出现的项目，原因当与清代医药逐渐分家有关。边和指出，清代以后医药分业变得越来越彻底，“商人供货并合药，医人看诊处方”，“医不备药”逐渐成为常态，虽然清代也有不少医生主理药铺并自己制备、出售药物的情况，但到了清末，病家往往更倾向于到药铺购买药品，医者在药品的制备和出售上已经很难与专业药铺竞争[1]。所以医家的主要收入来源为诊疗费，且在普遍存在病家动辄更换医生的情况下，提前收取挂号费就成为医家保证自己收入的重要手段。

挂号费的名目和价格在晚清日渐规范化，如在《斯文变相》第一回中，病家派仆人赴唐金鉴医室请医，虽然与之有旧，也必须“付了号金，在一旁坐下”[2]，等候医家出门赴诊。至于挂号费的金额，依照郑观应记录：“出门则先索谢金一元至四元，入门则先求挂号五十至八十，轿钱非一千亦少至七百，跟班无三钱也要二钱，贫富相同，亲邻不减。”[3]《清俗纪闻》中提到，如果要请官医或者名医（该书没有仔细介绍普通医生的挂号收费情况），挂号费需支付 20 匁（日本度量单位 1 匁＝3.75 克，约合清制 1 钱，清制一两约合 37.3 克，20 匁大约是白银 2 两）。更晚一点的小说《负曝闲谈》第二十回中也提到请医需要“请封是每趟二十块”，这里请封指的就是挂号费，著名的医生往往每日挂号数十家——“胡先生已经出诊去了。他们挂号的诊，一共有六十余家，论不定三更天四更天回来，只好明日的了”[4]。

挂号费在本质上是病家在没有接受医生的服务之前付费来购买一个医疗机会，这意味着病家对医家将要提供的医疗服务质量具有足够的信心，或者病家必须通过提前支付费用的方式来竞争某种较为稀缺的医疗资源。但是，如果医家和病家处于一个相对稳定的地缘关系或人际关系网络中的话，通常并不需要提前支付费用，而是在诊断处方完成之后再支付诊金，或者在事后另外奉送谢仪。

---

〔1〕 边和：《谁主药室：中国古代医药分业历程的再探讨》，载于余新忠主编：《新史学（第九卷）：医疗史的新探索》，北京：中华书局，2017 年，第 38－72 页。《清稗类钞》也认为清代医药分业是普遍现象：“我国之医，恒不识药，而业药者则不知医，故医药截然为两途。”（清）徐珂：《清稗类钞：第九册》，北京：中华书局，1986 年，第 4172 页。

〔2〕 （清）遁庐：《斯文变相》第一回，光绪丙午年（1906）乐群小说社铅印本。

〔3〕 郑观应：《拟遍考庸医以救生命论》，载于夏东元编：《郑观应集：上册》，上海：上海人民出版社，1982 年，第 25－26 页。该文 1872 年 9 月 25 日最早发表于《申报》。

〔4〕 （清）欧阳巨源：《负曝闲谈》第二十回，清末上海商务印书馆铅印本。

5. 交通费

交通费的产生主要是因为明清时期江南地区医疗资源分布严重不均衡。所以,想要突破地域限制获取稀缺的医疗资源,病家就要在常规医药费用之外为医生付出的额外时间和精力成本买单。《明故萧象夔墓志铭》中记载,明代医家赴远处出诊,病家通常需要支付交通费,距离越远,费用越高,有时候还需要提供住宿,尤其在明末期江南地区,医家多喜乘轿出诊,病家支付的交通费更高[1]。清代黄凯钧也记录医者长途出诊的事例:一日突然有嘉兴地界乡豪俞某,因为其一子病危来邀作者同乡的一位金姓医者(两地相距约一百六十余里),医者应邀乘舟赴诊,在途中还因为受到启发获得了治病的诀窍成功治愈了病人,治疗完成之后,病家挽留款待数日,并奉送了很多谢礼[2]。

明清时期医生出诊的交通费用实际是多少呢?明代张应俞《骗经》中记载:"城西驿上至建溪陆路一百二十里,常轿价只一钱六分;或路少行客,则减下一钱四分或一钱二分,亦抬。"[3]这里只是常规的价格,急诊或者天气恶劣等特殊条件下的费用应该更高。清代的情况,据黄敬斌的研究,1674—1675年从常熟乘船到苏州,共一百零五里,费用大约一钱白银[4]。到乾隆时期交通费用更高,雇小船行走二三百里需银六钱,雇佣骡马每天三钱,雇小轿(需轿夫两人)每天六百文,乡村旅馆每人每晚八十文至一百文[5]。《清俗纪闻》记载,病家需要额外支付名医轿钱两百至五百文,这个价格与一般的市场价格相仿,郑观应所记录的轿钱还要更高,达到了"非一千亦少至七百",这个定价已经不再是按照实际路费和路途远近来支付的了。事实上到了清末,请医支付交通费用已经成为惯例,而且是按照路途远近定额收取,不再仅仅是邀请远处或外地医生的必要花销。晚清谴责小说《医界镜》中记录在江阴请医所费轿钱:"那高岸到仓廪桥,有四十里路,照药师诊例,连轿钱要四块半洋

〔1〕(明)罗洪先:《念庵文集》卷十六《明故萧象夔墓志铭》,清文渊阁钦定四库全书本。

〔2〕(清)黄凯钧:《友渔斋医话》,乔文彪、张亚密、马建东注释,上海:上海浦江教育出版社,2011年,第65页。此引文来自《友渔斋医话》第二种《橘旁杂论下卷·医家运到道行》。

〔3〕(明)张应俞:《骗经》,桂林:广西师范大学出版社,2008年,第22页。张应俞,明万历年间浙江人。本记录未标明发生在何地,据上下文推测,当在福建某地。

〔4〕黄敬斌:《民生与家计:清初至民国时期江南居民的消费》,上海:复旦大学出版社,2009年,第179页。

〔5〕(日)中川忠英:《清俗纪闻》,方克、孙玄龄译,北京:中华书局,2006年,第430、438页。

钱,静翁开销他块半,轿夫不肯受领,说是远要加三块洋钱。”[1]同样的,苏州人欧阳巨源所作的《负曝闲谈》第二十回提道,清末民初广州医生出诊收取轿钱的原则是:“请封是每趟二十块,轿封每趟是四块;但是多过一重门槛,要多加两块洋钱,要是上楼还得加倍。”[2]

(三) 民众的支付能力与其他成本负担

根据现代研究者的意见,明清江南百姓的生活始终处在相对富足的状态,尤其是清前期江南的平均生活水准之高,在中国乃至整个世界都名列前茅,但到了晚清,江南经济衰败,平民的生活水平大体处于“仅够维生”的水平[3]。在一般医疗费用负担方面,由于资料局限,很难对明代到清中期之前的状况做出准确评估,目前能够做出的量化研究多针对18世纪以后的情况,如黄敬斌认为18世纪中期江南民间年均每户支出的医药巫卜费用约为银一两半[4]。从这个数据来看,在18世纪中期,江南地区收入在平均水平左右的平民有能力支付数次请近便之医者上门的费用,也可以购买一定数量的平价、常见药品,但这种可以负担得起的医疗只是在市场上提供的一般水平的医疗服务,还依赖于病人所居住的地区有较好的医疗资源供给水平。一旦病情加重而前期治疗效果不佳,病家就需要寻求更高水平的医者,这时精英医者的收费、医病双方的阶层差异以及延请精英医者需要消耗的其他社会资本,有可能超出普通民众的支付能力,从而在不同社会阶层的病家之间形成更高的藩篱。

底层贫民尤其是没有土地或者稳定工作收入的佣工的医疗支付能力又是如何呢?徐光启在万历四十七年(1619)有一段记录:“都下贫民,佣工一日,得钱二十四五文,仅足给食;三冬之月,衣不蔽体。”[5]又据黄冕堂研究,晚明江南长工的价格,每年约二至三两,每天不到纹银一分(不足十文)。短

---

〔1〕(清)儒林医隐:《医界镜》第九回,清光绪三十四年(1908)铅印本。

〔2〕(清)欧阳巨源:《负曝闲谈》第二十回,清末上海商务印书馆铅印本。

〔3〕参见何炳棣:《明初以降人口及其相关问题:1368—1953》,北京:中华书局,2017年,第318页;李伯重:《多视角看江南经济史(1250—1850)》,北京:生活·读书·新知三联书店,2003年,第171页。

〔4〕黄敬斌:《民生与家计:清初至民国时期江南居民的消费》,上海:复旦大学出版社,2009年,第259-260页。

〔5〕(明)徐光启:《徐光启集》卷三《恭承新命谨陈急切事宜疏》,上海:上海古籍出版社,1984年,第122页。

工则因地而异，农村以日银三分折钱二十余文为常价，但亦有日银二分、四分者；城市以日银四分折钱三十文为常价，但亦有日银三分和五分、八分以上者[1]。到了清乾隆年间，据《清俗纪闻》，江南地区雇佣工人每日一百四十文，乡下雇工每人每月三百文。如果是力工，一个搬运小工一天可以赚到的工钱大约是七十文。但此时的物价也略高于晚明："下贱之人单身生活，每日铜钱三四十文，三人搭伙可以减少到百文左右，但只能过较简易的生活，食物为干鱼、蔬菜，不能吃肉。"[2]可以看出，晚明到清前中期底层平民的收入只能满足最基本的生活需要，很难支付哪怕是最基础的医疗服务费用，更不要说是名医等提供的高质量的医疗了。嘉庆年间，杭州俞桂庭在补注史典《愿体医话》中有一段评论，充分说明了底层平民求医的成本压力："而穷人趁工度日，病一日，则少一日柴米之资，焉能有余钱以延医服药乎！"[3]这可与前述《清俗纪闻》中的记录相互印证。到了同治年间，无锡乡绅余治指出，偏远乡村地方的病人无力承受请医和赴馆就医的医疗费用和交通成本的双重压力，"是以穷乡非病至沉重不作延医之想，迨医至而病已无可救药"[4]。

除了经济压力之外，病家请医，尤其是想要求得较高质量的医疗服务时，还会面临很多其他类型的成本压力。城镇中上阶层的居民具有一定支付能力，银钱是最重要的支付手段，在不同的文献中，无论诊金、药金，还是跟封、谢仪等，虽然支付名目繁多，但多以银钱为主，银钱之外病家再以不同形式对医生进行回报。但想要获得极为稀缺的优质医疗服务，就不是付钱就可以实现的，不仅请医过程中要克服很多礼法和阶层的障碍，有时还需要根据医生个人的脾气、好恶调整请医策略，投其所好，动用一定社会资源以确保医疗活动的顺利进行，这些都可以算是获取医疗服务的间接成本。如《清稗类钞》记傅青主故事："傅善医而不耐俗，病家多不能致。然素喜看花，置病者于有花木之寺观中，令与之善者诱致之。傅既至，一闻病人呻吟，僧即言为羁旅贫人，无力延医，傅即为治剂，辄应手愈。"[5]想设成这样一个繁花之局，病家非有大量的金钱和社会资本的付出不能成事，其所花费者恐怕远远超过了延请

〔1〕 黄冕堂：《明代物价考略》，载于黄冕堂：《明史管见》，济南：齐鲁书社，1985年，第368－370页。

〔2〕 (日)中川忠英：《清俗纪闻》，方克、孙玄龄译，北京：中华书局，2006年，第214－215页。

〔3〕 (清)史典：《愿体医话・医话十二则》，重庆堂藏版。

〔4〕 (清)余治：《得一录》卷十六《各乡送诊施药说》，同治八年(1869)苏州得见斋刻本。

〔5〕 (清)徐珂：《清稗类钞》第9册《艺术类・傅青主善医》，北京：中华书局，1986年，第4122页。

一般名医的诊金、谢仪之需。该书另外一个故事更加奇特：

> 秦景明，娄县人。以医名于时，治痘疹尤验。……秦技绝人，惟好博。嘉定之南翔有富家，兄弟俱卒，妯娌共一子，年数岁，出痘，其母飞舟迎之，限以晷刻。至则秦在博局，托以潮逆，迟迟而来。至翔临视，已成反关，不可为矣，拂衣欲去。延宾者尼之，谓远道来，不一饭而去，非礼也。延入别室，则儿母已出，一手提其须，一手握刀曰："我今飞棹来迎，此间非长江，何有潮汛？即畏颠播，轻舆急鞚，我不吝数十金。前时许，点尚显，复隐之故，由汝致之。儿不能生，我不欲生，若亦不得生也。我刺若，即自刺，不忍见儿之绝耳。"秦大窘，曰："孽矣。"妇复激之曰："若有仙名，而不能疗一儿，殊盗名耳。"秦俯仰间，曰："有一策，姑试之。"乃令掘一坑，置席其上，卧儿坑中，畚黄土，遍拥其身，惟露面目，煎药水洒之，复以席覆其上。妇钥其门，偕秦共守之。夜半，忽奇臭不可耐，秦跃然曰："生矣。"出儿视之，痘已复显，但皮败肉腐，悉成通浆矣。秦又欲归，妇仍尼之曰："留此半月，愿奉千金为寿，即于我镇悬壶。君家中事，令徒可了之。"复日约数人，与之局戏，秦亦乐而忘归〔1〕。

为了获得名医的救治，病家先是曲意逢迎，利用医生的恶习癖好诱骗其到家。而后还需要患儿母亲不顾礼教之防亲自出手，以刀兵胁迫之，以言辞激之，才最终获得医家接诊。为了保证医疗的持续性，又约人与之赌博游戏，使其乐而忘归，才最终完成了整个治疗。其中艰辛困苦处，又如医资千金何？

总体来说，明清时期江南地区在医疗市场购买医疗服务的总体成本似乎不算太高，在政局比较平稳且没有突发灾疫的时期，平均收入水平的普通平民有能力支付基础水平的正规医疗服务的成本。但对底层平民来说，这种水平的医疗成本已经构成巨大的经济压力，所以除非病情已经极其危重，一般情况下病家都不会主动去寻求正规的医疗服务，这就为乡村草医、走方游医、巫医等补充医疗从业者提供了机会。至于那些稀缺的高质量的医疗服务，则不仅平民往往望而兴叹，一般富户阶层也需要费尽资财与心力、克服重重障碍方能获取。

---

〔1〕(清)徐珂：《清稗类钞》第9册《艺术类·秦景明精痘科》，北京：中华书局，1986年，第4124－4125页。

二、医疗需求

清代新安名医吴楚《医验录初集》记载了一个十分典型的病例，将社会中下层平民求医所面对的困境反映得淋漓尽致：

吴楚一位朋友的弟媳患疟疾，发作凶猛，兼又怀孕在身，十分危急，故而趁吴楚去当地访友的机会咨询之。吴楚建议用参，但服用二三剂之后，病情并无好转。病人自己的父亲也是医生，见此情况认为其女儿已经不治，建议放弃治疗而准备后事。患者丈夫于是典卖屋业得银六两，以备后事。几日后，吴楚偶然路过，病家趁便再次请其诊视。虽然病情极其危重，但吴楚认为仍然有救，只是需要继续大量服用人参。病家虽然此时已经家产殆尽，但仍然愿意一博，于是连用人参温补之剂，数日后排出死胎，病情渐有起色。结果此时病人父亲前来看望，看到女婿家仍然用人参救治而不准备后事，居然大怒，称自己趁便请某位名医听过病情，认为此病服用人参则必死，纵然一时救活也不过多拖上两三个月。病人听闻此言，病情复发且又变出一症，浑身浮肿以致奄奄一息。病家于是再次延请吴楚诊治，吴楚不忍病人坐以待毙，又怜其家贫苦，故自己筹办了一些人参送于病家。接着连续施用人参半月共六十余剂，终于痊愈〔1〕。

此案中病家本是中下层贫民，很难获取高质量医疗资源，患病多年很有可能一直是由其父亲亲自治疗。但疾病多年迁延不愈，其父亲在处方和病情判断上又多次犯下严重错误，导致病情反复，可见其医疗水平相当有限。病家之所以能够邀请到儒医吴楚诊治，是因为病人丈夫的兄长与吴楚是朋友关系，但这种人情并不是可以无限透支的资源，所以病家并不敢频繁请医家上门诊治，前面两次都是趁便请医，只有最后一次因前期治疗有效而本次病情极其危急，才专门延请。而病人父亲咨询的所谓名医，也是趁医生去当地出诊的机会顺便咨询。这种求诊行为是在请求同行帮忙，主要是为了避免昂贵的请医费用（包括诊费和交通费等），用病人父亲的人情资本来进行抵扣。节省费用的同时也带来了医疗质量的下降，医者在非正式受聘的情况下（如第一次邀请吴楚和病人父亲咨询名医时）都没有亲自诊视病人，而是仅仅根据

〔1〕（清）吴楚：《吴氏医验录全集》，李鸿涛、张明锐、贺长平校注，北京：中国中医药出版社，2011年，第112－114页。

家属的讲述给出医疗建议，在对病症的把握和治疗方案的制定上都颇有粗疏之处。病家遇到的另一个难题是适用药物价格昂贵，虽然典卖家产却仍然无法承担长期服药之资，以致病人父亲认为应该放弃治疗。病人的丈夫虽然愿意倾全家之力，但在现实中并无能力维持治疗，最后是依靠医生的慈善救济方得以完成整个疗程。

病人最终得免一死，是多重机缘汇合的结果。首先是病家与真正高明的医者（吴楚）存有一定的人际联系，医家又心存仁念，愿意慷慨救助。其次是病人的丈夫不离不弃，不仅愿意支付超出承受范围的高额经济成本，也敢于承担巨大的人情压力，须知，不论是拒绝岳父的建议引其大发雷霆，还是多次烦请吴楚并接受其医药方面的馈赠，都必须在今后的人情交往中逐一予以补偿。病人丈夫的强烈救治意愿并非仅仅出于感情因素，也是因为在吴楚的第一次诊治中看到了明确的疗效，对最终能够治愈抱有较高的预期。病人父亲选择放弃治疗，也未必说明其对女儿漠不关心，只不过他已经认定病人终将不治，继续治疗只会人财两空，最后可能连后事都无法料理，故而选择了一个自认为对病人最好的方案。

这个案例告诉我们，病家的求医行为方式是外部环境、机缘和医疗成本的制约以及病家主观意愿共同作用的结果。求医意愿构成了医疗成本考虑和求医行为决策的中介因素，即使是贫困家庭，如果求医的意愿足够强烈，就有可能愿意使用各种方式来支付更高的成本以获得更好的医疗资源。在一般情况下，病家的主观求医意愿包括去寻找哪一类医生和是否需要寻求高端医疗两个方面——前者取决于病家对疾病的性质的认知，后者取决于病家对病情严重程度、预后和病人重要性这三个方面的综合考虑。

（一）疾病类型判断与求医选择

1. 正规医学观念下的求医选择

在正规医疗服务体系中考虑求医方向，首先是要找到专业特长符合疾病需要的医者，也就是病家对自己所患疾病的判断决定了其寻找医者的方向。对于大多数不具备医学专业知识的普通人来说，对疾病类型和属性的判断主要来自对疾病的主观体验和地方性的医疗常识。

产后不适请产科、疮痈疖肿请疡科、儿童出痘请痘科、外感请伤寒等，如果病情清楚明白，专科对症准确，当然没有问题，但如果涉及“病机”之“阴、阳、表、里、寒、热、虚、实”的问题，一般平民就很难做出准确判断了。不过，因为一些中国传统医学术语也是普通百姓在日常生活中用来表述、规范和理解一般事务的通用符号，兼之宋元以来士人群体中已形成了好医风尚，明清以后又有大量医学书籍和医学类日用类书得以出版、刊印，加之明清江南地区民众拥有较高的识字率，所以江南地区的病家，即使是不通医理的粗野农夫，也多少能够根据自己所经验到的“阴阳、寒热、虚实”状况与自身有限的医学知识，形成对疾病的认识和判断。但医学毕竟是一门专精的学问，普通人在没有专业师承和训练的情况下很容易形成错误的认知。如孙一奎《三吴治验》“光禄公痰火胁痛”一案，病人失足跌倒因而胁痛不止，自行使用散血活血之剂二百余帖无效，孙一奎诊断为“痰火证”，病家却根据个人经验否定之：“否，贱躯虽肥，生平未尝有痰，徒以遭跌，积血于胁间作痛尔。”病人的回复正是依据其原来具有的医学常识——痰证与肥胖有关，疼痛源于血淤不散，和直接疾病经验——没有咳痰的症状而且外伤引发的经历很明确。医者不得不向病人解释痰不在肺的原理和痰火证的脉象表征，方才说服了病人[1]。

医家谈到分科，主要遵循的是太医院系统的标准，虽然从表面上来看，不论是明初太医院的医学13科[即大方脉（内科）、妇人、伤寒、小方脉（儿科）、针灸、口齿、咽喉、眼、疮疡、接骨、金镞、祝由、按摩]还是明隆庆以后的医学11科[增设了痘疹科，改疮疡为外科，改接骨为正骨，去除了金镞、祝由与按摩等科，清代太医院一直沿用至同治五年(1866)]的医学分科标准，都与普通人的常识经验高度吻合，病人应该不难选择对症的专科医生。但在民间医疗资源供给总量不足且分配不均的情况下，医疗市场上很难实现如太医院一般细致全面的分科医学供给，不同专科的发展水平和供给水平也相差甚大，民间的专科医生在不同地区常见的不过数类而已。相应地，普通民众是否去选择专科医生或者选择何种专科医生，往往并不取决于他们对疾病类型的认知，而是取决于当地医疗市场上提供了哪些专科医生。除了这些客观困难以外，在明清时期的医学观念体系中，不同分科之间还具有某种知识的等级差异，谙熟这一知识论传统的医家和病家，都对专科医生抱有一定的歧视心理。中国医学并不将人体视为不同组织、器官和系统的组合，而是将其看作一个相互关联的整体，所以局部疾病的产生必然存在着全身性的致病机理，因此，即使是某种局限性的如疮痈之类的病变，也应该去寻找通识阴阳、营卫、脏腑、内

〔1〕(明)孙一奎:《孙氏医案》卷一《三吴治验》，载于韩学杰主编:《孙一奎医学全书》，北京:中国中医药出版社，1999年，第741页。

外的医生，而其余拔毒、针砭、切割等不过是末枝小技，手熟即可。即使是妇科与儿科各有特殊之处，但最基本的人体规律和病理机制上也并无本质区别，只是因为病人的体质特殊而需要注意区分加减而已：

伤寒、内伤、妇女、小儿，皆医者通习也，不知何代而各科之。今世指某曰专某科，复指某者曰兼某科，又指某者曰非某科。殊不知古有扁鹊者，过邯郸贵妇女则为女医，过雒阳闻周人爱老人即为耳目痹医，入咸阳闻秦人爱小儿即为小儿医，随俗为变，曾不分异而为治也。既曰医药，则皆一理贯通，又云此长彼短，亦不善于穷理者也[1]。

医理贯通者各专科无不可通，那些所谓专科医家，执着于一端，反而有可能并不能够真的实现对医理真正的理解和贯通。

以外科为例，明万密斋论疮疖曰：治疗痰核、瘿瘤并马刀疮之类，皆需清痰降火、宣热拔毒，切勿妄行烂割，其中的诀窍乃是贯通最基本的医理，“若非穷通性理，辨识阴阳，博览诗书，曷能底造真方”[2]。清顾世澄则认为疡医之学，应“首重《内经》，发明玄奥。疮疡虽曰外证，必先受于内，然后发于外，故不得不宣明《灵》《素》，阐发机微。况《内经》如奉行之律，律有万无可易之旨”[3]。妇科与儿科的情况略为特殊，明曾有俗谚曰，“宁治十男子，莫治一妇人；宁治十妇人，莫治一小儿。此甚言小儿之难也”[4]，说明这是社会上较为广泛传播的共识。但在医家看来，“妇人之病，本与男子同。而妇人之情，则与男子异”[5]。清代医家叶天士认为：“妇人病温，与男子同，但多胎前产

---

[1] (明)徐春甫：《古今医统大全：上册》，北京：人民卫生出版社，1991年，第210页。此引文来自《古今医统大全》卷三《翼医通考(下)·医道》。

[2] (明)万全(密斋)：《万氏秘传外科心法》，罗田县卫生局校注，武汉：湖北科学技术出版社，1984年，第19页。此引文来自《万氏秘传外科心法》卷一《总论大法》。

[3] (清)顾世澄：《疡医大全·凡例》，北京：人民卫生出版社，1987年，第9页。

[4] (明)张景岳：《景岳全书》卷四十《谟集·小儿则(上)·总论》，载于李志庸主编：《张景岳医学全书》，北京：中国中医药出版社，1999年，第1383页。

[5] 这个造成妇人之病不同于男子的“情”，在医家看来是妇人的生活状态和性格、见识等因素，即“盖以妇人幽居多郁，常无所伸，阴性偏拗，每不可解，加之慈恋爱憎，嫉妒忧恚，罔知义命，每多怨尤，或有怀不能畅遂，或有病不可告人，或信师巫，或畏药饵，故染着坚牢，根深蒂固，而治之有不易耳，此其情之使然也”。(明)张景岳：《景岳全书》卷三十八《人集·妇人规(上)·总论类·论难易(二)》，载于李志庸主编：《张景岳医学全书》，北京：中国中医药出版社，1999年，第1339页。

后，以及经水适来适断。”[1]清徐大椿有言：“妇人除经、带、胎、产之外，与男子同。”[2]更晚一些的医家陈修园亦言：“妇人病，四物良，与男子同，唯经前产后异耳。”[3]以上种种，足以说明这是清代医家中比较普遍的认识。儿科的情况也是如此，大多数医家都认为儿科最大的困难是儿科实为“哑科”，因为小儿言语不通——“小儿之病，古人谓之哑科，以其言语不能通，病情不易测”[4]，并且很难准确做出脉诊——“小儿方术，号曰哑科，口不能言，脉无可施，惟形色以为凭”[5]。但在治疗上，明张景岳认为幼科反而最为容易，因为幼儿病因相对简单，辨证之法与成人并无二致，且没有成人七情六欲的困扰[6]。

大体来说，明清时期的大方脉（成人内科）在知识构成上最符合当时以医学经典为主干、以基础理论为核心的儒化医学模式，所以知识社会学地位最高。在社会认知中，他们也被看作医者当中的精英，不仅完全可以处理好专科问题，在对病症把握和整体治疗方案的设计上更要高出专科一筹。相较于大方脉而言，比较专注于某一类疾病或者病人（如女科、幼科、伤寒科），或者主要依据经验传播的技术性分科（如疡科）地位较低，专职某一类或者一种疾病的“专科”（如痘科）地位最低。医家如果能够认真研读并领会古代医学经典，然后稍微参考后世专科医书，对这些专科疾病应可随手拈来，“所以古人并无专科，后人不能通贯医理，只习经、产、惊、痘等方药，乃有专科。若读前所列之书，则已无所不能，更取后世所著《妇人良方》《幼科新书》等参观可也”[7]。这种观念并不仅仅为医家所有，也是一些病家的认识，清王士雄医案中记录了一个这样的案例：一病家幼子发热数日，拜托王氏的一个朋友寻

〔1〕（清）叶天士：《医效秘传》卷一《温热论》，载于黄英志主编：《叶天士医学全书》，北京：中国中医药出版社，1999年，第679页。

〔2〕（清）徐大椿：《慎疾刍言·宗传》，载于刘洋主编：《徐灵胎医学全书》，北京：中国中医药出版社，1999年，第368页。

〔3〕（清）陈修园：《医学三字经》卷一《妇人经产杂病第二十三》，清嘉庆九年（1804）南雅堂刻本。

〔4〕（明）张景岳：《景岳全书》卷四十《谟集·小儿则（上）·总论》，载于李志庸主编：《张景岳医学全书》，北京：中国中医药出版社，1999年，第1383页。

〔5〕（明）万全：《万氏秘传片玉心书》卷一《活幼指南赋》，清顺治泰安李氏刻本。

〔6〕（明）张景岳：《景岳全书》卷四十《谟集·小儿则（上）·总论》，载于李志庸主编：《张景岳医学全书》，北京：中国中医药出版社，1999年，第1383页。

〔7〕（清）徐大椿：《慎疾刍言·宗传》，载于刘洋主编：《徐灵胎医学全书》，北京：中国中医药出版社，1999年，第368页。

访一位擅长幼科的老医生，这位朋友却说道："宜求善于外感者。盖人有大小，病无二致，切勿舍大方（脉）而信专科，此喻嘉言活幼金针也。"[1]然后就推荐了王士雄出诊，疾病很快被治好了。这反映出了在病家心中对不同分科医家地位等级的认识。

在明清的医学精英中，广泛存在着对专科医生贬抑诋毁的态度。如认为诸多专科，只是学到了一些微末技艺，不能算作合格的医生：

> 见今传外科者，多是乡巷之徒，不通文理之人，疡科未曾目见，疮脉未曾耳闻，药品不知性味，汤散未辨君臣，略知数件草之药，对人称言通晓，以夸其效，希图苟利，病家吝财，诚信此等，付性命于庸人之手，良可叹哉！[2]
>
> 《劝行医说》，言之甚为切至，特录之：古法行医，各有专科。近见悬壶之辈，往往明日出道，今日从师，牌书内、外两师传授，甚至兼治痧痘、咽喉。探其根底，一无擅长，不过取门数之多，以博钱财[3]。

在明清江南医家的记录中，也记录了大量不学无术的专科医生。如明孙一奎在其医案《三吴治验》中记录了大量"专科者愈治愈重"的病例：吴小峰与其弟吴小川目疾，"专科者愈治愈重"；郑都谏公子痘，请来了苕上专门痘科名家慎氏、王氏、茅氏，皆"是以毒攻毒，其势愈炽"，病儿险些不治；沈别驾夫人产后发热，寻得南浔女科陈姓者，越治越重；温巽桥子妇滞下，又是这位南浔陈女科，始作瘟疫疗治，又作疟治，病情越发危重，陈技穷而辞去；温一渠内人血虚咳嗽，"专科作阴虚治，而胸膈愈胀"。孙氏对这些所谓专科有一个评价，即"彼不达变之专科，其可任哉"。清代医家对专科医生看法甚至更为负面，如咸丰年间的名医王士雄《回春录》记载了很多专科庸手的事迹：内科"疑虚寒，滋阴不敢频服，继患喉痛，专科治而不效"；儿科"溽暑之令，（江浙称麻疹为）疹盛行，幼科仅知套药，升、柴、防、葛乱施，殆亦疫疠之病，造化默行

---

〔1〕（清）王孟英著，周振鸿重按：《回春录新诠》，长沙：湖南科学技术出版社，1982年，第383页。此引文来自《回春录》卷三《儿科·惊风》。

〔2〕（明）万全（密斋）：《万氏秘传外科心法》，罗田县卫生局校注，武汉：湖北科学技术出版社，1984年，第3页。此引文来自《万氏秘传外科心法》卷一《总论大法》。

〔3〕（清）陆以湉：《冷庐医话考注》，朱伟常考注，上海：上海中医学院出版社，1993年，第19页。

其杀运欤”；尤其是在产科，病家请的是明清著名的女科传承，号称十世医王的“萧山竹林寺女科”，但其“咸用温药，且执暴崩宜补。服药数剂，虚象日著，时时汗出昏晕，畏闻人声，懒言息微，不食不眠，间有呃忒，崩仍不止，皆束手待毙矣”。士雄亦有一言之评曰：“此执死书以治活病也。”[1]

对专科医生的歧视心理不独医家使然，懂得一定医理的文人亦作如是观。乾隆年间进士裘曰修为陈复正《幼幼集成》作序曰：

> 盖古者卜筮、医药皆有专官，世授其业，不迁而为良。苟能专其传、精其意、通知其理而无所惑，则妇人、孺子、老幼之各得其治，吾以为虽不必越人可也。后世专业既失，凡其治方术者，又不能精而多通，由此妇人、丈夫之与小儿，始各为分科。而小儿之中又有所为疹者、痈者、惊风者、疮疡者，与夫他疾多端之分部。《庄子》所云：道为天下裂者，非耶。然世之为小儿医者，虽习其书、用其方，往往无所效，岂其传于古者，法犹有未备，而道或犹有所未至也乎！[2]

嘉庆年间，海昌儒者张起鳞为医者顾锡《银海指南》作序言时亦言：

> 仆尝见业是科者，或窃取数方，或合成点药，便悬轮廓图，诩诩然自矜为专科。至问其病之所以然，则茫乎不知其所自来。噫，是盲医也，尚可以治目乎哉？[3]

但上述言论，多为精英医者和知医之儒生所说，未必为一般民间大众所熟知。事实上，就普通民众求医的心态而言，如果病症明确，为求技术专精，当然首先还是考虑专科医生，如前述孙一奎“郑都谏公子痘”案例，病儿四岁患痘，首先请的都是当地痘科名家（苕上慎氏、王氏、茅氏等）；诸多专科名家治疗无效后方延请执大方脉的孙氏，在孙氏明确指出诸专科的错误并提出新的治疗方案之后，病家仍然有所犹豫，因为另一位治痘高手楚铜壁山人黄桂

---

〔1〕（清）王士雄：《随息居重订霍乱论》卷一《病情篇·热证》，载于盛增秀主编：《王孟英医学全书》，北京：中国中医药出版社，1999年，第142页。

〔2〕（清）陈复正：《幼幼集成·裘序》，收入《中国医学大成（三三）》，上海：上海科学技术出版社，1990年，第22页。

〔3〕（清）顾锡：《银海指南·张序》，清同治三年（1864）五云楼刻本。

峰支持孙氏的判断，病家才放心使用孙氏之方。“沈别驾夫人产后发热”案，在请来的南浔女科陈姓者越治越重的情况下，才邀请孙氏出诊。孙一奎从脉理上清楚地说出了前医的错漏之处，并开出了为十全大补汤加炮姜的处方，但这时病人的父亲严翁仍然相信陈女科，与其一同质问孙氏（“交谮之”）。孙一奎不得不严肃地与之辩论，才获得病人丈夫的认同，处方下药。在这两个案例中，病家都是先请专科医生，在治疗无效之后才想到转请全科，而全科医生还需要与专科和病家反复辩难说服，否则也不易为病家接受。在第二病案，当病人治好以后，孙氏直言心情是“沾沾喜矣”，很鲜活地描绘出了全科医生与专科斗争的艰辛。吴楚也指出，“产后不能服参”这样错误的说法，“惟其出自专门女科，故人更易听信”[1]。明清小说中也提供了一些类似的例子，如明代崇祯年间苏州金木散人编撰的小说《鼓掌绝尘》第二十六回中，李岳为其嫂嫂介绍了一位张姓女科，解释说道：

> 嫂嫂，你不知道，那些街坊上的医生，甚是会得装模做样，半年三个月不曾发市的，也说一日忙到晚，走去寻着的，真个是赎他一帖贵药。这里转弯有个张医生，到还不甚装乔，专治女科病症。凭你没头绪的症候，经着他手，按了脉，一帖药，三两日内便得除根。

这段话很好地说明了一般民众在全科与专科医生之间进行选择时的考虑。在这里病家倒也不是说专科水平高于全科，只不过认为那些自称大方脉的医者水平高低不齐，难以确知，专科医者专心执业于自己所擅长的领域，“不甚妆乔”，反而更加令人信服[2]。

民间对专科医生的信念，还可以在江南世医家族传承中一窥端倪。江南地区历史上出现了诸多著名的世医家族，均传承悠久，广受信赖。其中出名者有：杭州钱氏小儿医，世称“金钱钱氏”；杭州李车儿小儿医，为宋高宗授名，经历十余世，至明代仍然以儿科著名；另有木扇陈氏妇科，由宋代传至明

---

〔1〕（清）吴楚：《吴氏医验录全集》，李鸿涛、张明锐、贺长平校注，北京：中国中医药出版社，2011年，第180页。

〔2〕（明）金木散人撰，（明）清心居士校：《鼓掌绝尘》第二十六回，日本大连珍籍颁布会刊本（1913年）。

万历年间也享有盛誉[1]。吴中地区专科世医家族传承最久者，当属昆山郑氏妇科，从宋代起累世业医至今，近八百年的历史[2]。苏州阊门西街的金氏儿科（始于清咸丰年间）也十分著名，苏州地方有俗云，小儿有病去金家门槛上坐坐也会好。其他著名的江南世医家族还有苏州闵氏伤科（始于清嘉庆年间）、常熟裴氏儿科以及苏州尢氏针灸等。其中尢氏针灸始祖尢松泉在清光绪年间名噪苏州，被百姓称为"针仙"。光绪三十三年（1907）吴县县令金元烺患病拟邀请尢松泉，但误请了另一位尤姓医者，后辗转经松泉治愈之后，为正视听，专门发布一个告示晓谕百姓，一时传为佳话。后来尢松泉顾及同道而将告示取下，但金元烺又报请苏州知府，勒石作碑，是为"尢松泉针灸石碑"，家喻户晓[3]。以上数例，都是源远流长且在民间广受信仰的专科世医。

2. "邪病"的求医选择

病家对疾病的第二种考虑，是这种疾病的属性是"正病"还是"邪病"，这一判断的基础是对病况的理解和相应的日常生活与文化经验。人类学研究发现，在今天中国的某些农村地区依然存在着这样的疾病分类观念：当病人认为自己遭遇的是带有超自然属性的"虚病""邪病"时，往往会去求助于地方巫筮；如果认为自己面对的是"正常"疾病，才会选择"正规"医者，但如果正规医疗长期不能有效治疗疾病，仍然有可能再度寻求地方民俗宗教治疗的帮助[4]。

明清江南地区这种依托巫医治疗疾病的风气更甚，相关的记录很多，前面已有详细介绍。明清时代的文人通常认为，江南地区信巫不信医是地方风俗愚昧，异端妖妄之说兴起，蚩蚩之民图求从中渔利，而高明宏博之士不能固守弘道的结果，所以需有豪杰非常之人大力破除迷信，加强教化，息邪说，正人心，毁淫祠，去邪祀[5]。但也有部分有识之士认识到，巫医兴盛与正规医疗供给不足有关："间有知巫之妄而从事于医，又罕遭乎良焉。素不明阴阳、

[1] 邱仲麟：《医生与病人——明代的医病关系与医疗风习》，载于余新忠、杜丽红主编：《医疗、社会与文化读本》，北京：北京大学出版社，2013 年，第 314 - 349 页。

[2] 陈仁寿：《江苏中医历史与流派传承》，上海：上海科学技术出版社，2014 年，第 80 - 82 页。

[3] 陈仁寿：《江苏中医历史与流派传承》，上海：上海科学技术出版社，2014 年，第 86 - 87 页。

[4] 周星：《四大门：中国北方的一种民俗宗教人员》，载于李慰祖：《四大门》，北京：北京大学出版社，2011 年，第 186 - 188 页。

[5] (明)史鉴：《西村集》卷五《诛巫序》，清文渊阁钦定四库全书本。

表里、脉治之说而称医之师。医之师,其治或投数十剂不效而又增剧者,故虽什伯中复有一二精其术,人弗信之矣。"[1]想要解决这一问题,最好的方式就是大力弘扬和发展正规医学。杨士奇在《赠资善大夫太子太傅兼谨身殿大学士杨公神道碑铭》中记载,杨荣家乡民俗重巫,专业医者很少,所以杨公令自己的小儿子杨伯安从良医学习,并在家中广蓄良药,"会大疫,里病者相连属,公命伯安户与药,病悉起,巫无所施技焉"[2]。吴地信鬼神不求医药之说,在各种文献上都被广泛引用,但在事实上,在明清江南地区的医家和普通病人眼中,有关正、邪的疾病分类学自有其存在的合理性,寻求治疗的过程中也未必存在"正病—医者"和"邪病—巫者"的明确界限,信鬼神与求医药往往是并行不悖、同时发生的。

"邪祟"在明清医籍中是一个常见疾病类别。对于这类疾病,明清医家有两种态度,即认为由自然因素引起和由非自然因素引起[3]。自然因素引起的"邪祟"在表现上有很多鬼怪灵异之像,其本质是人体正气不足,受外邪[4]入侵,痰火上升所致。如明虞抟《医学正传》认为:

> 夫经之所谓邪者,风寒暑湿燥火有余之淫邪耳,非若世俗所谓鬼神之妖怪也。病有心虚惊惕,如醉如痴,如为邪鬼所附,或阳明内实,以致登高而歌,弃衣而走,皆痰火之所为,实非妖邪祟之所迷也[5]。

另有医家将此类疾病的表现归于心志狂乱,如徐春甫更是将其归于癫狂:癫狂病俗名心风,盖谓心神坏乱而有风邪故也,"癫狂之病,总为心火所乘,神不守舍,一言尽矣"[6]。李梴也认为病人此类疾病无关于鬼神,实为痰火作怪:

---

〔1〕(明)杨士奇:《东里文集》卷三《赠医士陈名道序》,清文渊阁钦定四库全书本。

〔2〕(明)杨士奇:《东里续集》卷二十四《赠资善大夫太子太傅兼谨身殿大学士杨公神道碑铭》,清文渊阁钦定四库全书本。

〔3〕陈秀芬:《当病人见到鬼:试论明清医者对于"邪祟"的态度》,《中国台湾政治大学历史学报》,2018年第30期,第43-85页。

〔4〕这里的外邪指的是风、寒、暑、湿、燥、火等自然因素过多而造成的邪气,与鬼神之说无关。

〔5〕(明)虞抟:《医学正传》卷五《邪祟》,明嘉靖刻本。

〔6〕(明)徐春甫:《古今医统大全:上册》,北京:人民卫生出版社,1991年,第1404页。此引文来自《古今医统大全》卷四十九《癫狂门》。

妄言未见如神鬼，邪祟由来痰作殃。视、听、言、动俱妄者，谓之邪祟。甚则能言平生未见闻事及五色神鬼，此乃气血虚极，神光不足，或挟痰火壅盛，神昏不定，非真有妖邪鬼祟[1]。

但也有医者并不完全否认鬼神等超自然因素的存在，如楼英著《医学纲目》卷十六《谵妄》："由人精神不全，心志多恐，遂为邪鬼所击。"[2]徐春甫虽然指出"癫狂"之症起源于痰火，但也认为如果人体气血亏损，的确有可能受到邪恶鬼祟的冲撞而致病："俗云冲恶者，谓冲斥邪恶鬼祟而病也。如病此者，未有不因气血先亏而致者。气血者，心之神也，神既衰之，邪因而入，理或有之。"[3]另外一种飞尸鬼疰之病，则是"由人精神不全，心志多恐，遂为鬼邪所附"[4]。还有傅青主解释"鬼胎"之症：

鬼胎……揆所由来，必素与鬼交，或入神庙而兴云雨之思，或游山林而起交感之念，皆能召祟成胎。幸其人不至淫荡，见祟而有惊惶遇合而生愧恶，则鬼祟不能久恋，一交媾即远去。然淫妖之气已结于腹，遂成鬼胎[5]。

这些论述虽然将疾病与鬼神之说相联系，却也始终强调人体自身气血状况的影响，认为即使是精怪想要迷惑人，其前提还是自身正气与精血的亏损：

凡山谷幽阴处所，或有魍魉魑魅、狐精狸怪，及人间多年鸡犬，亦间有成妖，纵使迷人，则不过近于气血虚而正气弱者[6]。

---

[1] (明)李梴：《医学入门》，田代华、金丽、何永点校，天津：天津科学技术出版社，1999年，第891页。此引文来自《医学入门》卷四《外集》。

[2] (明)楼英：《医学纲目》卷十六《谵妄》，明世德堂本。

[3] (明)徐春甫：《古今医统大全：上册》，北京：人民卫生出版社，1991年，第1414页。此引文来自《古今医统大全》卷四十九《邪祟门》。

[4] (明)徐春甫：《古今医统大全：上册》，北京：人民卫生出版社，1991年，第1425页。此引文来自《古今医统大全》卷四十九《飞尸鬼疰》。

[5] (清)傅山：《傅青主女科歌括》女科上卷《鬼胎·妇人鬼胎(十三)》，载于程宝书、张艳秋编：《傅青主女科歌括》，北京：中国医药科技出版社，2013年，第16页。

[6] (明)徐春甫：《古今医统大全：上册》，北京：人民卫生出版社，1991年，第1414页。此引文来自《古今医统大全》卷四十九《邪祟门》。

所以说，在“邪祟病”的问题上，明清医家的态度并不偏执，既强调有状似中邪但实为痰火风邪的癫狂之症，也承认存有自身气血虚损而导致邪鬼精怪冲撞的疾病。典型的论述可以清代医家徐大椿为例，他指出偏执地以为“鬼神实能祸人”和“必无鬼神”都是不对的，事实上人如果精神不完固，就有可能受到外邪入侵，而此邪有可能就是鬼神之属；应对它的方法，是“当求其本而治之”，而不可仅执一端之见，故“治鬼者充其神而已”[1]。

不论疾病的原因是不是鬼神，中国传统医学都有有效的应对之法。

首先，中医学提供了诊断各种邪祟之病的方法。除了病人的症状表现——如“视、听、言、动俱妄者，谓之邪祟。甚则能言平生未见闻事及五色神鬼”[2]之外，更重要的一个方法就是邪祟病所具有的“特殊脉象”。《续名医类案》记录了一个冲撞鬼祟的病例：“章氏女，在阁时，昏晕不知人，苏合丸灌醒后，狂言妄语，喃喃不休。左脉七至，大而无伦，右脉三至，微而难见，两手如出两人，此祟凭之脉也。”[3]就是借助症状与脉象共同做出诊断。陈秀芬发现，明清医书中包括《医学纲目》《医学正传》《校注妇人良方》《古今医统大全》《万病回春》《寿世保元》《医林状元济世全书》《删补颐生微论》《医学津梁》《编辑四诊心法要诀》中都有关于“邪脉”“祟脉”“鬼脉”的记载，而且大多沿袭了晋代王叔和《脉经》有关“祟脉”的观点：“脉来乍大乍小，乍长乍短者，为祟。”[4]。

其次，中医学提供了各种不同的治疗手段。对于自然因素引发的邪祟病，主要的治疗方法是对症，痰火亢炽则降下，神明失守则安神：

> 登高弃衣，引重致远者为癫，乃痰火亢炽之甚而然。治宜降下之剂，滚痰丸之属是也。自高辩智，妄语狂言，神明失守为狂。治宜镇心安神

---

〔1〕（清）徐大椿：《医学源流论》卷上《病有鬼神论》，载于刘清主编：《徐灵胎医学全书》，北京：中国中医药出版社，1999年，第127页。

〔2〕（明）李梴：《医学入门》，田代华、金丽、何永点校，天津：天津科学技术出版社，1999年，第891页。此引文来自《医学入门》卷四《外集》。

〔3〕（清）魏之琇：《续名医类案》卷二十二《邪祟》，清文渊阁钦定四库全书本。

〔4〕陈秀芬：《当病人见到鬼：试论明清医者对于“邪祟”的态度》，《中国台湾政治大学历史学报》，2018年第30期，第43－85页。王叔和《脉经》的论述参见（晋）王叔和：《脉经》卷四《平杂病脉第二》，京都：村上平乐寺庆安三年（1650）版影印本。

清上之剂，牛黄朱砂丸之属是也[1]。

对于气血亏损而导致邪恶鬼祟冲斥发作的“冲恶”类的邪祟病，则需要在疏通经脉、补益气血的基础上使用一些祛除邪气的药物。王肯堂就指出，对于不同的病因应该采取不同的方法：“前证多由七情亏损心血，神无所护而然，宜用安神定志等药，则正气复而神自安。若脉来乍大乍小，乍短乍长，亦是鬼祟，宜灸鬼哭穴。”[2]

徐春甫对这类疾病提供了一套系统的治疗方案。首先用针，主要作用是守神和补气，如：脾虚见青尸鬼，针心腧二穴，得气补留，即苏；心虚见黑尸鬼，以毫针刺肝腧二穴，得气补留，气返者即苏；等等。其次是艾灸，“以病患两手大拇指用细麻绳缚定，以大艾炷置于其中，两爪甲及两指角内四处着火，一处不着则无效”。最后是用方剂，有正心汤、苏合丸、还魂丹、八毒赤丸、桃奴丸、鹿角散、辟邪丹等[3]。其他医书中也提供了一些类似的处方，如治疗“妇人与鬼魅交通”，可用桃仁丸、辟瘟丹、苏合香丸、杀鬼雄黄散、朱砂散等等[4]。据《本草纲目》，这些方剂当中常用的药物如桃奴、桃仁、雄黄、朱砂（辰砂）、安息香、苏合香等都具有驱邪气、杀精魅邪恶鬼等作用[5]。《本草纲目》“服器部”还收录了不少基于巫术思维的民间偏方和药物，如裆（亵衣）洗汁可以治疗中恶鬼忤，久垢汗衫烧灰合百沸汤或酒服二钱主治卒中忤恶鬼气，死人枕席煮服之主治尸疰等[6]。在这些疗法中，灸法格外有趣，一些医书中将其称为“灸鬼哭穴”，主要是用来驱赶鬼祟。如《续名医类案》记李士材治章氏女时用灸，“线带系定二大拇指，以艾炷灸两甲界，（鬼哭穴）至七壮，鬼

[1] (明)徐春甫：《古今医统大全：上册》，北京：人民卫生出版社，1991 年，第 1404 页。此引文来自《古今医统大全》卷四十九《癫狂门》。

[2] (明)王肯堂：《证治准绳·女科》卷三《杂证门下·与鬼交通》，载于陆拯主编：《王肯堂医学全书》，北京：中国中医药出版社，1999 年，第 2136 页。

[3] (明)徐春甫：《古今医统大全：上册》，北京：人民卫生出版社，1991 年，第 1404 页。此引文来自《古今医统大全》卷四十九《癫狂门》。

[4] (明)王肯堂：《证治准绳·伤寒》卷一《总例·四时伤寒不同》，载于陆拯主编：《王肯堂医学全书》，北京：中国中医药出版社，1999 年，第 771 页。

[5] 散见于(明)李时珍：《本草纲目》果部卷二十九《果之一·桃》；石部卷九《金石之三·雄黄》；石部卷九《金石之三·丹砂》；木部卷三十四《木之一·安息香、苏合香》，清文渊阁钦定四库全书本。

[6] (明)李时珍：《本草纲目》服器部卷三十八《服器之一》，清文渊阁钦定四库全书本。

即哀词求去。服调气平胃散加桃奴,数日而祟绝"[1]。明王肯堂论"灸鬼哭穴"功能时说:"以患人两手拇指相并,用线紧扎,当合缝处半肉半甲间,灼灸七壮,若果是邪祟病者,即乞求免灸,云我自去矣。"[2]但在徐春甫的灸法处方中,既没有提到"鬼哭穴"这一名称,也没有提到其他任何灵异之处,应该是在艾灸一般性的疏通经络、调和气血的意义上立方。

最后,明清时候的正规医家有时也会使用祝由术来进行治疗。在医家和文人眼中,祝由科的作用是"移精变气",非常类似现在所说的"心理暗示疗法"[3]。同时,祝由科的使用需要配合正规的药物治疗:

> 治邪祟病,虽禁咒以释其疑,服药必详虚实痰火轻重,调治则内外合一,其病速愈。若只务巫而不用药,其病不能去,必无可愈之理。若只服药而不用巫以释其疑,虽愈效迟。是故内外兼治,斯速效矣,此祝由之所由设也[4]。

一些知医的文人也认同这一说法,如李濂《医辩三首有序》:"窃窥素问本意,盖言上古之人处恬憺之世,嗜欲寡少,邪不能深入,凡厥疾患,感受轻微,不必毒药针石,故可移精变气,祝由而已。"[5]在普通民众眼中,祝由术与巫术同类,甚至还形成了一定的地域流派,《清稗类钞》记载:"《黄帝素问·移精变气论》有祝由科,谓人病不用针石药饵,惟焚化符箓,祝说病由,故曰祝由。湖南辰州人能之,常挟其技以游江湖,颇有验,人遂称曰辰州符。"[6]

廖育群认为古代咒禁术不能算是"精神疗法",因为咒禁术就其本身的使用方式、作用对象和应用范围都明确地体现出了巫术的特征[7]。陈秀芬指出廖氏的观点在针对巫、医等施作者的心态和立场上是准确的,但忽视了患

---

〔1〕(清)魏之琇:《续名医类案》卷二十二《邪祟》,清文渊阁钦定四库全书本。

〔2〕(明)王肯堂:《证治准绳·女科》卷三《杂证门下·与鬼交通》,载于陆拯主编:《王肯堂医学全书》,北京:中国中医药出版社,1999年,第2136-2137页。

〔3〕袁玮:《中国古代祝由疗法初探》,《自然科学史研究》,1992年第11卷第1期,第45-53页。

〔4〕(明)徐春甫:《古今医统大全:上册》,北京:人民卫生出版社,1991年,第1414页。此引文来自《古今医统大全》卷四十九《邪祟门》。

〔5〕(明)李濂:《嵩渚文集》卷四十四《医辩三首有序》,明嘉靖刻本。

〔6〕(清)徐珂:《清稗类钞:第九册》,北京:中华书局,1986年,第4119页。

〔7〕廖育群:《中国古代咒禁疗法研究》,《自然科学史研究》,1993年第12卷第4期,第373-383页。

者的心理条件，故认为在明清文人医者的心目中祝由术主要是作为精神疗法而存在的[1]。我们认为他们两位的分析都有道理，但对明清医家态度的判断都有些极端，廖育群有些低估了中国传统医学中的理性主义传统，而陈秀芬未免又有一些高估。事实上，对明清医家态度的较为全面的表述应该是：邪祟病之中的确存在自然因素致病和超自然因素致病两种情况，前面提到的各种用于驱邪却鬼的药物以及灸鬼哭穴的技术手段，都表明他们并不排斥鬼神致病的观念，只不过他们认为即使是鬼祟致病，针灸、药物等疗法也已经足以应对，祝由术之类的也可以起到作用，但只不过是一种“小术”罢了。

此外，明清医家也并不否定祝由、咒禁之类的技术有其特别的适应证，如坚持认为祝由术是“释疑而解惑”的徐大椿也相信存在着一些特殊的鬼神作祟之病，必须依赖祈祷，“其外更有触犯鬼神之病，则祈祷可愈”；更有一些疾病涉及天道报应，任何方式都无从治疗：

> 至于冤谴之鬼，则有数端。有自作之孽，深仇不可解者。有祖宗贻累者。有过误害人者。其事皆凿凿可征，似儒者所不道。然见于经史，如公子彭生伯有之类甚多，目睹者亦不少，此则非药石祈祷所能免矣[2]。

在儒医李冠仙（字文荣）的《仿寓意草》一书中也记录了多个类似的案例：第一个案例中的病人是李医的外甥，二十余岁，突发疯疾，出现了自杀和自残的行为，自述说“有女鬼在腹中，教之寻死，不能不依”。李医诊脉发现乍疏乍数而按之细弱，判断为因为阳气大虚，有鬼物凭之。给出的治疗方案既包括参附理中汤加黄芪、茯神、鬼箭羽朱砂、龙齿、虎骨、雄黄、麝香等补阳气兼辟邪功能的方剂，也包括令病家请高僧施食作法的宗教疗法。有趣的是，鬼物似乎也很畏惧正规的医生，据病人说，“他人诊脉，鬼按脉不令诊，舅诊脉则鬼躲在腹底不敢上来，现嘱我曰：汝舅之药必不可服，服则必死”。按照这个方案治疗之后即告痊愈。李冠仙在事后甚至发现了鬼物的由来，即病人工作的泰兴店对门的小户少妇，因为被误会与病人有私，不堪其家丈夫虐待自缢而

〔1〕 陈秀芬：《当病人见到鬼：试论明清医者对于“邪祟”的态度》，《中国台湾政治大学历史学报》，2018 年第 30 期，第 43－85 页。

〔2〕 （清）徐大椿：《医学源流论》卷上《病有鬼神论》，载于刘洋主编：《徐灵胎医学全书》，北京：中国中医药出版社，1999 年，第 127 页。

死。病人因此受惊，被鬼魂跟随而来。李医最后还借此发了一通议论，告诫世人不可妄动两性之情。第二个案例同样是年轻人发作疯症，病人且有自残自杀的行为，但病家并没有求助于巫师神汉，而是请医治疗，只不过两月余始终医药罔效。后病家请李医诊治，李医通过脉诊确定是邪祟病，治疗的方式是与附身之鬼物谈判，厉声谓之曰："尔遇我即当去，不去我将在鬼哭穴灸汝针汝，虽然尔来路远，我当嘱伊父多赠汝盘缠。"然后同样是先给鬼物烧纸钱通灵，然后使用人参、地黄即各种灵通宝贵之药，服药二十余日痊愈。病案最后还记录了病人的弟弟遇鬼的故事，据说是因为被驱走之鬼物嫌所获纸钱太少〔1〕。

与医家的态度基本一致，明清病家对邪祟病的态度和应对方式也是多元并存的。

首先，病家自己会对疾病的正邪属性做出判断，具有一定医学知识的病家可以将自然属性的"邪祟病"区分出来，《古今医统大全·邪祟门》中有这样一个医案：

> 一人醉饱后妄见如祟，询之系亡兄附体，言出前事甚的。乃叔在旁叱之，曰：非邪，食鱼腥与酒太过，痰所为耳。灌盐汤一二碗，吐痰一二升，汗大作，睡一宿而安〔2〕。

其次，没有明显奇异之处的普通疾病如果经过正规医学长期治疗仍无显著疗效，病家会转而考虑是否存在邪祟致病的因素。如《金瓶梅词话》第六十二回中西门庆为李瓶儿求治，服药百般医治无效。这时李瓶儿就提出自己似乎体验到鬼魅作祟，而西门庆虽然安慰她说"此是你病的久了，下边流的你这神虚气弱了。那里有甚么邪魔魍魉，家亲外祟?"，但在心中还是担忧"恐有邪祟"，所以交代小厮往吴道官庙里讨两道符来，贴在房中，镇压镇压。

再次，由于当时医疗水平的限制，某些特殊的疾病缺乏有力的医学解释和处理手段，也比较容易被看作鬼祟致病，进而使病家倾向于选择巫术治疗。

---

〔1〕（清）李文荣：《仿寓意草》卷上《陈外甥疯症治效》《吴预生疯症治效》，载于孔沈燕、李成文主编：《寓意草、仿寓意草合编》，郑州：河南科学技术出版社，2018 年，第 147－148、150－151 页。

〔2〕（明）徐春甫：《古今医统大全：上册》，北京：人民卫生出版社，1991 年，第 1414 页。此引文来自《古今医统大全》卷四十九《邪祟门》。

如明清江南地区烈性传染病对民众的影响很大，但其中很多疾病突破了传统医学对伤寒、温病等疾病的认识，医学界既无法给这些疫病一个合理的解释，更无法提供有效的治疗防疫方案，病家就非常容易将瘟疫看作神秘莫测的鬼神旨意，往往转而求助于巫术。如明代徐树丕记“甲申奇疫”：

> 甲申春，吴中盛行，又曰西瓜瘟，其人吐血一口如西瓜状，立刻死。一时巫风遍郡，日夜歌舞祀神，优人做台戏一本，费钱四十千。两年钱贱，亦抵中金十四金矣。所谓瘟神、五方贤圣者日行街市，导从之盛过于督抚，而吴江一神甚灵，至坐察院，县令日行香跪拜，又放告拿人，一同上司行事。国将亡，听命于神，哀哉！[1]

清代的情况也基本一样，余新忠研究指出，“大疫流行，必有鬼神司之”的观念在清代极为普遍，设醮祈禳是社会各阶层（包括医者）都普遍接受的应对方式[2]。

最后，一些被认定为鬼祟冲撞导致的疾病，病家也不一定认为必须使用巫术手段，而是根据自家具体情况来选择合适的医疗。吴楚记录了一个病案：病人女，十八岁，患病后终日见鬼，所说皆鬼话，其家人即认为是鬼祟冲撞致病。但在整个过程中病家一直都是请医救治，先认为是心事抑郁，用开郁药无效；后认定是心神不安，用安神药无效；再说是痰火，用化痰清火药也无效。吴楚诊断是“热入血室”之症，虽然其间病情有反复，病人仍然说鬼，但病人家人仍然坚持请吴楚诊视，吴楚则担保说“但服我药，鬼自退”，后服药十余剂果愈[3]。在这个病案中，病家坚持延请吴楚治疗可能主要是因为其前期提供的治疗有效，而《续名医类案》中“喻嘉言治杨季登次女病”一案则反映了病家在其他方面的考虑：病人，多汗，食减肌削，诊时手间筋掣肉颤，身倦气怯，医家使用了温补疗法但没有取得效果。此时医家忽然想到这可能是邪祟之病，但奇怪病人之父却不曾言及。于是医家明确提出：“此症必有邪祟，吾有神药可以驱之。”病家的回复说：“此女每夕睡去，口流白沫，战栗而绝，以

[1] (明)徐树丕：《识小录》卷四《甲申奇疫》，涵芬楼明稿本。

[2] 余新忠：《清代江南的瘟疫与社会：一项医疗社会史的研究》，北京：中国人民大学出版社，2003年，第120-126页。

[3] (清)吴楚：《吴氏医验录全集》，李鸿涛、张明锐、贺长平注释，北京：中国中医药出版社，2011年，第37页。

姜汤安神药灌方苏，挑灯侍寝，防之亦不能止。因见用安神药甚当，兼恐婿家传闻，故不敢明告也。”医者随即开出方剂：以犀角、羚羊角、龙齿、虎威骨、牡蛎粉、角为霜、人参、黄蓍等药，合末；以羊肉半斤，煎取浓汁三盏，尽调其末。令以一次服之，果得安寝，竟不再发[1]。这个案例病家的回应多有值得琢磨的地方。病家对疾病性质的判断也是“邪祟”，与医家一致，但其选择的却是正规的医疗方案，其原因有二：一是病人认为医生前期所用的安神药是对症的，二是担心女婿家听说后多有不便。这一案例提醒我们，疾病类型判断受到社会文化环境压力的影响，邪祟病在民俗观念中有一定的污名，女儿家被邪祟附身会有辱清白，所以病家会首先选择隐瞒病情并期待使用常规医疗手段就可以治愈，直到医家揭穿之后才不得不承认。

综上，明清时期民间针对邪祟病的求医行为是根据病情类型判断、病情发展状况和社会环境等因素所做出的综合考虑。从表象上来看，正如陈秀芬所总结的，表现为病家对医者的类型并无偏好，有时是遍请医家药石罔效之后，转向巫医和宗教、方术，有时是先请来了各种不同的医家，无效后再请精英医家[2]。从内在的行为逻辑上来看，大约是：病家先根据病况表现和自己的知识对病情的正邪属性做出一个初步的判断，再根据自家的身份地位、可及的医疗资源状况以及地方社会文化环境，选择对自家来说最方便和最信得过的医疗者；如果前期求医行为没有获得理想的效果，病家则会选择转换求医思路，医者无效则求巫，巫者无效则求医，或者医、巫、卜筮、祈祷全部用上，以期万一之幸。

（二）疾病评估与求医选择

病家对疾病严重程度的评估是决定病家求医模式的核心因素之一。面对疾病，人们往往会将其严重程度与预期成本进行比较：如果疾病的严重性较低，病家通常倾向于以节约成本为原则来寻求医疗；如果疾病的严重性较高，病家则愿意支付较高的成本以获取高水平的医疗资源，甚至可能愿意打破社会规范去寻求非正规的医疗。而病家对疾病严重性的评估，不仅涉及病

---

〔1〕（清）魏之琇：《续名医类案》卷三十《邪祟》，清文渊阁钦定四库全书本。关于此方，书中按曰：盖以祟附于身，与人之神气交持，亦逼处不安，无隙可出。故用诸多灵物之遗形，引以羊肉之膻，俾邪祟转附骨角，移徙大便而出，仿上古遗精变气，祝由遗事而充其义耳。

〔2〕陈秀芬：《当病人见到鬼：试论明清医者对于“邪祟”的态度》，《中国台湾政治大学历史学报》，2018年第30期，第43-85页。

人对疾病本身的体验和认识，也在很大程度上取决于医家对疾病的判断，以及疾病给病人及其家庭生活所造成影响的严重程度，此外，病人的家庭地位、病家的社会阶层和经济状况等都会产生直接影响。

1. “不治”或“难治”之症的求医选择

明清时期的医学发展水平有限，许多在今天看来不难治愈的疾病在当时都被视作“不治之症”或“难治之症”，不仅病家的治疗意愿不高，很多时候医家的治疗态度也十分消极。从总体上看，这些疾病大致可分为三类，即常见病中的“绝症”、罕见的疑难杂症和瘟疫。

（1）常见病中的“绝症”

以明清江南的一般医疗水平来说，很多较为常见的疾病都没有特别有效的治疗方法，这些疾病往往被视为绝症。比较典型的例子就是肺结核，这是明清江南地区常见的慢性传染病之一。在细菌学说传入之前，肺结核在中国传统医学中被称为虚劳、骨蒸、痨、尸瘵等，被认为是精血虚损、外邪入侵并长期损害人体的后果。在抗结核药物出现之前，传统中医学中并没有有效的病因治疗方法，主要以对症滋补为主，伴以病人自己注重保养、坚定心志，绝房室，息妄想，戒恼怒，节饮食，待到其内在根基稳固之后方有可能治愈。但如果虚痨热毒在身体内长期积累，则会产生异物恶虫，食人脏腑精华，不仅病人会出现各种严重的症状，还有可能相互传染，严重者甚至有可能满门无一幸免。病情发展到这个阶段被称为“瘵”，又叫“传尸劳瘵”，一般病家如果被诊断为“痨瘵”之症，往往会自认不治，如孙一奎《三吴治验》提到的一个病案：一位张氏公子从幼年患病，遍请吴下名医，都称其是“瘵”症，无法医治，病人也自认必死，所以断绝饮食、药物，督促家人准备后事，病人父亲在请孙一奎诊断处方以后，仍然很难相信他的判断，幸亏病人自己被医家说服，按方抓药，三个月后病愈[1]。

一些医者或者专门的医书会根据当时普遍的医学认知，提供部分“绝症”的目录以供医病双方参考。如明万密斋有言：

> 小儿胎病，有不必治，有不可治者。常观《内经》巅疾之文，东垣红丝瘤之论，则儿疾之生于父母者，似乎不必治矣。一腊之脐风不治，百晬之

〔1〕（明）孙一奎：《孙氏医案》卷一《三吴治验》，载于韩学杰主编：《孙一奎医学全书》，北京：中国中医药出版社，1999年，第737－738页。

> 痰咳难医，未三月而惊搐者凶，恰一月而丹瘤者死，又不可治者矣[1]。

某些"绝症"并非专指某一类疾病，而是疾病发展到某种危急状况而被判定为"不治"，如清张宗良在其《喉科指掌》中列出了所谓"十六绝症"和"又四绝症"，其中十六绝症包括：舌卷囊缩、油汗如珠、哑喉呛食、吐血喉癣、声如锯错、鼻扇唇青、脉细身凉、角弓反张、十指无血、喉干无痰、六脉沉细、大便十日不通、天柱倒折、两目直视、壅痰气塞、喉菌不治，这些基本上都是疾病发展到晚期全身生理机能衰退所出现的具体症状；而"四绝症"则是走马喉风、锁喉风、走马牙疳、缠喉风，"此四症皆凶险之症"，却并非完全不可医治，但如果就诊的时候病情已经发展到"不吐不泻，针之无血，药不能入"的状态，则病情俱为不治[2]。

一旦被诊断为"不治""绝症"，病家便会认为治愈无望，因而不愿意积极求治，即便请医，医家也常常会拒绝出诊，又或者消极应对。对此，也有医家对所谓"不治"的概念做出了批驳，如清代黄凯钧批判"十不治"的俗信说：

> 前人称病有十不治。人能反躬自省，不治仍可治也。纵欲慆淫，不自珍重。窘苦拘囚，无潇洒之态。怨天尤人，广生懊恼。今朝预愁明日，一年营计百年。室人聒噪，耳目尽成荆棘。听信巫师赛祷，广行宰割。寝兴不适，饮食无度。多服汤药，荡涤肠胃，元气渐耗。讳病忌医，使寒热虚实妄投。以死为苦，与六亲眷属，常生难舍之想[3]。

黄凯钧认为，所谓"不治"并不是病情在客观上已经完全没有救治希望，而更多是因为医疗认知和行为上的错误，所以"人能反躬自省，不治仍可治也"。

(2) 疑难杂症

古代医书中记载了很多疑难杂症，对于这些疾病，一般医者往往既不知病，也无方法处理。具体又可以分为以下三类：

第一类，病情虽不危重，但病因不易察知，病症表现奇怪，一般医家往往束手无策。如《明史·葛乾孙》记录了一个治疗奇疾的故事：

---

[1] (清)万全：《万氏家传育婴》卷二《胎疾》，清乾隆万密斋刻本。

[2] (清)张宗良：《喉科指掌》卷一《又四绝症》，清乾隆二十二年(1757)刻本。

[3] (清)黄凯钧：《友渔斋医话》，乔文彪、张亚密、马建东注释，上海：上海浦江教育出版社，2011年，第48页。此引文来自《友渔斋医话》第二种《橘旁杂论上卷·十不治》。

有富家女病四支痿痹，目瞪不能食，众医治罔效。乾孙命悉去房中香奁、流苏之属，掘地坎，置女其中。久之，女手足动，能出声。投药一丸，明日女自坎中出矣。盖此女嗜香，脾为香气所蚀，故得是症。其疗病奇中如此。

又如清高士奇记喻嘉言治钱牧斋案：钱牧斋因为跌倒受惊而患上奇疾，不能直立。请了很多医生都无法治疗，后来请来当地名医喻嘉言，他问清致病原因之后令家人准备身强力壮的轿夫数人，每两人夹持牧斋，在庭院中疾走颠簸，结果治好疾病。医家的解释是病人因为跌倒受惊，故肝叶折叠，所以用此方法使其肝叶复展〔1〕。以上两个病例都不算是危急重症，但因为病因罕见，病症表现又很奇怪，所以一般医家都没有办法，只有遇到高明医者才可能迎刃而解。在明清时期优质医疗资源紧缺的总体情况下，一般病家如果遇到类似情况，很可能面对病情长期迁延不愈、不断加重乃至不治的悲剧结果。

第二类疑难杂症属于在当时的医疗水平下缺乏正确的认知和治疗手段，而在今天看起来很普通的疾病。清代安徽桐城士人姚元之记载，其先七世祖姚文燮本是书画名家，但在六十多岁时突然患病，不仅字识不得，连自己的姓名都记不得。这明显是老年痴呆的症状，但姚氏却记录说“医不知为何症也”〔2〕。

第三类疑难杂症可归纳为奇闻逸事，多见于各种文人笔记，难辨真假。古代文人多喜记录这类怪异故事，即使故事有出处可寻，流传过程中也难免被有所夸大。姑录一例如下：东晋义熙七年(411)，无锡八岁男童一日身高暴长八尺，还长出了一把大胡子〔3〕。此案见于明代钱塘士人谢肇淛《五杂组》，因没有其他佐证，真假未知。

普通病家和高明医者在这些疑难杂症的认知上存在巨大差异，有些病家认为药石罔治的疾病，在医家看来只要掌握医理且能够变通会意便可迎刃而

〔1〕 陶御风、朱邦贤、洪丕谟：《历代笔记医事别录》，天津：天津科学技术出版社，1988年，第352页。

〔2〕 陶御风、朱邦贤、洪丕谟：《历代笔记医事别录》，天津：天津科学技术出版社，1988年，第360页。

〔3〕 (明)谢肇淛：《五杂组》卷一《天部一》，载于《明代笔记小说大观》，上海：上海古籍出版社，2005年，第1478页。

解。如谢肇淛记载的另一个奇症"人面疮",虽然怪异却有据可查。这个故事是这样的:

江左商人,左膊上有人面疮,亦无它苦,戏滴酒口中,其面亦赤,以物饲之亦能食,食多则膊内肉胀起,疑其胃也,不食之则一臂痹焉。有医者教以历试草木金石之药,皆无苦,惟至贝母则聚眉闭口。商人喜曰:"此药必可治也。"以苇筒抉其口灌之,遂结痂而愈。此与蓝之治噎虫,雷丸之治应声虫相类,然《本草》于贝母但言其治烦热邪气、疝症喉痹,安五脏,利骨髓而已,不言其有杀虫之功也。岂人面疮亦邪热所结耶?又一书载人面疮乃晁错所化以报袁盎者,则又生前宿冤,非贝母所能疗矣[1]。

还有种病症普通病家必视其为奇事,最后虽得治愈亦不明白其中的道理,而医家通晓医理,知其发病机理并不出奇,只不过比较难治而已。此病在明万密斋的书中被称为"膝发":

膝发生于两膝之上,乃足少阳经所属也。似乎人面疮有窠穴,又有口眼,甚是可畏。由心肝蕴热下流胯膝,故生斯毒。宜用拔毒流气饮,后用排脓生肌,若经七八年不愈者,由此跛足,为丧身,其祸不浅矣[2]。

清代医家高秉钧也对此病有所发挥:

人面疮者,即鹤膝风破烂所成,以膝有盖骨似额,下两旁有眼,中有高骨似鼻,穿溃腐坏,宛如人面之形,故名。非真有生出疮形如人之面。前人谓与之肉且能食,有是理乎?要之,此证冷毒入于骨髓,但有白浆流出,元气消乏,肌肉已死,不能化脓生新,虽有仙术,亦不能为之收功矣[3]。

---

〔1〕(明)谢肇淛:《五杂组》卷十一《物部三·人面疮》,载于《明代笔记小说大观》,上海:上海古籍出版社,2005年,第1734页。

〔2〕(明)万全(密斋):《万氏秘传外科心法》,罗田县卫生局校注,武汉:湖北科学技术出版社,1984年,第30页。此引文来自《万氏秘传外科心法》卷三《背图形八症·膝发》。

〔3〕(清)高秉钧:《疡科心得集》卷中《辨鹤膝风人面疮论》,嘉庆十年(1805)刊本。

这些疑难杂症通常超出普通人的认知范围，因无法对其严重性作出明确判断，病家在患病之初的求诊意愿往往较为明确，如遇高明医者自不必说，不仅能够医好疾病，说不定还可传为佳话；但如果地方大多医者均无法作出明确诊断或提供有效治疗，病家将不断调高对疾病严重性的预期，其治疗意愿也会随之不断降低。

2. 一般疾病的严重性评估及求医策略

除了上述普遍公认的"不治"和"难治"之症，一般疾病对不同的病家而言，因具体情况不同而在严重性评估上会有所差异，进而导致不同的求医策略。具体来说，影响疾病严重性判断和病家求医行为的因素主要包括病家自身的医学认知水平、医生的专业意见、病家的经济状况、病人的社会身份和家庭角色等。

病家评估疾病的严重程度，首先依靠病家对疾病的直接体验和病家自身具备的基本医学常识。这种判断在最初的求医过程中发挥着重要作用，如果病家认为病情危重，通常会尽其所能在最短时间内延请好的医者，反之，如果认为病情并不紧急，则可能延缓求医或者放弃求医，自行调理。但很多时候这种判断并不可靠，因缺乏专业知识，病家极有可能作出错误判断，不仅会延误治疗时机，如果病家固执己见、不遵医嘱，甚至还会导致不可挽回的严重后果。很多医案中都有类似的记录，如清代名医黄元御记载了其友人田西山的案例：田秀才在乡试途中饮冷露卧，得了痢疾，疼痛不已，数日不食，但他平素尚俭，量腹而食，度身而衣，病不服药，已至危剧。黄元御为其诊视，认为尚可挽救，遂为其开方并强令其服下，一剂便见初效，但之后田秀才拒绝再服药，并称"吾命在天，不在子之手"，最终虽侥幸不死，却落下右手颤麻的后遗症，写字艰难，每为考试所苦[1]。又如眼科疾病是底层民众最常见的医疗问题之一，但民众对这类疾病的处置往往不够及时。明代徐春甫谈到了民众对青盲症的轻慢态度所造成的后果："世病者多不为审，概曰目昏无伤，始不经意，及成，世医亦不识……往往致废而然后已。"[2]清代黄庭镜《目经大成》还提到当时广泛存在着的一句"眼不医不瞎"的俗语，黄氏认为这不过是节省钱

[1] (清)黄元御：《素灵微蕴》卷三《肠澼解》，载于(清)黄元御：《黄元御医书十一种(下)》，麻瑞亭等校，北京：人民卫生出版社，1990年，第304-306页。

[2] (明)徐春甫：《古今医统大全：下册》，北京：人民卫生出版社，1991年，第196页。此引文来自《古今医统大全》卷六十一《眼科·原机启微论》。

财的借口："既以冷医人之心，又以塞病患之口，是好省费养财之绝法也。所以至今恒脍炙人口，家喻户晓云。"[1]造成这种情况的原因，是常见眼疾一来不至于造成严重的生命威胁，二来往往发病轻微，演进缓慢，所以病者对其不够重视，也不愿意为治疗花费钱财，而这种态度在底层平民中更加严重。

当然，一般情况下医生的专业意见和判断对病家的疾病认知和医疗决策具有重要影响。孙一奎《三吴治验》记录了几个案例：其一，一位病人已经进入弥留状态，形销如骷髅，病家及亲友都认为病人目前这种状态随时会毙命，服药已经没有意义，但孙一奎则认为其目中尚且有神，故决定一试，终于救了病人一条性命[2]。其二，一位妇人产后一日因为发怒而突发急症，大便泄泻、昏迷、高热、气促、汗多，请来医生都认为已经不治，病家遂有意放弃治疗。孙一奎不得不耐心劝说病家，言固然医书上说有些病人是医治不好的，但从来没有不接受医治自己就可以痊愈的，与其放弃治疗等死，不如予以医药尝试一下以图求一线生机，由此才获得机会为病人治疗[3]。其三，一个病人痢疾后感寒，又恰巧遇到月经，大发热，口渴，遍身疼，脉乱而无序，孙一奎断为"三阳合病，春温症"，但其他医生却误以为是"漏底伤寒"，无药可治。孙氏试以三阳药投服之，但病人觉得遍身冷如冰，而且六脉俱无，此时病家和医者都认为病人马上就会死亡，唯独孙一奎坚持认为"非死候也"，目前的症状只是阴极阳生的表象，恰恰是病人即将复苏的征兆。病人家属将信将疑，而诸医均嘲笑之并纷纷离去。结果到了四鼓天后，病情便发生了巨大改善，又坚持治疗数日后痊愈[4]。以上的三个案例中，病人亲属均认为病人已经不治，除了依据外在凶险的病况表现，更多的是听信诸多医者对病情的评估，故而决定放弃治疗、准备后事；后遇名医言仍有生机，病家的治疗态度也随之转变，但仍然会保持怀疑的态度；如果疾病已经十分危重，则病家也愿意姑且接受医生的意见，冒险尝试；真正关键的是医家能够准确地预测病情的变化，而且其提出的治疗方案显示出了具体的效果，病家才能够真心配合医生治疗。可以看出，在明清时期病家自身对病情严重性的判断，虽然会在医者意见的影

〔1〕(清)黄庭镜：《目经大成》卷一下，清嘉庆达道堂刻本。

〔2〕(明)孙一奎：《孙氏医案》卷一《三吴治验》，载于韩学杰主编：《孙一奎医学全书》，北京：中国中医药出版社，1999年，第741页。

〔3〕(明)孙一奎：《孙氏医案》卷一《三吴治验》，载于韩学杰主编：《孙一奎医学全书》，北京：中国中医药出版社，1999年，第741页。

〔4〕(明)孙一奎：《孙氏医案》卷一《三吴治验》，载于韩学杰主编：《孙一奎医学全书》，北京：中国中医药出版社，1999年，第830页。

响下发生改变，但很难出现对医者的意见完全信任的情况。

总体而言，病家的经济状况影响了他们对患病这一事件在家庭事务中的重要性的判断，从而导致不同的求医策略。贫苦之家会首先考虑医疗成本因素，直到病情的严重性压倒了经济考虑才会启动求医活动。社会中层以上的家庭，通常会在疾病初发时就开始求医，直到医疗花费不断增加给家庭造成经济压力之后才会回过头来考虑支付的问题。但即使是在某些富贵家庭，病人在家庭中的角色地位不同，也影响着病家对患病事件重要性的评估。家庭地位较高者患病比较受重视，病家也愿意支付更高的成本，家庭地位较低者容易被忽视。明代医家孙一奎记录了两个案例可谓典型：

其一：一位竹匠的妻子怀孕五个月时因为失足坠楼而患上了心痛病。先是在别人的指导下，用饮用韭菜汁的土方止痛，后来又从邻近的医生那里买了两帖药，服药后病情反而加重，大量吐血，危在旦夕。病人丈夫碰巧认识孙一奎的仆人孙安，于是祈求孙安帮助，孙安又恳请孙一奎予以诊治。在孙医的救助下，病人得以痊愈[1]。这个病案中，病人和家属几乎没有能力和胆量去寻求高端的医疗救助，先是借助土方自医，而后寻求较为便利和便宜的医者诊治，直到病情危急之时才不得不利用仅有的人际关系资源求助于名医，但如果没有医者的仁心仁术相助，病人的结果应该是非常不乐观的。

其二：当地官绅大宗伯董浔阳家有一个厨师，患重病二十余日，势将不治。孙一奎在与董某下棋时无意得知，于是询问病情，认为病情有些蹊跷，准备亲自去看看。但董浔阳却说："何可以细人而劳长者。"孙一奎回复说："医寄人生死，何论巨细，矧事翁之人，犹不可坐视不救也。"然后，病家才带着医生前去诊病。当孙一奎诊后提出了一个剂量很重的处方时，董翁又制止其他家人质询讨论处方的合理性，只管命人煎药送服[2]。该病人很幸运得以痊愈，但是很明显，由于病人地位低贱，故虽然病情危重病家也没有强烈的求治意愿，如果不是医生动了恻隐之心，这个病人很可能就只会接受一些便利廉价的治疗，并最终不治；而且，在治疗过程中病家的态度也相当随意，对处方完全不提任何质疑磋商。

由于中国古代社会将"孝悌"视为最高的价值之一，当家中父母得病时，

---

〔1〕(明)孙一奎：《孙氏医案》卷一《三吴治验》，载于韩学杰主编：《孙一奎医学全书》，北京：中国中医药出版社，1999年，第746页。

〔2〕(明)孙一奎：《孙氏医案》卷一《三吴治验》，载于韩学杰主编：《孙一奎医学全书》，北京：中国中医药出版社，1999年，第741页。

不论经济与社会地位状况如何，绝大多数病家都会竭尽全力求治。这种行为不仅具有极其重要的道德意义，也是一种非常严格的法律义务。按照《大清律例》，即使是犯下死罪的囚犯，如果祖父母（高曾同）、父母年老或者有病需要伺候的，都可以免除死罪：

> 凡犯死罪非常赦不原者而祖父母（高曾同）、父母老（七十以上）疾（笃废）应侍（或老或疾），家无以次成丁（十六以上）者（即与独子无异有司推问明白），开具所犯罪名（并应侍缘由）奏闻，取自上裁。若犯徒、流（而祖父母、父母老疾无人侍养）者，止杖一百，余罪收赎，存留养亲（军犯准此）[1]。

民间社会也把精心治疗父母的疾病视为孝的重要表现。清代浙江海宁有"张孝子诗"，说明了在民间社会主流意识形态中子女对父母疾病的义务强度：

> 孝子福臻，年二十九住邑之硖石里，北湖先生后人。庚辰五月，父病笃，孝子割臂肉以进。
>
> 谁非人子，谁为孝子，张氏有子，孝子孙子，一解；
>
> 父病连年，儿心伤悲，天病儿父，不如病儿，二解；
>
> 父生儿依，父死儿宁独生，若药弗效，儿身不自有，儿命是轻，三解；
>
> 谓苍者天，谓黄者泉，神示有灵儿父痊，儿臂不知痛，儿心如箭穿，割肉作糜，拭泪进父前，父下咽，神示有灵儿父痊，四解；
>
> 父起问之，儿㬥颜如土，诡言以对，儿心良苦，儿不自痛，儿身自父，岂不痛儿父，五解；
>
> 大圣有言，唯疾忧亲。唯疾忧亲，欲报之恩，区区割股，昊天寔闵，六解[2]。

在这样一种社会文化氛围中，父母有疾，凡家中有能力者皆应为其寻求最高质量的医疗服务。吴楚记录了一个自己母亲患病的案例：吴楚的母亲

---

〔1〕《大清律例》名例律上之三《犯罪存留养亲》，清乾隆武英殿刻本。

〔2〕（清）阮元：《两浙𬨎轩续录》卷二十四《张孝子诗》，清光绪刻本。

在六十四岁那一年因劳累突发黄疸，高热不退，吴楚自己处方治疗多日，病情反复不定。这时，吴楚的妻子便建议说："接高明医生商酌，不可单靠自家主意。"但吴楚认为这些名医只认得病症表象，不能识别病机真相，错下方剂，反而有害。其妻子不得不再次规劝说："也接来一看，免人议论，如此重病，竟不接人医治。"吴楚听之不禁大怒，认为其妻子的建议是图求虚名，事关父母危急之际，是"猪彘不如"的行为[1]。但事实上，其妻子的建议，恰恰反映出了病人身份地位对病家在疾病事务上的严重性判断的影响，也反映出民间请医的伦理要求，如果病人在家庭中地位非常重要，则病家需要竭尽全力去寻求最好的医疗资源，否则不仅自己心中不安，也会遭到社会舆论的批评。《同治苏州府志》也记录了一个为父求医的故事："时文焕方六岁，日为父舐目历五年，障翳复开。弱冠游学京师，念亲老即归。父疾剧，徒步延医新安，六昼夜走七百里，两足尽肿。"[2]如果父母疾病沉疴难愈或者病势危重，为了治疗疾病，病人的子女往往愿意付出任何代价，甚至割肉合药以进，如"张予焯，字潜文，陈墓人，早岁有至行。父疾，刲臂肉和药以进"[3]。事实上，在《同治苏州府志》之《人物》卷中不完全统计割肉以治父母疾病的男性有70余人，《烈女》卷中记录了为自己的丈夫、公婆或父母割肉治病的烈女130余位，而割肉事父母这样的行为成为这些女性获得旌表的重要依据。但这种出于孝敬的求医行为成本很高，对于贫困家庭或者非直系子孙，他们则未必愿意实施。吴楚在书中就记录了这样一个故事：吴楚一位族叔祖母，八十岁，因患痢疾迁延二十余日，发热七天，医生认为已经不保。患者没有亲生子女，只能依靠亲属，故而无人照料，置备棺木等死。后来患者自己心中不甘，请吴楚前来诊治，幸而有所好转，但因不注意饮食而疾病复发。这时，其亲属轻易地判断为不治，竟对病人置之不理三四日。幸亏吴楚的母亲和伯母甚为怜悯，令其前往诊治，才捡了一条命回来[4]。

如果家中病人是孩子，依据常理推断应该能获得较好的医疗救治，一些

---

〔1〕(清)吴楚：《吴氏医验录全集》，李鸿涛、张明锐、贺长平校注，北京：中国中医药出版社，2011年，第58页。

〔2〕(清)冯桂芬等：《同治苏州府志》卷一百二十《流寓》，载于《中国地方志集成·江苏府县志辑⑩》，南京：凤凰出版社，2008年。

〔3〕(清)冯桂芬等：《同治苏州府志》卷九十六《人物》，载于《中国地方志集成·江苏府县志辑⑩》，南京：凤凰出版社，2008年。

〔4〕(清)吴楚：《吴氏医验录全集》，李鸿涛、张明锐、贺长平校注，北京：中国中医药出版社，2011年，第41页。

资料也证明，明清时期的病家愿意为子女求治付出较多的努力，如明罗洪先记录为孩子求医说："里中无小儿医，每小儿病，辄南走垄州十余里迎萧君。"[1]孙一奎记录郑都谏为幼子患痘请医，也是遍请苕上痘科名家，家中"医者星罗"，百般尝试救治，所用药物包括何首乌、紫河车、人参等多种名贵药品[2]。但相对而言，子女之病所包含的道德压力以及病儿父母的道德义务远远低于其父母患病的情况，主要起作用的是情感因素，所以子女患病时，即使在没有成本压力的士绅家庭，除了基本的积极治疗外，并不一定愿意付出过高的代价。某些精英文人甚至还会刻意保持一种超然的态度，如明代绍兴退休官员祁彪佳在幼子患痘的时候，虽也广请名医，精心治疗，但仍然需要强作镇定，"时痘症危笃，举室惶惶，予处此坦然，无得丧之虑，不加排遣，是岂从学问得力乎?"直到病儿最后不治，虽心情苦痛，也仍然想要保持一种"哀而不伤"的心境[3]。这是士绅阶层的案例。关于底层平民，我们在文献中没有找到直接的说明材料，但以下两个方面的材料可以间接说明，底层平民在面对婴幼童患重病的情形时，很容易选择放弃治疗：一是清代儿童的死亡率很高。有学者通过对 146 个绅士家庭的统计，估算 10 岁以下男孩早亡率是 35.22%，女孩是 33.53%[4]。按理说士绅阶层应该有能力获取较好的医疗资源，但如此高的死亡率，除了说明这一时期婴幼儿的医疗保健整体水平很低以外，民众对于婴幼儿疾病的求治态度也应该是一个重要的影响因素。可以想见，平民阶层的儿童医疗情况应该更差。二是清代严重的溺婴现象。据清代无锡乡绅余治论述，江南地区溺婴现象极为严重，贫穷家庭迫于生计压力，生育数量稍多即选择淹毙新生婴儿，"相习成风，恬不为怪。不特生女淹，甚至生男亦淹。不特贫者淹，甚至不贫者亦淹。转辗效尤，日甚一日"[5]。在这种背景下，很难想象人们会为了婴幼儿的疾病去积极寻求昂贵的优质医疗资源。

此外，一些特殊的文化因素也会导致病家对不同疾病产生不同的求治意

[1] (明)罗洪先：《念庵文集》卷十六《明故萧象夔墓志铭》，清文渊阁钦定四库全书本。

[2] (明)孙一奎：《孙氏医案》卷一《三吴治验》，载于韩学杰主编：《孙一奎医学全书》，北京：中国中医药出版社，1999 年，第 736 页。

[3] (明)祁彪佳：《祁彪佳日记(上册)》，张天杰点校，杭州：浙江古籍出版社，2017 年，第 216 - 220 页。

[4] 郭松义：《清代男女生育行为的考察》，载于常建华主编：《中国日常生活史读本》，北京：北京大学出版社，2017 年，第 38 - 64 页。引文见第 46 - 49 页。

[5] (清)余治：《得一录》卷二《保婴会缘起》，同治八年(1869)苏州得见斋刻本。

愿。例如，在“不孝有三、无后为大”的文化氛围中，无子或者阳痿就成为非常严重的疾病类型。孙一奎记录一位女性病人“因未有子”而心思沉郁，出现了“肌肉渐瘦，皮肤燥揭，遍身生疮，体如火燎，胸膈胀痛而应于背，咳嗽不住口”等严重的症状，以至于最终被诊断为“瘵疾不可治”；另有一位男性病人，社会地位高贵，因为阳痿专程从外地亲自前来求医，导致医家感到十分吃惊：“公贵倨也者，何堪此？”[1]

3. 疾病认知影响的其他因素

病家在对疾病形成初步认知时，不可避免地会受到地方医疗风俗的影响。如注重寒凉攻伐的河间学派医者一开始主要流行于北方中下阶层，并不为生活较为富裕、习惯温补的江南地方所喜，直到朱丹溪变苦寒之法为滋阴降火之说，迎合了不同地理和社会阶层的需求，才在江南地区广泛传布开来[2]。康熙年间扬州医家史典指出，江南地区病家多好将人参作为温补之剂服用，常出现服用过量而产生严重危害的案例：

> 人知参能补人，不知亦能害人。贵介之家，平日淫欲，事所时有，一当病发，即疑为虚，重投人参。大寒大热伏在内，始而以参治病，既而用药治参。病可治，参难治，是两病也。虽有扁鹊，莫措其手，慎之慎之！嘉道年间杭州医家俞桂庭增补曰：药之弊，莫甚于参，富贵之人不死于参者鲜矣！史君之话，可谓洞见症结[3]。

在滥用人参温补之外，江南民间又有“产后不可用参”的民间医疗俗信，遭到了诸多名医的批判[4]。清代吴楚的《医验录初集》中记录，一个病人产后发热，多医诊治无效，已接近将死之境。延请吴氏出诊，诊断为血虚，但病家家翁却说：“产后就是虚，但却补不得，奈何？”无论吴楚怎样反复剖析病理，

---

〔1〕(明)孙一奎：《孙氏医案》卷三《新都治验》，载于韩学杰主编：《孙一奎医学全书》，北京：中国中医药出版社，1999年，第739、784页。

〔2〕范行准：《中国医学史略》，北京：北京出版社，2016年，第231页。

〔3〕(清)史典：《愿体医话·医话十二则》，重庆堂藏版。

〔4〕如张景岳：“又尝见有禁参而毙者，云新产后不可用参，用参则补住恶血，必致为害，即劝之亦不肯用，直待毙而后悔者亦数人矣。又有云产后必过七日方可用参，此等愚昧讹传，不知始自何人，误人不浅，万万不可信也。”(明)张景岳：《景岳全书》卷三十九《人集·妇人规(下)·气脱血晕》，载于李志庸主编：《张景岳医学全书》，北京：中国中医药出版社，1999年，第1360页。

病家始终执着于不可服人参，致有“不可理喻”之叹，最后还是医家用言语激之，方得病家同意用参。此案后，吴楚还记录了多个病家执念“产后不可用参”的错误俗信，每一次都需要医者与之辩论不休，且多到病人接近不治之境，病家方才愿意一试。吴楚不禁慨叹：

不知何人作俑，创为产后不可服参之说，致愚夫愚妇，及一切庸医，皆奉为至言，动以此语相戒，乃至专门女科，亦为此语。流俗以为此说出自专家，必然不差，遂坚听而信任之。目击许多产后女人，发热出汗，眩晕泄泻，真气将绝之候，必不用分毫人参，安心坐视其死而莫之救，真可哀乎！[1]

这些都是民间医疗习俗对病家求医行为的影响。

除此之外，地方上医家在面对某些疾病时的常见态度也会影响病家的求医选择。以明清时期医学的整体发展水平而言，某些疾病无法治愈实属正常，但在特定时期和地域内也有可能出现本地医家对疾病严重性和治疗方法集体出现判断不当的情况，而医家的态度会严重影响病家的求医行为。出现这一现象主要来自医者在医学理论上的不精通、临床诊疗中的失误，如明万密斋在论小儿“痫”症时指出：

痫之所起，因父母之因循，医之无远虑也。且知初发搐时，或有不治自愈者，或有因掐法而愈者，父母喜之，见其易退，儿无他苦，恬不加意，或有频发之时，不过请医掐之，请巫祷之而已，不知求上智之医以断之，乃为终身不治之症，此父母之过也。其为医者，当初起病之时，如风痫则发之，食痫则下之，惊痫则安之，幸其病退，以为能也，及其病再发，不过仍用前法，更不思有结痰在心，以致沉疴，为终身之病，此医之过也[2]。

在面对具体疾病诊疗时，如果医者凭借一知半解的医理或者承袭旧说，不知变通，就会对疾病做出错误的判断，而为病家提供错误的指引。更为严重的是，有一些医家不以“仁心仁术”为要，故意曲解病情，夸大或隐瞒病情的

---

〔1〕（清）吴楚：《吴氏医验录全集》，李鸿涛、张明锐、贺长平校注，北京：中国中医药出版社，2011年，第46－47页。

〔2〕（明）万全：《万氏家传育婴》卷二《痫》，清乾隆万密斋刻本。

严重性以求更高的报酬，或者随意将疾病断为绝症以逃避责任。元明间徽州名士唐元就指出，当时很多医生是根据病家的资产情况来论述病情的轻重："又量其赀货，以为轻重，谓之时医，医奚暇问仁不仁哉。"[1]清代名医王士雄认为此类行为已经成为一般市场上医者的惯用伎俩："每见此地市医临证，虽极轻之病，必立重案，预为避罪邀功之地，授受相承，伎俩如是，良可慨已！"[2]无论是医者做出了错误的判断，又或者是出于个人私利而故意误导病人，医家的判断和言论都会对病家产生严重误导：病家或因此放弃积极求治，以致延误治疗时机；或者盲目求治，以致枉费钱财；或误信误治，导致贻误治疗时机。

〔1〕（元）唐元：《筠轩集》卷十一，载于（明）程敏政编：《唐氏三先生集》，明正德十三年（1518）张芹刻本。

〔2〕（清）王士雄：《随息居重订霍乱论》卷三《医案第三》，载于盛增秀主编：《王孟英医学全书》，北京：中国中医药出版社，1999 年，第 176 页。

第五章

明清江南的求医行为

当代学者通常将明清时期的医疗供给市场视为一个缺乏政府管制，开业不须考试与证照，各类医者之间激烈竞争的开放的医疗市场，所以祝平一得出结论说："明、清的医疗市场上，医者类属众多，一般而言，人们不难找到医生。"邱仲麟也指出，在明代的社会上充斥着各形各色的医者，形成了一个金字塔形的结构，上层是官医、世医和儒医，社会底层的医者参差不齐，有大量滥竽充数之辈，各个阶层的病人都面对择医时无所适从的困境[1]。雷祥麟的研究特别关注了明清病家择医之难，以及病家主导医疗活动，延请多医共同诊治、频繁换医等造成的问题[2]。但事实上，病人求医受到病家自身的社会生存状态和地方社会整体医疗服务供给状况的限制，医疗市场的开放与多元性，仅仅是给病家提供了一个可能性，并不意味着普遍存在"请医不难"和频繁换医等状况。除了生活在医疗资源比较丰富的大城市或市镇地区而且家庭收入较高的人群之外，真正的底层民众求医的主要困难可能并不是像这

〔1〕 较早提出这一结论的梁其姿，而后祝平一、邱仲麟、涂丰恩等学者也都得出了类似的结论。参见：Angela Ki Che Leung,"Organized Medicine in Ming-Qing China", *Late Imperial China*, 1987, 8(1): 134-166；祝平一：《药医不死病，佛度有缘人：明、清的医疗市场、医学知识与医病关系》，《"中央研究院"近代史研究所集刊》，2010年第68期，第1-50页；邱仲麟：《医生与病人——明代的医病关系与医疗风习》，载于余新忠、杜丽红主编：《医疗、社会与文化读本》，北京：北京大学出版社，2013年，第314-349页。

〔2〕 雷祥麟：《负责任的医生与有信仰的病人——中西医论争与医病关系在民国时期的转变》，《新史学》，2003年第14卷第1期，第45-96页。

些学者所说的"如何找到好的或合格的医生",而是如何找到一个能够负担得起且可以及时获得的医疗服务者。相对而言,如果病家极度贫困则不得不以医疗成本作为核心决策依据,而大多数处于社会中等以上阶层的病家,都必须同时将所有的因素考虑进来。

一、病家自医

不论对于哪一种类型的病家,在疾病初起时或病症轻微的情况下,采取一些自我医疗的手段都是非常常见的选择。

首先,利用自己的健康常识或地方医疗风俗自医是一般民众在面对不太严重的健康问题或者地方常见病的时候,经常采取的医疗方式。在生产生活过程中,民众积累了很多的医疗经验,可以用来应对日常并不严重的病患,如清陆以湉《冷庐医话》卷四记曰:"一人患头风痛,两目失明,遍求医治无效,偶过茶肆小憩,有乡人教以用十字路口及乡村屋旁野苋菜煎汤,入沙壶中乘热熏之,日行数次,如是半月复明。"[1]这就是乡民使用民间验方来治疗疾病的案例。有一些类似的方法会被收录采集,流传于世。如明胡濙《卫生易简方》[2]卷四记治鼻衄法,用"蒜一枚去皮,研如泥,作饼如钱大,浓一豆许。左鼻出贴左脚心;右鼻出贴右脚心;两鼻出贴两脚心";卷五记治疗宿食法,用"浓煎茶调一二钱服,干舐吃亦得。可常服,消食、化气、醒酒"。一些医书也会收录一些类似的方法,如清毛祥麟《对山医话》录曰:

> 世言以醋泥涂火烧疮,取验最速。其言恰非无本,盖《北梦琐言》中载:孙光宪家人,方作煎饼,一婢抱儿傍玩,失手落儿火上,遽以醋泥涂之,至晚即愈,并无瘢痕。可见当时已有此说,故能应手取效,然则世俗相传,固不厌多闻也[3]。

明清医书中出现的很多防治瘟疫的法门,应该也是类似的民间风俗演变而来:如《景岳全书》收录了两个辟疫的方法:

---

〔1〕(清)陆以湉:《冷庐医话考注》,朱伟常考注,上海:上海中医学院出版社,1993年,第197页。

〔2〕(明)胡濙:《卫生易简方》,明嘉靖四十一年(1562)重刻本。

〔3〕(清)毛祥麟:《对山医话》卷三,清光绪三十一年(1905)医报馆铅印本。

> 一方治天行时气，宅舍怪异，用降真香烧焚，大解邪秽。小儿带之，能解诸邪，最验。一法以福建香茶饼，不时噙口中，大辟伤寒瘴气秽恶[1]。

除了这种由经验积累而来的医疗常识之外，还有大量可供普通平民阅读使用的简易医学书籍流传于世，提供针对常见病的简易处方，一般平民亦可按图索骥，治疗疾病。为民众提供基本医学知识是中国古代官方比较常见的做法，如北魏世宗永平三年(510)，“更令有司，集诸医工，寻篇推简，务存精要，取三十余卷，以班九服。郡县备写，布下乡邑，使知救患之术耳”[2]。唐代继承了这一做法，如在天宝十一年(752)，“颁上撰《广济方》于天下”[3]，玄宗皇帝还要求说：

> 朕顷所撰《广济方》，救人疾患，颁行已久，计传习亦多。犹虑单贫之家，未能缮写，闾阎之内，或有不知。倘医疗失时，因致横夭，性命之际，宁忘恻隐。宜令郡县长官，就《广济方》中逐要者，于大板上件录，当村坊要路榜示。仍委采访使勾当，无令脱错[4]。

宋代政府也整理了不少医药处方，刻印成书颁行天下，其中比较重要的有《太平圣惠方》《太平惠民和剂局方》《简要济众方》等。这些验方和书籍的颁布，很好地向民众普及了医药知识，能够识字者可以从此类书籍中寻找现成的处方，自已配药或者指导他人配药合剂[5]。其中《太平圣惠方》影响最大，初“太宗御制序，赐名曰《太平圣惠方》，仍令镂板颁行天下，诸州各置医博士掌之”[6]。但这些颁布下去的方书普通民众往往难以得见，后期逐渐有官

---

〔1〕(明)张景岳:《景岳全书》卷十三《性集·杂证谟·避疫法》,载于李志庸主编:《张景岳医学全书》,北京:中国中医药出版社,1999年,第1022页。

〔2〕(南北朝)魏收:《魏书》帝纪第八《世宗纪》,清乾隆武英殿刻本。

〔3〕(五代)刘昫:《旧唐书》本纪第八《玄宗上》,清乾隆武英殿刻本。

〔4〕(清)董诰等:《全唐文》卷三十二《刊广济方诏》,清嘉庆内府刻本。

〔5〕许三春:《古代中国乡村社会医疗救助初探》,《社科纵横》,2013年第6期,第141-143页;王崇峻:《明清时期民间的用药情况与医疗观念初探》,《花莲教育大学学报综合类》,2006年第22期,第19-38页。

〔6〕(元)脱脱等:《宋史》列传第二百二十《方技上》,清乾隆武英殿刻本。

员将之刻录于木板之上，向民众公开。如《淳熙三山志》录庆历六年(1046)十二月福州知州蔡正言(蔡襄)所作《太平圣惠方后序》曰：

> 太宗皇帝一平宇内，集古今名方与药石、诊视之法，敕国医诠次，类分百卷，号曰《太平圣惠方》。诏颁州郡，传于吏民。州郡承之，大率严管钥、谨曝晾而已，吏民莫得与其利焉。闽俗左医右巫，疾家依巫索祟，而过医门十才二三，故医之传益少。余治州之明年，议录旧所赐书以示于众。郡人何希彭者，通方伎之学。凡《圣惠方》有异域瑰怪难致之物，若食金石草木得不死之篇，一皆置之，酌其便于民用者，得方六千九十六。希彭谨愿自守，为乡闾所信，因取其本誊载于板，列牙门之左右。所以尊圣主无穷之泽，又晓人以巫祝之谬，使归经常之道，亦刺史之一职也[1]。

《太平惠民和剂局方》(可简称《和剂局方》)的影响很大，如元朱震亨在其《局方发挥》篇首即指出：

> 和剂局方之为书也，可以据证检方，即方用药。不必求医，不必修制，寻赎见成丸散，病痛便可安痊，仁民之意可谓至矣。自宋迄今，官府守之以为法，医门传之以为业，病者恃之以立命，世人习之以成俗[2]。

进入明清以后，由政府主持出版并向民间普及的医书较少，但也有少量医书借助官府力量在民间传布，如明初礼部尚书胡濙所辑的民间验方合集《卫生易简方》，该书序言中道：

> 刊刻完备，遵奉明旨，如数刷印，装潢成帙，谨随本进呈御览。所据颁布一节，照得两京并直隶十三省等处，官员见在，应朝合无，每处给与一部，就令各官领，前去传布，庶远迩得以均沾圣泽。

书中以诸风、诸寒、伤寒、头痛、难产、鹅口疮等 145 类病症为目，共收集了 396 方，作者自述编辑该书的目的是使非医之人“举册可以对证求方，疗疾

〔1〕(南宋)陈傅良等撰写，(宋)梁克家署名：《淳熙三山志》卷三十九《土俗类一·劝用医》，清文渊阁钦定四库全书本。

〔2〕(元)朱震亨：《局方发挥》篇首，明东垣十书本。

更须随宜用药”。宣德年间官员夏原吉(荣禄大夫少保兼太子少傅户部尚书监修国史)为该书作跋,评价其为:

且其中所列诸疾,皆人所常患而治之当急;所用之药,皆世所常有而致之不难。间尝以一二证试之,无不神验,诚为简易有效。公卿士庶之家所当宝有而不可无者,以之镂梓行世,岂不宜哉![1]

此书在后世医家当中颇有影响,很多验方被后世的医学专业书籍如《本草纲目》《元亨疗马集》《串雅》等收载[2]。此外,随着江南民间出版行业和社会慈善活动的兴盛,出现了很多类似的医药知识普及活动,刻印颁布这些医学普及书籍,如明初杨士奇记录说:“医书二册,有外科、济阴、劳损、胎产、惊风、疮疹、急救诸科,胎产方屡试之屡效,急救尤为切用。远乡僻地,猝然有急患,不得医药,诚得此亦可少济也。刻板在朝天宫。”[3]清代民间流传比较广的还有清初江夏人吴世昌抄辑的《奇方类编》二卷、署名亟斋居士的妇产科书籍《达生编》,以及道光年间吴中人谢元庆(字蕙庭)刻印的《良方集腋》等。清代以后,也有大量的此类书籍出现[4]。

为了实现令不识字者也可以学习掌握的目的,此类书籍的语言力求通俗易懂,如《达生编》作者序曰:

此编言语俚俗,未免见笑大方。但原为妇人而设,识字者固不必言,不识字者令人诵之,皆可通晓。然须平时讲令心中明白,临时自有主张。不但产母宜知,一应老幼男妇,皆当知之。与其看戏文、听说书,不如此等有益也[5]。

这类医学普及图书所提供的方剂通常具有以下特点:第一,按证设方,即民众可以根据疾病症状和患病经验找到对应的处方。民众可以自行辨别

---

〔1〕(明)胡濙:《卫生易简方》,明嘉靖四十一年(1562)重刻本。

〔2〕时维静:《〈卫生易简方〉中六畜方之浅析》,《中兽医医药杂志》,1991年第5期,第40-41页。

〔3〕(明)杨士奇:《东里续集》卷二十《医书》,清文渊阁钦定四库全书本。

〔4〕陶晓华、杨学琴、张小勇、张冬爽:《清代普及类医著初探》,《中医杂志》,2016年第12期,第1078-1080页。

〔5〕(清)亟斋居士:《达生编》卷上《大意》,乾隆三十九年(1774)敬义堂刻本。

服药的比较常见的病症有：虚弱、疟疾、泻痢、淋证、痔漏、水肿、鼓胀、痰饮、咳嗽、积聚、翻胃、黄疸、出血、头疼、心腹疼痛、脚气、痫证等等。第二，所选用的方剂和药物极为简便易得，如《卫生易简方》中的多数方剂药仅一二味且多为平常民间仓促间易得之品。如治小儿鹅口疮，"用朱砂、白矾等分为末。先以乱发缠指，揩舌上令净，以末敷之"[《卫生易简方》卷十二（小儿）《鹅口口疮》]；《多能鄙事》卷六记录治疗痔瘘的方剂为"以鳗鲡鱼焙干烧烟熏之"，都是平民极易获得且容易操作的治疗方剂。第三，选择流传已久且早被确证有疗效的成熟方剂，如《万宝全书》列举的五苓散，《和剂局方》中十全大补汤、参苏饮、不换金正气散等，以及一些广为流传的民间秘方，以《多能鄙事》所收录的最多。这些民间秘方多使用日常生活中常见的材料，如《多能鄙事》卷五记载把田螺砸碎后"用酒煮，食其螺，以酒咽之"可以治"黄疸，汗溺皆黄者"，"松节木用酒煎服"可以"治转筋"[1]。

在明清江南地区经济、文化和医疗服务系统的整体发展背景下，这种依赖个人经验、地方医疗习俗和民间简易医学方书进行的自我医疗行为应该是比较普遍的，也是一般人在面对疾病时最方便的应对法门。当时医者认为，将方书方剂公布于众，较之直接给病家施医药可以更有效地帮助民众自救：

> 吾意择一庙宇，书其门曰：施药不如施方。凡有效验药方，劝其抄写明白，实贴庙内，使有方者得以利济，而有病者可免沉疴。久而秘方汇集，人人皆知某处有方，对证检用，未必非恤人疾痛之一端耳[2]。

冯桂芬在《良方集腋合璧序》中也指出：

> 吾吴固多善士，求其实心实力如身家衣食之为之者，亦不过数人，谢君蕙庭其一也。君于善举，靡不为减其产不悔。道光壬寅刻良方集腋上下卷，以贻穷乡僻壤之无医者，与夫贫不能求医，亟不及待医者。人试之辄验，以故不胫而走，数年间翻刻至四五处[3]。

[1] 王崇峻：《明清时期民间的用药情况与医疗观念初探》，《花莲教育大学学报（综合类）》，2006年第22期，第19－38页。

[2] （清）史典：《愿体医话·医话十二则》，重庆堂藏版。

[3] （清）冯桂芬：《显志堂稿》卷一《良方集腋合璧序》，清光绪二年（1876）冯氏校邠庐刻本。

某些知医的士人甚至认为，与其请来一些庸医并枉费钱财，不如自医更加安全，清代士人龚炜就记述自己的经验说：

> 两月前，内力劝予延医，予曰："时医看此病，必用参，参贵，用度甚艰，勉措必增忧，忧来药不效，何如静养以俟。"日来痛渐减，颇涉轩岐书，益知此事大不易断，不容以躯命试庸手[1]。

但医学毕竟是专精的学问，自我医疗的各种方法难免有其局限性，虽然对某些常见病和症状轻微之疾患或可发挥作用，但对于较为疑难之疾病和重症则难以为继。更何况，普及类医书一来广收各种单方、验方而不辨菁芜，二来为了便于一般平民理解和使用不免牺牲医学的精确性和较高的技术要求，依其操作难免出现诸多偏差，很多方法在现在看来不仅有可能完全无效以致病情耽误，甚至有可能造成更严重的危害。在《续名医类案》中就记录了数个这样的案例：明代陆文学因两足麻木故自服活血之剂不效，后改服攻痰之剂又不效，半年以后经华亭名医李中梓（字士材）诊治用五十余剂始安（《续名医类案》卷十三）；清乾隆间施涣之因宴饮而病，寒热头痛，自服芎苏饮、理中汤等，病情反而加重，后经浙江钱塘名医魏之琇辨证治愈（《续名医类案》卷七）；明代官员王天成患崩漏，自服四物凉血之剂，长期不愈，后经吴县名医薛立斋治愈（《续名医类案》卷二十三）[2]。该书中收录的类似自服药而不治的病案有三十多例，其病家下至普通平民，上至进士高官，自服药物既有民间验方偏方，也有取之于经典医书和市面上常见的方剂成药，这不仅说明这种自我医疗行为的普遍性，也充分展示出这种行为的局限性甚至危害。所以，明初杨士奇虽然高度评价《卫生易简方》，但还是认为此书主要应该"于医家所用"，一般平民百姓如果不通医药则不宜直接使用："此编极多良方，如不识病源，不明药性，未可轻用。"[3]其中的道理，朱震亨在评价《和剂局方》的时候说得很清楚：

> 古人以神圣工巧言医，又曰医者意也，以其传授虽的，造诣虽深，临

---

〔1〕（清）龚炜：《巢林笔谈》卷五，清乾隆三十年（1765）蓼怀阁刻本。

〔2〕（清）魏之琇：《续名医类案》，清文渊阁钦定四库全书本。

〔3〕（明）杨士奇：《东里续集》卷二十《医书》，清文渊阁钦定四库全书本。

机应变如对敌之将、操舟之工，自非尽君子随时取中之妙，宁无愧于医乎？今乃集前人已效之方，应今人无限之病，何异刻舟求剑、按图索骥，冀其偶中也难矣！[1]

清代名医徐大椿也指出，如果不能够分经络脏腑之所在，知七情六淫所受何因，择何经何脏对病之药，便很有可能是杂药乱投，愈治而病愈深矣[2]。更何况，这些方书自身也未必都符合医理，且为迎合民间俗信，在传抄过程中往往忽略对证施治、因缘而变的道理，将一些方剂、治法过于简化，反而有可能对病家造成危害。清代吴瑭评《达生编》时即指出了这一问题：

余见古本《达生篇》中，生化汤方下注云：专治产后瘀血腹痛、儿枕痛，能化瘀生新也。方与病对，确有所据。近日刻本，直云“治产后诸病”，甚至有注“产下即服者”，不通已极，可恶可恨。再《达生篇》一书，大要教人静镇，待造化之自然，妙不可言，而所用方药，则未可尽信，如达生汤下，“怀孕九月后服，多服尤妙”，所谓天下本无事，庸人自忧之矣。岂有不问孕妇之身体脉象，一概投药之理乎？假如沉涩之脉，服达生汤则可，若流利洪滑之脉，血中之气本旺，血分温暖，何可再用辛走气乎？必致产后下血过多而成痉厥矣。如此等不通之语，辨之不胜其辨，可为长太息也！[3]

二、求医机制

明清江南的病家求医的主要方式有三种：登门求治、请医上门、寻求补充医疗服务。

按照《清俗纪闻》，清代江南地方的医生已经形成了上午在医馆坐诊，午饭后出诊的惯例，病家可以自行去医馆挂号取筹，医家根据病家住所的远近

---

〔1〕(元)朱震亨：《局方发挥》，明东垣十书本。

〔2〕(明)徐大椿：《医学源流论》卷上《治病必分经络脏腑论》，载于刘洋主编：《徐灵胎医学全书》，北京：中国中医药出版社，1999年，第120页。

〔3〕(清)吴瑭(鞠通)：《温病条辨》卷五《解产难·产后瘀血论》，载于李刘坤主编：《吴鞠通医学全书》，北京：中国中医药出版社，1999年，第110－111页。

安排出诊顺序[1]。赴医馆求诊的费用较低,但因为这需要病人离开熟悉的家庭空间而进入一个相对陌生的开放空间[2],对于中上阶层的女性病人,和年龄较大、病情严重、行动不便或有隐私保护需求的病人来说,都不太容易接受。但在特定的情况下,即使富贵阶层的病家也会亲自前往医者住所就医,如归隐绍兴府山阴县的官员、儒士祁彪佳在崇祯十一年(1638)四月十七日与妻子一同进城请钱心绎、张景岳诊脉,同年六月二十五日又携妻儿一家大小四人共同入城就医于张景岳,但没有遇到[3]。在这个案例中,病家社会地位很高且拥有足够的支付能力,之所以前往医者处求诊,主要是因为所求者是位名医而且年高——其时张景岳已经七十六岁高龄,故不得不屈就之。相对而言,请医上门是更符合中医学理论和社会生活秩序要求的求医方式,这是因为:中医学诊疗疾病需要结合病人的生活境遇与日常生活方式,赴病家上门施诊施治最符合医家的需要;请医入门更有利于保护病人的隐私,减少劳动之苦,以及避免触犯礼教规则。但延医上门的费用较高,而且受制于地域和距离因素,病家需要在医疗需求和成本之间作出权衡考虑。寻求补充医疗服务的原因很多,如:选择稳婆或者药婆主要是因为需要她们来处理男性正规医生不方便处理的产科或者妇科疾病问题,但在特定的情况下,如男性家长外出,家中女性或小儿的普通疾病也不得不延请这些非正规的医者作为权宜之计;选择走方游医进入家庭治病,多数情况下是病情疑难或者多方延医无效,病家在无奈之下以冀图万一的无奈之举,并不是常规的做法;寻求巫术治疗的情况比较复杂,即使是在士绅阶层,祈祷、占卜等巫术手段与常规医疗手段的使用往往是并行不悖的,但由巫医或者术士来直接进行治疗活动,并非普通人家的常规选择,而通常是作为一种补充或者救急的手段,在多方延医无效的时候才会采取。

不论是请医上门还是赴医疗机构求诊,所求助的不论是正统医者还是补充医疗从业者,病家的求医行为都需要通过特定的社会机制方能实施。一般来说,明清江南地区的病家可以借助的社会机制主要包括两种:一是人际关

---

〔1〕(日)中川忠英:《清俗纪闻》,方克、孙玄龄译,北京:中华书局,2006年,第201-202页。

〔2〕明清医馆、药铺和医生家中相对于病人家庭来说是一个陌生的且需要与其他人共享的空间,但相对于按照基督教原则建构的早期西医传教医院而言,这些地方的空间构成和行为规范也都符合一般社会礼法秩序和病人的预期,所以只能算是一个相对陌生的空间。

〔3〕(明)祁彪佳:《祁彪佳日记(中册)》,张天杰点校,杭州:浙江古籍出版社,2017年,第329、339页。

系机制，二是市场机制。但不同的社会阶层对每种机制的偏重程度各有不同，尤其对那些在经济和社会资本拥有量都处于极端匮乏状态的底层平民来说，这两种机制都不是其容易借助的力量。

（一）人际关系机制

通过人际关系网络来选医和请医，是明清江南社会各个阶层病家都会使用的方法。与在开放的市场中竞争和购买医疗资源不同，医病人际关系机制的运作需要在各个环节之间存在直接的关联性。具体的关系运作脉络，可以在孙一奎医案中找到一个典型。

孙一奎与退休官员董浔阳家族保持着良好的合作关系，多次为董氏家族诊病。孙氏与董翁搭上关系的缘由，记录在《三吴治验》卷一之中，其时孙一奎因为救治张星岳之婶奇效，故而被张的老师、湖州名士张可泉邀请，为其长子张文学治病。张文学之病迁延多年，遍请名医不效，在孙氏将其治愈之后，张可泉对其医术十分赞叹，于是将其介绍给大宗伯董浔阳。孙氏自承："宗伯交欢予者，由可泉公始也。"后来，董浔阳患脾胃疾，遍请当地名医如沈竹亭、沈春宇、金樗丘无效，后尝试着延请孙一奎诊治。董翁一开始对其并不完全信服，只是因为张可泉的推荐才愿姑且一试，而孙氏不仅对疾病的解说令人信服，治疗更是应手而验，治愈之后董翁对自家的门客言："孙君所见所养，度越诸人若是。往闻治张氏子，气绝两日而能活之，今于活吾病益信，诚临淄虢国之遗，特书一轴以彰其高，因以纪一时之良遇云。"这就在更高的社会阶层中宣传了孙一奎的医名。此后，董氏家族多次延请孙一奎出诊。先是，大宗伯之子董龙山的夫人便血，多方延医三年不效，请孙一奎救治，治愈；其后，大宗伯门下有马厨痁痢并发将死，为孙一奎治愈；再后，大宗伯次女为吴江吴太仆长子吴肖峰的夫人，患咳嗽、体倦、多汗、腹痛，访远近名医如姑苏盛氏后湖、王氏后山、震泽沈氏竹亭等先后治之不效，又前来延请孙氏治愈；最后一个与董氏家族有关的病例，是在《三吴治验》卷二中，大宗伯的夫人眩晕，手指及肢节作胀，迁延多年不愈，最终由孙一奎治愈[1]。

通过人际关系机制求医，首先是有助于病家获得有关医者更准确和更丰富的信息，如该医者的专业水平、过去医疗的绩效乃至于道德品行如何，都可

〔1〕（明）孙一奎：《孙氏医案》卷一、卷二《三吴治验》，载于韩学杰主编：《孙一奎医学全书》，北京：中国中医药出版社，1999年，第737、738、739、759页。

以通过可靠的人际网络获得，这对于面对开放的医疗市场无所适从的病家来说是一种极大的便利。关于这一点，很多学者都做出了精彩的研究[1]。在这里要特别提出的是人际关系机制的另外一种功能，即借助这一机制可以在医病之间建立某种具有一定强制性的责任关系，从而使病人更容易获得医生的接诊。之所以需要特别提出这一点，是因为明清时期绝大多数医家处于自由开业的状态，病家请医又被视为一件纯粹的私人事务，所以除非病人是高官贵胄，否则医生可以任何理由拒绝出诊，这是经济手段无法克服的障碍。如清代医家王孟英曾经记述说：

> 五月初三日，余抵上洋，霍乱转筋，已流行成疫，主镇海周君采山家，不谒一客，藉以藏拙，且杜酬应之劳也。初八日，绍武近族稼书家，有南浔二客，同患此证。一韩姓，须臾而死。一纪运翔，年十七，势亦垂危。采山强拉余往视曰：岂可见死而不救哉？……自纪运翔之证治愈后，凡患此者，纷纷踵门求诊，情不能已，侥幸成功者颇多[2]。

可以看出，医者有选择是否接诊的高度自由，王孟英最后应诊是被朋友强拉所致，后期大量接诊病人也多是因为人情因素，即其所谓“情不能已”。除了王孟英这样因为“藏拙”“杜酬应之劳”的理由外，明清时期的医者还常常因为病情垂危难治而拒绝出诊，这一点甚至被写入了医生的行为指南：“若此病断然必死，则明示以不治之故，定之死期，飘然而去，犹可免责。”[3]

人际关系机制具体是如何克服医家拒绝出诊和躲避责任的呢？清道光年间丹徒名医李冠仙所著《仿寓意草》中的一个案例尤其能够说明：

道光五年(1825)八月二十三日，李冠仙遇到紧急出诊邀请。病人是正在

---

〔1〕 相关研究可参见祝平一：《药医不死病，佛度有缘人：明、清的医疗市场、医学知识与医病关系》，《“中央研究院”近代史研究所集刊》，2010年第68期，第1－50页；涂丰恩：《择医与择病——明清医病间的权力、责任与信任》，《中国社会历史评论》，2010年第11卷，第149－169页；邱仲麟：《医生与病人——明代的医病关系与医疗风习》，载于余新忠、杜丽红主编：《医疗、社会与文化读本》，北京：北京大学出版社，2013年，第314－349页。

〔2〕 (清)王士雄：《随息居重订霍乱论》卷三《医案篇》，载于盛增秀主编：《王孟英医学全书》，北京：中国中医药出版社，1999年，第174－175页。

〔3〕 (清)徐大椿：《医学源流论》卷下《名医不可为论》，载于刘洋主编：《徐灵胎医学全书》，北京：中国中医药出版社，1999年，第156页。

参加科举考试的士人刘佳，病已垂危，监考官宫保陶云汀[1]（后简称“陶宫保”）与李氏有旧，故先给其介绍了病情：“惟有内帘刘令，据监试禀称亦于初六日得病，今已垂危，恳请让伊出场就死，因其并未阅卷，姑勉准之。因先生高明，或能起死回生，亦大阴德，且吾亦同病相怜之意也。”这时，李冠仙的反应是：“闻其病实已不治，治之无益，徒损贱名。”陶宫保不得不反复劝说，首先是撇清了医生的责任，“此等病治之不效，岂复能归过于先生”，而后又称赞病人的文采，希望医家看在为朝廷举贤才的份上勉力一治，“看文章面上请去一看何如?”李氏不得不答应，但在当晚二更见到病人以后，发现病人“大汗如雨，面白如纸，二目直视，牙关紧闭，喉中痰涌，口角流涎，全不知人事矣。使仆探其下体，则囊缩遗尿”，于是说：“此死在顷刻，尚何治为。”然后就打算辞去。其时恰好遇到病人的仆人回来，便苦苦跪求医家，李氏感其可怜，且有碍于陶宫保的面子，终于同意诊脉处方。返回时已经三更，见陶宫保仍在等待，于是向其详细解说。第二天病家来报，病人苏生矣[2]。

在这个案例中，医家因为病情极其危重，为免责而多次拒绝出诊，最终接诊以后仍然不忘强调如病人不治，“勿谤予也”。可见明清医家在选择病人的时候，避免承担风险与责任的考虑影响重大。在该例中，医家是看在陶宫保的情面上才出手援救，清晰地表明了人情请托在求医一事中发挥的极大效用。更有趣的是，病人刘佳（号眉士），先任奉贤县令，医者李冠仙曾经去拜访过一次，但在其改调溧水县后，便不再与医家有任何往来。李冠仙对此似乎略有腹诽，认为此人“似乎于情较薄，不似宫保之卷卷不忘也”。这是因为通过人情关系请医，其要点在于良好关系的维持和人际网络的扩展，只有当事各方都遵循人情的法则并且予之积极维护，这一机制才能长期保持良好运作。病人刘佳在事后并没有对医家进行足够的人情回报，也就将这一次请医变成了李冠仙和陶宫保之间的事务，在李氏看来不免有些人情淡薄，故忍不住发了一点牢骚。最后，医者还是通过医家仁民爱物的道德自诩，给自己找到了一些开解：“然闻其所至，爱民颂声载道，夫虽薄于我而厚于民，则亦不负予之救之也。”

---

〔1〕 宫保是明、清各级官员的虚衔，常附于官员姓名之后以示尊敬。道光五年（1825）夏秋之交陶云汀抚苏适办海运，莅金陵监临乡试，患疟疾，多医医治无效，后经李冠仙诊治而愈，故与李氏交好。

〔2〕 （清）李文荣：《仿寓意草》卷上《刘眉士治效》，载于孔沈燕、李成文主编：《寓意草、仿寓意草合编》，郑州：河南科学技术出版社，2018年，第143－145页。

利用人际关系机制求医，对病家自身所拥有的社会资本的要求较高。对于士绅阶层来说，他们原本就拥有较为丰富的地方人际关系网络资源，而读书、科举、出仕、诗文酬和等社会活动又使其能够在一定程度上克服地域限制，在更大的地理范围内了解和延请名医；同时在人情交往过程中，他们也更有能力以多种方式支付不同类型的医疗成本，维护较高质量的医疗人际关系。有关明清江南士绅阶层请医方式的研究已经非常丰富。如蒋竹山通过对晚明江南士绅祁彪佳的医疗日记的研究得出结论说，明清士绅阶层主要通过亲友或者医生朋友的推荐去寻找优秀的医生：祁彪佳自己就拥有很多医者朋友，如王金如、何芝田、王九韵、程尔葆、孙越阳、橘公兄（具体身份不详）等，何芝田不仅帮祁彪佳诊脉，还常陪名医张景岳至祁府诊治；祁彪佳有时亦会向朋友推荐他所认识的医者，如崇祯十二年（1639）正月初三，祁彪佳写信给一汪姓朋友推荐名医张景岳，崇祯十三年（1640）向朋友袁与立推荐张景岳〔1〕。祁彪佳是致仕官员，颇有文名，在地方广泛参与公共事务和慈善事业，交友广泛，拥有这样丰富的医疗资源关系网络并借此请医并不稀奇。对于普通民众来说，其人际关系网络主要分布在自己的亲族、朋友和近邻的范围内，能够提供的信息和人情交往的支持比较局限，但如果恰好能够在有限的人际关系网络中找到优质医疗资源，则人际关系机制可以帮助病家克服一些求医的经济成本，获得精英医者的救助。如吴楚一位朋友的弟媳病重，但其家甚为贫困，无力延医，又担心一般时医不能治好，故哭求吴楚诊治。吴氏推脱不得，于是出手援救，其间还给病家借出人参六钱〔2〕。孙一奎也记录了一个案例，病人是孙氏的朋友雉城顾乡宦门下竹匠妇，病情危重，病人的丈夫趁孙氏寓居顾宅的机会，请托孙氏仆人孙安，方请得孙一奎亲自出手救治〔3〕。这两个案例中，病人或是面对巨大的经济障碍，或是同时面对经济和阶级障碍，但都通过人际关系网络获得精英医家的救助。

上述数案均是特例，因为普通平民不可能拥有祁彪佳那么好的社会资源，也未必有这么好的运气可以在自己的人际关系圈子里直接找到吴楚和孙

〔1〕 蒋竹山：《疾病与医疗——从〈祁忠敏公日记〉看晚明士人的病医关系》，载于《疾病的历史研讨会论文集》，引自：http://www.ihp.sinica.edu.tw/～medicine/conference/disease/chusan.PDF(2010年3月14日)。

〔2〕 (清)吴楚：《吴氏医验录全集》，李鸿涛、张明锐、贺长平校注，北京：中国中医药出版社，2011年，第48-49页。

〔3〕 (明)孙一奎：《孙氏医案》卷一《三吴治验》，载于韩学杰主编：《孙一奎医学全书》，北京：中国中医药出版社，1999年，第746页。

一奎这样的名医。多数情况下，普通平民对人际关系机制的利用主要是在获取有关信息和选择求医对象的环节，加上他们缺乏以非经济手段(比如为医者撰写酬谢诗文或者为其介绍优质的客户)提供酬谢能力，如果不是遇到了愿意提供慈善救助的仁医，或者碰巧与医者具有极为紧密的亲友关系，其请医过程还是需要按照市场规则进行付费。

(二) 市场机制

明清江南地区的医疗资源供给水平甲于全国，只要病家能够支付得起，完全可以借助市场购买的方式，自行去开业的医馆挂号看病或者请医上门。病人当然也可以选择慈善医疗机构，但对于处在较高阶层的病家来说，慈善性的诊所不是首选，如史典《愿体医话》所说："然或诗书子弟，素封后人，一时落魄，而故旧满目，体面犹存，不肯入药局当施舍二字，隐忍而不赴局者有之。"以至于史典不得不设法曲意体贴，在其医馆门口书写：

> 人之最苦，无如疾病，呻吟痛楚，非药莫愈。夫病不患无良药，而患无良方，每见药饵误投，反增其病。愚久怀送药之心，因无送药之力，数年以来，自五月起至九月止，延请名医，分暇半日，诊病切脉，内外大小，对证立方奉送。但诸公就视，非为省其医资，庶可免于错误。如肯惠然而来，每日午前接教[1]。

将送药改为送方，并且将重点落在避免庸医犯下的错误之上，而绝口不提慈善施舍，以打消这些人的顾虑。总体而言，由于明清江南地区普遍较高的社会经济水平和医疗资源供给水平，士绅阶层和平民阶层可以从医疗市场获得的医疗服务质量还是较高的，在明清江南著名医家的病案中出现了很多平民的医疗记录，足以说明这一情况。虽然士绅阶层的求医主要会借助人际关系机制实施，但他们也会在市场上购买高质量的医疗服务，只是在选择倾向上略有侧重而已。如果病家是居住在乡村的中农以上家庭和中等收入以上的城镇居民，市场模式便是最优先采取的求医方式，下面两个明清江南名医的病案可以提供一些证据。

---

〔1〕 (清)史典：《愿体医话·医话十二则》，重庆堂藏版。

首先是明代新安名医孙一奎的《孙文垣医案》[1]。孙一奎，字文垣，号东宿，别号生生子，安徽休宁县人，生活于明代嘉靖至万历年间。孙氏习医之后，离家远游三十余年，足迹遍及江南各地，为人治病，每有应验，被人称为神医，名声远播。其子泰来、明来和学生余煌，整理了孙一奎生前医案，按地区分类，编成《三吴治验》《新都治验》和《宜兴治验》，合订为《孙文垣医案》共 5 卷。孙氏虽然自认儒医，但以医为业，而且长期游历于三吴之地，所以其主要的身份是一个开业医，虽然间或也为族人提供医疗服务，但不能算是典型的族医。在《孙文垣医案》中共记录了 398 案，其中在徽州地区的行医记录归入卷三、卷四之《新都治验》，共 89 案。在所有医案中，病人是医者的亲族或者亲族的仆人等情况合计 59 案，这些病案我们姑且认为是孙氏在履行其族医的责任，其余都是孙氏作为一名业医所承接的病例，其中孙氏经由亲朋好友推荐出诊行医的记录一共 62 案，没有记录医家与病家具有何种关系或者表明经过了朋友介绍等情况共 277 案。这样看起来，在孙一奎的职业活动中，约 85％的案例都是市场行为，其中又有近 82％的案例是病家自行上门购买医疗服务的情况，这应可说明在孙一奎的职业生活中市场模式占据了最主要的地位。

第二个例子是清代新安名医吴楚的《医验录初集》[2]。吴楚，字天士，清康熙、乾隆年间安徽歙县澄塘人，家世业医，其高祖是明代名医吴正伦，受当时太医的陷害致死。吴氏世代书香门第，吴楚青年时致力于举业，在康熙辛亥年(1671)为了救治祖母的疾病开始习医，到康熙辛酉年(1681)秋闱再次落第，受到友人和家人的鼓励正式开业，但其仍然汲汲于科举，在病案中多次出现为准备应试而谢绝病人的记录。吴楚的身份应该属于兼任的族医，他在为族人出诊的时候有可能收取费用较少或者不收费，主要业务收入来自自家的田产和族外病人的收费。我们考察的资料主要是《医验录初集》，共收录病案

---

〔1〕 (明)孙一奎:《孙氏医案》,载于韩学杰主编:《孙一奎医学全书》,北京: 中国中医药出版社,1999 年。

〔2〕 (清)吴楚:《吴氏医验录全集》,李鸿涛、张明锐、贺长平校注,北京: 中国中医药出版社,2011 年。吴楚在《医验录初集》凡例中介绍了写作的目的:“录之以自考验,而非有意立案以示人也。”他始终将行医视为正业(举子业)之外的兼业,记录医案笔记又有承袭了凡先生用功过格的目的在,正式出版的医案只是选取了自己日记中疑难而较易犯错的病例。吴氏又认为,医案记录不能仅仅注明是某病、立某方、用某药,而是要在闲处着紧,方能发现疾病的缘由本末,以及治疗过程当中的对错,所以尽可能详细记录这些病例的缘由始末,也不对医病间的问答质疑多做修饰。所以吴氏医案远较孙氏医案内容丰富,提供的信息也更多。

110余案。吴楚出诊的类型有为自己的亲族诊治约30案,为朋友诊治或者经由朋友介绍出诊共50余案,吴楚作为开业医被邀请出诊的31案。在所有与亲族相关的病例中,仅有2例是族人直接拜托吴楚医治并且专任之,还有一案是吴楚自己的母亲病重,因为吴楚不相信所谓名医所以自行诊治,其余的病例均有在延请吴楚之前之后另外延请医者的记录。据吴楚自序所说,尚未正式开业之前亲友们对他并不信任,往往是等到疾病危急,群医束手无策之时才会请他,不少不过姑且一试罢了。但《医验录初集》主要记载的是吴氏正式开业后自辛酉到癸亥年两年内的病例,此时吴楚已经广有医名,据其友人汪舟序言所说,是多有神效,所以从本乡到郡外都有大量病人闻名而来;在这种情况下其族人仍然不把他当作求医的首选,也很少专任之,而是会从市场选择近便之医或名医。在所有与朋友相关的案例中,有7个案例是因为朋友对吴楚的医术极为信任,故直接邀请或者代替病家邀请吴楚诊治并专任之,还有一位是吴楚儿子的业师,故吴楚主动包办对他的全部治疗,其余病例也均有在之前或者之后另外延请医者的记录。在这些记录中,延请的医者有时医、市医、名医等不同称呼,根据吴楚的描述,绝大部分都是病家自行在市场上延请的医者。所以,根据吴楚《医验录初集》,87%的病例都有从市场上自行购买医疗服务的情况,在仅有的14例非市场化的求医行为中,还有4例是因为紧急时无他医可求。这足以说明在吴楚的生活环境中,病人最主要的求医方式还是市场模式。

那么,市场机制下的具体求医行为模式是怎样的呢?据祝平一的研究,明清时期一般病家请医最主要的依据是"声望或口碑"[1],即根据医生的声誉来判断其专业水准的高低。这里所说的"声望或口碑"与其在人际关系机制中的作用,既相互关联又存在一定的差异。下面以《金瓶梅词话》第六十一回为例,在这一回中先后出现了4位医者,分别是:任医官,其为官医且与病家一直保持着紧密的朋友关系,是依托人际关系网络请医;大街上胡太医,与病家没有直接联系,是凭借一般市场声誉请医;东门外赵太医,虽然是家中伙计推荐,但其所依据的不过是该医的一般市场声誉和自家一次成功治疗的孤例;何老人,本无口碑可言,由病家朋友推荐,也是依托人际关系网络请医。在这4个医者中,任医官和何老人与病家具有较紧密和稳定的人际关联,专

〔1〕 祝平一:《药医不死病,佛度有缘人:明、清的医疗市场、医学知识与医病关系》,《"中央研究院"近代史研究所集刊》,2010年第68期,第1-50页。

业水平相对有保障，虽然在这个病例中未能建功，但也赢得了病家的长期信任。胡太医治疗无效也就失去了病家的信任，后面直到第七十九回西门庆病重多方延医无效才被再一次请来一博运气。赵太医的故事最为有趣，他因为营造了一定的市场声誉以及碰巧治好了韩伙计家人的疾病而被推荐，但在诊视之后因为不能解说病情、药理而被病家识破，被赶走之后何老人进一步揭露了他欺世盗名的真相。这说明明代病家请医多种途径并行不悖，在对医者水平进行判断时也是市场声誉、人情推荐和自家辨识并重。

在范围较小且关系密切的社区，如乡村、小镇和城中的某个坊巷，以及联系紧密的亲缘群体和朋友群体中存在着一种日常性的信用，在其中医生的声誉与其人际信用几乎是重合的；而到了较大的市镇、城市，又或者医家与病家之间无法建立有效的人际关系网络，病家即便从亲友口中听到有关某位医者的评价，亦不过是对市坊传言的转述，其可靠性就大打折扣了，这时实际发挥作用的就是医者的市场声誉。市场声誉建立在一定空间范围内的公共生活的基础之上，固然也依赖特定的人际关系网络传播，但传播市场声誉者并不需要为其内容的真实性提供担保，这就与直接向亲朋近邻介绍推荐医者所产生的“口碑”存在一定的差异。于是，对于病家来说，就形成了在家乡选择放心的医生容易，在异地寻找可信赖的医生很难之局面〔1〕，其中最重要的原因就是在家乡尚可以借助日常信用而在异乡则主要借助市场声誉。

依照常理来说，在市场之上选择医生首先需要考虑的是所请医家是否“合格”，但前面已经说过，明清江南地区(全国范围内亦然)的医疗市场上缺乏一种普遍有效的公共规则(这需要用国家力量予以保证)来界定医生的专业资格，而地方社会的对医者之执业资格的认定标准的边界比较模糊和灵活，它是与医学专业知识、主流文化观念和地方社会的组织结构紧密关联，并通过医家主动根据不同时空条件的限制和要求而建构与经营出来的。在明清江南的相关文献中，可以看到各种专业与业余、正规与另类的医者都活跃于医疗市场之上，而病家请医则完全由自己决定，换言之，只要能够支付费用并且愿意信任，病家可以选择任何一种在市面上可见的医者就医，他们的困难是在这个市场上找到更好和更适合自家的医生，而无须顾虑这个医生是否拥有合法资格。

---

〔1〕 邱仲麟：《医生与病人——明代的医病关系与医疗风习》，载于余新忠、杜丽红主编：《医疗、社会与文化读本》，北京：北京大学出版社，2013年，第332页。

其时民间病人市场择医行为最突出的特点是迷信名医，如明肖京批评说：

> 予观今之求医者，率以有时名者为重。初不计其书之读不读，脉之明不明，谓之时医、福医、名医。一承权贵所举，辄凭治疗，虽杀其身，委命无怨[1]。

清代新安医家吴楚也在他的医案中多次提到病家迷信所谓名医的案例：一病人虚证，吴楚处方建议用参，与病家的认知相悖。这时其邻里群起而劝之曰："必须往见名医，不可儿戏。"病家于是典卖家财，往见名医。这个案例中还有医家诊断和处方与病家的认知差距太大，故而引起病家怀疑的情节。在另外一个案例中，病人是吴楚密友的亲属，且在吴楚的治疗下已经接近痊愈。但因为恰好碰到某名医路过，病家于是便请来一看，而该名医完全否定了吴楚已经生效的原方，这时旁人劝说道："名医谅不差，姑服试之。"结果两剂之后病情复发，才赶紧换回吴楚的处方。最后，病家向吴楚感叹说："今而后知骛名之为害也。"[2]到了晚清，这种情况仍然十分严重，如《医界镜》第十九回说道：

> 现今医界坏极，可靠的人，竟自不多，而病家请医，又全是外行，以耳为目，不问其人之实学如何，治效若何，只要听得名气响的，便请他施治。及至服他的方子无效，不怪医者之贻误，反说已病之难医[3]。

在明清的医疗市场上，名实相符的名医毕竟稀缺，即使病家都想延请名医，且不必考虑费用的因素，也并非都可以请得到名医。如崇祯十六年(1643)十一月五日，祁彪佳同朋友翁艾弟入城至止水庵，邀王施仁、忍衣师诊脉，其原因是前一日邀请医家时，其以风雨辞请；同月二十三日祁彪佳又在朋

---

〔1〕(明)肖京：《轩岐救正论》，北京：中医古籍出版社，2015年，第523页。

〔2〕(清)吴楚：《吴氏医验录全集》，李鸿涛、张明锐、贺长平校注，北京：中国中医药出版社，2011年，第83、105页。

〔3〕(清)儒林医隐：《医界镜》第十九回，清光绪三十四年(1908)铅印本。

友陆三应、邹汝功及季超兄的陪同下，再次乘舟赴止水庵邀王施仁诊药[1]。即使是面对祁彪佳这种在经济、社会地位和名气上都处于高位的士绅，名医也可以拒绝延请，而病家则不得不移驾相就，充分反映了请名医之难。又据《清俗纪闻》记载，江南地方的名医(主要是官医和儒医)不仅收费较高，还有很多收起店招不再对外开业，“只医治极其熟悉之亲近知音者”[2]，这也给病家请医设置了障碍。另外，名医常常态度恶劣，如清李福祚所说：“惟观今之名医，趾高气盛，不耐烦劳。”[3]想要克服这种困难，病家可以依靠的市场手段就是付高价。如《续名医类案》“抚州铜客病痢甚危，悬五十金酬医。太学生倪士实授一方，用当归末、阿魏丸之白汤送下，三服而愈”[4]；《清代名医何书田年谱》记录说“有海宁硖石镇蒋春园者，进危疾，介吴姓友携佛银八百(约合银五百两)为聘”[5]。这都是试图通过高价购买的方式来获得优质医疗资源。这两个案例都获得了成功，但类似的商业手段对于某些狷介的名医却有可能适得其反，如《清稗类钞》中“颜某脉案”故事：扬州富豪魏某病重，令使者奉五百金去聘请高邮医者颜某，而颜某的反应是：“谁贪汝金者！”使者后来是诉诸医者仁心之说并答应唯医者之命是从，颜某方才答应出诊[6]。对于这种情况，病家如果能够利用人际资源来请医，往往效果更好。

(三) 补充医疗与慈善救济机制

处于贫困状态的城镇底层百姓和生活在偏僻乡村地区的贫困农民通常不具备充足的社会资本，更难以承担正规医疗市场的价格压力，支付能力是他们求医的首要限制条件。底层平民可选择的医疗资源极其有限，大致包括乡村草医、走方游医、各种补充医疗从业者(包括三姑六婆和巫医)、驻守乡村的开业医生或乡村药店，以及社会慈善医疗救助等。

明清江南底层平民的医疗状况是极为凄惨的，清初扬州医者史典描述说：

---

〔1〕 (明)祁彪佳：《祁彪佳日记(下册)》，张天杰点校，杭州：浙江古籍出版社，2017年，第706、709页。

〔2〕 (日)中川忠英：《清俗纪闻》，方克、孙玄龄译，北京：中华书局，2006年，第200页。

〔3〕 (清)赵术堂：《医学指归》，北京：人民卫生出版社，1988年，“李福祚序”。

〔4〕 (清)魏之琇：《续名医类案》卷十一，清文渊阁钦定四库全书本。

〔5〕 何时希：《清代名医何书田年谱》，上海：学林出版社，1986年，第36页。

〔6〕 (清)徐珂：《清稗类钞：第九册》，北京：中华书局，1986年，第4164－4165页。

至若贫人，以身觅食，一朝染病，不但医药无资，甚且饘粥莫继，病愈沉重，心愈焦劳，往往延挨莫救，与言及此，为之堕泪。……余闻之愤激，邀医同行，令仆从肩药，并带药引等类，每至一村，几无烟火，推柴扉虚掩，守犬空鸣，召人诊视，方扶携而至，皆蓬头垢面，蹙頞呻吟[1]。

史典所描述的场景可能比较极端，在前面第四章医疗成本部分我们曾经引用了清代余治对同治年间无锡乡村医疗状况的一段描述，可以看到乡村地区并非完全没有任何医疗资源，如集场上就开设有药店可供贫苦乡民求医问药。但即使是这种位于正规医疗市场最底层的集场药店，在请医费用和交通费用方面仍然会给贫病之家造成极大的经济压力。所以病家在有病时不会马上去就医，直到病情严重不得不请医时往往已经回天乏术。而且这些基层医疗服务机构质量极为低劣，医不能对症处方，药不能地道精制，即使病家克服种种困难求得医药也无济于事[2]。为了获取较高质量的医药救助，他们往往需要付出极大的代价，清代杭州府仁和县士人沈赤然记录了一个故事："尝途次见一妇人与小女子相持哭，询之以夫病无医药资，鬻此女于富家成券矣。君恻然，即倾橐如其鬻之，直以与之去，其夫疾寻亦瘳，至今尚一家完聚。"[3]在这个案例中的病家十分幸运，遇到了好心人救助，但多数底层贫病之家可能都不得不面对家破人亡的命运。

底层平民可以承担的医疗救济主要由地方草医和走方游医提供，这是民间社会自发形成的对正规医疗市场的补充。但这种补充医疗提供者一方面在专业水平上有一定缺陷，另一方面也很难获得"专业医者"的社会身份。乡村草医一般没有机会接受正规的医疗教育，主要是依靠在生活中积累下来的单方、验方和地方性、民族性的草药知识为人看病，可以处理的医疗问题十分有限[4]。不仅正规医家不将其看作同行，乡邻们也未必认为他们是真正的医者，而更多将其看作自己生活社区中具有多种综合知识和能力的"能人"，会在日常生活的多个方面向他们求助，如看风水、主持各种礼仪活动等，并不

〔1〕(清)史典:《愿体医话·医话十二则》,重庆堂藏版。

〔2〕(清)余治:《得一录》卷十六《各乡送诊施药说》,同治八年(1869)苏州得见斋刻本。

〔3〕(清)沈赤然:《五研斋文钞》卷十《候选训导例封文林郎高君观海传》,清嘉庆刻增修本。

〔4〕邱国珍:《中国民俗通志·医药志》,济南:山东教育出版社,2005年,第159-160页。

仅限于医疗[1]。走方游医则是专门游走于城乡之间以医疗为主业的群体，其活动范围虽然不限于缺医少药的穷乡僻壤，但在这些地区更容易获得顾客，在前面已经详细介绍了走方游医如何利用低廉的价格和特殊的医疗手段来适应底层民众的医疗需求，以及他们在传统社会秩序中的边缘化身份对其"专业医者"形象造成的损害，这里不再赘述，只对走方游医与正规医疗市场的关系做一些补充讨论。在偏僻的乡村，走方游医主要采取走乡串户的方式寻找顾客，一旦进入乡间的集市或者城镇地区，则也会去借助地方市场机制来推销自己的服务。如清范祖述在其《杭俗遗风·备考类》中描述杭州梅花碑街区遍布各类摊贩营业，其中"摆列医、卜、星、相，及捉牙虫、卖草药、糖色果点各式摊场"[2]。可以看出，走方游医会进入城镇市场区域营业，却是与兜售日常消费品的小商贩和各种江湖行当为伍，不会与正规医疗的市场机构如医馆和药馆形成直接的竞争关系。

对于富贵之家，医疗成本不会对其构成严重的经济负担，所以即使疾病症状轻微，病家也会积极寻求治疗。而贫苦百姓患病，要么自己做一些简单医疗处理，要么寻求补充医疗从业者的救治，但正如前面已经说过的，补充医疗服务在专业质量和社会形象方面都存在着诸多问题，并不能完全满足他们的医疗需要。当疾病因为病家的忍耐、拖延，或者经由补充医疗从业者治疗无法得到控制，病情发展到极其严重、不得不治等状况时，病家便会尽可能地转向正规医疗服务者求助，又因为乡村地区基层市场化的医疗机构的专业质量往往并不足以解决问题，在明清民间医疗慈善发展比较好的地区，社会底层的贫病之人就会逐渐沉淀到原本就已经十分拥挤的慈善医疗机构当中，去争取这种质量较高但供给量严重不足的医疗资源。下面以清代江南地区底层民众的眼病医疗状况为例进行说明。

颜宜葳等的研究指出，清末江南教会医院求诊的绝大多数病例都是慢性病，其中又以眼病的比例最高。1844 年 2 月在上海县城的大东门开设的教士医学会旗下的仁济医馆并不是眼科医院，但开始的 3 个月中眼科病人却达到 63%之多，到 1850 年逐渐降至 27.5%；宁波浸礼会医局从初创时（1843 年 11 月）至 1857 年年底，收治眼科病人的比例逐步增高，1851 年达到顶峰

---

〔1〕（俄）塔塔林诺夫：《中国医学》，张琨等译，载于曹天生主编：《19 世纪中叶俄罗斯驻北京布道团人员关于中国问题的论著》，北京：中华书局，2004 年，第 416－453 页。引文见第 430－431、448 页。

〔2〕（清）范祖述：《杭俗遗风·备考类》，1928 年杭州六艺书局本。

48.5%。研究者指出，眼科疾病之所以在早期教会医院中占据了较高的比例，并不是因为中国传统医学缺乏对眼病的认识和有效的治疗方法，而是因为慢性眼疾本来就是底层民众最常见的疾病类型，且教会医院收治的绝大多数病人来自社会较低阶层，他们“平素缺医少药，生活水平低下，故感染频发又得不到及时的治疗”，平时有病多半只能听天由命或依赖于医药业的慈善义诊，最后便逐渐沉淀到具有慈善性质的教会医院当中[1]。

由于支付能力上的限制，一般情况下底层平民与优质医疗资源是绝缘的，他们获得高质量医疗救助的唯一机会，就是接受地方社会提供的慈善医疗救助了。明清时期江南地区的民间慈善机构发展比较兴盛，如 1636 年六月晚明士人祁彪佳就集合同为地方士绅的多个朋友，与当地有名望的十位医生签署了协议，共同主持药局，医生需轮流当值，为底层平民提供医疗救助，据称拯救了一万多人的生命[2]。清代中期以后江南地区大量出现的医疗慈善机构，如杭州济仁堂、余治等在无锡建立的药局和同善会等，也都会尽可能地延请名医主理，或者至少是与正规的医馆、药馆签订协议，为贫病者提供质量较有保障的医疗服务。但总体而言(第四章有详细讨论)，社会慈善医疗救助的覆盖率实在太低，且多数具有地区、籍贯、宗族身份等限制，其所能够提供的医疗服务无法满足民间的医疗需求。

三、求医行为的演进

(一) 求医行为的常规演进

如果暂时忽略明清时期士人和儒医对职业医生(包括市医和业医)概念的污名化，把各种类型的医者都看作社会分工系统中的不同分支，就会发现，病家在不同医者群体之间的转换和选择不过是在内、外环境的约束之下想要解决自身健康问题的尝试。疾病自身的发展演变所带来的压力，不断地修改和塑造着病家对求医活动之成本与预期收益的判断，从而决定了他们在不同

〔1〕 颜宜葳、张大庆：《中国早期教会医院中的眼病与治疗》，《自然科学史研究》，2008 年第 2 期，第 179 - 202 页。他们研究利用的教会医院报告来自 1835—1870 年广州、澳门、上海、厦门、宁波、汉口、北京等七个地方。

〔2〕 梁其姿：《面对疾病——传统中国社会的医疗观念与组织》，北京：中国人民大学出版社，2012 年，第 166 - 167 页。

的具体情况下选择某种具体的行动方案。但只要医疗这一核心目标没有发生偏移，前述各种不同的途径与模式在任何一个具体的求医活动中往往会交织在一起，从而呈现出某种演变模式。

我们对孙一奎和吴楚医案中记录较为详细的病案进行了分析，发现病人请医过程的演变具有一些共同的特征：在疾病初发时，病家请医的选择依据主要是病人对疾病性质的判断、自家请医的能力和外部医疗资源供给状况等，病家会选择自认为最为合适和最为便利的医疗；如果初次请医的治疗效果不佳，请医的行为便会升级，具体包括不断换医、请多医会诊、延请名医等，升级的顺序基本遵照地方社会具有共识性的价值阶梯向上，升级的限度取决于病家的成本支付能力；如果经过多方治疗无效成为痼疾，又或者病人已经危在旦夕，部分病家会接受命运放弃积极求治，但也有部分病家有可能突破地方性的常规做法，转向由正规医者或补充医疗从业者提供的非常规的医疗手段，做最后一博。

吴楚医案中有一个非常典型的病例：病儿是吴楚的侄儿，四岁，发热三四天，最初延请"就近幼科"诊视，用柴胡、防风、贝母等无效，于是就前去"名幼科处视之"，吴楚检视其所开处方，认为有误，但病儿母亲不知药性，又坚信名医，遂坚持在该医之处治疗。迁延将近二十天，病儿依然不治，人已骨瘦如柴。吴楚不忍，前往曰："名医八日即不效矣，再待我为尔治之何如？"直到这种情况下，病家方才请其救治。在吴楚《医验录初集》中一共记录了 6 个儿科病例，有 5 个是先请幼科，除前面这个案例之外，还有 1 例也是先请附近幼科不效，后接名幼科诊治；另 1 例病儿父亲是吴楚较为亲近的朋友，其先请近便幼科治疗，因为诊断处方错误病儿几乎不治，被吴楚发现后主动介入而得救。在另外一个病例中，病人是吴楚胞妹，产后发热，病家先接邻近女科医治不效，之后请吴楚来诊视，因为病情极为凶险，吴楚又主动邀请当地名医余迪兹共同会诊，在两人精诚合作下治愈[1]。这些案例发展的过程都基本遵循着病家请医逐步升级的演进过程，从案例中患儿用药以及有能力延请名医的情况来看，病家的经济水平应该都属于中上阶层，所以这种循序渐进的方式应该不是由于经济压力，而是一般人家请医的常规考虑。

对于普通病家来说，选择好医生固然重要，但医疗成本也是不得不考虑

---

〔1〕 (清)吴楚：《吴氏医验录全集》，李鸿涛、张明锐、贺长平校注，北京：中国中医药出版社，2011 年，第 103－104、31、69、95－97 页。

的因素，之所以循序渐进的请医也是无奈之举。他们请医的原则是就近与就便。

在《医验录初集》中，明确提到首先选择延请附近医者的地方有 8 处，另外还有 10 个延请吴楚的病例被标明家住“里中”(既有上门出诊也有赴馆求诊的情况，具体记录不详)，也可以算作是就近请医。这些病家的经济状况明显都不是很好，首诊就近请医很可能就是为了节约请医的成本。明确说“乘便”请医的地方有 35 处，其中包括恰巧遇见名医路过或寓居该地乘便请之、附近有人家请名医顺便请来一看等情况；另外还有 4 个案例是同闱科试的同学突然发作重症，不及延请他医，故吴楚不得不出手相助[1]。在所有“乘便请医”的案例中，只有 3 个案例是因为病家经济十分拮据，无力承担邀请名医的费用，所以趁附近其他人家延请名医的机会请医。根据后期病家对药物使用的态度上进行判断，其他病家基本上没有太严重的经济困难，如其中有 20 例使用了人参等贵价药物，有 16 个案例病家邀请了不止一位医生(其中包括名医)参与诊治。所以乘便请医，应该主要不是因为请医成本的问题，而是因为社会优质医疗资源总体偏少，所以病家即使愿意支付请医费用但仍然很难邀请到这些名医及时出诊，所以才会借助医家已经出诊到附近的机会请其前来顺便一看。

但乘便、就近请医通常会在医疗质量上做出一些牺牲，吴楚本人经常被乘便和就近延请的情况很能说明问题。在《医验录初集》记录的两年间，吴楚虽然已经正式行医，但其本人仍然以科考为主业，还经常会因为准备科考而谢绝出诊的邀请，所以集中的案例大多数都是吴楚的亲族和朋友，以及部分通过这些亲朋介绍而来的病人，从医疗市场自行择医而来的病人，即与吴楚不是亲友关系也没有亲朋转介而来的病人，不过十七八人，病案中还出现了很多个在吴楚诊治之后又有旁人劝说病家“邀请名医”的例子，这说明吴楚在当地的普通民众中并不具有很高的市场声誉，不过是一位略有名气的业医而已。虽然他的朋友汪舟在《医验录初集》序言中称其正式开业行医之后，多有神效，所以从本乡到外郡都有大量病人闻名而来，但此话很有可能是为了宣传而进行了夸张。

---

〔1〕 以上案例相互之间略有重叠，如既有乘便又有就近请医的病例就有 3 个；次数统计也无法做到精确，如有一个案例病情严重且多医治疗无效，故该病家只要有机会听闻附近有医者到来，都会“乘便”请医上门，具体数目不清。(清)吴楚：《吴氏医验录全集》，李鸿涛、张明锐、贺长平校注，北京：中国中医药出版社，2011 年，第 127 页。

如果病家是富贵之家或者病情比较危急，就有可能从一开始就延请名医，而且请医的数量也会随着病情的严重程度而增加。吴楚医案中一开始就延请名幼科的两例，都是因为发病就十分严重（一例高热七日不退，一例浑身浮肿且阴囊肿胀发亮），二来也是因为这两个病家的支付能力较好。孙一奎医案中也记录了多个类似的病例，如湖州当地望族沈氏夫人妊娠腹痛昏厥五日，于是当地名医"无巨细悉任之"；郑都谏春寰公长子，四岁患痘，稠密烦躁，热盛不退，有不治之势，所以遍请当地幼科和治痘名家[1]。遭遇疑难病症时，富贵人家还会同时邀请多医会诊，令其互相辩难，以在其中找到最合适的办法[2]。在请多医会诊的过程中经常会出现一些问题，首先是各个医家意见不统一，互相攻讦，结果病家往往无所适从。明代名医张景岳就批评说：

> 倘不知此而偏听浮议，广集群医，则骐骥不多得，何非冀北驽群？帷幄有神筹，几见圯桥杰竖？危急之际，奚堪庸妄之误投？疑似之秋，岂可纷纭之错乱？一着之谬，此生付之矣。以故议多者无成，医多者必败。多何以败也？君子不多也[3]。

前述孙一奎"郑都谏公子痘"一案中，当孙氏到达病家时，湖州治痘名家如慎氏、王氏、茅氏以及铜壁山人黄桂峰全都在座。因为孙氏的诊断处方与众不同，在座诸公全部持反对意见，只有黄桂峰一人赞同，最后病家听从大家的意见更改了孙一奎的处方，险些导致病人不治。在另外一个案例中，由于孙一奎对吴人最所笃信的名医王后山的处方提出了批评，旁人说道：这位名医如果遇到有议论其方案的，"辄面唾之"。而孙氏反应也不示弱，笑曰："渠是而议者非，则当唾人；渠非而议者是，是自唾且不暇，何暇唾人。"[4]吴楚在行医时也常常面对这种情况，他在治疗一位亲族尊长的过程中，反复遇到多位医生相互意见不同、病家张皇失措的情况——"每投药之际，辄如此辩论一

〔1〕(明)孙一奎：《孙氏医案》卷一《三吴治验》，载于韩学杰主编：《孙一奎医学全书》，北京：中国中医药出版社，1999年，第735、736页。

〔2〕邱仲麟：《医生与病人——明代的医病关系与医疗风习》，载于余新忠、杜丽红主编：《医疗、社会与文化读本》，北京：北京大学出版社，2013年，第334页。

〔3〕(明)张景岳：《景岳全书》卷三《道集·传忠录(下)·病家两要说》，载于李志庸主编：《张景岳医学全书》，北京：中国中医药出版社，1999年，第920页。

〔4〕(明)孙一奎：《孙氏医案》卷一《三吴治验》，载于韩学杰主编：《孙一奎医学全书》，北京：中国中医药出版社，1999年，第740页。

番，几欲呕出心肝”[1]。其次，多医会诊之际，医家往往会遵循一些潜规则，如在群医汇聚的时候，要谦和尊老，不要轻易与其他医人争辩，之中如果有领头之人，尤其不可攘夺，以免招怨谤[2]。遵循此条戒律的医者在遇到前述如王后山那样盛气凌人的名医，恐怕是不会以病家为重去据理力争的。清初医者史典也指出了群医会诊的弊病：

然近日又有一种时弊，凡遇疾病危险，诸医会集，其中学术平常者，不过轻描淡写而已。识见高明者，若欲另立意见，惟恐招人妒忌，万一不效，又虑损名，瞻前顾后，亦是大同小异了事[3]。

不只是医家有此见识，清代小说《医界镜》中也提道：在群医汇聚的时候，如果医者本领并不高明，因为惧怕承担责任，便不肯违众力争，只是人云亦云，唯唯诺诺而已[4]。《医界镜》本身有借助小说讽喻以开化明智的目的，这说明到清末类似的现象仍然十分常见，故而需要特别向民众提醒，以避免时弊。

由于在明清主流的文化观念中，儒医才是精英医者的代表，所以会有一些士大夫阶层的病人格外推崇儒医。如明代名臣徐有贞曰：

医有儒之称者，谓其儒而医也，儒而医，则其于理必明，于术必精，而存心必正，理明术精而存心正，则必能愈人之疾，全人之生，而不为庸工苟利之行。故医必儒之为贵也[5]。

所以一些高明的职业医家会被冠以儒医的称号以表彰之，如明代浙江开化人金实撰《赠汪彦直序》中提道：“汪君彦直世医也……彦直之祖父暨其昆弟，皆以儒而业医，故汪氏之医甲于衢郡。远近称汪氏必曰儒医，不敢以寻常

〔1〕（清）吴楚：《吴氏医验录全集》，李鸿涛、张明锐、贺长平校注，北京：中国中医药出版社，2011年，第128页。

〔2〕（明）刘纯：《杂病治例》卷首《医家十要》，载于姜典华主编：《刘纯医学全书》，北京：中国中医药出版社，1999年，第468页。

〔3〕（清）史典：《愿体医话·医话十二则》，重庆堂藏版。

〔4〕（清）儒林医隐：《医界镜》第十九回，清光绪三十四年（1908）铅印本。

〔5〕（明）徐有贞：《武功集》卷二《赠医士陆仲文序》，清文渊阁钦定四库全书本。

方枝目之也。"[1]医家的态度更是如此,如清代丹徒儒医李冠仙评价苏州名医叶天士曰:

> 叶氏初学幼科,后学方脉,与薛一瓢同时,而其道不及,惟其人灵机活泼,治病颇有聪明,但究非儒医,所传医案(指《临症指南》)平常,虚字亦多不顺,迥非喻嘉言《寓意草》可比[2]。

其中的褒、贬态度一目了然,李冠仙还记载了两个推崇儒医的病例:第一个是道光五年(1825)二月初一,常镇道台刘载因身有久病未愈,借官署齐谒圣庙行香的机会,向众人公开征请一儒医诊治。儒医李冠仙的一位朋友王惹山于是出面保举,称李冠仙"文名久著,医理更深,惟不悬壶,必须礼请",而后刘道台便专门遣人持帖延请[3]。第二个病例更加有趣,病家是镇江北门外蔡姓世医,而李冠仙当时只是知医而并不行道,所以当病家来邀请之时,李冠仙的反应是拒绝的,而请医之人则声明是因为自家决断不下,所以才邀请李氏前去代为决断,看上的主要还是其儒医的身份[4]。但因为儒医并没有一个标准的身份认证机制,医家读过几本书就可以自称儒医,常常并无专业的培训,所以儒医当中也有很多庸碌之辈。所以,也有很多人指出了所谓儒医群体的问题,如清魏之琇就提到了一位儒医:"邑中有儒医,治病多良方,惟性太执,不知变通。"[5]这种评价尚算是客气的执中之论,清末小说《斯文变相》中提到的民间俗语"处馆带行医,本来就打十八层的地狱"[6],虽然有些夸张,但也可以看出民间社会舆论对儒医的态度与士人阶层存在着一定的差异。

---

〔1〕(明)金实:《觉非斋文集》卷十六《赠汪彦直序》,明成化元年(1465)唐瑜刻本。

〔2〕(清)李文荣:《知医必辨·论金匮肾气汤》,载于孔沈燕、李成文主编:《寓意草、仿寓意草合编》,郑州:河南科学技术出版社,2018年,第211页。

〔3〕孔沈燕、李成文:《寓意草、仿寓意草合编》,郑州:河南科学技术出版社,2018年,第151页。

〔4〕孔沈燕、李成文:《寓意草、仿寓意草合编》,郑州:河南科学技术出版社,2018年,第124-126页。

〔5〕(清)魏之琇:《续名医类案》卷四十四,清文渊阁钦定四库全书本。

〔6〕(清)遁庐:《斯文变相》第一回,光绪丙午(1906)年乐群小说社铅印本。

(二) 超常规的求医选择

前面讨论的都是在正规医疗范畴内求医的行为选择，但在某些特定的情况下，需要突破这一边界，去寻求补充医疗的救助。最典型的例子是社会中上阶层在特定情况下向走方游医和巫医求助。

走方游医游走在城镇的大街小巷或者村社间，面向所有各个阶层的病家，可以随时被喊进家门施诊，有时也会自荐上门施诊。对于底层平民来说，走方游医可以算是正常医疗市场供给的一部分，但对于社会中上阶层的病家而言，走方游医在专业性和安全性方面都存在着一定的隐患，所以并不是他们常规的医疗选择。中上阶层的病家选择走方游医，主要是因为病情疑难或者危重，而其所请的正规医者已经束手无策，不得已的情况下才会行险一博。与此相关的记录甚多，此处仅选录两篇特别有趣的以飨读者。

其一是南宋洪迈的《夷坚志》记载：

> 韩公裔太尉，绍兴中，以观察使奉朝请。暴得疾，太上皇帝念藩邸旧人，遣御医王继先诊之。曰："疾不可为也。"时气息已绝，举家发声哭。继先回奏，命以银绢各三百赐其家。临就木，适草泽医过门，呼曰："有偏僻病者道来。"韩氏诸子试延入。医视色切脉，针其四体至再三。鼻息拂拂，微能呻吟，遂命进药，逗晚顿苏[1]。

其二是《明史・盛寅》记载：

> 初，寅晨直御医房，忽昏眩欲死，募人疗寅，莫能应。一草泽医人应之，一服而愈。帝问状，其人曰："寅空心入药房，猝中药毒。能和解诸药者，甘草也。"帝问寅，果空腹入，乃厚赐草泽医人。

寻求巫术治疗的情况略为复杂。考诸明清史料，江南社会各个阶层都有求助巫术医疗的行为，更有很多"吴俗信鬼不信医"之类的记录。邱仲麟认为一般百姓生病时常先选择看巫者，至病情恶化才转而投医[2]。但余新忠认为，民众对医药和巫术医疗态度并无普遍性的偏好，求助的先后顺序随着时

---

〔1〕(宋)洪迈:《夷坚志》夷坚丙志卷十八，清十万卷楼丛书本。

〔2〕邱仲麟:《医生与病人——明代的医病关系与医疗风习》，载于余新忠，杜丽红主编:《医疗、社会与文化读本》，北京: 北京大学出版社，2013 年，第 334 页。

代、地域、疾病严重程度、医疗资源的供给水平和社会阶层的不同而灵活变化：普通人先巫后医，至病重始求医；绅富之家可能是先求助医生，在医治无效的情况下转而求神以图万一之侥幸〔1〕。我们的研究比较怀疑是否存在这样比较普遍的规律性，民众是否选择巫术医疗受到个人的疾病观、鬼神观、对疾病性质和严重性的认知、地方风俗和医疗资源供给水平等多方面的因素影响，选择巫或者医很有可能还是在遵循民间请医"就近"与"就便"的基本原则，即首先根据自家的需要在"本地的社会文化认可的常见医疗类型"中选择最便利的那一种。

前面已经讨论过所谓"巫术医疗"存在不同的种类：其一是使用占卜、祈禳等方式来辅助医疗，根据求助对象的不同又可以分为正祀和淫祀两大系统；其二是直接引入祝由术或巫觋来直接实施医疗，其中既包括属于专业医术的祝由术和正规宗教疗法，也有地方民俗宗教和巫术信仰提供的各种技术手段。我们可以借助大、小传统的概念将其分为两个类别，其中：符合大传统的正祀系统和正规医学、宗教提供的巫术化医疗，对社会各个阶层都具有足够的文化合法性，对它们的选择取决于病家对自身需要的主观判断；属于小传统的地方淫祀和各类民俗巫术治疗系统，不被官方意识形态和主流文化接受，对于士绅阶层及以上者当然不是正途，但对平民来说属于和正规医疗一样可以接受的选择之一。

对于社会中层以上的民众群体，因为他们具有相对较为充足的医疗资源，故转向"巫术医疗"属于求医升级的结果。

针对第一类技术，病家转向"巫术"主要是因为病情危重而请医无效，或者不知如何择医，又或者所请之医意见差异甚大，病家不能决断，无奈之下寻求神灵启示以帮助决断。明吴有性记录了一位名叫施幼声的病人，以卖卜为生。病人在六月时感患时疫，病情十分危重，病家延请的医师以为是"阴证"，处方附子理中汤；吴有性则认为是"体厥"，处方大承气汤。病家被两个完全相反的诊断弄得不知所措，又再请一医，结果该医断为"阴毒，须炙丹田"。病人的哥哥则请了另外三位医师，而他们都认为是"阴证"。在这种局面下，病人提出向神明问卜，结果是"从阴则吉，从阳则凶"，于是选择相信多数医者的意见，服用附子汤不治身亡。吴有性作为一个儒医，记录这个案例是为了"为

〔1〕 余新忠：《清代江南的民俗医疗行为探析》，载于余新忠主编：《清以来的疾病、医疗和卫生：以社会文化史为视角的探索》，北京：生活·读书·新知三联书店，2009 年，第 91 - 108 页。引文见第 106 -107 页。

巫、卜之鉴”[1]。此类行为在士大夫群体中也不罕见，如晚清名臣曾国藩就在同治六年(1867)三月一十二日的一封家信中提道，其子鸿儿天花出痘，“阖署惶恐失措，幸托痘神佑助，此三日内转危为安”[2]。清吴楚的病案中也有类似的案例：吴楚的一位科试同学汪左观患“喘证”，吴楚处方要用黄芪和人参，但周围的朋友交口相诋，都认为黄芪万不可服，病人在吴楚和诸友的意见之间徘徊再三，最后决定求神占卜，结果卜卦云“天医上卦，药当服”，才决定服药，当夜即生效；另一个病人是吴楚的族婶，大量吐血，吴楚处方当用参芪，病家难以接受，后另请名医则称有火不可服人参，处以清凉之剂，结果病情越发严重，病人遂信巫不信医，设坛场请神[3]。此外还有数个类似的病例。吴楚对病人的这种做法的态度是无可奈何，但也没有过度的批评，应该是比较体谅病家在各种不同医学建议之间徘徊犹豫的心情吧。

针对第二类技术，如果发生在民俗即为“疾病，信鬼不求医药，专事巫祝”[4]的乡村地区，乡民选择巫师神婆禳解疾病算是一种地方性的常规行为，但对于文人士大夫阶层来说就是越界了。即使是在面对瘟疫和邪祟病等在文化观念中与巫术相适应的疾病，病家的选择也很难说是先巫后医，或者说他们也能够在正规的医疗和宗教体系中找到应对这些邪病的办法，比如官方认可的痘神信仰和医家祝由术，并不专任民间巫觋。所以，有关民间对巫术医疗干预最普遍的态度，更准确的描述应该是，当面对危症且常规医治无效的情况时，病家会去寻找自己所能够找到的一切可能有效的医疗救助，在这种情况下原本拘于文化和礼教观念“不正规”的医疗服务便都成为病家的选项，期冀奇迹发生。如清姚廷遴所著的《历年记》记载，崇祯十二年(1639)己卯二月，“父往杭州，在任上大病，呕血几殆而归。归家吐血不止，服药祷神，建醮禳斗，无件不为。”[5]《醒世姻缘传》第四回，乡绅晁大舍看到妻子病危将死，医疗罔效，便慌了手脚，岳庙求签、王府前演禽打卦、叫瞎子算命、请

---

〔1〕(明)吴有性：《温疫论》，孟澍江，杨进点校，北京：人民卫生出版社，1990年，第49－50页。此引文来自《温疫论》卷上《体厥医案》。

〔2〕(清)曾国藩：《曾文正公家训》卷下，清光绪五年(1879)传忠书局刻本。

〔3〕(清)吴楚：《吴氏医验录全集》，李鸿涛、张明锐、贺长平校注，北京：中国中医药出版社，2011年，第91、117页。

〔4〕(清)冯桂芬等：《同治苏州府志》卷三《风俗》，载于《中国地方志集成·江苏府县志辑⑦》，南京：凤凰出版社，2008年。

〔5〕(清)姚廷遴：《历年记》，载于《清代日记汇抄》，上海：上海人民出版社，1982年，第46页。

巫婆跳神、请磕竹的来磕竹、请圆光的来圆光，城隍斋念保安经、许愿心、许叫佛、许拜斗三年、许穿单五载，又要割股煎药，慌成一块[1]。当然，根据病家的社会文化背景和实际的医疗发展过程，求请巫术治疗干预并不绝对发生在终末阶段，而是有可能出现在治疗的任何一个时期，只不过在行为逻辑上呈现出偏向于疑难与危症救济的性质。

(三) 极端医疗情境下的求医活动

这里所说的极端医疗情境指的是发生瘟疫的情况。如果瘟疫的发生并不伴随着战争或其他巨大天灾，国家和社会固然会在疫病救治上面临巨大的压力，但原有求医、施治的基本规则仍然能够维持运作，故可以被看作是极端情境下的“日常生活”。

江南地区社会经济文化相对发达，人口稠密，水网密布，交通也比较便利，而该地区地势低平，气候温暖湿润，所有这些因素都非常有利于传染病的发生和传播。明清两代，江南地区瘟疫发生频率与社会影响略有差别。陈旭的研究表明，有明确记载的大疫 75 场，但一般来说疫情比较局限，江南地区(浙江和南直隶)虽然人口在全国各省居首，瘟疫发生频率只排在第七和第八位，而且疫情的严重程度排名也比较靠后[2]。而到了清代，据余新忠的研究，江南地区已经成为全国瘟疫发生年次最多的地区，瘟疫所造成的人口损失和社会影响都极其巨大[3]。尤其是清代才传入中国(或大规模暴发)的真性霍乱(霍乱转筋)和猩红热(喉痧)等病，突破了传统医学中对伤寒、温病等疾病的认识，医学界不仅无法给这些疫病一个合理的解释，更无法提供有效的治疗防疫方案。通观整个清代，虽然先有明代吴有性《温疫论》，后有清代诸家如《温热经纬》《松峰说疫》等专著刊印，也发明了不少有效的处方和成药，有关瘟疫的理论和治法仍然难以满足需要，清代晚期多部瘟疫专书在论及当时的医学状况时都对这一状况进行了严厉的批评[4]。民间流传着不少

---

〔1〕(明)西周生:《醒世姻缘传》第四回,载于《古本小说集成: 第五辑 18》,上海: 上海古籍出版社,2017 年。

〔2〕陈旭:《瘟疫与明代社会》,成都: 西南财经大学出版社,2016 年,第 40 - 42 页。

〔3〕余新忠:《清代江南的瘟疫与社会: 一项医疗社会史的研究》,北京: 中国人民大学出版社,2003 年,第 4、319 - 321 页。

〔4〕这类批评几乎可以在所有瘟疫专书的序、跋当中看到,这其中当然有题注者为强调是书的重要性而夸张的成分,但结合相关医案中大量误诊误治的病例记载,足以说明至晚清时期有关瘟疫的中医学理论和实践仍然处于一种混乱的状态。

有一定效果的治疗和预防的方法，如明清江南地区普遍存在端午节饮用、喷洒雄黄酒、菖蒲酒，用大黄、苍术、白芷、芸香等焚烧熏蒸房屋，祛秽除湿等用来辟除瘟疫的方法〔1〕。据《同治苏州府志》记载：

> 五月五日，聚百草，多合药为辟瘟丹；饮雄黄酒，遍洒室中，以雄黄书王字于小儿额；饰蒲为剑，采艾为入，绕绒为五毒之形，画钟馗贴于后户，以辟不祥；悬蒲艾及蒜于各户，以角黍、艾花、香珠、画扇并组织杂物相馈，焚苍术、白芷、蚊烟〔2〕。

虽然这些民俗能够在一定程度上为民众提供一些健康保障，但对于预防疫病并没有真正的效果。

在时人眼中，疫病的降临是一种无法逃避的命数，是神秘莫测的鬼神旨意，"大疫流行，必有鬼神司之"的观念在清代极为普遍〔3〕。当时医家对瘟疫的认识建立在传统"气论"〔4〕的基础之上，认为瘟疫是由天气、地理环境等自然因素所导致的疫气弥漫，无从防避，最终不得不委之于命数："然此特于有象求之，天之布疫也。象无可拟，或布一方，或布一家，有感有不感者，数也"，"疫之来也，无从而避也；避疫之说，不过尽人事以听天尔"〔5〕。医家都是如此，普通民众更是将瘟疫降临看作鬼神作祟的后果，或者干脆将其看作无法逃避的命数，所以面对瘟疫，病家或者以巫术作为应对之法，或者胡乱求医——"沿海疫疠盛行……粗视药性者，亦乘与往来，门若市"，或者干脆放弃治疗——"天地疫疠之气，俗人谓之横病，多不解治，皆曰日满则瘥，致夭枉者多矣"〔6〕。

---

〔1〕 余新忠：《清代江南的瘟疫与社会：一项医疗社会史的研究》，北京：中国人民大学出版社，2003年，第175－176页。

〔2〕 (清)冯桂芬等：《同治苏州府志》卷三《风俗》，载于《中国地方志集成·江苏府县志辑⑦》，南京：凤凰出版社，2008年。

〔3〕 余新忠：《清代江南的瘟疫与社会：一项医疗社会史的研究》，北京：中国人民大学出版社，2003年，第120－126页。

〔4〕 医家将瘟疫看作尸秽或不正之气(即吴有性所谓"疫气")所致，文献中常常可以见到将暑湿、秽气、尸气等熏蒸与疾疫流行联系起来的记载。参见余新忠：《清代江南的瘟疫与社会：一项医疗社会史的研究》，北京：中国人民大学出版社，2003年，第131页。

〔5〕 (清)陈耕道：《疫痧草》卷上《辨论章》，载于《吴中医集》编写组：《吴中医集·温病类》，南京：江苏科学技术出版社，1989年，第426－427页。

〔6〕 (清)刘奎：《松峰说疫》卷一《述古》，北京：人民卫生出版社，1987年，第18页。

在此时,常规的求医法则便很难发挥作用,政府、地方社会和医家的主动施治活动构成了瘟疫时期医疗生活最积极的一面。国家性的政府行动主要包括:

第一,为疫情祭祀天地,如正统十年(1445)明英宗因为浙江瘟疫专门派遣官员祭祀山神:

> 正统十年六月癸卯朔,遣礼部左侍郎兼翰林院侍讲学士王英,祭南镇会稽山之神,通政使司右参议汤鼎祭西岳华山之神、西镇吴山之神。以浙江台、宁、绍三府,陕西西安府各奏瘟疫故,遣赍香币祈灵,以庇民物也[1]。

第二,要求地方官员及时呈报灾情,如清圣祖康熙曾有圣旨专门明确地方官员的职责,“督抚为地方大吏,凡水旱灾伤及疾疫之处,即应据实陈奏,屡有明旨”[2]。

第三,组织发放药物,或组织官方医疗团队巡回施诊,以及进行收殓尸体等善后工作。如道光三十年(1850)朝廷统计,“又浙江疫疠,制备丸药两年内约用银五千两;刊刷救急方五万余部,约用银四千两”;在睢州发生瘟疫时要求地方官员及时救助:“睢州等州县传染瘟疫之处,该抚。现已合药发往,务饬知该地方官分投施散,尽心疗治,期于民命多所全活,以纾轸念。将此谕令知之。”[3]。

余新忠通过对康熙四十八年(1709)李煦与康熙皇帝的奏折问对的分析,指出清代中央政府对江南瘟疫关注程度不高,更接近于将其视为某种常规性的地方行政事务[4]。但在宋代属于常设机构的惠民药局、病坊等设施在明清之际已经逐渐没落,江南地区仅有少数官方医药机构在瘟疫之年作为临时施药所偶尔发挥作用[5]。因地方官府的职责与民生的关系更加密切,倒是

---

〔1〕《明英宗睿皇帝实录》卷三百六十一《正统十年六月癸卯条》(明清实录数据库)。

〔2〕《清圣祖仁皇帝实录》卷二百三十八《康熙四十八年八月己亥条》(明清实录数据库)。

〔3〕《清宣宗成皇帝实录》卷二十一《道光元年七月乙酉条》(明清实录数据库)。

〔4〕余新忠:《清代江南的瘟疫与社会:一项医疗社会史的研究》,北京:中国人民大学出版社,2003年,第221页。李煦的奏折问对可参见故宫博物院明清档案部:《李煦奏折》,北京:中华书局,1976年,第96-97页。

〔5〕Angela Ki Che Leung,“Organized Medicine in Ming-Qing China”, *Late Imperial China*,1987,8(1):134-166.

经常看到其采取积极救疗举措的记录,但这往往依赖于官员个体的责任感与道德水平,缺乏针对瘟疫的制度性安排。常见措施如下:设局延医诊治;延聘名医对症裁方,或请人备制丸药分送病人;建醮祈禳;刊刻医书[1]。

明清江南地区由于区域经济文化较发达,且存在一个比较有效率的地方中层组织,所以在应对瘟疫的过程中出现了很多积极自助的社会力量。既包括地方善长仁翁的个人行为,也包括宗族势力或地方乡绅组织起来的民间慈善机构和药堂、医堂等医疗救助机构。这些机构会聘请地方名医坐堂施诊,并且免费发送药物以救助病患。另外,地方组织亦积极参与疏浚水道、清理垃圾、收殓尸体等公共卫生活动,以及在灾疫发生时和发生后刊印相关医书和药方,这些都对疫病的防治做出了巨大的贡献。这些在本书第三章有详细介绍,不再赘述。此处需要提醒读者注意,明清时期的江南地区是当时中国区域经济和医学水平最发达的地区,这为进行地方医疗自救提供了保障。这些记录并不能反映出其时中国民间应对瘟疫的一般水平,故不可对这些"活人无算"的记录做出"浪漫主义"的评价。

在医家抗疫救灾方面,首先是一些医家积极研究医学,突破古书束缚,发展新的医学理论,采取新的方剂和治疗、防疫手段。其中最著名的就是明末温病医家吴有性,在崇祯十四年(1641)目睹大型瘟疫发作,深感守古法不合今病,深入研究理论并结合自己的临床经验,于次年编写了《温疫论》,提出了新的病原学理论——杂气论,为后世温病学说的发展和系统化奠定了基础,后清代医家叶桂作《温热论》、吴瑭作《温病条辨》等,对温病学说又有新的发展[2]。这些都是医家所做出的积极贡献。在这个过程中,大量医家免费刊布医书、医方,务使天下医生与病家都能够破除执误,掌握真知。如吴瑭在《瘟病条辨》自序中说道:

> 瑭愧不敏,未敢自信,恐以救人之心,获欺人之罪,转相仿效,至于无穷,罪何自赎哉。然是书不出,其得失终未可见,因不揣固陋,黾勉成章,就正海内名贤,指其疵谬,历为驳正,将万世赖之无穷期也[3]。

[1] 余新忠:《清代江南的瘟疫与社会:一项医疗社会史的研究》,北京:中国人民大学出版社,2003年,第252-255页。

[2] 陈邦贤:《中国医学史》,北京:团结出版社,2011年,第314-330页。

[3] (清)吴瑭:《温病条辨》,北京:人民卫生出版社,2012年,序第8-9页。

更有大量医家不惧生死，积极投身抗疫一线，不少医生的病案中都有自己治疗瘟疫病人的记录，而诸种瘟疫专书中对疫病患者临床表现的精细描述，也只有在有大量面对面照护病人的经历的基础上才能够做出来。在治疗过程中，清代医家还开发了很多避疫的具体技术性安排，如：诊脉时不宜正对病人而坐，看诊之后不要长留病房，注意避免接触病人及其物品；饮用雄黄酒，以雄黄末或苍术末涂抹鼻孔，还提供了屠苏酒、避秽丹、宣圣逼瘟方等多种避瘟处方〔1〕。所有这些方法和建议，不仅减少了医者染病的风险，对病家来说也是一种积极的医学健康教育。医家对自身的行动亦深感自豪，如清代医者陈耕道解释医家为何经常接触病人却较少感染疾病时说："疫邪，厉气也，厉气不胜正气。医者至疫家诊脉定方，殚精竭虑，必求危病得安而后快，是正气也。在我有正气，在外之厉气，何自而干之乎？"〔2〕基于中国古典"气一元论"〔3〕的世界观，物质、生命与精神在其本原之气的层面本为一体，所以医者相信不被传染的关键乃是自身处于"邪不胜正"的状态，其中的心态正如晚清温病大家王孟英所说："吾闻积德可回天，不仅可御霍乱也已。"〔4〕

在面对瘟疫时，病家与医家的观念既有相似，又有不同。他们都认为染病是源于弥散在天地间的疠气或疫气，"若夫疫气，则不论贵贱贫富，老幼男女，强弱虚实，沿门阖境，传染相同，人无得免者"〔5〕，所以面对瘟疫大暴发都多少会产生命数已定的无力感。普通民众则不免会病急乱投医又或者干脆放弃治疗，而医家则往往会手足失措，或者按照过去的知识和经验盲目施治。但医家无论在知识、经验、能力还是在心理承受力方面都必然优于平民，一部分意志坚定且抱有悬壶济世之道德理想的医家，便会以积极的方式投入医疗

〔1〕 这类记述散见于各类瘟疫专书，具体细节大同小异。可参见（清）熊立品：《治疫全书》卷六，载于曹炳章编：《中国医学大成续集（25）》，上海：上海科学技术出版社，2000年，第322－323页；（明）龚廷贤：《寿世保元》，载于李世华、王育学主编：《龚廷贤医学全书》，北京：中国中医药出版社，1999年，第536页。

〔2〕 （清）陈耕道：《疫痧草》卷上《辨论章》，载于《吴中医集》编写组：《吴中医集·温病类》，南京：江苏科学技术出版社，1989年，第426页。

〔3〕 （日）丸山敏秋：《中国古代"气"的特质》，林宜芳译，载于杨儒宾主编：《中国古代思想中的气论及身体观》，台北：巨流图书公司，1993年，第159页。

〔4〕 （清）王士雄：《随息居重订霍乱论》卷二《治法篇·守险》，载于盛增秀主编：《王孟英医学全书》，北京：中国中医药出版社，1999年，第158页。

〔5〕 （清）刘奎：《松峰说疫》，北京：人民卫生出版社，1987年，第12页。

行动。再加上古代医家并不存在"医病之间相互传染"的观念[1],他们对因为接触病人而被感染的风险并不具有特别的恐慌,这与当代医务人员面对与非典或埃博拉出血热病人的直接接触所带来的风险明显高于社会公众的感受有巨大差异。这应该是在医书、方志等相关记载中,没有见到太多医生因为害怕染病而拒绝病人的记录,以及没有对这一风险特别做出道德警示的重要原因之一。

〔1〕 古代温病学观念中最接近现代传染病学的是陈耕道有关"疫痧"(猩红热)的理论:"疫痧之毒,有感发,有传染。天有郁蒸之气,霾雾之施,其人正气适亏,口鼻吸受其毒而发者,为感发;家有疫痧人,吸受病人之毒而发者为传染。所自虽殊,其毒则一也。"这段论述与现代呼吸道传染病理论看起来十分相似,但在病原属性的认知上实有有形与无形之区分,在现代传染病理论中,病原体可以通过技术设备隔离防护,而在后者看来,疫痧之毒气弥散天地之间防无可防,所以不会特别认为治疗瘟疫患者会给自身带来额外的感染风险。(清)陈耕道:《疫痧草》卷上《辨论章》,载于《吴中医集》编写组:《吴中医集·温病类》,南京:江苏科学技术出版社,1989年,第426-427页。

第六章

明清江南的医疗活动与医患关系

医学人类学家凯博文指出，医疗是病家与医家在一定的体制框架与文化脉络间的互动，也是人们透过语言以建构、理解和应对疾患的过程[1]。疾病既是一种需要矫正和修复的异常状态，也是一种非常普通的生活经验，所以医疗行为既要遵循专业法则以保证自身的专业品质，又必须嵌入文化、制度和社会组织框架从而构成日常生活的一个常规项目。明清江南地区普通民众的医疗生活，首先受到在特定文化传统中人们认识和理解自己的疾病与健康的方式，以及以农业生产方式、中华帝国政治制度和以儒家为核心的文化意识形态的影响，在这个维度上存在的特征会一直延续到今天；其次才是明清时期与江南地区这种特定的时空条件下所展现出来的特殊性的影响，那种基于自身的医疗和社区生活经验组织起来的具体而微的个人生活事件，只有放在上述更加宏观的背景和认知结构中才能获得准确的理解。本章分别通过医疗空间、在特定医疗空间中的活动秩序、医患互动的具体难题和应对策略这三个方面，对明清江南地区民间的医疗活动和医患关系展开讨论，尽可能地去发掘将不同时空维度贯穿起来的最基础和最一般性的规律。

〔1〕 Arthur Kleinman, *Social Origins of Distress and Disease: Depression, Neurasthenia, and Pain in Modern China*, *Current Anthropology*, New York: Oxford University Press, 1986: 499 - 504.

一、医疗空间与医疗活动方式

本节探讨的医疗生活空间是一种医疗生活的底层结构，它是在不同类型的医疗系统和社会生活的基础规则互动的维度展开的思考，所以本节主要基于中国传统医学和传统社会、西方传统医学和现代医学这样高度综合的概念结构来展开讨论，这在某种程度上更接近现代生活史学界"日常生活"的概念维度。所以，本节适度突破了研究所设定的明清(1840年之前)江南地区的时空限域，将视野扩展到传统医学向现代转化以及西方医学进入中国这两个更宏大的维度上，并在这个基础上展开比较与反思，去讨论一种不为明清江南所独有的中国传统医疗生活的最基础的结构特征。

(一) 两种不同类型的医疗空间

欧洲最早出现的类似医院机构是古罗马时期给奴隶和士兵缓解疾病并兼具流浪汉收容所的设施，虽然中世纪欧洲也出现了很多具有一定专业性的医院，但这类设施多数与宗教机构相关联，同时具有医疗机构、收容所乃至于监禁场所的功能，直到17世纪欧洲才出现了符合现代定义的医院，在相当长的历史时间里医院都是主要面对社会底层人群的慈善救济性机构[1]。直到18世纪末，专业医院仍给其住院者打上了贫穷和社会福利不足的印记，因为那些有财力的人，或是在自己家里接受医疗，或是去医生的办公室看病。随着19世纪早期医院医学的出现，这种情况才真正发生变化[2]。在此之前，医生的地位只是一位客人，几乎无法向主人提出要求[3]。《剑桥医学史》中就记载了19世纪晚期在堪萨斯边界的一个小镇上一位叫霍茨勒的医生，如何在泥泞中挣扎了3个小时，到离镇8英里(约合12.9千米)的地方应诊，然

---

〔1〕(美)罗伊·波特:《剑桥医学史》,张大庆等译,长春:吉林人民出版社,2000年,第333-335、339页。

〔2〕(英)威廉·F.拜纳姆:《19世纪医学科学史》,曹珍芬译,上海:复旦大学出版社,2000年,第32-33页。

〔3〕程国斌、Tom Tomlinson:《世界是分裂的吗?——关于病人自主权、医学专业承诺和医患关系的中美比较研究》,《东南大学学报(哲学社会科学版)》,2018年第4期,第115-123、148页。

后在病人的房间进行了一次切开排脓手术的生动故事[1]。在这个时期[朱森(Jewson)称之为床边医学时期(Bedside Medicine)],西方病人也需要掌握择医的技术,而医生也必须能够发现病人医疗之外的种种需要[2]。病人家庭内部的医疗权力结构与一般性社会权力结构也是一致的,男性家长在传统上拥有对其他家庭成员(包括其妻子和成年子女)的医疗决策的权力[3]。

西方在19世纪以后建构出来的现代医院的首要特征,就是与日常生活空间相区分和隔离。西方现代医院以及医疗专业空间的出现存在两个渊源。第一个与欧洲中世纪早期医院的基督教背景有关——基督教共同体在其形成、维系和自我认知上都自觉地与世俗社区保持距离,而医院作为教堂外延形式同样遵循着这一规定[4]。按照传教医师巴慕德(Harold Balme)的说法,这就是现代医院的托管制度:

> 有关托管的原则,它的意义逐渐变为医生护士对病人的基本的概念,一切都是以病人为中心,他的健康、生活以及他的信任,医生对上帝尽责,围绕着这一基本的理念,整个现代医学体系和护理伦理建立了起来。医院、诊所、红十字会和各种病患的避难所都是这种信念的具体化。每一位有良知的医生和护士,他们的尽职尽责是这一含义的体现[5]。

第二个是18世纪末19世纪初以法国新医疗系统的建立为代表的西方医学革命,用科学观念对医疗空间进行了重新规划,由此才产生了现在人们所熟悉的专业医疗空间设置[6]。现代性医院是一个根据科学和技术需要建

[1] (美)罗伊·波特:《剑桥医学史》,张大庆等译,长春:吉林人民出版社,2000年,第198页。

[2] N. D. Jewson,"The Disappearance of the Sick-Man from Medical Cosmology,1770—1870", *Sociology*,1976,10(2):225-244.

[3] 程国斌、Tom Tomlinson:《世界是分裂的吗?——关于病人自主权、医学专业承诺和医患关系的中美比较研究》,《东南大学学报(哲学社会科学版)》,2018年第4期,第115-123、148页。

[4] 杨念群:《再造"病人":中西医冲突下的空间政治(1832—1985)》,北京:中国人民大学出版社,2006年,第63页。

[5] Harold Balme, *China and Modern Medicine: Study in Medical Missionary Development*, London: Livingstone Bookshop,1921:17-18.

[6] (英)威廉·F.拜纳姆:《19世纪医学科学史》,曹珍芬译,上海:复旦大学出版社,2000年,第4-35页。

构起来的疾病分类学空间。由巴斯德和其他人开创的真正的科学医学兴起之后，医生的知识不仅变得更加有效，还变得更加深奥，再也不是普通人能够获得的了，这种特殊的知识为医生和医院提供了前所未有的专业权威[1]。医生们使用专业术语来命名和描述疾病与医疗行动，病人的日常经验被排除在医学讨论之外，医学的真相拒绝被病人看到，医疗的运作也拒绝病人的介入。

专业医疗空间的最大特点就是解剖学、病理学和医学仪器的大量使用。新型的医疗仪器使医生对病人的检查与诊断都与病人原本熟悉的社会生活相隔离，病人不再如同在19世纪之前那样，能像医生一样地看到或听到并且了解自己的"病症"。对此雷祥麟生动地描述说：例如自听诊器被普遍使用后，医生便被隔绝至一个病人从无参与的听觉世界之中。这个仪器促成了医生的权威，但也同时拉远了医生与病人的距离[2]。19世纪的医学家确信，他们所发现的任何疾病都是由于机体内受到某种伤害引起的，如器官感染、血流阻塞、肿瘤形成、病原微生物或寄生虫的侵入，这种医学要求医生们把注意力放在病人所承受的疾病上，而不是放在个别的病人身上[3]。这种"看"病人和疾病的方法，使医院成为一个基于科学知识体系结构划分的疾病分类学空间。法国思想家福柯在《临床医学的诞生》中写道，19世纪医院的蓬勃发展为疾病提供了一个陈列橱窗，其意义不在于发现这个或那个病人的不同症状，而在于"能在死后尸检中发现疾病和死亡的真正病因"[4]。雷祥麟总结说："伴随着传统病人(sick-man)角色的消失，一个全新的、被动的现代'病患(patient)'诞生了：他/她对自己的病情完全无能为力，唯一能做的是等待与忍耐。"[5]随着病人进入医院，在各种专业术语、医疗仪器和规章制度的包围

---

〔1〕 Charles E. Rosenberg, "The Therapeutic Revolution: Medicine, Meaning and Social Change in Nineteenth Century America", *Perspectives in Biology and Medicine*, 1977, 20(4): 485-507.

〔2〕 雷祥麟：《负责任的医生与有信仰的病人——中西医论争与医病关系在民国时期的转变》，《新史学》，2003年第14卷第1期，第45-96页。

〔3〕 N. D. Jewson, "The Disappearance of the Sick-Man from Medical Cosmology, 1770—1870", *Sociology*, 1976, 10(2): 225-244；(美)罗伊·波特：《剑桥医学史》，张大庆等译，长春：吉林人民出版社，2000年，第152-153页。

〔4〕 (法)米歇尔·福柯：《临床医学的诞生》，刘北成译，南京：译林出版社，2001年，第121页。

〔5〕 雷祥麟：《负责任的医生与有信仰的病人——中西医论争与医病关系在民国时期的转变》，《新史学》，2003年第14卷第1期，第45-96页。

之中，即使是受过良好教育的病人也很难理解和介入医疗活动，控制他们的医生就开始获得越来越多的权力，并在19世纪末形成了现在熟知的所谓"医疗家长主义"[1]。这代表着医生在医院空间中对病人所拥有的绝对权威。对此，威廉·F. 拜纳姆的评价是："在1794年后的五十年中，医院逐渐成为医学教育和研究的中心；它们成了医学知识的庇护所、医学职业结构中不可或缺的重要机构、医学权力的堡垒。"[2]

中国古代的专业医疗救济机构出现得很早，最早有明确历史可查的应该是南齐文惠太子创建的六疾馆；后期比较著名的有唐代由佛寺创办的悲田养病坊和宋代的养济院、太平惠民局、施药局；明清时期政府在医药慈善救济方面比较消极，但民间慈善医疗逐渐兴盛，在经济富庶、文化发达、传统思想氛围浓厚的江南地区表现得尤为明显，其中的施药局、栖流所和育婴坊等机构都给病人提供了专业救护。但这些机构严格来说并不是专业的医疗设施，虽然这些机构如栖流所等设有房间床铺，并提供医药调治，但其本质上是地方性的收容机构，主要收容的是异乡人、生病无家可归者，并无基于现代医学知识的空间设计。余新忠的研究发现，日常性疫病救疗机构的扩展趋势开始于乾隆中后期，特别是嘉道时期，到了清代晚期，江南地区的民间慈善医药局施济重心已开始逐渐从济贫向医疗转移，如光绪年间上海川沙县医药局每年的门诊数达近7 000人次，与当时西人开设的一些医院接近；但是，中国的现代型医院主要还是适应西医的诊疗方式而发展起来的，而不是传统医药局的发展结果[3]。这些传统的医疗收容机构，并不具有类似现代医学按照疾病分类学和医疗技术需要而形成的空间结构，在其中运作的仍然是传统的社会规则、医疗行动和医病人际关系。

明清江南地方社会上也有一些类似医疗门诊的设置。首先是民间慈善医药局会提供门诊服务，如清代杭州济仁堂，"每日请内外科名医各二人，五日一轮，周而复始，辰刻齐集，午后各散。病人于门口持筹进堂诊视，其丸散

[1] 程国斌、Tom Tomlinson：《世界是分裂的吗？——关于病人自主权、医学专业承诺和医患关系的中美比较研究》，《东南大学学报(哲学社会科学版)》，2018年第4期，第115-123、148页。

[2] (英)威廉·F. 拜纳姆：《19世纪医学科学史》，曹珍芬译，上海：复旦大学出版社，2003年，第30页。

[3] 余新忠：《清代江南疫病救疗事业探析——论清代国家与社会对瘟疫的反应》，《历史研究》，2001年第6期，第45-56页。

膏丹等药，凭方施给，惟饮片不备耳”[1]。又如道光年间，余治在家乡无锡创建医药局，其《药局规条》曰：

凡来请药，先问病源。有在表而实在里者，有病似实而实则虚者，俱宜细心详问，不可轻忽乱给。……总当酌量给与，不可固执。或药与膏丹有孕妇者忌用，尤须于包上开明，再三叮嘱，不可有误……局中请名医内科、伤科、外科施诊。每年四月为始，九月为止。看病日期，或归三六九，或随机通变。[2]。

其次，明清江南地区很多医家也会自己开办主理“药室”、医馆或者在家中接待病人，具体的门诊模式，按照《清俗纪闻》描述，也是需要病家在门口挂号等待[3]，医家则在店中对病人“亲自诊视，用心发药”[4]。有文献记录了当时医家在家开馆行医的场面：“丹徒人王之政，号九峰，因为有耳疾，不求仕途，改学医，成名后在家开馆行医，每日病者上门有百十人。”九峰“临证于家中，设座于中堂，旁坐弟子，每诊一病，口授指画，门生书方”[5]。清代医者刘仕廉还专门提供了一个为门诊病人望诊的指南：

病人攒眉呻吟，头痛也；坐而纽身，腹痛也；以手按心，中腕痛也；坐而身俯，腰痛也；护腹如怀卵物，心痛也；摇头以手扪腮，齿痛也；坐而伏者，短气也；吁叹者，郁结也；言迟者，风也；行迟者，痹也；喉中漉漉有声，痰也；问之不答，聋也；问之懒答，或点头，中气虚也；鼻塞声重，伤风也；口鼻气粗，外感也；口鼻气微，内伤也；叉手摸心，闭目不言，心虚怔忡也。不此之察，猥云据脉定证，真欺人之语也，识者再三留意焉[6]。

从这个指南以及前述王九峰故事来看，医馆看病的方式是病人自赴医

[1] (清)范祖述：《杭俗遗风·乐善类》，1928年杭州六艺书局本。

[2] (清)余治：《得一录》卷四《药局规条》，同治八年(1869)苏州得见斋刻本。

[3] (日)中川忠英：《清俗纪闻》，方克、孙玄龄译，北京：中华书局，2006年，第200页。

[4] (明)刘纯：《杂病治例》卷首《医家十要》，载于姜典华主编：《刘纯医学全书》，北京：中国中医药出版社，1999年，第468页。

[5] (清)王之政：《王九峰医案》，李其忠、张挺点校，上海：上海科学技术出版社，2004年，提要页。

[6] (清)刘仕廉：《医学集成》卷一《入门看病》，清同治十二年(1873)刻本影印版。

馆，然后在堂中实施望闻问切，由医者开出处方，在医生所开的药室或者市场上的专业药店合剂取药。

明清时期在江南地区广泛存在的这两种医疗方式，都具有一定的专业医疗空间的特征，但基于当时的医疗观念和社会组织方式，医疗空间与日常生活空间不存在隔阂与距离。首先，中国古代医学从业者从来就没有获得类似西方现代医学兴起之后医生群体所拥有的那种知识权威。这是因为中国传统医学与其他知识系统始终保持着一种相互融通的状态，中医学“天人相应”的核心纲领〔1〕，阴阳、五行、气血等医学理论和术语，也是传统文化、政治和日常生活中用来表述、规范和理解事物的通用符号，医学话语系统始终没有形成类似现代医学的知识壁垒，治疗药物的制配以及灸疗、按摩、推拿等技术手段也易于为病家自己所施行〔2〕。再加上，宋代以后形成“士人尚医”社会风气，民间大量刊印医书、开办医药机构，为普通人自学医学提供了条件〔3〕，民间医学知识的普及程度很高。医生群体也没有形成一个相对自治的、类似于现代医学会的专业共同体组织，而只有散布在不同时空维度下的家族化职业团体。这使其无法拥有基于专业组织机构的社会权威〔4〕。虽然有学者认为，儒医群体的出现为中国古代医疗从业者提供了一个基于较高的道德、知识、技能以及成员身份标准的组织结构，从而构成了最早的专业共同体（即英文中的 profession）〔5〕。但事实上，明清时期医疗从业者的社会身份是多元而又复杂的，普通民众很难对“医者”真实身份——正统医生、走方游医还是江湖骗子——做出正确区分。更重要的是，中国传统医学的治疗与护理程序均以家庭为单位，一般情况下当诊断处方完成之后，由病人家属照方抓药、煎

---

〔1〕 王洪图：《内经讲义》，北京：人民卫生出版社，2002 年，第 282－283 页。

〔2〕 例如，根据于赓哲的研究，灸疗技术从唐代起就已经在民间盛行，普通民众亦可执行操作。参见于赓哲：《唐宋民间医疗活动中灸疗法的浮沉——一项技术抉择的时代背景分析》，《清华大学学报（哲学社会科学版）》，2006 年第 1 期，第 62－73 页。

〔3〕 李经纬：《北宋皇帝与医学》，《中国科技史料》，1989 年第 3 期，第 3－21 页；徐仪明：《北宋中原医学文化勃兴之原因初探》，《南京中医药大学学报（社会科学版）》，1999 年第 1 期，第 16－19 页；薛公忱：《论医中儒道佛》，北京：中医古籍出版社，1999 年，第 4－6 页；陈元朋：《两宋的“尚医士人”与“儒医”：兼论其在金元的流变》，台北：台湾大学出版委员会，1997 年，第 81－102 页。

〔4〕 程国斌：《“仁术”与“方技”：中国传统医患关系的伦理现实》，《中外医学哲学》，2010 年第 8 卷第 1 期，第 33－60 页。

〔5〕 Chao Yüan-ling, “The Ideal Physician in Late Imperial China”, *East Asian Science, Technology, and Medicine*, 2000(17): 66－93.

药，服侍病人服药并提供基本的护理，所有这些过程皆在病人家中完成，没有产生一个按照专业规则建构并被专业权威掌控的空间设置（即医院），这在本质上取消了医者对治疗过程和治疗质量的控制权，传统中医师更类似专业咨询者的身份，依赖于病人对自己不可靠的信任来实施治疗方案。以上这种种因素都使得中医学无法成为类似于近代西医那种的专业领域，无法决定自身的教育和培训标准，无法设定职业资格门槛，无法垄断对专业能力和行为的评价和控制[1]。

病人不论是进入医疗慈善机构还是医馆，他们与医者和其他病人打交道的方式都还是基本遵循一般社会礼法秩序和人际关系原则的，只有在非常特殊的情况下才会暂时地从日常生活的整体空间秩序中脱离出来。如在瘟疫发生时，部分慈善医疗机构会对堂中疾疫之人建立一些隔离的措施，如嘉庆二十年（1815），平湖普济堂堂规：

> 设养老房四十间，每间可住三四人。如有偶患小恙，延医服药。若患疫疠疮疡，易致传染诸症，即移居养病房，延请专科治疗。凡丸散膏药，司事督令工人依方制药调理，俟病痊日移归原处[2]。

但除此之外，医疗机构和医馆以及在其中所发生的各种医疗活动和医生使用的各种术语，都是病家十分熟悉的。医药局的设置也是如此，病人来医药局就诊，除了费用方面比较节省和等待时间较长以外，与赴普通医馆在诊疗活动方面并无本质区别，有支付能力的病家还可以邀请局中名医上门看诊，同样需要按照传统支付谢仪[3]。

（二）从传教士医疗反思中国传统医疗空间

近代基督教会使用教育、慈善、医学等方式来传教，是一种被广泛使用的策略。在鸦片战争之前，由于清政府的禁教政策，传教士活动局限于澳门和广州以及华人聚居的南洋等地区，这时候的传教士医疗主要是以个人行医或

---

〔1〕 此处有关医学专业性和专业权威标准的讨论参见（英）威廉·考克汉姆：《医疗与社会：我们时代的病与痛》，高永平、杨渤彦译，北京：中国人民大学出版社，2014年，第158页。

〔2〕 平湖县志编纂委员会：《浙江省平湖县志》卷四《建置下·义产第十八》，上海：上海人民出版社，1993年，第111页。

〔3〕 （清）余治：《得一录》卷四《药局规条》，同治八年（1869）苏州得见斋刻本。

者免费发放药物等方式开展。这一阶段中国境内的西式医院只有1820年英国传教士马礼逊(Robert Morrison,1782—1834)与东印度公司医生李文斯顿(John Livingstone)在澳门开设的一家眼科诊所,后在1827年改造为眼科医院,主要为穷人提供慈善医疗服务。1835年11月,来自美国的传教士医师伯驾(Peter Parker,1804—1888)在广州开办了眼科医局,即广州博济医院的前身。1838年2月,以推动医学传教为宗旨的专门机构中华医学传道会(The Medical Missionary Society in China)在广州成立,一大批医学传教士涌入中国,这些传教士在他们可以立足的地方都首先建立起医院或诊所。1842年《南京条约》签订以后,这类诊所和医院推广到香港和上海、福州、厦门、宁波等东南通商口岸。1860年以后,随着《天津条约》《北京条约》的签订,传教士获得到中国内地活动的许可,这类诊所和医院被推广到整个沿海、沿江和广大的中国内地[1]。

在这两个不同阶段,传教医学给中国人带来的是不同的感受。在其早期个人行医阶段,带来陌生感的主要是传教士医生的文化身份和他们使用的具体方法,但在后期传教医院阶段,中西两种医疗模式中存在着巨大的空间感差异:

> 一般而言,中国的医疗与护理程序均以家庭为单位,治疗过程也是围绕家庭得以进行,现代医疗系统的嵌入,则是在"家庭"之外另立了一个对于普通中国人来讲完全是陌生的空间。其形式具有不兼容于中国传统社会的边缘性质[2]。

除此之外,传教士医院所营造的医疗空间存在着某种特定的阶层特征——早期的传教士医院以及医生出诊的主要顾客都是底层平民[3]。伦敦会的传教医生雒魏林(William Lockhart)于1844年在上海建立的教会医院

---

〔1〕 参见Harold Balme, *China and Modern Medicine*: *Study in Medical Missionary Development*, London: Livingstone Bookshop,1921: 43-44;何小莲:《晚清新教"医学传教"的空间透析》,《中国历史地理论丛》,2003年第2期,第93-103、160页。

〔2〕 杨念群:《"地方感"与西方医疗空间在中国的确立》,载于汪晖、陈平原、王守常主编:《学人(第12辑)》,南京:江苏文艺出版社,1997年,第183-238页。引文见第186页。

〔3〕 参见颜宜葳、张大庆:《中国早期教会医院中的眼病与治疗》,《自然科学史研究》,2008年第2期,第179-202页;何小莲、张晔:《藉医传教与文化适应——兼论医学传教士之文化地位》,《西北大学学报(哲学社会科学版)》,2008年第5期,第92-95页。

"仁济医馆"(1932 年正式定名为仁济医院),从开张伊始主要面对的就是平素无力延医的普通上海市民[1]。最后一个问题是西式医院与中国传统社会存在着一种文化价值结构上的差异,他们始终缺乏在熟人社会中维系日常性信任的人际关系资本,所使用的技术同样身份模糊,是一种医术但也笼罩着一种神秘主义的阴影。而部分传教士医院具有过于强烈地通过医疗来传播基督教信仰的目标,也在某种程度上加剧了这一问题。如仁济医院是这样安排住院生活的:

> 医院每天早上七点半打铃,所有住院病人凡能走动者,包括仆人和家属,都必须到大厅内集合去听牧师用中文讲道,同时参加祈祷。在九点,医院提供病人可能需要的药品。到十一点半,铃声会响半个小时来提醒医院正式开始日常活动。在外面等候的病人立即集合起来,接受为他们而进行的宗教服务。下午门诊开放前,所有候诊病人及陪同来的家属,也必须集中听外国牧师讲道[2]。

此类被迫接受的陌生的宗教仪式,必然会加重病人对医院的陌生感。

进入中国的传教士医生们总是把家庭空间视为疾病的渊薮,是抑制正当信仰、妨害心理健康的罪魁,但想要在中国建立西方式的医院却不得不对传统中国医学生活经验做出妥协。中国式的、与家庭空间互相渗透的医疗空间感,是一个同时关注亲缘与地缘关系,并因应医疗需要不断流动、变化和自我调适的复杂系统,并不会被院墙和门户局限。所以,如果病人在医院中仍然能够(在一定的约束下)进行家庭活动,又或者医院中的医疗活动能够以病人可以理解的方式让其清楚看到,医院对他们来说还是一个与其日常的生活经验兼容的空间。中国的病人会按照自己熟悉的方式来改造西式医院里的生活,如传教士医生巴慕德描述了他在济南开设的"医院中病房的清洁得不到保证,因为病人家属随意进出病房,还经常把病人所需的东西带入病房"[3]。

---

〔1〕 王尔敏:《上海仁济医院史略》,载于林治平主编:《基督教与中国现代化》,台北:宇宙光出版社,1994 年,第 413 页。

〔2〕 William Lockhart, *The Medical Missionary in China: A Narrative Twenty Years' Experience*, London: Hurst and Blackett Publishers, 1861: 256 - 257.

〔3〕 Harold Balme, *China and Modern Medicine: Study in Medical Missionary Development*, London: Livingstone Bookshop, 1921: 134 - 153; 43 - 44.

杨念群还介绍了多个相似的案例，如1884年第一个来到中国的新教护士麦克奇尼(Elizabeth McKechnie)报告说，病人在医院中睡眠时常要带自己的衣服床褥，并且由自己的朋友和家人护理和喂饭；福州医院的一份报告中说，当一个官员的小儿子被带来做手术时，病家专门租用了一间房由母亲陪同病人住院直到完全康复；在一个以"St. Elizabeth"命名的医院里，病人经常被发现在床下烧纸钱或放置食物以取悦饿鬼，有的陪床者则好念咒语驱魔逐妖〔1〕。这些手段都是为了打破西方医院的空间和专业壁垒，引进中国固有的社会联系，从而让民众逐步接受这一陌生的空间。

中国传统社会的普通民众对医者职业身份的确认主要以个人经验和地方文化规范为依据。越接近社会底层，区域文化和地方社会组织的作用越凸显，其中血缘和地缘关系构成了乡土社会组织的核心框架〔2〕。在血缘和地缘联系都十分紧密的乡土社会，存在着日常性的信用："乡土社会的信用并不是对契约的重视，而是发生于对一种行为的规矩熟悉到不假思索的可靠性。"〔3〕这种社会普遍存在着对异类和外来者的排斥与怀疑的情绪，那些具有某种特殊技能者如工匠、医生和僧道等尤其危险，他们不仅有可能伤害到与其接触的具体个人，更有可能对整个社区的安全秩序造成威胁〔4〕。对于底层民众来说，西方传教士医生与走方游医并无本质区别，同样都是一群身份背景模糊而且使用着可疑的神秘技术的外来者，这一切又因为其"洋鬼子"的身份和西式医院既陌生又隔离的空间设置而更加恶化。

对传教士医疗案例的分析，有助于我们理解中国传统的医疗空间是怎样构成的，它既有可能在病人的卧室中，也有可能是医馆、药馆甚至某个集市的药摊。它成为一个医疗的场域，是因为医疗行为在其中发生，之所以又没有像西方医院那样脱离日常生活空间，是因为这个空间自始至终紧密地整合在中国人的社会生活秩序中，并没有违背传统中国人的文化认知和日常生活习惯。明清江南地区的医疗市场上的正统医师及其医疗活动，可以通过社会舆

---

〔1〕 杨念群：《"地方感"与西方医疗空间在中国的确立》，载于汪晖、陈平原、王守常主编：《学人(第12辑)》，南京：江苏文艺出版社，1997年，第183－238页，引文见第193、206－215页。

〔2〕 王守恩：《社会史视野中的民间信仰与传统乡村社会》，《史学理论研究》，2010年第1期，第85－92页；刘喜堂：《论我国乡村社区权力结构》，《政治学研究》，1997年第1期，第20－26页。

〔3〕 费孝通：《乡土中国》，北京：北京出版社，2005年，第8页。

〔4〕 (美)孔飞力：《叫魂：1768年中国妖术大恐慌》，陈兼，刘昶译，上海：上海三联书店，1999年，第158－159页。

论、医者的其他社会身份与社会关系网络、乡土文化观念和生活规范获得保证。不论是请医上门还是赴医馆看病，都是病家所熟悉的正常行为，虽然医疗活动的物理空间的确存在不同，但身处其中的病人的感受却并没有本质性的差异，因为医生和病人的行为都还是处在一般性的社会礼法秩序的监控之下。略有不同的是，去医馆，尤其是名医的医馆看病，病人常常需要与其他求医者共处一室并长时间地等待，在一定程度上容忍自己的隐私被侵犯，这对于社会中上阶层的病家尤其是女性病人来说难以接受，且赴馆求医者的社会地位通常较低，也会在某种程度上影响了医患之间的地位对比和权力关系，但这些差异并没有超出原有社会规范所划定的范围。但无论如何，与延医上门相比，赴馆求医和寻求补充医疗终究只是因为医疗成本或者需求压力所造成的社会秩序的暂时松动，仅仅是一种权宜之计[1]，尽管对于社会底层平民来说这种权宜可能是其生活的常态。就中国古典社会的“大传统”而言，延医上门诊视病人才是最正统的医疗方式。在下一节，我们将全力关注这种中国古代社会的正统医疗方式，去探究其中纠缠着的各种规则、秩序及其相互关系。

二、医疗专业秩序与社会礼法秩序

(一) 整合在社会礼法秩序中的医疗秩序

中国古代地方社会医疗秩序最核心的特征，就是被紧密地整合在一般性地方社会礼法秩序之中，而不存在类似现代医疗中的那种具有一定独立性的专业规则和秩序。医病双方都主要依据当时当地的社会伦理和文化法则来决定自己的行为，医病共享的文化观念和语言也使得病人可以非常有效地参与甚至主导医疗活动，联系紧密的伦理共同体对医生的执业行为具有极强的约束力。下面以崇祯本《金瓶梅》第五十四至五十五回的一个案例来说明[2]：其时西门庆小妾李瓶儿患病，于是便写了一个帖子去请任医官来家看

〔1〕 中国古代儒家思想中社会规则的“常道”与“权宜之计”总是维持着“经常权变”的基本关系，即行为选择在不违背道德原则性的基础上可具有一定的灵活性。参见徐嘉：《论儒家“经权相济”的道德模式》，《学海》，2004年第3期，第162－166页。

〔2〕 (明)兰陵笑笑生：《新刻绣像批评金瓶梅》第五十四、五十五回，明崇祯年间刻本影印版。

病。医官到来时，西门庆出门相迎。任医官进门以后，先是宾主在客厅坐下喝茶叙话，然后由男主人陪同进入病人的闺房。（万历本《金瓶梅词话》[1]对从迎接、叙话到进入内室的描述更加细致，如饮茶共有两轮，先叙闲话，后谈病情；进内室的路上，任医官遇着一个门口，或是阶头上，或是转弯去处，就打一个半喏的躬，浑身恭敬，满口寒暄。）诊病先是看脉，由丫头放出李瓶儿的右手来，用帕儿包着，搁在书上。医官诊脉完毕以后，又向西门庆道："老夫人两手脉都看了，却斗胆要瞧瞧气色。"西门庆回应道："通家朋友，但看何妨。"然后揭开帘帐请医官一看。（万历本《金瓶梅词话》无看诊一节）看诊毕，就是问诊，又请了一个丫鬟向医官详细说明病情症状。任医官向西门庆解说病情和药理，在主家同意后开出了处方，医病双方又闲谈了一会儿，任医官借此机会吹嘘自己治好了王吏部的夫人并获赠"儒医神术"牌匾的得意事例。最后病家向任医官支付二两白银作为药金，医官告别返回医馆，西门庆随即派小厮前去取药[2]。

在这一段故事里，我们可以看到社会生活秩序与医疗秩序的互动过程。首先，医病关系的基本结构与医家和病家的社会地位保持一致。任医官具有官医的身份，但西门庆不仅是地方豪强富户，还捐纳了一个官员的职衔且略高于医官，所以医生上门时西门庆需要出门迎接，接待活动也都符合明代地方士绅家庭接待客人的礼仪，而任医官也一直保持着恭敬的态度。其次，诊视过程中，因为病人是年轻的女性病人，所以诊脉需要隔着手帕、问诊由丫头代劳，尤其看诊需要征求男主人同意，又因两人一向交好，西门庆表示看诊并不违背礼法。最后，诊视毕，医生需要向病家解说病情和自己处方的理由，在获得病家主人认可之后，由病家购买药品并自行服侍病人服药。这个过程中，医疗的需要，如望、闻、问、切等操作，都必须在病家男主人的监督之下谨慎执行且不能违背礼法制度的要求；医生对疾病的诊断和治疗方案的制定必须获得病家的认可才能执行；更重要的是，医生对疾病的治疗过程（在这个案例中医家提供的是成药，但在清代以后越来越多的情况是病家执方自行去药

〔1〕（明）兰陵笑笑生：《金瓶梅词话》第五十四、五十五回，长春：艺文书房，1942年。

〔2〕任医官吹嘘自己的儒医身份一节，万历词话本没有提及，但其返回医馆取药一节，万历词话本对任医官回家后如何连忙准备药品并交给小厮等细节描述得非常详尽，而崇祯本对此基本上是一语带过。边和认为，这种差异反映了从万历到崇祯之间，明代的医疗风气发生了转变，即由医者自己加工、配伍药品的药室逐渐被边缘化，而医者需要寻求另外一种标准（儒医）来展示其专业性地位。参见边和：《谁主药室：中国古代医药分业历程的再探讨》，载于余新忠主编：《新史学（第九卷）：医疗史的新探索》，北京：中华书局，2017年，第38－72页。

店配药)几乎没有掌控能力,治疗与护理完全是由病家自己来执行。

在这种医疗活动和医患关系的基本设置下,医疗过程表现出了一些特殊的问题。

1. 医疗活动中的礼仪规则

明清的病家延医,因为性命所系,通常情况下都会对医家予以适当的礼遇。病家的态度区别取决于病情危重程度、医疗资源的稀缺性以及双方的地位差别。所以如果病情危重,医家名气地位较高,则病家往往采取一种较为卑谦的态度,甚至需要苦苦哀求。这里引《清稗类钞》中的一段作例:

医者颜某,高邮州人,邃于岐黄。然僻处乡谷,不以医炫,而人亦不以医称之。会扬州富豪魏某病笃,纵横数百里,凡医之稍负时望者,悉延诊,合议方药,终不效。有荐颜者,魏延之。比至,素履布衣,状貌古拙,众皆轻之,不为礼。而颜亦傲气凌人,见群医,亦不略致款曲,问病状。俄侍者导颜诣病榻就诊。诊已,仆予以纸,请拟方。纸为八行书,而乃多至五六十页。颜知其侮己,乃伸纸作脉案,陈其病之所由起,某日传某经作何状。书时,群医中有窥者,见所述皆不爽,固已咋舌。不半日,纸已尽,乃掷笔起,告去,众挽留读脉案,皆吻合病状,而文复古奥,上溯《素问》,下迄名家,洋洋数万言,穷源索隐,无蕴不发,知为名手,遂请其拟方。颜笑曰:"请我来治病耶,抑试我耶?夫拟方而予纸至数十页,此何为者?且慢侮见诸辞色,尚信其术而服药乎?予不敏,行矣。"病家老少环跪,哀请至再三,乃拟方,数日遂痊,告以忌食之物而去。数日,魏以误食,病复发,又遣使往聘,谢不行。使者请曰:"奉五百金。"颜曰:"谁贪汝金者!"使者曰:"先生何吝而不一拯溺乎?先生何所求,苟能致,当竭以献。"颜曰:"嗜食而无节,此不戒,虽扁、仓无以着手。病者其交予监督乎?惟吾命之是听,诚能此,当为若治之。否则千金无所欲,徒败吾名耳。"使允之,乃行。至其家,设卧榻,俾与魏邻,察其颜色,听其呼吸,何时睡,何时醒,醒睡各作何状,乃按脉以证之,然后定方。复自择药,其制其煎,皆躬亲之。凡三投,乃瘥。赠三千金,送之归[1]。

这个故事提供了非常丰富的信息。首先,有一部分医家虽然行医事,但

〔1〕(清)徐珂:《清稗类钞:第九册》,北京:中华书局,1986年,第4164-4165页。

不以业医自居，想要获得他们的医疗服务就不能仅仅通过市场购买的方法，所以当使者来延请颜某的时候直接提出了五百金的巨额悬赏却遭到了医家的拒绝，正是因为这种斥巨金购买的方式没有表现出对医家充分的尊重。其次，说明了优质医疗资源的匮乏情状，即使是富豪之家，想要延请名医（乃至于稍负时望之医者），都要在高额经济支出以外付出很高的社会人情成本，如“老少环跪，哀请至再三”，以及必须答应医家的诸多条件。最后，医家很注重自己的专业声誉，所以很看重病家的尊重与信任态度，以及在医疗过程中的掌控权，要求病家做到“惟吾命之是听”，然后医家才能够做到事必躬亲、尽心诊治。这也就是说，如果想要获得高质量的医疗，疾病得痊，高额酬报和恭谦态度都不可缺。清代方苞也记载了一个类似的情境：“君讳兆鼎，字季重，世为歙西岩镇人。父及伯兄行贾，……伯病于金陵，君驰视求医于扬州，跪泣于其庭三日始肯偕，然终不能疗也。”[1]在这个案例中，病家较为贫困，而且先前因为佘父重病已几近于破产，所以再赴扬州延请名医时，便只有跪泣于医家三日方得应允。

通常来说，延请医生上门诊治的礼仪与明清时士绅家庭的待客之礼基本一致，但这个过程当中却有一些地方需要病家格外注意。

邀请名医或官医时，合乎礼仪的做法是需有熟识之人专门邀请陪同，如果医病双方之间缺乏有效的人际联系，则需要派专人呈送拜帖。有时病家还会托好友前往医者住所邀请，医者前往诊治时，还会请好友陪同到府。如崇祯五年(1632)四月八日，祁彪佳（时任福建道御史）好友颜茂猷、蒋安然与宁方兄来访，祁彪佳就托他们前往医者钱颖家中，请钱至祁家为祁妻诊脉。刚好医家有祁彪佳亦熟识的病人（五十六兄和朱国锜）在场不能出门，所以钱颖至初十晚上才在祁彪佳好友兼医者的橘公兄陪同下至祁府诊治[2]。但如果与医家素不相识且无人可以请托，病家就需要呈送专门的拜帖以表示敬意，如《金瓶梅词话》第六十一回，在派人去邀请医师何老人时，西门庆专门嘱咐说：“拿我拜帖儿，和乔通去请县门前行医何老人来。”邱仲麟认为，这与明代地方士绅阶层之间的交往方式是一致的，且进入明晚期以后拜帖的制作越来

〔1〕 (清)方苞：《望溪先生文集》卷十一《佘君墓志铭》，清咸丰元年(1851)戴钧衡刻本。

〔2〕 (明)祁彪佳：《祁彪佳日记（上册）》，张天杰点校，杭州：浙江古籍出版社，2017年，第52页。此处蒋竹山将钱颖来诊时间误记为初九日，现根据浙江古籍版校为初十日。

越奢华[1]。清代的情况也基本类似,《清俗纪闻》就记载说,延请名医或官医需要同时附送请帖和号金[2]。《醒世姻缘传》第六十七回提供了一个完整的拜帖样式,其时病者狄员外拜托朋友陈少潭给医者赵杏川下帖,写道:

侍教生陈治道拜上杏川赵兄门下:

久违大教,渴想!渴想!

有舍亲狄宾梁令郎长一创,生盛夸赵兄妙手,舍亲敬差人骡薄礼,专迎尊驾,幸即亲临敝镇。倘得痊愈,恩有重谢,不敢有违。

速速!专候。

治道再叩[3]。

考察明清时的日用类书籍,还会发现有专门教人书写请医拜帖的篇章。这类书籍主要针对普通平民日常使用,因为很多平民不通文墨,需要模仿书中的格式,所以可以推测请医拜帖并不专属于士绅阶层专有。如明王宇编《新镌时用通式翰墨全书》中《请医士疗病》一节提供了一份请帖模板,书曰:"某以不谨致疾,非先生国手不可治,专人固请,幸即惠然,以慰倒悬之望,毋曰姑徐徐云尔。"[4]王振忠在文献中发现了一份专门针对痘医设计的请帖模板:

立关书经手人□□,恭请□□□先生驾临敝舍,布种天花。惟祈窠窠聚顶,粒粒成珠,孩童幼女,遇此吉祥,各社孩童,托赖赐福,始终如一,万象回春。每男劳金若干、女多少叙明,挨间共膳,仰望轮流看视。今将男女名目并劳金开载[5]。

---

〔1〕 邱仲麟:《医资与药钱——明代的看诊文化与民众的治病负担》,载于台北生命医疗史研究室编:《中国史新论·医疗史分册》,台北:联经出版公司,2015年,第349页。

〔2〕 (日)中川忠英:《清俗纪闻》,方克、孙玄龄译,北京:中华书局,2006年,第201页。

〔3〕 (明)西周生:《醒世姻缘传》第六十七回,收入《古本小说集成:第五辑21》,上海:上海古籍出版社,2017年。

〔4〕 (明)王宇:《新镌时用通式翰墨全书》第八卷《人事类·请医士疗病》,明天启六年(1626)自刻本。

〔5〕 王振忠:《徽州社会文化史探微:新发现的16—20世纪民间档案文书研究》,上海:上海社会科学院出版社,2002年,第264页。

须知痘医在明清正统医家的观念中属于偏执于小小术伎、市业自给之徒，地位在医者的阶层体系中也属下层，而且这一文书用语通俗不文，应该是适用于普通平民的文本。

除了专门的请医礼节以外，请医上门后对医生也应以礼相待。据《清俗纪闻》，医生上门时病人家人需到外厅门口迎接；如为初次见面之医师，则要到门外迎接，并请到堂上献茶接待。然后，由主人先向医师叙述病情，再由主人陪同诊视病人，完毕后医家回到客厅，向主人解说病情，然后写下药方或者病案。完毕后，病家还需要奉上茶点，略作应酬后医家方才离去[1]。这一段描述是非常精确的，与崇祯本《金瓶梅》第六十一回医家上门的接待礼仪完全一致：任医官来后，西门庆先在大厅上陪吃了茶，病人在房里收拾干净，然后请任医官进房中。任医官诊毕脉，走出外边厅上，对西门庆解说病情，并答应回自家药室配好药送来，西门庆则再次表达感谢之意，再招待茶点后送其出门。然后命家中仆人携带药金和礼品去任医官药店赎药。任医官治疗无效后，又请来了何老人，同样是迎进门来、奉茶叙话、诊视病人、解说病情、开方或配药、茶叙送客，一整套流程一丝不苟。但当冒牌的太医赵龙岗来时，在前半段同样依据这一礼仪待客，到了最后发现此人医术一窍不通，便直接付了此人二钱银子诊金，打发他离去便是。

这些接待礼仪中有一点特别需要注意的，就是不可以表现出对医家专业水平的质疑。虽然明清中等阶层以上的病家均会频繁换医或者同时延请多位医家会诊，但往往是任由医家之间相互攻讦批判，病家并不多言，待医家有决议之后遵行之。但对于某些自视甚高的医家，这样的行为就已经构成了严重的羞辱。如前引《清稗类钞》医者颜某故事，他在第一次赴魏某家中出诊的时候，就遭遇到来自其他医家和病家的轻视。颜某做了数十页脉案，陈病症由起，且文辞高明，病家这才信服，请其拟方。这时，颜某反而拒绝救治病人，直到病家老少环跪哀请再三，才答应为其诊病。颜某这种行为，在医家或许心有戚戚，却并非正途。事实上，颜某因病家略有质疑便怒而拒绝诊治危重病人的做法，按照清代名医吴鞠通的看法实属“名医之病”：“以道自任之心太过，未免奴视庸俗，语言过于刚直，为众所不容。”[2]

上述这些礼仪通常适用于病家与医家社会地位相近时，如果医者地位远

---

〔1〕(日)中川忠英：《清俗纪闻》，方克、孙玄龄译，北京：中华书局，2006 年，第201 页。

〔2〕(清)吴瑭(鞠通)：《医医病书》，载于李刘坤主编：《吴鞠通医学全书》，北京：中国中医药出版社，1999 年，第 151 页。

低于病家，则病家不需要如此繁复的应酬，直接付钱酬谢便是。崇祯本《金瓶梅》中有八处地方提到请一位刘婆前来诊病，都是打发了一个小厮去请，来后直接去看病人，事了之后多是直接给钱打发离去，偶然也会安排一些茶汤点心款待。而且因为西门庆并不信任这个医婆，所以在第五十九回，那刘婆为官哥儿治病一直无效，到晚间看到西门庆回家，便拿着月娘给她的五钱银子，一溜烟似的跑了。官宦人家面对医者的时候，除了延请少数知名的儒医或者病情极其危重，对医家的态度都不会太过恭敬。《红楼梦》第四十二回，贾府请了一位太医院六品医官王太医为贾母诊病，但进了贾家之后，"不敢走甬路，只走旁阶"，见到贾母时也"不敢抬头"，开出方剂后更是说"若老人家爱吃便按方煎一剂吃，若懒待吃，也就罢了"，完全没有任何专家的尊严和权威。明代张萱还记录了一个官员羞辱名医的故事：

> 广陵尝有一名医，以医致富，其门如市，即贵显之家不轻造也。偶广陵守署中有病者，亟召之。医不得已诣堂下，守适有公事，不及呼前，而此医适作嚏两三声。守问曰："何为而嚏？"医曰："外人有念医士者。"守笑曰："嚏乃肺家中风耳，而云外人相念，则嚏为肺病且不晓，何名曰医。"遂叱之去，此医退，术遂不行[1]。

这个故事里的医者家财丰厚，门庭若市，一般富贵人家甚至不敢轻易上门，但在一方郡守面前却不得不任其耻笑，还因为此事而影响了声誉，无法再继续行医。又如万密斋在《幼科发挥》卷三记录了两个病案，病人分别是本县大尹朱云阁公子和湖广右布政孙小姐[2]，虽然同样都是"诸医治之皆不效"，请的也是当世名医，但病家的态度就只是简简单单的"差人召之"而已，这一个"召"字充分地反映出了病家的态度。

2. 医疗过程中的权力秩序

医疗过程中的权力秩序包括两个方面的问题，即在医疗过程中是医家还是病家处于主导地位，以及医疗活动的决策者群体内部的权力关系结构究竟是怎样的。下面分别讨论之。

就医病关系而言，在明清时期的医疗生活中是由病家占据主导并具有医

〔1〕(明)张萱：《疑耀》卷二《喷嚏》，明万历三十六年(1608)刻本。

〔2〕(明)万全：《幼科发挥》卷三《脾所生病·泄泻》，载于傅沛藩等主编：《万密斋医学全书》，北京：中国中医药出版社，1999年，第591－592页。

疗的最终决定权。这是因为传统中医师的专业介入一般止于处方，病人家属对疾病、医生及其诊疗方案的评价、选择与执行常常具有决定性的影响。遇到急诊或疑难杂症时，有条件的病家可以延请多位医生进行会诊，通过医家彼此间的评价来判断医生的水平，但病家有权决定是否采信或者采信哪位医者的处方。这个过程当中医生并无专业权威可言，不仅需要面对其他医疗从业者的竞争，要在不停的论辩过程中说服病家接受，还不得不忍受病家出于不全面的医学知识和个人疾病体验而做出的不专业判断。

清代名医徐大椿总结了病家在医疗过程中有可能犯下的多种错误，具体包括：

> 有不问医之高下，即延以治病，其误一也。有以耳为目，闻人誉某医即信为真，不考其实，其误二也。有平日相熟之人，务取其便，又虑别延他人，觉情面有亏，而其人又叨任不辞，希图酬谢，古人所谓以性命当人情，其误三也。有远方邪人假称名医，高谈阔论，欺骗愚人，遂不复详察，信其欺妄，其误四也。有因至亲密友或势位之人，荐引一人，情分难却，勉强延请，其误五也。更有病家戚友，偶阅医书，自以为医理颇通，每见立方，必妄生议论，私改药味，善则归己，过则归人；或各荐一医互相毁谤，遂成党援，甚者各立门户，如不从己，反幸灾乐祸，以期必胜，不顾病者之死生，其误七也。又或病势方转，未收全功，病者正疑见效太迟，忽而谗言蜂起，中道更改，又换他医，遂至危笃，反咎前人，其误八也。又有病变不常，朝当桂附，暮当芩连；又有纯虚之体，其症反宜用硝、黄；大实之人，其症反宜用参、术；病家不知，以为怪僻，不从其说，反信庸医，其误九也。又有吝惜钱财，惟贱是取，况名医皆自作主张，不肯从我，反不若某某等和易近人，柔顺受商，酬谢可略。扁鹊云：轻身重财不治。其误十也。此犹其大端耳。其中更有用参、附则喜，用攻剂则惧。服参、附而死则委之命，服攻伐而死则咎在医，使医者不敢对症用药。更有制药不如法，煎药不合度，服药非其时，更或饮食起居，寒暖劳逸，喜怒语言，不时不节，难以枚举[1]。

〔1〕（清）徐大椿：《医学源流论》卷下《病家论》，载于刘洋主编：《徐灵胎医学全书》，北京：中国中医药出版社，1999年，第158－159页。

通过徐大椿的文章,可以看到明清医者所面临的局面是：病家对医生和医疗缺乏足够的了解和正确的认知,不辨真假高下而随便请医、荐医、选医、评医和换医;病家有可能因为自家亲戚的言论、自己的医药知识、对疾病和医疗的短期体验,甚至是吝惜钱财和不喜医生的态度等而打破治疗规则,在治疗过程中也不能保证制药、服药和生活上遵守医嘱和医学指导。

英国医学史家古克礼(Christopher Cullen)通过对《金瓶梅》的研究发现,中国明清时期的病人对疾病很没有耐心,常常一两剂药服过以后没有明显效果,便会更换医生,古克礼因此认为病家心态就好像是在寻找某种类似"魔术子弹"(magic bullet)般的特效药[1]。但我们的看法是,其时的病家未必相信真的存在某种"魔术子弹"式的神奇疗法,而是对整体的医疗水平和医生群体都缺乏信任,所以需要不断根据自己的医学知识和直观医疗体验来判断所请医者是否称职、所接受的治疗是否合宜。事实上病家的这种态度源远流长,早在宋代,理学大家程颢就指出,"病卧于床,委之庸医,比于不慈不孝。事亲者亦不可不知医";程颐则解释了病家自己学医的作用:"且如图画人,未必画得如画工,然他却识别得工拙。如自己曾学,令医者说道理,便自见得,或己有所见,亦可与他商量。"[2]医家也认同这一观点,如金代名医张子和在《儒门事亲》中提出："为人子者,不可不知医。……每虑当有所馈,委之时医,恐为尽道之累。"[3]明代医家肖京也认为,病家"必须识医药之道理,别病如何,药当何如,故可任医也。如自己曾学,令医者说道理,便自见得。或已有所见,亦要说与他商量"[4]。

问题在于,病家知医的条件很高,非读书人或富裕家庭很难获得足够的医学资源并自学成才。所以,自认知医的病家往往在经济和文化资本方面具有一定的优势,这种背景与知医的自信相互促进,进一步强化了病家在医疗过程中的权力。严肃的医家对这种情况十分警惕,徐大椿在其《涉猎医书误人论》中指出了这种情况的危害：

〔1〕 Christopher Cullen,"Patients and Healers in Late Imperial China: Evidence from the Jinpingmei", *History of Science*,1993,31:99.

〔2〕 (宋)程颢、(宋)程颐:《二程集》,王孝鱼点校,北京：中华书局,1981年,第428页。

〔3〕 (金)张子和:《儒门事亲》,北京：人民卫生出版社,2005年,第4页。

〔4〕 (明)肖京:《轩岐救正论》,北京：中医古籍出版社,2015年,第538页。此引文来自《轩岐救正论》卷六《病鉴·知医》。

> 又有文人墨客及富贵之人，文理本优，偶尔检点医书，自以为已有心得。旁人因其平日稍有学问品望，倍加信从，而世之医人，因自己全无根柢，辨难反出其下，于是深加佩服。彼以为某乃名医，尚不如我，遂肆然为人治病。愈则为功，死则无罪。更有执一偏之见，恃其文理之长，更著书立说，贻害后世。此等之人，不可胜数[1]。

但徐氏也深刻反思了造成这种局面的原因，在同一篇文章中指出：首先是因为传统中医学的医疗程序造成医家对医疗过程介入较少："盖病家皆不知医之人，而医者写方即去，见有稍知医理者，议论凿凿，又关切异常，情面甚重，自然听信。"其次是当时医家自身水平较低以致无法赢得病家的信任："今之医者，皆全无本领，一书不读，故涉猎医书之人，反出而临乎其上，致病家亦鄙薄医者，而反信夫涉猎之人，以致害人如此。"在最后，徐氏虽然承认这是医家自己造成的问题，"此其咎全在医中之无人，故人人得而操其长短也"，但还是告诫病家不可恃知医而误人误己："然涉猎之人，久而自信益真，始误他人，继误骨肉，终则自误其身。"

徐大椿的分析让我们认识到，明清时期由病家掌握并实施医疗决定权，并不是单纯由病家的心态所造成的，其更深层次的原因在于中国古代医疗活动的基础结构特征，即医疗活动主要发生在病人日常生活空间之中，医家仅仅是一个外来的客人而没有真正深度参与医疗活动的全程，病家的自主性因此凌驾于疾病、医疗的客观规律以及医生想要建立起来的医疗专业秩序之上。所以，即使病家的知识、经验和决定是错误的，医家也没有任何手段可以制约，只有苦口婆心地劝说之，希望他们"谨择名医而信任之"罢了。在某些案例中，为了说服固执的病家，医者甚至需要诅咒发誓，如吴楚记录的这两个案例：第一个，病人延请多位名医均医治无效，又因名医的言论而怀疑吴楚用人参治疗的意见，病至垂危仍不信任吴楚，吴氏不得不劝说道，"依余用药，连服四五剂，设若无效，余当议罚，参饵之费，余俱代偿"，病人方才勉强接受。第二个案例中，病人是吴楚的亲戚，同样是多医治疗无效仍然拒绝相信吴楚，吴楚不得不激之曰："但依我用药，若死，我当偿命。"[2]病家才接受吴氏的处

---

〔1〕 (清)徐大椿：《医学源流论》卷下《涉猎医书误人论》，载于刘洋主编：《徐灵胎医学全书》，北京：中国中医药出版社，1999年，第157－158页。

〔2〕 (清)吴楚：《吴氏医验录全集》，李鸿涛、张明锐、贺长平校注，北京：中国中医药出版社，2011年，第35、120－130页。

方。医生诅咒发誓这一行为迎合了病家急切找到一个愿意“负责任的医生”[1]的愿望，对这一点的分析我们放在以后，在这里只是要强调病家医疗决策权的强势性。

就病家内部的医疗权力结构而言，服从当时一般性的家庭权力秩序。雷祥麟认为：“在20世纪以前的中国，……病人这方全家都会参与医疗过程，而且握有最终决定权，……如此一来，医疗过程便变成一个全家参与，又同多位医生磋商协调的复杂过程。”[2]在传统的中国家庭，任何一个个体的医疗事务都是家庭的集体事务，所以病人的家人和亲戚参与到医疗过程中来是比较容易理解的。而在某些病例中，病人朋友、门客[3]甚至邻居们[4]也会参与进来，他们的作用主要是对病家提供各种建议，而因为他们与病家更加亲近，也很容易对病家决策产生影响。雷氏的上述描述是基本成立的，但他将医疗决策描述为“全家参与”则过于简略了，因为在病人全家参与的决策过程中，始终还是有一个隐含的权力原则——中国古代的家长制在发挥着作用。

医疗决策者的第一顺位是家庭中的男性家长，在大多数情况下他对全家人的医疗拥有主导权和最终决策权。即使家长自己就是病人，在其没有丧失行为能力之前，重大医疗决策也是由其亲自决定，其家人不论地位高低、亲疏如何，都只能起到间接的作用。吴楚曾经接诊一个病例，病人是家中的男性家长，最初请吴楚诊视并处方，而病人母亲相信某名医，结果病人弟弟持名医方咨询吴楚时却发现那药方中有严重的错误，但因为请医者是病人尊长，吴楚也只能说：“然不服名医之药，无以慰令堂之心，听自裁夺。”病人服药后病情加重，虽口不能言，却以摇手表明断不服名医之药。改服吴楚所开的药剂后，病情本有所好转，但又在一密友的劝说下请来某名医，致使病情再次加重。病人弟弟无法说服病人，只好再次请来吴楚，吴氏以言激之，说服了病

〔1〕 雷祥麟：《负责任的医生与有信仰的病人——中西医论争与医病关系在民国时期的转变》，《新史学》，2003年第14卷第1期，第45－96页。

〔2〕 雷祥麟：《负责任的医生与有信仰的病人——中西医论争与医病关系在民国时期的转变》，《新史学》，2003年第14卷第1期，第45－96页。

〔3〕 (明)孙一奎：《孙氏医案》卷一《三吴治验》，载于韩学杰主编：《孙一奎医学全书》，北京：中国中医药出版社，1999年，第738、740页。这两个案例分别发生在大宗伯董浔阳和大光禄庞远的家中，病人的门客都在诊病之后扮演了质疑者的角色，对医家的诊断和处方提出了自己的意见，但在这两个案例中病人自己的意见比较坚定，所以没有对医疗决策产生不利的影响。

〔4〕 (清)吴楚：《吴氏医验录全集》，李鸿涛、张明锐、贺长平校注，北京：中国中医药出版社，2011年，第83页。在这个案例中，一病人虚证，吴楚处方建议用参，与病家的认知相悖，这时其邻里群起而劝之曰“必须往见名医，不可儿戏”，病家于是典卖家财，往见名医。

人，方才得以治愈[1]。在这个案例中，作为家长的病人对自己的医疗始终拥有决定权，虽然初期为了安慰母亲接受第一位名医的意见，但一旦发现名医不效，便能立刻改正，后期再次误请名医亦是病人自己的意见，病人弟弟虽然前后奔忙，在整个医疗过程中却很少有发言权。

家长的身份由宗法制度所决定，如果不是大家族聚居由族长掌权的情况，家长角色即由家中的丈夫和父亲承担。如吴楚医治友人汪阴初弟媳的案例中，病人的父亲断定女儿不治，决意放弃治疗以节省钱财为病人办理后事，为此甚至对女婿大发雷霆，而病人的丈夫始终坚持治疗，最后病人终于获救[2]。这其中隐含着的伦理次序是，女性出嫁之后，在传统宗法制度中就已经属于夫家，其医疗的决策权掌握在其丈夫的手中，即使是她自己的亲生父亲也不能改变。如果病人在一个家庭中处于更加卑微的从属地位，其命运就完全掌握在主人的手里了，《红楼梦》第五十一回就描述了这样一个典型的场景：一位胡姓医师被邀入内闱为晴雯诊病，在他开出处方后，立刻遭到了宝玉的批评并禁止使用此方，而后，宝玉决定另请王太医重新诊脉开方，这位医生所开方剂仍必须通过宝玉的评判，在药方获得其首肯之后，方由家人完成买药、煎药与其他的治疗与护理。晴雯的身份是宝玉的贴身丫鬟，故而她的医疗事务完全由宝玉做主，她自己的想法和其他家人的意见在这里都是其次的。孙一奎治疗大宗伯董浔阳家厨师的案例也是如此，家主先是认为不值得为了一个低贱之人烦恼医生，在处方之后又制止其他家人质询讨论处方，只管命人煎药送服[3]。

当然，如果病人是嫡亲子女，情况则大有不同，家长出于疼爱之心，会较为顾忌和接受病人本人的意见。如孙一奎治疗张可泉长子张文学，因为吴下名医皆诊之为“瘵”，所以张可泉便认定已经无治。病人自己知医，在听到孙氏解说病理后，认为孙氏直指病因，所以要求选定孙氏主治[4]。这是病人自己的意见影响到家长的例子。如果病人在家中地位高于家长，情况就变得比

---

〔1〕(清)吴楚：《吴氏医验录全集》，李鸿涛、张明锐、贺长平校注，北京：中国中医药出版社，2011年，第35－36页。

〔2〕(清)吴楚：《吴氏医验录全集》，李鸿涛、张明锐、贺长平校注，北京：中国中医药出版社，2011年，第112－114页。

〔3〕(明)孙一奎：《孙氏医案》卷一《三吴治验》，载于韩学杰主编：《孙一奎医学全书》，北京：中国中医药出版社，1999年，第739页。

〔4〕(明)孙一奎：《孙氏医案》卷一《三吴治验》，载于韩学杰主编：《孙一奎医学全书》，北京：中国中医药出版社，1999年，第737页。

较复杂了。吴楚的一个病人是其族弟坦公的母亲，坦公一向信服吴楚，但病人自己偏听某名医的说法，而坦公因为“尊人（母亲）严厉不能进言”，所以在一开始不得不听从名医的说法，直到病危的时候才赶来延请吴楚诊治。在吴楚救其危症之后，又多次曲顺母亲的意愿请来所谓各种名医治疗，屡屡误诊误治，都是在病危之际又转投向吴楚求救[1]。在这个案例中，既体现了传统家长制的原理，最后请医和定方都还是由坦公——宗法制度上的家长来最终决策，但由于病人的家庭地位很高，所以有时也不得不屈从于病人的错误选择。

另外一种传统家长制的形式，主要体现在家中女性对内闱和幼儿医疗问题的处理上。通常情况下，家庭中的主妇对幼儿的医疗选择具有较高的决定权，但仍然屈从于男性家长的权威。明代幼科名医万全接诊过这样一个病例：病儿是元溪翁之子，方四岁，患咳嗽八月有余。先请医张鹏素，又请医甘大用，均不能有效治疗。在请来万全做出诊断之后，病儿父亲始终不能完全信任之，便又请了一医万绍治之。万全因为怜悯病儿，与万医和病家反复辩难多次但始终不获信任，无奈辞去。元溪坚持服用万绍之药，结果病情复发如初。其妻因此且怒且骂，元溪方才悔悟，改请万全治疗[2]。这个案例中，男性家长比较固执，病儿的母亲直到最后才有效地干预了治疗的进程。我们对万全《幼科发挥》一书中的病案进行了统计，其中共记录了病例120余案，对疾病治疗过程描述较为详细的有20余案，其中患儿的母亲或家中女性角色出现的案例不到10例，医者明确记录母亲介入治疗进程的只有5例，其余病案中凡是对家属行为有记录的都是父亲在主导治疗过程。万全是明代嘉靖至万历年间的著名儿科医生，其病案应该有一定的代表意义。即使不能排除这些病例中患儿父母会在私下商议医疗问题，但至少可以说明，在正规的医疗程序中幼儿的医疗过程主要是由父亲（男性家长）出面主理的。如果遇到女性胎产问题，由于男性家属和医生在礼法和习俗上都需要避忌，家庭中的女性会拥有较高的决定权，这个问题，我们放到后面来讨论。

3. 医患之间的性别礼教秩序

在明清时期，男性医生不允许与女性病人接触，如病情涉及隐私或病人

---

〔1〕（清）吴楚：《吴氏医验录全集》，李鸿涛、张明锐、贺长平校注，北京：中国中医药出版社，2011年，第122－124页。

〔2〕（明）万全：《幼科发挥》卷四《肺所生病》，载于傅沛藩等主编：《万密斋医学全书》，北京：中国中医药出版社，1999年，第603页。

地位尊贵,则规矩更为严格。如孙一奎记录了一个病例:一吴氏妇有隐疾(妇子阴户中突生一物),其丈夫前来求诊,但三造门而三不言,忸怩而去,再来时医者正言以告不可向医者隐瞒,其丈夫才向医者描述了病情,孙氏于是根据病人家属的描述开出了处方〔1〕。在极端的情况下,甚至会有病人宁死而不愿就医:"朱贞女,绍兴府志,幼许字周沔,未婚而卒。女闻往持丧,剪发以誓,遂抚侄为子,事纺绩以自给。偶患疾,为延医诊脉。女曰:吾手岂容他人近乎。不许,寿七十一卒。"〔2〕这是一个比较特殊的案例,我们在《同治苏州府志·列女》中统计了一百四十多个与医疗相关的案例都没有发现类似的记述,说明此类情况并不常见。在无法代替求诊或者幼儿疾病需要家中妇女陪同时,最理想的状况当然是由女性医生来处理,由此催生了一个专门处理此类问题的女性医疗从业者群体。在前面已经说过,这个群体可以分为两类,一是拥有医者身份的"女医",二是三姑六婆之属。在明代的文献中并不一定对这两种社会身份做出清楚的区分,如明代李东阳《记女医》称"京师有女医,主妇女孩稚之疾"〔3〕,明代另一位士人吕坤则记录说:"女医师婆,……妇女小儿诸症,先寻此等之人。"〔4〕到了清代以后,文献中出现的拥有医者身份的女性极为稀少,更多地使用"稳婆""药婆"等概念。

在明清江南地区女性分娩之时,已经形成了由专业稳婆进行处理的常规化的习俗:

> 怀孕后应令稳婆(一名收生婆)每三五天按摩腹部。临月之际应准备草纸、褯褓,欲产时于床上铺好褥子安卧,使稳婆抚摩腹部。临产时,稳婆抱腰,视时刻给以助力使之产下。产下后,稳婆抱起小儿观察手足及身体各部,以竹篦切断胎衣,用绸子紧扎脐带之切口,包好后卷扎于腹部,并用甘草汤大致洗净婴儿,用手探入口中洗出淤血等,擦净身体。用

---

〔1〕(明)孙一奎:《孙氏医案》卷二《三吴治验》,载于韩学杰主编:《孙一奎医学全书》,北京:中国中医药出版社,1999年,第773页。

〔2〕(清)嵇曾筠、李卫等修,(清)沈翼机、傅王露等纂:《雍正浙江通志》卷二百九,清文渊阁钦定四库全书本。

〔3〕(明)李东阳:《怀麓堂集》卷三十八《文稿十八》,清文渊阁钦定四库全书本。

〔4〕(明)吕坤:《实政录》卷二《振举医学》,载于(明)吕坤:《吕坤全集》,王国轩、王秀梅整理,北京:中华书局,2008年,第978页。

棉布或绸片包好，横抱于怀中。并使产妇移至产屋（一名产台）[1]。

正规的产科医生（主要是男性），往往只在情况危急、稳婆不能处理时才会出现，“产时均无请医服药之事。产前产后，如无他病均不用医师。若有血晕及难产等危险时，方请医师”。但即使男性医者到场，其主要活动仍然是开方药或者指导操作，观察病人和执行具体医疗操作的主要还是稳婆。如明薛己《女科撮要》卷下《保产》一节中，针对难产的诸种情况给出了处置的技术建议，但都需要产妇自己或者稳婆来进行操作，并且明确建议“凡孕家宜预请稳婆”，在后面《子死腹中》《胎衣不出》两节更是体现出了男性医者开方或指导而由稳婆进行操作的模式[2]。清代被广为流传的产科通俗普及书《达生编》中《临产》一节提供的处理方法也基本一致[3]，该书还认真讨论了稳婆的辅助作用，可见这已经是明清时期处理生产问题的常规模式。

除了分娩这一特殊情况以外，在常规疾病的治疗中，医者也需要注意男女之别的礼教规定。中医学注重“望闻问切”，“望闻”二事，如前引崇祯本《金瓶梅》的案例，是需要在男性家属的陪同并且征得其同意之后才有可能执行；问诊则通常由男性家长、亲近丫鬟或者其他女性成员代为完成；诊脉无法代替，明清时期的医家因此开发了很多从权的技术设置，具体规定可参考李梴《医学入门》中订立的律条：“如诊妇女，须托其至亲，先问证色与舌及所饮食，然后随其所便，或证重而就床隔帐诊之，或证轻而就门隔帷诊之，亦必以薄纱罩手。贫家不便，医者自袖薄纱。”[4]据一些书籍记载，为此还发展出了悬丝诊脉的独特技艺[5]。只有病情极为严重，又或医生与病家关系极为亲近，方能与病人直接接触，但仍然要有家中的成年男性长者在旁监督。清袁开昌指出：

凡诊视妇女，及孀妇尼姑，必俟侍者在旁，然后入房观看。既可杜绝自己邪念，复可明白外人嫌疑。习久成自然，品行永勿坏矣。即至诊视

---

〔1〕（日）中川忠英：《清俗纪闻》，方克、孙玄龄译，北京：中华书局，2006年，第317、329页。

〔2〕（明）薛己：《女科撮要》卷下《保产》《子死腹中》《胎衣不出》，清东溪堂刻本。

〔3〕（清）亟斋居士：《达生编》卷上《临产》，乾隆三十九年（1774）敬义堂刻本。

〔4〕（明）李梴：《医学入门》，田代华、金丽、何永点校，天津：天津科学技术出版社，1999年，第1488页。此引文来自《医学入门》卷七《习医规格》。

〔5〕邱国珍：《中国民俗通志·医药志》，济南：山东教育出版社，2005年，第159-160页。

娼妓人家，必要存心端正，视如良家子女，不可一毫邪心儿戏，以取不正之名，久获邪淫之报〔1〕。

在治疗方面，也存在类似的问题，尤其是像针灸这类需要直接接触身体的疗法，医者不得不采取一些权宜的手段，如《清稗类钞》中记载张本元故事：

会彭端淑之戚张氏妇艰于产，数日，举家惶怖，不知所为。本元至，命取妇亵衣一，履一，以箕加其上，口吐针，针之，嘱曰：产时顶上有针孔，须泥以饭。张氏漫应之。俄而生子，视顶上，果然，急如嘱〔2〕。

在这个案例中，医家为了能够给产妇针灸而又不触犯礼教之防，使用了类似巫术的替代疗法，虽然是神异故事，也可以反映出跨性别医疗的困难。

医者对这种性别区隔造成的障碍多有不满，如张景岳就认为，俗谚"宁治十男子，莫治一妇人"就并不是因为妇人之病与男子不同，而是因为妇人之情与男子异，其中主要是其性情和生活方式的差异，但还有一个很重要的原因，就是无法为妇人正常诊视：

然尚有人事之难，如寇宗奭引黄帝之论曰：凡治病察其形气色泽，形气相得，谓之可治；色泽以浮，谓之易已；形气相失，色夭不泽，谓之难治。又曰：诊病之道，观人勇怯、骨肉、皮肤，能知其虚实，以为诊法。故曰：治之要极，无失色脉，此治之大则也。今富贵之家，居奥室之中，处帷幔之内，复有以绵帕蒙其手者，既不能行望色之神，又不能尽切脉之巧。使脉有弗合，未免多问，问之觉繁，必谓医学不精，往往并药不信，不知问亦非易，其有善问者，正非医之善者不能也。望闻问切，欲于四者去其三，吾恐神医不神矣。世之通患，若此最多，此妇人之所以不易也。故凡医家病家，皆当以此为意〔3〕。

---

〔1〕(清)袁开昌：《养生三要·诊视妇女，必俟侍者在旁》，清宣统二年(1910)镇江袁氏润德堂刻本。

〔2〕(清)徐珂：《清稗类钞：第九册》，北京：中华书局，1986年，第4125页。

〔3〕(明)张景岳：《景岳全书》卷三十八《妇人规(上)·论难易(二)》，载于李志庸主编：《张景岳医学全书》，北京：中国中医药出版社，1999年，第1339页。

上文中出现的诸多权宜之策，都是医家为了解决这一问题而不得不采取的办法。

4. 医疗决策中的社会等级障碍

社会等级制度对医疗活动的影响，在中国传统医学叙事中主要体现为“贵人难医”说。此说最早见于《后汉书·郭玉传》：

(郭玉)虽贫贱厮养，必尽其心力，而医疗贵人，时或不愈。帝乃令贵人羸服变处，一针即差。召玉诘问其状，对曰：“医之为言，意也。腠理至微，腠理，皮肤之间也。《韩子》曰，扁鹊见晋桓侯，曰‘君有病，在腠理’，也。随气用巧，针石之间，毫芒即乖。神存于心手之际，可得解而不可得言也。夫贵者处尊高以临臣，臣怀怖慑以承之，其为疗也，有四难焉：自用意而不任臣，一难也；将身不谨，二难也；骨节不强不能使药，三难也；好逸恶劳，四难也。针有分寸，时有破漏，分寸，浅深之度，破漏，日有冲破者也。重以恐惧之心，加以裁慎之志。臣意且犹不尽，何有于病哉！此其所为不愈也。”[1]

郭玉论述贵人难医主要有四个原因，既包括贵人不尊重医家意见和医家有恐惧之心等医患关系因素，也包括贵人们自己生活不节制和富裕生活造成身体素质改变等因素。后世医家大多认同这一论述，各有发挥，如清代韩贻丰说：

则以贫贱人素不服药，无先入者为之主，且其平时黎藿不饱，无甘脆肥醲以腐其肠，斫丧不多，无皓齿蛾眉以伐其性。此其所以一遇神针而病去之速也。至于富贵人，或有速效者，或有迟久而后效者，其间不能无少差别耳[2]。

也有学者强调贵人们对医家造成的地位阶层压力会给他们自己造成求医上的困难，如清黄凯钧有言：

---

[1] (南朝宋)范晔撰，(唐)李贤等注：《后汉书》卷八十二下《方术列传第七十二下·郭玉传》，百衲本景宋绍熙刻本。

[2] (清)韩贻丰：《太乙神针心法》卷下，清康熙刻本。

然贵人之遇医，亦有四难：远地相召，素不曾试，一难也；稍涉毒味，不敢轻用，二难也；尊高临之，医不能尽意，三难也；专任仆妾，烹煮失宜，四难也。以此言之，贵人不可轻于致病，尤须慎于服药，如夫子所谓某未达，不敢尝焉然后可[1]。

其中第一难，指的是富贵人家有能力从远方延请名医，这本来是一种求医上的优势，但在明清时期医疗供给质量缺乏规范保障的大背景下，却又构成了一种危险。其后三难，则都是明清时期医患关系中的基本难题，只不过因为病家是贵人所以比较突出罢了。

面对这种基于社会等级制度的难题，有人提出医者应该专注于医学，诚心正意，不以名利为意：

削鐻者，无公朝忘是非也；承蜩者，不反不侧，不以天地万物易蜩之一翼，忘得失也。凡事皆然，不独医也。医不能忘，且有见贵人而贬法承旨，依违苟安者矣，病日深，岂但不愈而已哉。尝见挟穿杨之技者，临敌不能发一矢，而名士棘场试牍，每以迎合有司失之，皆是非得失之意，先有以乱之也。故曰以瓦注者巧，以黄金注者昏[2]。

因此，医者不畏强权，维护自身尊严的行为尤其会得到赞颂，如清毛对山记录的明代松江名医姚蒙的故事：

姚蒙字以正，居邑之百曲港，明时以医名于世，尤精太素脉。言人生死祸福，每奇中，而性特异。其所可意者与之谈，娓娓不倦，至废寝食，否即白眼仰观，呼之不答，镇日可无一语。是时医名重海内，求者户常满。姚于贫人，每施方药，却酬金。证如危险，每日诊视二三次不吝。至富者欲延，则于礼貌间苟不当意，往往勿顾。或问其故，曰："此辈库有银，仓有粟，死亦何害？若贫者自食其力，妻孥赖之，安可死耶？"时都御史邹来学巡抚江南，召蒙视疾。蒙欲辞，邑宰某迫之行。及入抚署，见邹高坐不

---

〔1〕（清）黄凯钧：《友渔斋医话》，乔文彪、张亚密、马建东注释，上海：上海浦江教育出版社，2011年，第42页。此引文来自《友渔斋医话》第二种《橘旁杂论上卷·治贵人有四难》。

〔2〕（清）吴国豹：《郭玉医贵人之对论》，载于（清）贺贻孙：《水田居文集》卷二，清康熙勅书楼家写刻本。

为礼，蒙即直视，噤不发言。邹曰："汝亦有疾乎？"蒙曰："有风疾。"曰："何不自疗？"曰："是胎风，不可疗也。"邹即引手令诊，蒙却不前。邹悟，呼座坐之。诊毕，曰："大人根器上别有一窍，常流污水，然乎？"邹大惊，曰："此予隐疾，事甚秘，汝何由知？"曰："以脉得之。左手关脉滑而缓，肝第四叶合有漏，漏必从下泄，故知之耳。"邹始改容谢，且求方药。蒙曰："不须药也，至南京即愈。"以手策之，曰："今日初七，得十二日可到。"邹遂行，届十二日晨，抵南京，竟卒[1]。

这个故事中，名医姚蒙性情狷介，但他对贫民很有爱心，其傲慢主要是针对富户和权贵，若果贵人们礼貌上略不如意，便不肯尽心诊治，甚至听任有侮辱态度的病人因病而亡。虽然见死不救有违"医乃仁术"的本意，但当作者将其狷介的举止与其不畏强权、救济贫病的善举联系在一起时，就为这种行为赋予了一种道德修饰，使其转化为医者品行高洁的证据。当然这只是一个极端的案例，多数明清医德典籍中关于医生应当以何种态度面对权贵病患的建议还是比较恭谦的，如陈实功"医家五戒十要"第十要提道："凡奉官衙所请，必要速去，无得怠缓。要诚意恭敬，告明病源，开具方药。病愈之后，不得图求匾礼，亦不得言说民情，至生罪戾。闲不近公，自当守法。"[2]浙江海盐业医冯兆张更是告诫同行，不必自取其辱，更不可因贪利而取祸：

凡当道官府延请，尤宜速去诊视。盖富贵者，性急而躁，何苦延缓片时，受彼怨尤轻薄。至于病愈之后，切勿图求匾礼，盖受入赐者常畏人，况富贵之人，喜怒不常，求荣常多受辱。至于说人情，图厚利，尤多变生罪戾，牵涉荡费己财。故清高之术，尤必要立清高之品也[3]。

在真正的业医那里，对待官家权贵的态度既要恭敬又要保持距离，医家只要专心医事就好，既不必刻意摆出一副清高的样子忤逆之，也不要刻意逢迎以求取利益就好。最合适的做法，是应该"间有排挤殴詈，形之辞色者，亦须以孟子三自反之法应之。彼以逆来，我以顺受。处之超然，待之有礼，勿使

〔1〕(清)毛祥麟：《对山医话》补编《姚蒙》，清光绪三十一年(1905)医报馆铅印本。
〔2〕(明)陈实功：《外科正宗》卷四《医家十要》，明万历刻本。
〔3〕(清)冯兆张：《冯氏锦囊秘录·良医格言》，清康熙四十一年(1702)刻本。

病家动念可也”[1]。

当然，也存在医家地位高于病人的情况。虽然在中国历史上医生一直处于较为低下的社会地位，但一个可以正式开业的医生在经济地位上始终强于底层平民[2]。经济地位的上升，使医者有可能攀升至更高的社会阶层。有研究指出，江南地区的世医家族，由于多年来的经济积累，有可能安排部分子弟参加科举，或者进入国家医学官僚体系，以期提高家族的文化和政治地位[3]。处在这样一个社会阶层的医家，在面对底层平民的病家时，往往具有地位和知识上的双重优势，尤其是所谓名医、官医，其跋扈之处，也是可以想象的。

(二) 各种规则、秩序间的妥协与转化

官民、上下、长幼、男女之别也同样作用于中国古代的医患关系。在大多数情况下，医生首先是以其原有的社会阶层角色出现在病家面前，病家这一方则由男性家长代表病人与医者协商，如具有士绅身份的儒医面对平民病家，或者普通业医面对士绅阶层的病家，其双方互动首要考虑的关系是社会阶层关系。但疾病和医疗自有其客观的需要，有时会突破社会阶层和礼教身份的约束，这时医病双方就需要综合考虑社会秩序、礼法关系和具体医疗需要来决定如何在当前的具体医疗活动中进行合作。所以，前面所讨论的医患关系中的各种基本规定都有可能在条件发生变化时——如病情极为危重或者家中缺乏成年男性主持等——做出妥协，医疗决策者和医病双方的权力关系也会随之发生转化。

虽然在明清时期的中国家庭中男性家长的权威和权力始终占据着绝对的优势，但在某些特定条件下，家庭中的女性成员也会超出内闱的范畴，在医疗活动中发挥较大作用。费侠莉通过对明末扬州儒医程茂先医案的研究，对女性在家庭医疗事务中的权力和地位进行了分析，有关常规情况下男性主导

---

〔1〕(清)潘楫:《医灯续焰》卷二十《医范·袁氏医家十事》,清顺治九年(1652)陆地舟刻本。

〔2〕张仲礼的研究指出,明清时期“有绅士身份的医生”年均收入可能达到200两银,远高于从事塾师职业的100两银。参见张仲礼:《中国绅士:关于其在19世纪中国社会中作用的研究》,李荣昌译,上海:上海社会科学院出版社,1991年,第301页。

〔3〕王敏:《清代松江“医、士交游”与儒医社交圈之形成:以民间医生何其伟为个案的考察》,《社会科学杂志》,2009年第2期,第147-155页;邱仲麟:《绵绵瓜瓞——关于明代江苏世医的初步考察》,载于佐竹靖彦主编:《中国史学:第十三卷》,京都:朋友书店,2003年,第45-67页。

地位的分析与本文是一致的，但她认为在社会地位低下的家庭中，当一家之主病倒时妇女可以主事[1]。根据费侠莉引用的内容来看，在程茂先的医案中女性扮演主要角色的病例只有两个，而且一个是男主人病重（海生之妻），另一个病人本人是经商的年长寡妇（刘寡妇），而其他案例中参与的女性，包括男性家长的母亲、妹妹等，都是在涉及有关家中女性或幼儿病例时有所参与，其总体表现应该与前引孙一奎和吴楚医案中的情况相差无几。费侠莉关于"地位低下家庭中女性有可能掌握医疗权力"的判断当然不能说不对，但未必能够成为一个普遍判断。更准确的说法应该是，在社会地位较低的家庭中，宗法制度的执行更多地受到实际生活状况的影响，如果男性家长不能主事或者没有男性家长，则由家庭中最具有权威的家庭成员负责，所以家中女性的确有可能出来主事，但这只是一种"无奈从权"的选择，而不是某种常规原则。

从总体上判断，女性参与医疗决策的表现并不十分突出。孙一奎曾经处理过一个案例：病人是家中主妇，患痢疾便血不止，伴里急后重，恶心呕吐；因病人丈夫外出而且家中女性素来信任专门女科博黄氏，故请其前来治疗，但越治越重，病人的儿子遂向孙氏求助。孙一奎担心其家中女流不肯接受自己的医药，这时病家的西席先生出了一个主意，即由病人的儿子出面主理，表面上仍然请黄医医治以安其心，但暗中以孙氏之药替换之。病人服药后病情好转，该黄医还自诩其功，洋洋自得。直到病人丈夫归家之后，其子说明了全部的情况，方才辞去了黄氏女科[2]。在这个案例中，家中女性虽然看似拥有很大的决定权，但事实上最终的医疗决策还是由男性家长来完成。整部《孙文垣医案》一共记录了女科病例 160 案，其中仅有 3 例记录了家中女性对医疗的干预，而且具体做法都是偏信专门女科。吴楚《医验录初集》中一共记录了女性病例 39 案，其中有女性介入医疗决策的病例一共不过 7 例，有 6 例是内科疾病，其中 3 例是病人的母亲介入了医疗过程，2 例只是含糊地说家中女流有所干预，1 例是因为丈夫不在家所以病人不得不自行请医，剩下 1 例是产后发热，病妇的母亲中途邀请了一位专门女科诊治。从上述统计来看，明清

〔1〕（美）费侠莉：《繁盛之阴——中国医学史中的性(960—1665)》，甄橙主译，南京：江苏人民出版社，2006 年，第 247 页。笔者一直未能看到《程茂先医案》原文，故以下主要根据费侠莉的引文来讨论。

〔2〕（明）孙一奎：《孙氏医案》卷四《新都治验》，载于韩学杰主编：《孙一奎医学全书》，北京：中国中医药出版社，1999 年，第 815 页。

时期女性病人的医疗主要还是由家中男性家长做主，较有地位的年长女性成员（如病人的母亲）对医疗有一定的发言权。之所以很多介入的形式都是偏信女科，除了因为病人对自己疾病专科属性的认知以外，还有一个可能的原因是，常规情况下女科疾病会请专科医者治疗，故家中女性与女科医生接触较多，在多位医生诊断不一致的情况下倾向于选择自己更熟悉和信任的医者。在上述两位医家的女性病例中，病家女性发挥作用的比例都非常低，足以说明明清时期江南地区女性在医疗过程中的权力状况。

由于医疗往往性命攸关，明清时期的医学儒化进程又大大提高了医者的文化地位，因此社会阶层和地位的差异在医疗中的转化更加容易。医家如果具有较高的地位，或是在面对贫病无告或病情危重者时，往往拥有较高的尊严和权威，病家不但没有择医的权力，还须苦苦哀求才能得到诊治，医生的诊疗手段和处方即使再有不妥，也不容病家商讨分辨。相对地，如果患者处在更高的社会阶层，或者随着病情变化，医疗已经丧失重要性的时候，医者地位便会随之下降，对医疗活动的控制力也随即丧失。清末小说《官场现形记》第四十九回中就说到这样一个故事：其时，病人是芜湖的一位官员，病情危重，因朋友推荐从上海延请某名医。待差官到了上海，医家一来看出病人危重有求于己，二来发现自己的推荐人是芜湖关道，便立即狮子大开口，要收取三百银子一天，盘缠另算，医好了再议，另外还要"安家费"两千两。差官认为医者要价实在离谱便不肯答应，医生立刻拿架子拒绝出诊，直到官差磕头赔礼，通通答应了他方才上轮船。到了病人家中后，还要摆架子，一定不肯马上就看，说是需要养神歇息，病家只能苦苦哀求，但无奈只得依他。结果看诊毕还未及开出处方，病人就一命呜呼。患者家人随即翻脸，不仅对其恶语相加，还要追究他的责任〔1〕。在这个案例中，随着疾病的发展和医疗服务的重要性的变化，医患双方的地位和权力关系随之不断变化，但总体来说，医生所获得的权力和地位都是对医疗需要具有高度依赖性的暂时性的优势，既不可能在根本上突破社会规则的基本设置，在医疗活动结束后也会被打回原形。

不仅是地位高低会随时转换，男女礼教大防也并非完全不可突破。孙一奎就记录了一个病妇不避讳礼教之防，请医直接诊视处置的案例：病人是一染匠之妇，腹痛两月，有一名医者给予膏药一个，满腹贴之，结果腹痛愈发严重，想要揭去膏药才发现已经贴牢不可起，如同生在肉上一般。病家得知孙

---

〔1〕（清）李宝嘉：《官场现形记》第四十九回，清光绪世界繁华报馆本。

一奎恰好寓居吴县某乡宦宅中，于是买舟前来求诊。抵达吴门桥口时，病人疼痛难忍，病家四人尽力扶挽都不能移动一步。于是染匠恳请孙医到舟中诊治。医者到了以后，先诊脉，后问病，均由病妇自己完成，染匠还为病人解衣露腹指其痛处请医者看视〔1〕。《清稗类钞》中记录喻嘉言、秦景明故事也反映了这种情况：医者途中遇见一个少女正在做家务，突然令自己的仆从前去搂抱调戏，等到少女怒骂大呼，家人乡邻群集而出时，医家便说明，该少女遭遇"闷痘"危症，这样做只是为了通过激怒她使痘得以发出罢了。这时，病人家属不仅不追究医者的行为，还向其求助方药〔2〕。这两个案例中存在着一些相似的因素，首先的确存在比较危急的医疗需求，其次是医家素有名气，病人比较信服且其所为都是为了治病救人，这两点足以为突破礼教的医疗行为赋予合法性了。但除此以外还有一个影响因素，那就是三例中的病家都是底层平民，其本身对于礼教之防的遵循就比较松懈，在接受医者略违背礼教规则的行为时比较没有压力。如果病人是富贵之人，在医疗需求足够强的时候，类似的阶层和礼教之防也会被突破，但相对来说会更加谨慎，一来仍然需要遵守一定的行为规范，二来往往会要求医者对病人的情况严格保密。《清稗类钞》中记录了一个故事可谓典型：

> 陈某，吴江人，知医，以誊录生议叙州佐，谒选京师。一日在寓，见戴蓝翎人牵马来邀。问何所，但云府中。不敢辞，随之往。至一处，入门数重，有内监出，引之，朱门绮户，愈进愈邃。至一室，则绣帐双垂，于帐缝中出一手诊之。左右递诊毕，问卧者何人，内监即叱曰：请君诊脉，何问为！乃易词以探曰：曾服药否？曰：有方可查。乃请方验之，内监曰：可，然此方无效，不足验也。阅方，略得大概，病者幼妇，症似产后，约略定方而出。明日，戴蓝翎人复来，且云：今日王爷在府，恐传见。乃盛服以往，则坐炕上者仪郡王也。见陈入，为起立，命坐，告以：病者乃格格，年十六，去年已下降。今春妊，以少年不慎，半产。昨服先生药，大好，幸终疗之。且谓左右侍者曰：传语格格，医须望闻，不必避面。乃复入诊，陈已得解，乃大用芎归，数剂而愈。再入，再见。以大缎一卷、荷包两对、银四十两酬之曰：曹地山师傅谓汝高明，洵不诬也。今而后吾府中仗君

〔1〕（明）孙一奎：《孙氏医案》卷二《三吴治验》，载于韩学杰主编：《孙一奎医学全书》，北京：中国中医药出版社，1999年，第774页。

〔2〕（清）徐珂：《清稗类钞：第九册》，北京：中华书局，1986年，第4123、4124页。

为司命矣。拜谢而出〔1〕。

(三) 道德秩序和医疗市场秩序的冲突与调和

中国古代社会中,职业医家的社会地位往往不高,徐大椿在《医学源流论·自叙》中将医生的职业称作"贱工"。在这样一种社会道德压力之下,医者们在进行自我文化身份认同时往往无法摆脱职业污名化的负面影响,一些医者选择尽量避免"职业医生"的身份,在日常行止中刻意凸显自己的文人品性。当业医获得了一定的社会声誉和经济能力,便会试图摆脱职业的经济属性。对于更多的以行医为业的专业医者来说,强调自身超脱的道德境界,尽可能地"儒化"自己的生活模式,是一种更易于实现的提高自身社会地位的方式。

1. 医者道德自我认知

中国古代医德传统耻言利益,要求医家不可以售医术获利,这一点在明清医家的论述中尤甚。如明徐春甫在《古今医统大全》中说道:

> 医以活人为心,故曰医仁术。有疾而求疗,不啻救焚溺于水火也,医当仁慈之术,须披发撄冠而往救之可也。否则焦濡之祸及,宁为仁人之安忍乎?切有医者,乘人之急而诈取货财,是则孜孜为利,跖之徒也,岂仁术而然哉!比之作不善者尤甚也。天道岂不报之以殃乎!今见医家后裔多获余庆,荣擢高科。此天道果报之验,奚必计一时之利而戕贼夫仁义之心?甚与道术相反背,有乖生物之天理也。从事者可不鉴哉!〔2〕

其他类似的论述还有很多,如:陈实功《外科正宗》中"医家五戒"之一:"凡病家大小贫富人等,请视者便可往之,勿得迟延厌弃,欲往而不往,不为平易。药金毋论轻重有无,当尽力一例施与,自然阴骘日增,无伤方寸。"〔3〕明代李梴《医学入门》习医规格:

---

〔1〕(清)徐珂:《清稗类钞:第九册》,北京:中华书局,1986年,第4145页。

〔2〕(明)徐春甫:《古今医统大全:上册》,北京:人民卫生出版社,1991年,第214页。此引文来自《古今医统大全》卷三《翼医通考下》。

〔3〕(明)陈实功:《外科正宗》卷四《医家五戒》,明万历刻本。

治病既愈，亦医家分内事也。纵守清素，藉此治生，亦不可过取重索，但当听其所酬。如病家赤贫，一毫不取，尤见其仁且廉也。盖人不能报，天必报之，如是而立心，而术有不明不行者哉！

到了清代，类似的论述仍然层出不穷，最典型者如清代名医徐大椿所说："(医)救人心，做不得谋生计。"[1]

在文人笔记和地方史志中记述的医者故事，也往往不会考虑医疗收费的市场正义，一味地标榜其医者治病救人且全不贪恋钱财的道德形象，如《王宾传》："宾于医学，尤精用药，多神效。然未尝肯与富贵人医，里巷人贫者及方外人来求医者，即趋往诊视，施与药饵，不望其报。"[2]明代徐有贞记儒医陆仲文故事：

今年春，理家严忽中风，……阅月而向愈矣。理德君之勤也，执币拜其门以谢君，辞焉，且曰：治疾医职也，疾不治则失吾职。今疾幸治，吾得不失职耳，谢之何哉！彼因人之疾，以为功而侥利者，吾窃耻之。理固请而强委币焉，退而叹曰：信哉儒医之可贵也[3]。

明末清初文士汤来贺撰熊立宇故事："黎川立宇熊翁，世医而兼市药，见贫者辄与良剂而不计，其岁施散丸久而弗怠。"[4]清储大文为张翽作墓志曰："虞庠公(张翽)……又以母病久不瘳，尤习河间东垣丹溪书，复自立药室。其后论人疾率克中，然不以医名。"[5]张翽因母疾而学医，然后开有药室，也为人看病，却坚持不以医名，就是为了避免业医的职业身份，而作传者则对这种"工医而不业医"的行为大加褒奖，尤能反映出士人的心态。行医者自身则会刻意强调自己虽然业医，却没有被谋生之事玷污道心，如清代嘉庆年间武进业医魏应干告诫自己做知县的儿子说："吾不习吏事，然吾业医五十年医之所入，不以事居积财之所出，不以求虚名是以行，年七十而无大不安，于安心者，

[1] (清)徐大椿：《洄溪道情》，清道光四年(1824)徐培刻本。

[2] (明)姚广孝：《王宾传》，载于(明)钱谷：《吴都文粹续集》卷四十《坟墓》，清文渊阁钦定四库全书补配清文津阁四库全书本。

[3] (明)徐有贞：《武功集》卷二《赠医士陆仲文序》，清文渊阁钦定四库全书本。

[4] (清)汤来贺：《内省斋文集》卷十二《体仁堂记》，清康熙刻本。

[5] (清)储大文：《存砚楼文集》卷十五《阳曲醇行振公张先生墓志铭》，清文渊阁钦定四库全书本。

吏道殆如是矣。”[1]这尤其能体现出业医对自身道德形象的敏感心态。

这种道德与现实生活话语的矛盾，是明代医学儒化之后强行将行医与仁术相统一的结果，“做不得谋生计”本来应该主要是那些儒医或者家有资财者的道德自诩或自勉[2]，由此他们将自己从市技事人的方技之徒的阶层中提升出来，但无法成为职业医者普遍性的行为规范。清代文士焦循为扬州名医李炳所作墓志铭曰，“君为贫人贱士治疾，必竭尽心力，寒暑暮夜，闻召即行，而短于伺候富室显者，故身后无余财”[3]，以至于死后遗孤无依无靠，焦循不得不为之用心筹措。高明的医者贫病而死，又岂是应有之义？事实上，儒而医者中有很多是因为科举仕途之路受挫，退而求其次投身医学，一来可以全身保命，为稻粱谋，二来还可以期望通过医术而间接进入上层政治阶层[4]。但在明清道学家的话语体系中，从医者只可行君子道，做不得稻粱谋。

为了平衡道德理想和现实生存压力之间的冲突，一些医者采取了计分贫富、分别收费的策略，实现了经济利益和道德形象的双赢。如明代名医姚蒙，医名重海内，求者户常满。姚于贫人，每施方药，却酬金。证如危险，每日诊视二三次不吝。至富者欲延，则于礼貌间苟不当意，往往勿顾。或问其故，曰：“此辈库有银，仓有粟，死亦何害？若贫者自食其力，妻孥赖之，安可死耶？”[5]清代浙江医家郭兴时在京城行医时，尝为名士铁冶亭家人治病，日或两三至，不受谢。问其故，笑曰：

> 余日一出门，即获钱十数千文，间遇盐政、关部诸家，每索必数百。若辈无功于国，而坐拥厚赀，其所得，不过奸商恶仆鱼肉百姓之脂膏，分而用之，不遭造物之忌。若公等清曹薄俸，竭锱铢之利以贶医者，受之亦不安也[6]。

---

〔1〕（清）包世臣：《小倦游阁集》卷二十七别集八《皇清诰封奉直大夫河南永宁县知县加三级国子监生魏君墓志铭》，清小倦游阁钞本。

〔2〕提出这一说法的徐大椿出身书香世宦家庭，自己也很早就考取了功名，因为三位弟弟先后不治而亡才学医，除医学之外还精研文学与水利，以医成名后两次被康熙帝征召入京。故其虽悬壶济世却并不依赖医业谋生，“做不得谋生计”于他本人来说不过是一个简单的事实。

〔3〕（清）焦循：《与汪损之书》，载于（清）焦循：《焦循诗文集》，刘建臻点校，扬州：广陵书社，2009年，第445页。

〔4〕薛公忱：《论医中儒道佛》，北京：中医古籍出版社，1999年，第37页。

〔5〕（清）毛祥麟：《对山医话》补编《姚蒙》，清光绪三十一年(1905)医报馆铅印本。

〔6〕（清）徐珂：《清稗类钞：第九册》，北京：中华书局，1986年，第4149－4150页。

不仅名医、儒医，一般的世俗医家有时也会采用这一做法，在获利之外尽可能地实现道德追求。《跻春台》中有这样一个故事，说的是湖州武康县时瘟，城内四乡家家不免，别药丝毫不效，惟王成之丸一吃便好，四处俱来求买。起初卖四十文，后涨至一百文，丸已卖了三分之二。店主曰："你俱不看贫富取钱，贫者相送，富者加倍，钱也得了，功也做了。"王成喜允。于是店主当引人，量其家资取银多少[1]。

2. 道德秩序与市场秩序的调和

由于医者们极力希望提升社会地位，摆脱贪财图利的负面形象，那么收取医疗费用这一不可避免地充满"铜臭"的行为就变得十分敏感。如何弱化医疗服务的交易属性，不以金钱直接衡量医者劳动就成为明清医家必须考虑的问题了。

医家所采用的第一种方式，是将经济回报转化为其他社会资本回报，如请病家题写赠送匾额等。此类行为，从表面上看起来风雅而不费，但实际上是赠送牌匾者的文化资本支出。如明代大儒徐一夔曾受朋友之请为钱塘潘氏在杭州所开之药室"中和室"作记，而徐一夔为此犹豫再三，在确认了潘氏确有儒医之风之后才应允下来[2]。医家陈实功和冯兆张等也特别告诫同道，不可凭借医人之功图求匾额，一方面反映出部分医家的道德自觉，另一方面也说明这种现象在明清时期十分普遍。此外，病家以资助医家出版医书的方式作回报也比较常见。明清时期虽然商业出版比较发达，但尚未出名的医家想要出版著作仍然是比较困难的事情，所以地方富户或者文人，为了感谢医家或者想要为其传名，就会资助其出版医学著作。如明代著名医家孙一奎在《三吴治验》中自述，"予初之苕(湖州)，苕人未知予"[3]，后来与当地望族沈氏交好，沈氏大力宣扬他的医名，并出资为其刻印医书，之后孙氏便在三吴之地打开局面。后来孙一奎之子为其刻印《孙氏医案》(又名《一奎医案》或《生生子医案》)，共邀请到官员、文士和地方士绅所赠序言十篇，以及诸缙绅名家赠诗与尺牍三十余篇[4]。清代著名女医曾懿之子，拜求直隶总督、北洋

[1] (清)刘省三:《跻春台》卷一《卖泥丸》，民国三年(1914)成文堂刻本。

[2] (明)徐一夔:《始丰稿》卷五《中和室记》，清文渊阁钦定四库全书本。

[3] (明)孙一奎:《孙氏医案》卷一《三吴治验》，载于韩学杰主编:《孙一奎医学全书》，北京:中国中医药出版社，1999年，第736页。

[4] (明)孙一奎:《孙氏医案》卷一《三吴治验》，载于韩学杰主编:《孙一奎医学全书》，北京:中国中医药出版社，1999年，第707－723页。

大臣端方和国子监祭酒、尚书张百熙为其《医学篇》作序,成就了曾懿一代女儒医的名声[1]。其他著名文士为医者赠序、作传的事例不胜枚举,其中明宋濂《赠医师葛某序》和《故丹溪先生朱公石表辞》、明戴久良《丹溪翁传》都已经成为中国医学史上著名的文献,为人所熟知。相较于掌握大量社会资源的士人阶层,平民阶层对医家的非经济回报更多体现在劳力的付出上。如接受了某医疗机构(如善堂)或医生的慈善救助后,病家主动为其做义务宣传或义务劳动、在地方事务中为其提供支持等;在乡村地区,帮助地方草医做农活或者在相关的婚礼、丧礼等活动中出力等。

但到了清代,在清初残酷的军事、政治和财政打压下,士人已经逐渐屈服,大量生员开始主动投身作吏或成为商行杂役[2],此时儒士入医林就更多具有避祸保身、谋取生计的目的,医疗也越来越显示出职业化和商业化的特征,对于那些既想通过行医获得正当的收益,又想逃避"业医贪利"之污名的职业医者来说,就需要一种方法来为其医疗劳动收入赋予一种有限的道德合法性。最常用的方式,就是将治疗费——医疗服务收费在名义上转化为医疗过程中的消耗性成本的补偿,如第三章提到的"药金""谢仪""交通费"等名目,以及一些明清文献中出现的轿费、药童费、开箱费等,大都是为了避免直接使用"诊金"的说法,回避以医技售利的情况,维护医者的道德形象。在崇祯本《金瓶梅》第六十一回中出现的任医官和何老人,以及第七十九回中出现的三位医生,因为具有一定社会地位,且病家也希望与其保持朋友式的社交关系,就都是用药金的名义来支付费用。清末学者叶昌炽在日记中也记载了类似的处理方式:"恙初作时,沪医薛一斋诊一次,其后智涵之子南笙诊至四次,但收舆金,不收诊金。"[3]

在很多时候,医疗服务本身并不是医疗费用的决定因素,病家与医家结交的意愿,病家自身的排场、面子等都可能对费用的金额和支付方式产生影响。如《醒世姻缘传》第四回的一段:晁大舍在接到道士童定宇送来的药线之后,本来打算封五两药金、三两谢仪送过去。但其夫人说:"你每次大的去处不算,只在小的去处算计。一个走百家门串乡宦宅的个山人,你多送他点子,也好叫他扬名。那五两是还他的药钱,算不得数的。止三两银子,怎么拿

[1] (清)曾懿:《古欢室诗词集》,清光绪三十三年(1907)长沙刻本。

[2] 徐茂明:《江南士绅与江南社会(1368—1911年)》,北京:商务印书馆,2004年,第66-67、82-89页。

[3] (清)叶昌炽:《缘督庐日记抄》卷十五,民国上海蟫隐庐石印本。

得出手?”晁大舍道:“禹明吾还只叫我送他一两银子,我如今加两倍。”珍哥道:“休要听他,人是自己做,加十倍也不多。光银子也不好意思的,倒像是赏人的一般。你依我说,封上六两折仪,寻上一匹衣着机纱,一双鞋,一双绫袜,十把金扇,这还成个意思的。”从这一段来看,该医生所提供医疗服务的真实市场价格应该在银一两左右,晁大舍送三两已经包含了拉好关系的意图,但其妻认为这个金额远远不足,不但谢仪要翻倍,还需要附赠一些其他礼物,以避免只送银钱让人感觉“像是赏人的一般”,反而破坏了人情往来的伦理价值[1]。相反,在崇祯本《金瓶梅》第三十二回的刘婆和第六十一回的赵姓庸医,以及《红楼梦》第五十一回中的胡姓庸医,都是直接收到了诊金若干,这里要么是因为医家本来就地位低贱,如刘婆,所以完全不需要掩盖,要么就意味着病家不想与医者再继续维持社会关系,如胡、赵两位庸医。

通常情况下,医生不应该主动索取医疗费用,更不能索取高额费用,按照《艺舟双楫》记扬州业医刘怀瑾传略中的说法,医家收费应该是“君治病者不问贫富皆辄往,富室酬报从其意,贫者且赠以药饵,或袖钱资将息”[2]。一旦医家主动提出费用金额,其被赋予的文化价值就会遭到严重损害,并且还会导致病家对医生的品德乃至专业水平产生怀疑。这样的例子有不少:《醒世姻缘传》第六十七回里,艾姓医生因为贪图财贿,要求病家先付十两银子做诊金,另外又要求备下十两银子,待病痊愈以后作为谢仪。正是这一要求激起了病家的不满和对医生之专业水平及人品的怀疑,并最终导致病家决定更换医生[3]。《医灯续焰》中也提供了一个案例:

> 宜兴段承务,医术精高,然贪顾财贿,非大势力者不能屈致。翟忠惠公居常熟,欲见之不可。诿平江守梁尚书邀之始来。既回平江,适一富人病,来谒医。段曰:此病不过汤药数剂可疗,然非五百千为谢不可。其家始许半酬。拂衣去。竟从其请。别奉银五十两为药资,段求益至百两,乃出药为治,数日愈。挟所获西归。中途,夜梦一朱衣曰:上帝以尔为医,而厚取贿赂,殊无济物之心。命杖脊二十,遂敕左右捽而鞭之。既

〔1〕(明)西周生:《醒世姻缘传》第四回,载于《古本小说集成:第五辑 18》,上海:上海古籍出版社,2017 年。

〔2〕(清)包世臣:《艺舟双楫》卷八附录二《刘国子家传》,清道光安吴四种本。

〔3〕(明)西周生:《醒世姻缘传》第六十七回,载于《古本小说集成:第五辑 21》,上海:上海古籍出版社,2017 年。

寤，觉脊痛，呼仆视之，捶痕宛然，还家未几而死[1]。

这个案例中，段姓医生医术精高但贪顾财贿，对富户病家张口就要求五百两的谢仪，在与病家反复协商之后，还是以药金的名义要到了一百两。《医灯续焰》是医家著作，这个故事具有告诫警示同行与后学的目的，故事的结局——此段姓医生最终死于果报——充分体现了这种道德教化的目的。

与此相对应的情况是，如果高额费用是病家主动提出的，医家的道德压力就小了很多。在明代小说《梼杌闲评》第十九回中：一位总兵大人在接骨后疼痛难以忍耐，后来另外所请的一名医生向其承诺说："不妨，我这药一服便定痛，三服即可见效。"病家女眷们听见十分欢喜，送出十两银子来，并讲明医好时再送谢仪一百两，医家也就顺水推舟，敬谢不敏[2]。《清稗类钞》中有一个相似案例：扬州富豪魏某病笃复发，派人延请高邮医者颜某出诊，使者承诺"奉五百金"[3]。《续名医类案》中记录了一个发生在江西抚州的故事："抚州铜客病痢甚危，悬五十金酬医。太学生倪士实授一方，用当归末、阿魏丸之白汤送下，三服而愈。"[4]《清代名医何书田年谱》也有一份记录说："有海宁硖石镇蒋春园者，进危疾，介吴姓友携佛银八百为聘。"[5]以上四个例子都是在病情危重或疑难的情况下，病家通过事前承诺或者直接支付一笔较高的费用来获取医疗机会，属于竞争稀缺医疗资源的行为，虽然也是一种购买服务的行为，但因为由病家主动提出，也就为医家留足了面子，避免了医生贪利的嫌疑。

道德秩序与市场秩序的各种调和手段，在特定条件下能够对医病双方利益的维护起到一定的积极作用。如医家为病家提供自制药，将诊金与药金合并收取的方式，会在很多方面发挥积极作用。首先，医家自己制备药物有助于解决病家面对店铺药材不良、自己制备不当等困难。明代新安医者陈嘉谟

---

[1] (清)潘楫：《医灯续焰》卷二十，清顺治九年(1652)陆地舟刻本。

[2] 《古本小说集成》编委会：《古本小说集成：梼杌闲评》，上海：上海古籍出版社，1994年。

[3] (清)徐珂：《清稗类钞：第九册》，北京：中华书局，1986年，第4165页。

[4] (清)魏之琇：《续名医类案》卷十一，清文渊阁钦定四库全书本。

[5] 何时希：《清代名医何书田年谱》，上海：学林出版社，1986年，第36页。"佛银"是清中期至民国初期闽台等地对西班牙"本洋"的一种称呼，一枚佛银约折合银两六钱二分，佛银八百约合五百两银子。参见王敏：《世医家族与民间医疗：江南何氏个案研究》，华东师范大学博士学位论文，2012年，第110页。

告诫其门人说：

> 医药贸易，多在市家。辨认未精，差错难免。谚云：卖药者两只眼，用药者一只眼，服药者全无眼，非虚语也。许多欺罔，略举数端。钟乳令白醋煎，细辛使直水渍……如斯之类，巧诈百般。明者竟叱其非，庸下甘受其侮。本资却病，反致杀人[1]。

在这种情况下，如果医家愿意直接制备药物以供治疗使用，质量会较有保证，这会有利于病家的利益。所以明代很多著名的医学规范，都要求医家掌握制备药品的正确技术，并且亲自制备药品以供病家之需。如明李梴《医学入门・习医规格》：

> 用药之际，尤宜仔细。某经病，以某药为君，某为监制，某为引使。丸剂料本当出自医家，庶乎新陈炮炙，一一合则。况紧急丸散，岂病家所能卒办？但有病家必欲自制者，听其意向，须依《本草》注下古法修合，不可逞巧以伤药力[2]。

其次，医家自己制备药物出售甚至开办药店，也是医生获取经济补偿的重要的手段之一。如前文指出，著名医家诊金不过白银三五钱至二三两，普通医者的诊金更低，但付给医家的药费至少都是五钱以上，即使考虑药材的成本，以医药费方式支付诊金也在整体上提高了医家的收入。

然而，从市场规范的角度来看，这种混合名目的收费方式以及医生不应主动索要报酬的支付规则，也为医病双方维护自身正当利益留下了隐患。第一，清代医家自己出售药物已经不再是常态，病家购买药物通常是去市场上的专业药铺，医生有时便不得不借助与特定药铺的合作关系来维护收益，或者通过出售独家制备的成药来获利，而一些不良医家还会通过种种手段为自己贪利的行为遮羞。此类行为不见于医家或文人的著作中，但在明清世情小说中屡见不鲜。如《医界镜》第十三回谈到贝祖荫祖上在扬州行医时，门前开

[1] (明)陈嘉谟撰，(明)刘孔敦增补：《图像本草蒙筌十二卷首一卷总论一卷》，明崇祯元年(1628)金陵周如泉万卷楼刻本。

[2] (明)李梴：《医学入门》，田代华、金丽、何永点校，天津：天津科学技术出版社，1999年，第1487－1488页。此引文来自《医学入门》卷七《外集》。

个药铺，自定了几样丸药，有人去看门诊，医金轻了，他便开一样丸药在内，这丸药的名目，如六味丸他改名七味丸、八味丸改名九味丸，别家药铺是买不到的，只得在他家赎买[1]。这是医家特意编造出一些自家独有的成药处方，以获得竞争优势。如果医家自己并不经营药业，也有可能与某些特定的药铺形成合作关系以谋取不当得利。如《斯文变相》第二回，扬州医家唐金鉴在给病家处方之后，病家自己去当地著名药铺庆余堂调配购买药物，唐金鉴先是诋毁了庆余堂一番，又意图推荐自己亲家所开设之药店。不果后，又借口药方上一味"万宝灵丹"诸家药店均无出售，将自己剩下的半瓶"红灵丹"混充了，从病家那里又讹诈了两百银圆。第二，将市场行为人情化，固然缓解了医生的道德压力，却也有可能损害医者合理的经济收益。如清李渔《连城璧》中记载的一个故事：

(麟如)凡是邻里乡党之中有疑难的病症医生医不好的，请他诊一诊脉，定一个方，不消一两帖药就医好了。只因他精于医理，弄得自己应接不暇，那些求方问病的不是朋友就是亲戚，医好了病又没有谢仪，终日赔工夫看病，赔纸笔写方，把自家的举业反荒疏了[2]。

这就是一般社会伦理秩序对正常市场秩序倾轧所造成的后果。

三、医患互动过程中的难题与医家的应对

(一) 执业环境

明清时期医家面临着比较恶劣的医疗纠纷状况，医疗结果一旦不理想，医家便要直接面对病家的怒火与报复。

如果按照《大清律例》中"庸医杀伤人"的条款：

凡庸医为人用药针刺，误不如本方，因而致死者，责令别医辨验药饵穴道，如无故害之情者，以过失杀人论，(依律收赎给付其家)不许行医。

---

[1] (清)儒林医隐：《医界镜》第十三回，清光绪三十四年(1908)铅印本。

[2] (清)李渔：《古本小说集成：连城璧》卷八，上海：上海古籍出版社，1994年。

若故违本方，(乃以)诈(心)疗(人)疾病而(增轻作重乘危以)取财物者，计赃准窃盗论。因而致死及因事(私有所谋害)故用(反症之)药杀人者，斩(监候)[1]。

按律法，治疗过程中即使出现病人死亡的情况，也要结合医家之动机、行为、结果和因果关系来判断到底是医疗过失还是故意犯罪。但马金生发现，明清时期官府在处理医疗诉讼时有两个倾向，一是息事宁人，二是从轻处罚，结果导致民间更倾向于使用私权救济的办法来寻求公平[2]。民间判断医生是否犯错，通常不会对其进行专业上的评价，而是直接以后果论之。一旦医疗后果不佳，医者有可能面对病家的高额索赔、人格侮辱甚至身体伤害。《医界镜》第十三回，贝祖荫为上海老贡生丁祖良待字闺中的女儿治病误诊，险些酿成悲剧，丁家便将祖荫眉毛、胡子剃去，好一番羞辱后才放其离去；第八回苏州城妇科名医顾东生为黄家的儿媳治病，误开药方导致母子双亡，黄家将其暴打一顿，又送官索求高额赔偿。明代冯梦龙的《笑府》、清代独逸窝退士的《笑笑录》、清代指迷道人的《笑得好》等书中，都记录了类似庸医致人死命后以家人抵偿的故事。医学专业文献中也有类似记载，如晚清陆以湉在《冷庐医话》中亦曾记载了两个故事：苏州名医曹某为某巨室尚未出阁的千金诊病，误诊为怀孕，遭到病家的人身羞辱——殴之，饮以粪，剃其髯，粉笔涂其面，导致该医者声名狼藉；太湖滨疡医谢某，为人贪利，因拒绝收治邻村某贫妇，导致该病人最后疽溃而死，病人的儿子便借机持刀刺伤谢某，导致其因伤而死[3]。

医生在不能掌控医疗过程而一旦失误又有可能面临严重纠纷与人身、经济伤害的情况下，自然不愿意承担过多的责任，这一局面甚至一直延续到民国初年西医进入中国以后[4]。很多古代医者都为医家应当承担的责任边界

〔1〕(清)三泰等：《大清律例》刑律《人命之三·庸医杀伤人》，清文渊阁钦定四库全书本。

〔2〕马金生：《发现医病纠纷：民国医讼凸显的社会文化史研究》，北京：社会科学文献出版社，2016年，第52-59页。

〔3〕(清)陆以湉：《冷庐医话考注》，朱伟常考注，上海：上海中医学院出版社，1993年，第19-20页。

〔4〕雷祥麟：《负责任的医生与有信仰的病人——中西医论争与医病关系在民国时期的转变》，《新史学》，2003年第14卷第1期，第45-96页。

进行了辩护,早在扁鹊的“六不治”[1]之论中就试图对医生权责进行界定。所谓“六不治”,包括两大方面:一是病人当下的状况在医学上是否存在救治的客观可能,二是病家在行为上是否遵从医生。“六不治”既可以作为技术责任标准,在医患关系中也具有厘清道德责任界限的用意。淳于意也有言:医道受制于疾病本身的状况,所以医生只对那些可以救治的病人施治,所谓“败逆者不可治,其顺者乃治之”(《史记·扁鹊仓公列传》)。到了清代,徐大椿仍在高呼:“天下之病,误于医家者固多,误于病家者尤多。医家而误,易良医可也;病家而误,其弊不可胜穷。”他甚至将医家责任推脱到了极端的地步:

> 以后日与病者相周旋,而后知人之误药而死,半由于天命,半由于病家,医者不过依违顺命以成其死,并非造谋之人。故杀人之罪,医者不受也。……凡当死者,少得微疾,医者必能令其轻者重,重者死。而命之权于是独重,则医之杀人,乃隐然奉天之令,以行其罚,不但无罪,且有微功,故无报也[2]。

(二) 医者的责任边界

如果发生医疗纠纷,医者还是需要面对病家不专业和不讲理(既不承认医理也不承认命数)的责难,在国家司法又比较消极的情况下,医生不得不开发出一些方法来保护自己的利益。明清时期的医生可以选择的只有一条道路,那就是择病而医,即如徐大椿《医学源流论·名医不可为论》所说:“若此病断然必死,则明示以不治之故,定之死期,飘然而去,犹可免责。”[3]择病而医能否实现,取决于当时社会上对医家专业责任的基本设置。下面将通过两个具体案例来看看医生的医疗专业责任是怎样规定的。这两个病案中的医家均是医术与医德声名卓著的清代名医,案例选自他们自己或门徒选定的医

---

[1] 《史记·扁鹊仓公列传》:“人之所病,病疾多;而医之所病,病道少。故病有六不治:骄恣不论于理,一不治也;轻身重财,二不治也;衣食不能适,三不治也;阴阳并,藏气不定,四不治也;形羸不能服药,五不治也;信巫不信医,六不治也。”

[2] (清)徐大椿:《医学源流论》卷下《医者误人无罪论》,载于刘洋主编:《徐灵胎医学全书》,北京:中国中医药出版社,1999年,第159页。

[3] (清)徐大椿:《医学源流论》卷下《名医不可为论》,载于刘洋主编:《徐灵胎医学全书》,北京:中国中医药出版社,1999年,第156页。

案集，所以这两个案例在医家看来应该具有一定的正面道德价值，而选择瘟疫病人的案例，是因为它构成了一个高道德诉求和高风险并存的典型医疗情境，有助于讨论明清医者的专业责任界限问题。

第一个案例来自徐大椿的《洄溪医案》：

> 雍正十年(1732)，昆山瘟疫大行，因上年海啸，近海流民数万，皆死于昆，埋之城下。至夏暑蒸尸气，触之成病，死者数千人。汪翁天成亦染此症……余始至昆时，惧应酬不令人知，会翁已愈，余将归矣。不妨施济，语出而求治者二十七家，检其所服，皆香燥升提之药，与证相反。余仍用前法疗之，归后有叶生为记姓氏，愈者二十四，死者止三人，又皆为他医所误者，因知死者皆枉[1]。

第二个案例来自王孟英《随息居重订霍乱论·医案篇》：

> 五月初三日，余抵上洋，霍乱转筋，已流行成疫，主镇海周君采山家，不谒一客，藉以藏拙，且杜酬应之劳也。初八日，绍武近族稼书家，有南浔二客，同患此证。一韩姓，须臾而死。一纪运翔，年十七，势亦垂危。采山强拉余往视曰：岂可见死而不救哉？……自纪运翔之证治愈后，凡患此者，纷纷踵门求诊，情不能已，侥幸成功者颇多[2]。

从以上两个案例中可以看出，在面对危重患者时医生有选择是否提供诊治的高度自由。两个案例中，医生在一开始都没有主动出来救治病人，徐大椿是在原有诊治义务已经完成感到犹有余力方才接纳其他病人，但观其“不妨施济”一语，医者并没有感觉到某种强制性的义务或者压力。王孟英最后是被朋友强拉所致，对方甚至说出了“岂可见死而不救哉”这样带有强烈道德批评意味的话语；其后期大量接诊病人也多是因为人情因素，即所谓“情不能已”。这说明，在传统中国医学专业规范中并没有“强制性地提供医疗救助”的责任，医生可以相当私人化和软弱的理由——惧应酬——而拒绝收治病

〔1〕 (清)徐大椿：《洄溪医案》，载于刘洋主编：《徐灵胎医学全书》，北京：中国中医药出版社，1999年，第382页。

〔2〕 (清)王士雄：《随息居重订霍乱论》卷三《医案篇》，载于盛增秀主编：《王孟英医学全书》，北京：中国中医药出版社，1999年，第174－175页。

人，且他们似乎并不认为这一理由有何不妥，所以才坦然地记录在自己的病案中。当然，如果病人是由朋友推荐或者是自己的族人，医生就很难拒绝出诊。前面记录的吴楚治疗族弟坦公之尊人（母亲）的案例，因为反复不受信任，吴楚数次拒绝出诊，结果病人委托亲戚走了吴楚母亲的门路，医者在其母的要求下不得不前去诊治。

另一种道德压力来自更普遍化的救急与救贫的儒家君子道德要求和因果报应观念，如王孟英就提到应该“泛爱”病人，辞曰：

> 凡患急证，生死判乎呼吸，苟不速为救治，病必转入转深，救治而少周详，或致得而复失，骨肉则痛痒相关，毋庸勉告，最苦者贫老无依，经商旅贾，舟行寄庑，举目无亲，惟望邻友多情，居停尚义，解囊出力，起此危疴，阴德无涯，定获善报[1]。

虽然他在前述案例当中的行为并没有完全遵守这一论述，但至少说明类似的道德压力还是存在的。

由于医者是应病家哀求或人情委托出诊，所以在逻辑上并不需要为医疗后果承担责任，这就为明清医家的卸责手段提供了可能性。但是，还有一种建立在医患合同关系上的责任逻辑，即医生可以拒绝病人，但一旦接诊，尤其是对病家做出了某种承诺之后，医生就必须承担相应的责任。清喻昌记录了一个典型案例：病人黄长人患伤寒，病情十分严重，病家遂请多医会诊，喻昌发现有医者开出了姜桂之药，但因病家自疑阴证，不能接受喻昌提出的相反意见；这时，喻昌不得不对其他医者说道：“此一病，药入口中，出生入死，关系重大。吾与丈各立担承，倘至用药差误，责有所归。”其他医者均不敢学喻昌与主家立约，由是病家转而相信并采取了喻昌的意见[2]。这一案例很清楚地说明了事先约定的重要性。除此之外，医生也有可能因为与善堂、医馆签订了协议，或者因加入了地方慈善团体而负有为病人提供救治的强制义务，如晚明士人祁彪佳就在1636年六月与当地有名望的十位医生签署了协议，

---

〔1〕（清）王士雄：《随息居重订霍乱论》卷一《病情篇》，载于盛增秀主编：《王孟英医学全书》，北京：中国中医药出版社，1999年，第156页。

〔2〕（清）喻昌：《寓意草》卷一《医门法律·辨黄长人伤寒疑难危证治验并详诲门人》，载于孔沈燕、李成文主编：《寓意草、仿寓意草合编》，郑州：河南科学技术出版社，2018年，第23页。

共同主持药局，医生轮流当值[1]。本章第一节提到的杭州济仁堂、无锡医药局都与医者有类似的约定。但由于这些医药局具有慈善性质，主持者是地方上具有名望的士绅甚至官员，主诊多为地方名医，而求治者多为底层平民，医者的责任仅限于在与医药局协议规定的范围内为求医者无差别地提供医疗救助，而并不具有对医疗后果的强制性责任。

总而言之，明清时期医病关系和医家专业责任的结构性特征是：医疗是一件双方自愿发生的私人事务，不存在某种普遍有效的专业责任规定；医病双方在每一次医疗事件中，都需要通过各种手段来明确这一次医疗活动中的责任关系；医患关系一旦形成，则需要根据事先协商的结果来履行各自的义务并承担相应的责任。古克礼（Christopher Cullen）通过对《金瓶梅》的研究发现，那时医生们十分担心自己必须为不治之症负责，但在另一些时候医生却又丝毫不用为治不好病而受责[2]，正是这种情况的反映。

（三）医患信任问题

在具体医患关系中出现的信任与不信任现象，表现更为复杂，在吴楚医案中有一个极其详细的病案可供分析（这个病案在前面多次提到过）：

病人是吴楚族弟坦公的母亲，体虚请某名医诊视，被诊断为“有火”，预算大量使用清凉药物治疗。后另请某先生，同样是按实热之证用黄连治疗，但治疗接近一年，越治越重，而病人仍然相信该医，且严格遵守医者不可服参的建议。之后，因为该医的治疗无效，又请来其高足治疗，同样禁止病人服参，续用寒凉之药。越明年，病情加重且吐血，又延请前某先生治疗。正月二十日，另延请一医，同样用宽胸破气之药，服用两剂之后已接近垂危不治。病人于是认为命数当死。到正月二十六日，坦公才来延请吴楚医治，吴楚认为需要服参，但坦公素来敬畏母亲不能进言，吴楚虽然用药暂且缓解了危情，但再进参附之药，病人仍然畏惧不敢服用。吴楚几乎放弃，在家人劝说下才仍以处方治疗，后病家因为病已将绝，且看到服用汤药有效，便开始使用吴氏的药方，服药月余终于治愈。三月十一日，病人又偶感风寒，吴楚继续用参附治疗，病情虽有反复但也逐渐好转。结果，第二天之前请用黄连的某先生路过，

---

〔1〕 梁其姿：《面对疾病——传统中国社会的医疗观念与组织》，北京：中国人民大学出版社，2012年，第166－167页。

〔2〕 Christopher Cullen, “Patients and Healers in Late Imperial China: Evidence from the Jinpingmei”, *History of Science*, 1993, 31: 99.

又被请来诊视，结果再次误诊为疟，其处方因为吴楚力辩而不被接受。治疗一月余，病情逐渐平复。然而病家心中一直畏惧桂附，称“名医毕竟王道，用药品和”，竟然暗中又请来某名医治疗，入药之后病情再次加重，又不得不改回吴楚之方，逐渐好转。此时病人仍然心存畏惧，凡有医人到里中，必迎来一看，结果诸医都极力反对吴楚的处方。吴楚自述“每投药之际，辄如此辩论一番，几欲呕出心肝”。但病家见此情景，反而是“愈见效，愈生疑”，一日又邀请前面提到的某先生之高足，其同样认为吴楚用参附过于险峻，力劝患者不可服用。病家虽然不取其药，但相信其言，又向吴楚婉言提出了换医之意，吴氏万般无奈之下，终于辞去。次日，病家再接前医某先生来，其极言附子之害，接着用清凉解热之药。服药后病人发热，该某先生便声称是前面服用参附毒发所致，连用黄连四剂，病人真气下陷，危笃之极。到了此时病家方知悔悟，托了多位亲属来请求吴楚出诊。吴楚看到病者已经悔悟，便重用参附之猛药，一剂下而病顿起。直到此时，病家方才完全信服，之后便坚持使用吴楚的处方治疗，到六月底方才痊愈[1]。

不要说是当事医家，笔者在转述这个故事的时候都感到心力交瘁。此案当中，病家反复换医，却始终不能完全相信吴楚，其中的原因十分复杂曲折。具体包括以下四个方面：

第一，医家的社会声誉。案例发生时吴楚刚刚开业不久，在此之前他都主要是在亲族朋友中业余行医，且其医论一向不同于当地医家的常识，所以在这个病人家庭中，虽然其弟坦公对其比较信任，多次在危急关头请吴楚救命，但病人和其他亲属、朋友更多依靠一般性的社会声誉来评判医者，更相信名医和大多数医家的建议。

第二，病人自己的医学知识和有关健康疾病的观念。这个案例中的病家明显属于中上阶层，吴楚的族弟也是一个读书人，他们自己的健康和医学知识、地方上比较普遍的医疗俗信和正规的医学知识都在发挥作用，其命数观念和“不可用参附”的医疗俗信成为在整个医疗过程中吴楚最难克服的障碍。

第三，具体的疗效和病情的变化。在一般情况下，病人主要依靠疗效来判断医生的诊断与处方是否合适，所以在案例中也看不到病人对所谓名

---

〔1〕(清)吴楚：《吴氏医验录全集》，李鸿涛、张明锐、贺长平校注，北京：中国中医药出版社，2011年，第120－130页。

医和多数医生的意见有多么坚持，病情转危便立即换医，最后病人也是被吴楚的疗效说服。但可以看到，病人对疗效的判断具有太多的不确定性，受到具体症状表现、自家医疗信仰和医家解释的影响，所以名医治疗无效可以用先期的治疗来顶罪，而吴楚的处方却要面对“愈见效，愈生疑”的不利局面。

第四，医家的医理陈述和诸医的相互辩难。虽然很多明清医家都建议病家通过观察医者的医理陈述和处方时的态度来判断其是否有真才实学，但在非专业人士处，想要对医学专业知识做出正确的判断是十分困难的。吴楚每一次与他医辩论时都“几欲呕出心肝”，而只有同为读书人的族弟坦公对其保有信任，那些所谓名医斩钉截铁做出定论的跋扈态度和诸医众口一词的说法，对缺乏足够知识能力的病人群体来说更具有说服力。

从整个过程来看，病家在换医过程中不会始终坚持自己的选择，如某名医、某先生和某先生高足都被多次反复请来，吴楚虽然不被十分信任但危急关头却总会被请来救急，病家自始至终只有一个原则始终保持一致，那就是“医治无效必然换医”，至于为何换、如何换都是根据病情演变而不断变换着的。正如祝平一的总结，明清医家的专业权威不足以使病家信从，他们手旁的牌不是其作为医者的权威与技艺，而是如何利用各种说服的社会技巧，以此弥补专业权威之不足[1]。在具体医疗过程中，病家处于主导地位，可以随意选择、更换医生，更可以按照自己的意愿选择和执行治疗方案，极大影响了医疗过程的正常开展。这使得医疗行为变成了医病双方在不断相互试探、评判、抵牾斗争中实现合作的复杂过程。明清时期的医家对此也有清楚的认识，在明清医籍中经常用“任医如任将”[2]“任医如任相”[3]来比喻和呼吁病家应对医家保持信任。明王肯堂用一个病人（戴养吾夫人）在十五年中一直使用他所开给的处方（八珍加升麻、柴胡）获得良好疗效的案例，呼吁病家应该有信心：

所云信心二字，真为良药。世之任医，厌常喜新，安得恒守一方至十

〔1〕 祝平一：《药医不死病，佛度有缘人：明、清的医疗市场、医学知识与医病关系》，《“中央研究院”近代史研究所集刊》，2010 年第 68 期，第 1－50 页。

〔2〕 （明）张景岳：《景岳全书》卷三《传忠录下》，载于李志庸主编：《张景岳医学全书》，北京：中国中医药出版社，1999 年，第 907 页。

〔3〕 （明）方有执：《伤寒论条辨・削伤寒例・问任医》，清文渊阁钦定四库全书本。

五年耶！信心二字，真为卫身至宝。近人厌故喜新，朝张暮李，广征方药，贤愚不别，遂致轻者重，重者危，是不知守信心之患矣[1]。

《冷庐医话》也讲述了一个类似的故事来说明信任医者的重要性，是案中钱塘县沈好问为一小儿治痘，治至十四日，痘明润将成之际，病儿父母听信俗医谬论给患儿服用了人参，结果患儿因此猝死。作者感叹说："夫治痘已有成效，竟为庸医所误，由于恒情皆畏攻而喜补也，此亦可为任医不专之戒。"[2]

在医家自己并不能控制医疗供给的质量，且不同水平和类型的医者都需要在医疗市场自由竞争的情况下，只有去希望病家自己能够临事不惑，自有主见，选择出真正的好医家而专任之。如明代张景岳曰："若病家之要，虽在择医，然而择医非难也，而难于任医；任医，非难也，而难于临事不惑，确有主持。"[3]明代肖京更是把责任完全推给了病家："学医最是大事。今人视父母疾，一任医者之手，岂不害事。必须识医药之道理，别病如何，药当何如，故可任医也。"[4]从而不得不鼓励病家"试医"，甚至支持病家见机换医："若其人本无足取，而其说又怪僻不经，或游移恍惚，用药之后，与其所言全不相应，则即当另觅名家，不得以性命轻试。"[5]病家方面似乎也认同这种责任的转移，如清代士人颜元就认为，病家自己知医才是解决这一问题的关键：

颜氏家训拜医之礼，近世犹有知之者。今日则若有马借乘矣。然礼医尤必择医，择医尤必任医。礼之不重，无以感医之心；择之不审，无以得医之良；任之不专，无以尽医之才。要在未迎之先审之访之，务请明理知脉之儒医或老医，断不可服集市之货药，信巷衢之游夫，自蹈不孝之

〔1〕 (明)王肯堂：《医论》卷下《妇科验方》，载于陆拯主编：《王肯堂医学全书》，北京：中国中医药出版社，1999年，第2428页。

〔2〕 (清)陆以湉：《冷庐医话考注》，朱伟常考注，上海：上海中医学院出版社，1993年，第46页。

〔3〕 (明)张景岳：《景岳全书》卷三《传忠录(下)·病家两要说》，载于李志庸主编：《张景岳医学全书》，北京：中国中医药出版社，1999年，第920页。

〔4〕 (明)肖京：《轩岐救正论》，北京：中医古籍出版社，2015年，第538页。此引文来自《轩岐救正论》卷六《医鉴·知医》。

〔5〕 (清)徐大椿：《医学源流论》卷下《病家论》，载于刘洋主编：《徐灵胎医学全书》，北京：中国中医药出版社，1999年，第159页。

罪。既迎来，当如拜师之仪，又不可轻信人言，或以小不效而易医，或以不速效而辍药，皆任医者之过也。愚故曰：任医如任相。又曰：孟子云送死可以当大事，犹不如治病可以当大事。然又必自能知医，而后可以得良医，而后可以任良医也。故先儒云：为子者不可不知医。此理吾家当世世着为训[1]。

在清代小说《医界镜》第十九回中也为病家提供了自己判断医生的方法：

请得来时，不可瞒他病情，先与他细细说明，等他诊过脉息，然后问他，此病却是何名，犹如做时文的题目，此题先要审定，是何等题目，然后好讲究用何等法子去治。次问古人以何方主治，犹之做时文，问先辈的法程。再问用何等方药，犹之做文的用意选词，乃可使主司动目。方药吃下去，乃可使毛病起身，然后再问服下药去，见如何样子。他能一一回答。明白晓畅，无一句支吾，这便是如今第一等医生。再观其脉案，无一句游移影响的话，如此辨别，那医生本领高的，必确有主见，对答如流；那本领低的，必回答不出，即有口才的人，亦不过指东说西，遮掩粉饰，无一句中肯[2]。

现代医学权威的形成是从教育领域的科学化和专业垄断开始，以行医资格的国家认证制度为主体，最后在医院医学空间对病人主动性的剥夺中实现。相比之下，中国传统医学的发展从来都没有类似的历史过程，这就造成了完全不同的医患关系模式。在既没有普遍化的专业标准，也没有国家机构和制度为其背书的条件下，医家既然不能掌控医疗的过程与质量，也就不会愿意承担相应医疗后果的责任。当医病双方必须在每一次医疗活动中都殚精竭虑地厘清和相互推脱责任时，本质上不会出现所谓的“制度信任”，不仅病家会困窘于如何找到一个合格而又负责任的医生，医者也需要面对如何得到病人信任的巨大压力。

（四）医家的应对方法

由于病家可以随意选择、更换医生并任意干预甚至改变治疗方案，医家

[1] (清)颜元：《颜元集》，北京：中华书局，1987 年，第 327 页。
[2] (清)儒林医隐：《医界镜》第十九回，清光绪三十四年(1908)铅印本。

在医疗活动中往往需要想尽办法苦口婆心地"说服"病家,在医疗活动的基本关系构架中常常处于被动的地位。明代名医李中梓分析了影响医患关系的三种因素：病人之情,即病人的身体状况、生活状况和心性情志等属性各有不同;傍人之情,即病人的家属、亲朋或邻居的言行与态度往往并不真的以病家为重却很有影响力;医人之情,即那些缺乏操守的医者往往会唯利是图,相互攻击,推卸责任〔1〕。面对这三种障碍性因素,医家会采取各种手段来努力掌握主动权。

医家最常用的手段是有效地提前预判病情发展,或者干脆等待他人误诊误治的后果展现出来,用病家可以直接体验到的事实来说服病人。在前述吴楚治疗族弟坦公尊人一案中,吴楚多次在看到其他医者的处方之后,提前预判病人服药之后病情的变化,每一次应验之后,都获得了主导下一阶段治疗的机会。最后一次病人已经悔悟名医不可信而转投吴楚时,吴氏仍然觉得时机尚未成熟故拒绝出诊,一直等到病情已经极为危急,再不处理便不复能救,且病家委托多位亲戚通过各种门路前来苦苦恳请,方接过手来,用参附重剂,一剂下肚即有奇效,由是病家才最终完全信服吴楚的用药。另一位医家也使用了类似的置之死地而后生的办法来克服病人之情：名医李海涛的朋友黄某四岁的儿子患痘症非常严重,等医者到达病家之后,发现病情已经十分危急,不使用超出常规的办法难以生效,但又素知黄某晚年得子,钟爱异常,恐怕难以接受,故李医先是说此子已经不能救治,等到黄某悲痛之际突发奇言,称:"虽然,既不能救之于生,试救之于死可也。"并且神秘其方法,不许病家质证询问,否则便要离去。等到孩子死亡(应该是垂危假死状态),李氏使用了一个很古怪的办法——将小儿裸体抱置后园猪栏中——救活了病儿。事后,李医才向朋友解释说：

> 然此中亦具有苦衷也。此儿君所钟爱,设吾即令行之,君岂忍将垂死之儿置于污地耶?且俗传痘最忌秽,吾知此言君必不从,又逆知此儿入夕必晕厥,吾乃利用此时机,以行吾术。言死者,实托辞以绝君之爱念也〔2〕。

---

〔1〕(明)李中梓:《医宗必读》卷一《不失人情论》,载于包来发主编:《李中梓医学全书》,北京:中国中医药出版社,1999年,第82-83页。

〔2〕(清)徐珂:《清稗类钞:第九册》,北京:中华书局,1986年,第4167页。

至于如何克服傍人之情和医人之情，也可以使用类似方法，如《仿寓意草》记治疗蔡姓世医家病人故事：病家是镇江北门外蔡姓世医，病症实属难治，其家人知医，必然对此病症存有自己的看法。李冠仙当时知医但不以医名，担心会遭遇病家亲友攻讦辩难，或者自己的处方不被完全信服遵循，所以到了病家之后，先请病人的母亲出来商议，当头就问："汝家看此人到底是死是活?"其母大惊，不知道医者为何如此发问，于是李医道出这样一番言论来："汝家若以为未死，则予不敢多事，恐药不能救，归过于予，予何为来担此恶名哉！若汝家以为必死，则予尚觉有一线生路。"结果其母亲回答说：我家中的诸医都已经断为必死，且皆已回绝诊治，先生若能施治，生死不忘。在这种情况下，李医确认已将旁人和旁医有可能带来的干扰排除在外，才徐徐对病家说："症本不治，而予谓有一线生路者。"病家惊喜之下不再有任何质疑辩难，一切遵循李医安排治疗，最终治愈[1]。

以上三个案例中使用的都是奇绝的手段，尤其是通过先判病人于死地来杜绝病家不能专信专任的可能，虽然有效，风险也高，如果不是对自己的医术和病情的发展变化有充分把握的真正高手名医，普通医家断断不敢模仿。在李中梓看来，更合适的方法应该是慎思明辨，精心平衡医病双方的意见和态度，达到"不失人情"的境界，但他也承认，顾及人情则有可能妨碍病情，迁就病情有可能影响人情，想要实现这种平衡，"戛戛乎难之矣"[2]。相较于李中梓企图在专业和人情之间寻求平衡的妥协无奈，儒医吴楚的态度则要激进一些，他在《医医十病》一文中对医家"曲顺人情之病"大加贬斥，认为"医有为病人之喜近，为旁人所称扬，为群医所款洽，而实为医人之大病者，曲顺人情是也"。病人并不真的知医，旁人既不知医且往往自负，医人则总是试图取利于病人，如果曲顺这般人情，最后的结果往往是"忘乎司命之责，听人受误致死也"，所以医者切不可如此行事[3]。纵观吴楚提出的"医医十病"，如果与明清时期出现的诸多医家戒律，如龚信《名医箴》、龚廷贤《医家十要》、陈实功

〔1〕（清）李冠仙：《仿寓意草》卷上《蔡姓时医治效》，载于孔沈燕、李成文主编：《寓意草、仿寓意草合编》，郑州：河南科学技术出版社，2018 年，第 124 - 126 页。

〔2〕（明）李中梓：《医宗必读》卷一《不失人情论》，载于包来发主编：《李中梓医学全书》，北京：中国中医药出版社，1999 年，第 82 - 83 页。马金生对李中梓的这一论述有十分详尽的分析，参见马金生：《发现医病纠纷：民国医讼凸显的社会文化史研究》，北京：社会科学文献出版社，2016 年，第 39 - 41 页。

〔3〕（清）吴楚：《吴氏医验录全集》，李鸿涛、张明锐、贺长平校注，北京：中国中医药出版社，2011 年，第 194 页。

《医家五戒十要》等相比较，就会发现其用意和建议大同小异，都是在医家自己的专业能力和道德修养上下功夫，而未能在社会制度的层面上提供任何有益的设想。

在外部环境很难获得有效改善之前，明清医家发展出了很多推脱责任的具体办法，在清代小说《医界镜》中有生动的描写：有医家见到重病、难症、死症便会回绝病家拒绝出诊；或是故意延误出诊，使病家将死因归罪于前一位开方医生；甚至有医生谎称自己有病以逃避出诊；又有人在面对死症时断绝病家的希望，说什么“即使仲景先生复生，请他来医也不得好了”；等等。另外，还有医生故意夸大病情，一旦不治则可推诿天命，甚或自诩识见以邀功；或曲从病家之意，将决定权完全交给病家；或专门选用平淡和平之药以避风险；在会诊时，医术平常者轻描淡写，敷衍了事，识见高明的唯恐遭人忌恨，瞻前恐后[1]。清代医家袁开昌也告诫同道：

> 巨室之疾，未必专任一医，多有诸治罔效，下及其余。然须察其势不可为者，缓言以辞之。其生气未艾，可与挽回者，慎勿先看从前之方，议其所用之药，未免妨此碍彼，反多一番顾虑之心矣。当此危疑之际，切须明喻死中求活之理，庶几前后诸医，各无怨尤。且有汇集诸方议治，只宜随众处方，不可特出己见，而为担当[2]。

即使存在这些办法，医家接手后一旦出现纠纷或不好的后果，医家仍然很难完全推脱责任，这时医患双方在治疗前期达成的协议，就成为解决医疗纠纷的决定性力量。袁开昌就强调与病家事先协商的重要性：

> 凡过危迫之病，欲尽人力挽回，此虽美念，然必须先与病家讲明，方可下药，更必璧彼药资，则服药有效，人自知感。如服药无效，则疑怨难

〔1〕 对这些做法，清代小说《医界镜》中有很多详细的描述，在此不赘述。当代研究者中，借助这本小说对明清医家择病而医以推脱责任的研究有很多，如雷祥麟：《负责任的医生与有信仰的病人——中西医论争与医病关系在民国时期的转变》，《新史学》，2003 年第 14 卷第 1 期，第 45－96 页；马金生：《从〈医界镜〉看明清时期民间的行医活动》，《寻根》，2010 年第 4 期，第 52－58 页；等等。

〔2〕 (清)袁开昌：《养生三要·群医共治，只宜随众处方，无过多言》，清宣统二年(1910)镇江袁氏润德堂刻本影印本。

加于我，我亦自心无愧也[1]。

明清时期的病家为此发展出了"脉案"这一方式作为应对的法门。所谓脉案，指的是医家通过诊脉来发现病机，诊断病情，并将其书写下来，以帮助医家立定方法，本为脉学术语，典型定义可见清代潘楫《医灯续焰》转引的"吴鹤皋脉案式"：

脉案者，窃公案之义。医者察得病情，立定方法，使病邪不能逃吾之方论。药至而邪伏，譬之老吏听讼，援律定刑，使奸人无所逃也。

一书某年、某月、某地、某人。二书其人年之高下，形之肥瘦长短，色之黑白枯润，声之清浊长短。三书其人之苦乐病由，始于何日。四书初时病证，服某药，次服某药，再服某药。某药少效，某药不效。五书时下昼夜孰甚，寒热孰多，喜恶何物，脉之三部九候如何。六引经旨以定病名。某证为标，某证为本。某证为急，当先治。某证为缓，当后治。某脏当补，某脏当泻。七书当用某方，加减某药。某药补某脏，某药泻某脏。君臣佐使之理，吐下汗和之意，一一详尽[2]。

吴鹤皋设定脉案式，本来是为了帮助医家占运气、方宜、七情，用之以合脉，以之帮助医家正确处方，在客观上也起到了证明医家专业水平和为医家提供保护性证据等积极作用。《清稗类钞》中记高邮医者颜某一案，当医者第一次赴病家会诊之时，周围群医都是有一定声望者，而颜某也是傲气凌人，不与他医寒暄。看脉后，病家给颜某拿来的处方纸多达五六十页。颜某便知道这是病家不信任他，于是书写脉案，详陈病情、病机、病状，而且文辞古奥，上溯《素问》，下迄名家，洋洋数万言，穷源索隐，无蕴不发。旁医见而惭愧，病家见而信服，这时颜某却反戈一击曰："请我来治病耶，抑试我耶？夫拟方而予纸至数十页，此何为者？且慢侮见诸辞色，尚信其术而服药乎？予不敏，行矣。"结果病家老少环跪，哀请至再三，方才答应处方治疗[3]。在这个案例

[1] (清)袁开昌：《养生三要 · 凡诊危迫之病，必先与病家讲明，方可下药》，清宣统二年(1910)镇江袁氏润德堂刻本影印本。

[2] (清)潘楫：《医灯续焰》卷二十《医范 · 吴鹤皋脉案式》，载于《中国医学大成(一一)》，上海：上海科学技术出版社，1990 年，第 31 页。

[3] (清)徐珂：《清稗类钞：第九册》，北京：中华书局，1986 年，第 4164 页。

中,病家延请多医会诊,并用脉案试医,是当时富贵人家请医的常规做法,唯遇到颜某性情耿介孤高,兼之给纸过多略有侮辱之意,所以引发了颜某的不满。颜某通过脉案,所要争取的不只是自己的面子,更是医者对医疗的主导权,后来该病人因病情复发又来延请颜某医,颜某便以退为进,先是拒绝出诊,逼迫病家答应"惟吾命之是听"的条件,方才再一次出诊。在这里,医家就是通过书写脉案证明了自身实力,说服病家听之信之。如果遇到治疗效果不如预期的状况,脉案则可说明诊断与处方的病证依据和经旨渊源,以释病家之疑。清代以后,名医喻昌又提出了书写病案,"先议病后用药"的规范,其目的也是在于通过医家对病情的充分讨论来发现病机,避免误诊误治〔1〕。雷祥麟对脉案的功能总结道:医生通过脉案赢得病家的信仰,厘清个人责任;而粗通医理的病家借着脉案的水平来初步判断医家的能力,选出那个"自信"能做主(即愿意负责任)的医生;除此之外,一旦病情恶化形成医事纠纷,脉案又常构成最具决定性的证据〔2〕。

在现实的医疗生活中,不仅病家会通过脉案考察医生的专业水平,反过来,一些医生也会利用写作脉案的机会来树立专业权威形象。《医界镜》中描述了这样一位医生:

> 他到人家看病,不肯先问病原,单单诊脉,假如诊脉之时,病人先告诉了他,便要装作动怒,说你既自己晓得了,也不必请我来看。我自精于脉理,诊过脉,自然知道你的病了。岂像那般庸医们,要病家预先告诉。于是远远近近,传扬出去,相信他是个精于脉诊的名医了〔3〕。

而这类做法,至少在康熙时期就已经广泛出现并饱受批评了〔4〕。

此外,由于脉案在发生医事纠纷时通常构成最具决定性的证据,医家往往会在脉案中预留伏笔,如夸大病情、虚张声势,用语模棱两可,或者在案尾明言请病家做主,以作为他日卸责的工具。但如果病人是贫苦人家,那就如

〔1〕(清)喻昌:《寓意草》卷一《医门法律·先议病后用药》,清文渊阁钦定四库全书本。

〔2〕雷祥麟:《负责任的医生与有信仰的病人——中西医论争与医病关系在民国时期的转变》,《新史学》,2003年第14卷第1期,第45-96页。

〔3〕(清)儒林医隐:《医界镜》第十三回,清光绪三十四年(1908)铅印本。

〔4〕雷祥麟:《负责任的医生与有信仰的病人——中西医论争与医病关系在民国时期的转变》,《新史学》,2003年第14卷第1期,第45-96页。

同徽州医者余含棻所说："贫乏之家，遇有病者，彼既绝少知交，名医又无力延致，得一医至，不啻菩萨降临，药王再世，立方用药，急觅煎服，并无疑心。"在这种情况下，医者当然不需要再做什么脉案，同时也免除了对医疗行为及其后果的责任，于是余含棻又谆谆劝导医家，此时应主动承担起专业责任，认真诊治疾病，"此则宜切实施治，不可作世故周旋也"[1]，不可再使用那些推卸责任的手段。传统中医脉案固有的沟通与教育功能，在这种特定的医患关系模式下已然消失殆尽。直到民国时，西方医学体制已经广泛进入中国，新的医患关系模型已经初见端倪，中医师仍然饱受脉案的困扰，需反复向病家告诫此为"最大误事"之途。

[1] (清)余含棻：《医林枕秘保赤存真》卷一《治病宜看病家用药论》，光绪二年(1876)刊本。

结　语

梁其姿先生指出，20 世纪以来有关中国近现代史的讨论，多将“现代化”设定为衡量进步的标准与中国社会发展的目标，但近年来这种观念已经开始遭到质疑，医疗社会史学界也开始反对使用“现代化”或者“进步”这样的思维定式看待中国传统医疗向现代性的转化过程[1]。与此同时，也有一些西方学者高度评价中国传统医疗生活中的某些特质，认为古代中国的医生进入病人家庭的医疗模式，促成了更平等和更深入的医患交流，可以成为矫正西方现代性医患关系弊病的学习样本[2]。本书也认为对中国古代医疗生活的历史考量不能过于强调所谓“现代性”和“进步”的立场，而必须认识到它在其自身的社会历史背景中的合理性，但同时也应该承认其历史局限性，避免对古代医疗生活的质量做出过高的评价。事实上，笔者始终认为现代研究者尤其是西方研究者对中国传统医疗的高度赞扬，是出于批判冰冷机械的西方现代医疗模式的需要，其中既有基于片面认识的过度褒扬，也不乏西方式的误读。

本书认为，中国古代的医疗生活并不都是田园牧歌式的美好，但也不都被笼罩在封建礼教和迷信愚昧的黑幕之下。它最本质的特征就是医疗与政治、经济、文化和社会生活方式等历史境遇深度融合，没有形成类似于近代西方社会中的那种相对独立且自我管理的专业知识体系、医疗专业组织和专业

---

〔1〕 梁其姿：《面对疾病——传统中国社会的医疗观念与组织》，北京：中国人民大学出版社，2012 年，第 97 页。

〔2〕 雷祥麟：《负责任的医生与有信仰的病人——中西医论争与医病关系在民国时期的转变》，《新史学》，2003 年第 14 卷第 1 期，第 45 - 96 页。

空间结构，以及角色化的医患关系模式。明清时期中国病人的医疗选择是多元的和自主的，但这并不意味着高质量的医疗生活，官方医学服务和慈善医疗救助在惠及面和供给方式上都存在着诸多局限，医疗市场则面对着缺乏规范化管理、医疗资源配给不均衡等问题，普通平民在寻求正规医疗尤其是优质医疗资源时面临着巨大的困难，病人家庭对医疗事务的主导性地位也会对医疗专业决策造成很多负面影响，书中讨论过的种种病家择医之困和医家执业之难，都是这个整体结构的必然后果。诚如雷祥麟所说，在缺乏现代价值与制度保障时，病家必须承受他们那个时代无法回避的痛苦，但当历史已经进入现代医学的时代，这种古典形式的医患关系和求医方式又可以作为一种有价值的文化资源，来帮助我们克服现代性医患关系中存在的弊病，其中如何"辨识这些资源在今日社会中的存在形貌"应该是最首要的任务之一〔1〕。但我们认为，还有一个更加重要的前导性的工作需要完成，那就是准确地描述出中国古代社会医疗生活的真实样态。很多医疗社会史研究者在揭示中国传统医疗活动和医患关系的真实特征上形成了重要的成果，如指出中国古代病家在医疗过程中具有很高的决定权，但他们的研究较少细致分析病人家庭内部的权力结构，而且多数研究基于士绅阶层的资料，不太容易看到社会底层平民和礼法弱势群体在资源和权力上的缺失，对非正统文化的医疗服务，如走方医、巫医、三姑六婆等提供的医疗救济所具有的社会价值也缺乏充分的阐释。

本书以中国传统社会民间的日常医疗生活为研究对象，就是想要完成这一更加基础的工作，找到那个更加贴近地面的"传统"。选择明清江南作为研究限域，是因为这一历史阶段的江南地区无论在医学、经济、文化还是社会生活发展水平上都处于全国的领先地位，又恰好同时处在中国社会从传统向近代转化的时间和地缘的前沿，在某种意义上构成了当代中国人对"传统社会生活"最切近的记忆样本。

我们的研究发现：明清江南地区的自然环境、人口、经济和生活方式等因素决定了这一地区主要疾病类型，常见病、多发病当中以肺结核、难产和小儿天花最为严重，而该地区也是全国烈性传染病（瘟疫）的重灾区。在元代以后，江南地区成为中医学主要的学术传承地，金元诸子的医学传承经过了在

〔1〕 雷祥麟：《负责任的医生与有信仰的病人——中西医论争与医病关系在民国时期的转变》，《新史学》，2003年第14卷第1期，第45－96页。

地化改造之后,伴随着江南医学学派和医学世家的传承而广布传播。一方面,明清时期江南地区的医学理论学派发展活跃,形成了诸多地方医派并开创了温病学这一新的学术领域,形成了特定历史时期中国传统医学发展的高地。另一方面,明清江南社会经济较为发达、民众平均生活水平较高,普通民众亦有能力购买医疗服务,为江南活跃的大量各种类型的医疗服务人员提供了市场。地方城镇发展迅速、整体文化水平较高、存在一个较为活跃的乡绅阶层,又为该地区形成一个在规模和效率上都比较突出的民间社会自组织机制奠定了基础,在医疗领域就表现为一个由不同层级和不同规范空间交织而成,但又与地方社会有效整合且相对规范的医疗市场。这些特征在既往的明清江南医疗社会史研究中已经被较为充分地挖掘了出来,主要体现在有关儒医、世医和慈善医疗的研究中。但对普通平民来说,社会医疗质量平均水平不高,且存在着严重的优质医疗资源分配不均衡的问题,平民阶层既无能力分辨也无能力获得真正好的医疗服务,常常因此陷入巨大的困境,这一方面的情况则是本书所关注和重点表达的内容。

从医疗服务的供给侧来看,明清江南的医疗救助体系最大的特征是其多元化的复合结构。在医学规范、主流文化、礼法秩序和地方社会组织等机制的共同作用下,江南民间社会中存在着一个由政府、社会组织、家族、正规市场和边缘区域组合起来的医疗供给体系。目前的医疗社会史研究者普遍认为,由于缺乏有效的国家管理机制,明清时期中国民间医疗市场具有高度开放、自由放任的特点,这就导致江南民间的医疗服务呈现出丰富多元和灵活机变的形象,自由执业的医疗服务提供者既可以是正统医师,也可以是拥有一定的专业知识和技能但社会身份模糊的走方游医、乡村草医和三姑六婆,更有以巫术手段装神弄鬼者混迹其中。在缺乏专业权威或官方制度予以保证的情况下,没有足够医学知识的病家的确很难对他们进行区分。但明清江南地区的医疗供给在其多元灵活的表象之下自有其内在的社会治理脉络:第一,由于明清时期组织化的医疗供给,如官方医疗机构和民间慈善医疗机构(包括宗族、行会和专业慈善医疗机构等),不仅总量有限且对服务群体有一定选择和限制,所以本研究认为在江南地区医疗供给中处于主流地位的是地方正规医疗市场。第二,按照医学、文化和社区规范的要求,地方社会将医者区分为正统医者(如儒医、世医、开业医等)和补充医疗从业者(如走方医、三姑六婆、巫医等)等不同类别,在其中又形成了一条由儒医、世医、业医、女性医者的等级秩序,补充医疗从业者又等而次之,甚至不被视作"真正的医生”。医者的身份差异和等级阶差，不仅塑造了医疗服务供给者的群体面貌和组织结构，也在一定程度上影响和规范着病人的求医行为。第三，民间医疗市场以正统医者为主流的服务供给，以社会组织相对规范的乡镇为主要背景，受到国家规范、主流文化、地方性规范和市场法则共同作用。这个市场的确是自由开放的，但又是相对稳定和有规则的，正式进入市场的从业者必须遵守一定的地方性社会规则。第四，民间社会借助补充医疗从业者来填补官方医疗救助和正规医疗市场留下的裂隙，以偏远乡村和社会文化礼法秩序的边缘为主要活动场域的另类医学空间覆盖了正规医疗供给的经济盲区和文化禁区，补充医疗从业者在上述各种不同空间结构中游走穿梭，为经济和礼法制度中的弱势者提供医疗救济，并最终将民间医疗生活缝补为一个整体。

明清江南民间医疗市场的自由性仅仅在于没有对开业者进行入门审查。民间社会虽然没有对医疗生活进行专门管理的行政法规、部门或医生行会等权威机制，但还存在着诸如里甲制度、乡绅治理、地方乡约、社会舆论、社区生活习惯等社会治理手段，这些都会对医疗从业者在本区域内的合法性进行审查和监管，这就是在本书第二章所提到的两个民间正统标准。这两个标准主要是用来标识出民间的正统医者，但同样为其他各类医疗服务者提供了获得地方社会接受的规范和医疗行为指南。每种类型的医疗服务人员会根据自己的特征，在民间正统标准当中选取最有利于自己的条款，使自身获得社会接纳：走方医会使用已经传承多年、民间信誉较高的著名方剂和成药饮片，这就是对“专业性标准”的借重；三姑六婆则主要借助地方社会舆论和平民阶层家庭妇女的社交网络建立自己的社会信用，这是对“自己人标准”的灵活应用。

如果从古人的社会生活中是否能够获得“具有医疗性质的服务”来考察，其总量和普及率未必很低，所以明清江南地区的普通平民在患病时并不难于获得某种医疗服务。但是，除了那些居住在医疗比较发达的市镇地区且拥有一定经济基础的人群以外，大多数底层平民在其日常生活中很难找到正规的优质医疗资源。制约民众获得合适医疗的首要因素是医疗成本，其中既包括诊疗费、药费、谢仪、挂号费以及交通费等经济成本，也包括社会资源交换与人情往来等非经济成本。本书对民间求医成本的分析表明，基于明清江南地区的经济、社会发展水平和医疗资源供给状况可以初步判定，底层平民很难承担最基础的一般化医疗服务的经济压力；达到城镇地区平均收入水平的普通民众，有能力支付每年少数几次常规市场价格的医疗服务和药品；面对危重症、慢性病或需要邀请名医时成本压力较大，即使中等以上阶层的病家负担起来也十分困难。

除了供给方面的影响，明清江南地区病家请医还需要面对自身医学知识和疾病认知导致的主观性影响。虽然明清时期江南平民的识字率较高，民间的读书人数量亦为全国之翘楚，但医学终究是一门专精的学问，不要说是底层平民，即使是略通医书的读书人也不一定都能做出正确的判断。从当时普遍的状况来看，病家和医家也确实都容易对疾病本身及其治疗方法产生错误的判断，其结果往往是医家误诊误治，致使病情迁延恶化，到最后则病家也自认罹患绝症，放弃治疗。病家对疾病严重性的评估，既受到病人主观体验和判断的影响，又受到病人的家庭地位、病家的社会阶层和经济状况等因素的制约。当病家认识到疾病的严重程度较高时，就愿意支付较高的成本并克服各种障碍来寻求高水平医疗，必要时甚至愿意打破社会规范去寻求非正规医疗。总体而言，人们治疗疾病、追求健康的动机是客观的和强大的，病家会通过种种方式来克服障碍，尽可能地去追求对自己最合适的医疗。

明清江南地区的病家求医可以借助的主要是人际关系和医疗市场两种机制，但不同的社会阶层对机制的偏重程度各有不同：士绅阶层的求医主要会借助人际关系，但也不排斥在市场上购买医疗；极度贫困的病家，则不得不以医疗成本作为核心决策依据；如果病家是中等收入以上的乡村和城镇居民，市场模式则是最优先的求医方式。在正规医疗市场之上，病家依赖自身的医疗知识、判断能力、人际网络资源和医生的市场声誉来选择合适的医生，并根据对疾病类型和严重性的判断来确定求医和治疗的具体策略。如果病家缺乏足够的支付能力，又或者判断自身疾病已经超出了常规医疗的范畴，就有可能突破阶级礼教之防而转向补充医疗的领域寻求帮助，各类补充医疗从业者不仅发挥了经济救济、供给救急和医疗救难的作用，还很好地缝补了由性别、阶级、世俗法则和民俗信仰的冲突等所造成的医疗生活的裂隙，有效进入正统医者无法进入或不愿进入的领域并提供医疗救助。但因为补充医疗从业者在社会文化身份的正统性上存在着缺陷，所以对这些医疗服务的引入又需要面对由其引发的文化和礼法危机，地方社会既无法离开他们，又始终对其保持着警惕和排斥的态度。具体求医行为的发展过程，则遵循以经济法则与社会礼法制度为基本框架，根据医疗需求的升级而逐步升级的演进模式。在某些特定的情况下还需要突破正规医疗的范畴，如在遭遇危急重症时倾家荡产去寻求跨阶层的医疗服务，妊娠时寻求稳婆的帮助，在常规医治无效的时候寻求巫医的帮助，等等。

病家的求医行为，是在多种复杂的因素共同作用下造成的一个综合性的结果，也是一个随着医疗进程和相关条件变化而不断调整的动态行为过程。但是，在直接考察病人求医现象时很容易被其所展示出来的文化属性和具体行为习惯蒙蔽，而没有看到其背后的整体性的社会结构性因素。所以古代医家在为病家提供求医建议时往往也是从病家自身的行为习惯和观念的角度入手，如清代名医徐大椿的建议：

> 必择其人品端方，心术纯正，又复询其学有根柢，术有渊源，历考所治，果能十全八九，而后延请施治。然医各有所长，或今所患非其所长，则又有误。必细听其所论，切中病情，和平正大，又用药必能命中，然后托之。所谓命中者，其立方之时，先论定此方所以然之故，服药之后如何效验，或云必得几剂而后有效，其言无一不验，此所谓命中也。如此试医，思过半矣。若其人本无足取，而其说又怪僻不经，或游移恍惚，用药之后，与其所言全不相应，则即当另觅名家，不得以性命轻试。此则择医之法也[1]。

明清时期由医家撰写的类似的择医指南还有很多，多数都是建议病家通过提高自己的医学知识能力来评价和选择医生。如明徐春甫就指出，病家需要在平日留心于医术，否则便不善择医[2]；清陈修园《医学实在易》一书凡例中说，病家需“胸有成竹，然后与医者周旋，一问答间，便知其贤否，而去取不误耳”[3]；唯有清代徐延祚的意见比较朴实，“必须与平日先知其本领能否胜任，始可以性命相托”[4]，但还是着眼于病家自身的行为习惯立论。这些建

---

〔1〕(清)徐大椿：《医学源流论》卷下《病家论》，载于刘洋主编：《徐灵胎医学全书》，北京：中国中医药出版社，1999年，第158－159页。据雷祥麟的考察，徐大椿对病家的建议，一直到民国十三年(1924)仍被中医家大力推崇，甚至做出共同决议在《绍兴医药月报》加以转载。参见雷祥麟：《负责任的医生与有信仰的病人——中西医论争与医病关系在民国时期的转变》，《新史学》，2003年第14卷第1期，第45－96页。

〔2〕(明)徐春甫：《古今医统大全：上册》，北京：人民卫生出版社，1991年，第160页。此引文来自《古今医统大全》卷三《翼医通考》。

〔3〕(清)陈修园：《医学实在易》凡例，载于林慧光主编：《陈修园医学全书》，北京：中国中医药出版社，1999年，第537页。

〔4〕(清)徐延祚：《医粹精言》卷一《病不能不用医》，载于(清)徐延祚：《铁如意轩医书四种》，朱鹏举、傅海燕、赵明山校注，北京：中国中医药出版社，2015年，第22页。

议显然不具有很高的现实性。首先，造成病家择医困难的主要原因，是在当时的医疗市场上医者水平高低参差不齐，而政府基本退出了民间医疗事务领域，缺乏一个具有足够权威的普遍有效的医生资格水平的评估机制。其次，要做到掌握足够的医药知识，还要能够辨别专业医者所言所行是否合宜，病人不仅需要识文断字，还必须要接受一定程度的专业训练。最后，即使病家将目标降低为了解医者的人品和水平，也存在着很多困难，在规模较小且关系紧密的熟人社区或可实现，但在较大的市镇或者像苏州、杭州那样的大都市，以明清时期的社会信息流通状况来说，不过是又回到了依托市场声誉的老路上。

事实上，明清时期也有人想要从医疗供给侧来解决这些问题。如晚明吕坤就强烈建议政府应该将民间医疗事务统一管理起来，由官方全面负责民间的医疗供给，"为此振兴医教，作养医人，令其多读医书，深究医理，庶使病者赖以回生，医者赖以糊口，此两全之道也"〔1〕；清代徐大椿也建议重建医学考试制度以及执照制度，即：

> 斟酌古今考试之法，必访求世之实有师承，学问渊博，品行端方之医。如宋之教授，令其严考诸医，取则许挂牌行道。既行之后，亦复每月严课，或有学问荒疏、治法谬误者，小则撤牌读书，大则饬使改业〔2〕。

但即使能够建构起符合他们理想的医学教育、考试和管理制度，也仅仅解决了一部分问题，且不说这样的机构是否能够满足民间医疗的数量需求，明清时期的医疗和社会发展的整体水平，决定了单纯从医家和病家的角度做出的改进最后都是极为有限的。

明清江南地区的医疗活动，主要发生在日常生活空间当中，延医上门诊视病人是古代医疗生活的最典型也是最正规的方式。在这个整合于家庭空间内部的临时医疗空间中，医疗活动秩序严格地遵守社会文化和礼法秩序的要求。虽然有不少病人会进入医馆和慈善养病机构等专业医疗场所，但发生在其中的医疗行为也不会违背日常生活规范的要求。明清时期医疗秩序最

---

〔1〕(明)吕坤：《实政录》卷二《振举学》，载于(明)吕坤：《吕坤全集》，王国轩、王秀梅整理，北京：中华书局，2008年，第975页。

〔2〕(清)徐大椿：《医学源流论》卷下《考试医学论》，载于刘洋主编：《徐灵胎医学全书》，北京：中国中医药出版社，1999年，第156页。

主要的特征，是医务人员缺乏足够的专业权威和专业自主性，病家拥有选择和评价医生的权力和最终的医疗方案决策权，并可以控制整个医疗实施过程。病家医疗决策始终遵循封建家长制原则，男性家长在大多数情况下对全家人的医疗拥有主导权，只有在面对女性和幼儿医疗问题的处理上女性才会获得一定程度的参与权力。另外，官民、上下、长幼、男女之别等社会规范也同样作用于医疗活动，如礼教规则决定了男性医生介入女性病人医疗的程度和具体方式，社会等级制则导致了“贵人难医”和穷人缺乏话语权等情况。但是，疾病毕竟是对日常生活秩序的破坏，所以医疗生活秩序中的各种规定都有可能在条件发生变化，如病情极为危重时作出妥协和调整，医病双方的权力关系也会随之发生转化，男女礼教大防也可以适度突破。

明清时期的医家不能掌控医疗过程，不仅需要面对其他医疗从业者的竞争，在不停的论辩过程中说服病家，还不得不与病家的不专业甚至有害的决定斗争，借助各种社交技术来说服病家并艰难地对医疗过程实施控制。但是，如果出现医疗过失或疗效不佳，医家又有可能面临严重纠纷与人身、经济伤害，在这种情况下自然不愿意承担过多的责任，这一局面甚至一直延续到民国初年以后。明清时期医家得以应对这一局面，主要得益于在医疗本质上属于私人事务的总体环境中，医生拥有选择是否提供诊治的高度自由。但医患关系一旦建立，医病双方便一同进入了由专业、市场和社会规则共同构建的医疗规范体系，医生就必须承担相应的责任。所以明清医家发展出了很多推脱责任的具体办法，如“择病而医”、书写脉案等，不过都是医生为确立自己所应该承担的专业责任而做出的努力。一旦出现纠纷，医患双方的前期沟通、地位与权势的对比、地方社区的公共治理机制等成为决定性力量。

如果将视角从传统的医学圣贤故事和宏观叙事，转向关注普通人尤其是边缘社会阶层的医疗生活，就会发现，中国古代的医疗生活和医患关系图景在很多方面与传统医学道德叙事存在不同，呈现出“既没有负责任的医生，也没有有信仰的病人”〔1〕的灰暗景象。但如果以此为依据就认为“缺乏信任是中国古代医患关系的基本格局”〔2〕，也未免有些偏颇。因为传统中国社会自有其确立医患信任并制约医疗行为的方法：

---

〔1〕 雷祥麟：《负责任的医生与有信仰的病人——中西医论争与医病关系在民国时期的转变》，《新史学》，2003 年第 14 卷第 1 期，第 45－96 页。

〔2〕 尹秀云：《医患之间：因信而任的征程》，载于丛亚丽、张大庆主编：《2013—2014 中国医患关系蓝皮书》，北京：北京大学医学出版社，2015 年，第 79 页。

第一，强烈的传统医学道德规则。这种在士人道德的基础上厘定的医者职业道德标准[1]，会对医者的行为产生巨大的约束力。有道德追求的名医们会自觉地以此作为行动准则，进而追求实现大人君子的人生境界，一些职业医生团体也会形成一些行为准则，如我国最早的医学团体——体堂宅仁医会就对会员的医术、医德和医疗行为等方面提出了详细的要求[2]。此外，传统因果报应思想也会对医者的行为形成一定的道德约束力。但因为这种机制主要依赖医生的个人修养，无法成为整个行业具有一定强制性和规范性的普遍要求，最后病人往往还是不得不面对“如何找到好医生”的困境。

第二，强有力的社会文化和礼法制度。本书讨论了很多社会文化规范和礼教制度对医疗行为的影响，从医者角度来看，很多规范都对医疗活动的专业性构成了障碍，但在病家，这种社会文化规范和礼教制度又在某种程度上构成了对医生行为的制约力量。例如，男女礼教之别的社会礼法规范，就会对某些“淫医”借助医疗之便而行不轨之事的行为实现有效预防或实施严厉惩处。

第三，亲缘伦理机制。最直接的是依托于家族互助的组织力量，与医者建立某种较为长期和稳定的关系，例如之前提到过的族医制度。在这种制度的约束下，医生的活动受到宗族力量强有力的监督，病人也对其比较熟悉和信任。在家族以外，病家也可以通过亲戚和朋友关系来寻找医生，这种模式在江南地区的仕宦家族中具有一定的代表性，不少名医的医案都记录过因为亲缘或朋友关系而不得不接受病人的案例。通过这种方式建立的医患关系带有较强的伦理约束力，医患双方比较容易达成互信。

在这三种机制以外，更加便利且有效的医患信任资源是地缘关系和社会声誉。地缘性信任机制的有效性，在于中国传统社会是一种熟人社会，而越接近社会底层，区域文化和地方社会组织的作用越加凸显[3]。大多数情况下中国古代民间医生和病家都固着在本乡本土之上，相互之间紧密的地缘关系足以在医患双方之间建立一种高质量的信任关系。这一机制的生命力是极其强大的，即使是到了新中国成立之后，在强大的国家政策的管制之下，赤

---

〔1〕 黄芷芊：《SARS时期护理专业人员的伦理困境》，《应用伦理研究通讯》，2005年第5期，第15－25页。

〔2〕 项长生：《我国最早的医学团体——体堂宅仁医会》，《中国科技史杂志》，1991年第3期，第61－69页。

〔3〕 王守恩：《社会史视野中的民间信仰与传统乡村社会》，《史学理论研究》，2010年第1期，第85－92页；刘喜堂：《论我国乡村社区权力结构》，《政治学研究》，1997年第1期，第20－26页。

脚医生制度下医患信任的建立仍然在很大程度上依赖于公共社区生活和乡土亲情网络[1]。作为对比,底层民众的另一种主要的医疗资源——走方医,因为需要不断改变活动区域,所以无法获得稳定的社会关系网络,在医患信任中往往处于不利地位。

中国古代医疗社会史的研究对当代社会的价值,不应仅仅体现在增加知识和补充事实的层面上,而更应在于通过历史发展脉络的深入探索来帮助我们诊断今天的社会问题。但如何处理历史传统与当代社会现实的关系是一个非常复杂的问题,当代研究者比较容易犯下的一个错误是将中国古代医学生活的某种特征抽象出来,然后把它树立为某种价值标准来展开对当代问题的批判或者借此建构某种解决方案。其中最典型的例子是儒学和医学的关系问题。

中国古代医家有两个相互矛盾的自我认知:就其上者,医乃仁术,上医可以医国[2];就其下者,医乃方技,不过执技以事上之徒[3]。古代医家和知识分子惯以“医乃仁术”来论证医学的价值地位,其论证主要集中在医学的工具性价值层面,如宋代理学大家程颢:“病卧于床,委之庸医,比于不慈不孝。事亲者亦不可不知医。”[4]再如明代张景岳:“医药者,性命之赞育也”,“有性命然后三教立,有性命然后五伦生。”[5]清代章楠对此说有所发挥:“治国虽大,而保身犹先,无身,则谁为治”,医道“实卫于大道而不可阙。”[6]在“医乃仁术”统摄下,儒心为体,医术为用,儒心是根本,医术是发挥,其主次、本末、

---

〔1〕 张开宁等:《从赤脚医生到乡村医生》,昆明:云南人民出版社,2002 年,第 10、324 页;杨念群:《再造“病人”:中西医冲突下的空间政治(1832—1985)》,北京:中国人民大学出版社,2006 年,第 389 - 393 页;陶海燕:《论赤脚医生时期的医患关系》,《社区医学杂志》,2007 年第 2 期,第 7 - 10 页。

〔2〕 “上医医国,其次医人,固医官也”出自《国语卷第十四·晋语八·医和视平公疾》。

〔3〕 《礼记·王制》曰:“凡执技以事上者,祝、史、射、御、医、卜及百工。凡执技以事上者,不贰事,不移官,出乡不与士齿。”清孙希旦《礼记集解》解释说,这些地方下级官吏以技艺为用,身份比较低微,对他们的选拔任用要“凡执技论力,适四方,裸股肱,决射御”进行考核,郑玄注曰:“不贰事者,欲其专精于所业。不移官者,不欲强试之其所不能”,即特别强调其技艺为用这一层面。(清)孙希旦:《礼记集解》上册,北京:中华书局,1989 年,第 368 - 369 页。

〔4〕 (宋)程颢、(宋)程颐:《二程集》,王孝鱼点校,北京:中华书局,1981 年,第 183 页。

〔5〕 (明)张景岳:《景岳全书》卷三《传忠录下·医非小道记》,载于李志庸主编:《张景岳医学全书》,北京:中国中医药出版社,1999 年,第 919 页。

〔6〕 (清)章楠:《医门棒喝(初集医论)》,北京:中医古籍出版社,1987 年,第 186 页。

先后秩序森然,不可混淆[1]。所以,宋代理学大家朱熹在《论语章句集注·子路篇》中称医学为"贱役",在同书《子张篇》中把农、圃、医之类的技艺称为"小道"[2]。虽然朱子并没有看不起这些所谓"小道"的意思——他也承认医学关系生死所以不可轻忽——但正如《论语》所说"虽小道,必有可观者焉;致远恐泥,是以君子不为也",朱子认为,小道之中虽然同样包含天道至理,且道之大小并不妨碍其是否能通达天理,但如果过于沉迷这些小道有可能会对大道的理解造成障碍。由于医学的价值需要借助儒学才能获得论证,明清医家不得不面对行医作为一种职业活动所具有的"谋生"的经济属性,以及这种经济属性所带来的道德上的不利处境。清代徐大椿《医学源流论·自叙》的看法可为代表:

> 医,小道也,精义也,重任也,贱工也。……道小,则有志之士有所不屑为。义精,则无识之徒有所不能窥也。……任重,则托之者必得伟人。工贱,则业之者必无奇士。所以势出于相违,而道因之易坠也[3]。

这一论述中充满了痛苦、矛盾的情感,在极力张扬医学的精义与重任的同时,又不得不承认其在文化地位和社会地位上的低贱,对这种矛盾局面所造成的医学无法振兴的后果深感痛心;在其论证医学价值时,已经放弃了对"上医医国"之古典知识论价值的追溯,主要在医学对"天下所系之人"保命养生的技术功能上着墨,强调医学不受社会重视、豪杰志士不屑为之和业医者仅以稻粱谋的社会现实。相较之下,现代论者往往是在医儒关系的道德价值层面下功夫,如论证儒学理论如何为医学"奠定了深厚的理论基础"[4],儒家道德思想怎样对中医伦理道德观起到影响、规范和指导作用[5],形成了传统

---

〔1〕 程国斌:《试论医儒关系的道德论证模式》,《中国医学伦理学》,2012 年第 1 期,第 102 - 104 页。

〔2〕 (宋)朱熹:《四书章句集注(一)》,陈立校点,沈阳:辽宁教育出版社,1998 年,第 158、205 页。

〔3〕 (清)徐大椿:《医学源流论·自叙》,载于刘洋主编:《徐灵胎医学全书》,北京:中国中医药出版社,1999 年,第 115 页。

〔4〕 陈明华:《论儒家思想对中国传统医学伦理的影响》,《探索与争鸣》,2008 年第 6 期,第 59 - 62 页。

〔5〕 付笑萍:《论儒学对传统医学的影响》,《中州学刊》,1994 年第 6 期,第 123 - 125 页;黄萼华:《儒学对中医伦理学的影响与渗透》,《中国医学伦理学》,2007 年第 3 期,第 37 - 39 页;麻晓晶:《儒道思想与中国传统医学伦理》,《山东工业大学学报(社会科学版)》,2000 年第 6 期,第 45 - 48 页。

医德思想的核心[1]，等等。这些论述当然都言之有据，但往往主要依靠对传统医德理论文献的发掘、研究和阐释，而这些文献大多是少数拥有话语权者的符合主流意识形态的声音，无法反映出基层社会医学生活的全部真相。

早期研究者认为"大传统"才是文化发展的动力中心，而当代研究者认为应该走出文本中心主义的束缚，认识到非文字记录的文明传承（即传统观念中的"小传统"）在塑造和决定历史方面的核心作用[2]。本书正是要说明，中国古代基层社会中还存在着各种不同的医学实践和医疗生活方式，较之医德典籍，这种生命经验的积累和传递才是更加真实的传统。古代医疗生活与传统医学的知识形态、社会文化、伦理道德以及熟人社会模式是一个血肉相连的整体，这一状况虽然给病家的择医和求治带来了种种困难，却也在某种程度上保障了病家的权利和生活经验的完整性，更对医生的行为具有一定的指引和约束。所以，我们的研究绝对不能止步于发掘整理医德箴言以及名医、仁医们的道德故事，并期望利用这些优秀传统文化因子来规范当代中国医者的职业行为，否则就是遗忘了麦金太尔的重要提醒：传统道德话语在现代境遇中已经成为"碎片"和"禁忌"，我们既不能理解它们之所以发生的历史境遇，也无法使其在当代的语境中真正发挥作用[3]。除此之外，我们的研究还需要注意避免将传统医疗生活当中的某些现象，如病家在医疗过程中掌握较高的控制权，抽象成某种价值判断，并因此将当代中国医患关系中的困境简单化为传统与现代、关系与制度、人情与法律之间的冲突，给出或主张加快现代化进程，或回归传统道德的解决方案。

在某种意义上，今天的大多数中国人都还是传统的中国人，使用着传统的方式来组织自己的医疗生活。早在西医进入中国之初，中医师在西方医学的冲击下谋求变革时，就曾积极利用传统医患关系模式来增强自己的竞争力，如胡安邦先生在其《国医开业术》中将广告作为重要的开业技术，他的广告策略强调的还是如何利用病人亲友关系和人际网络进行宣传的传统手段[4]。到了今天，在国家医疗服务体系主体上都已经按照西医模式设计和

---

〔1〕 李海燕：《儒家伦理与传统医德》，《武汉科技大学学报（社会科学版）》，2003 年第 4 期，第 34 - 38 页。

〔2〕 叶舒宪、阳玉平：《重新划分大、小传统的学术创意与学术伦理——叶舒宪教授访谈录》，《社会科学家》，2012 年第 7 期，第 13 - 17 页。

〔3〕 (美)麦金太尔：《德性之后》，龚群等译，北京：中国社会科学出版社，1995 年，第 3 - 8 页。

〔4〕 胡安邦：《国医开业术》，上海：上海胡氏医室刻印，1933 年，第 50 - 54 页。

运作的情况下，中国的病人仍习惯于借助传统的亲友关系来突破医疗的专业空间障碍：去医院时会首先想到如何“找关系”，对医生的态度和信从程度同样遵循“差序格局”的基本原理；在遭遇现代医学难以解决或解释的健康难题时，也会很自然地转向于求助传统医学甚至巫术。

本书关注明清江南地区的民间医疗生活，且尤其关注其中“不方便”和“不光彩”的问题，这并非要否认“医乃仁术”等高尚的医德观念的重要价值，而是想要指出，在面对不断退化的家庭传统、不断强化的现代医院体系以及日益普及的病人(个人)权利观念的冲击下，中国医学生活的传统对现实的影响是复杂而又隐晦的。在今天想要创建中国医学职业规范和良好的医患关系模式，就必须完成一种语境梳理，回到中国人的医学生活的真实传统当中，准确理解中国人医疗生活的真实境况和历史演化过程，发掘虽然已经残缺但还顽强延续着的真实的传统经验、情感和行为习惯等文化因子，由此方能正确理解当代中国人医学生活的真实情况，在传统与现代、中国与西方、文化与经济的相互冲突、制约，又彼此促进、推动的复杂局面中，找到突破困境的正确方向。

征引文献

第一部分：中文文献

一、基本史料

（一）官修正史、实录、政典、律例、官箴、经籍、官方文献汇编

[1]（汉）班固. 汉书[M]. 刻本. 京师：清乾隆武英殿，1739（清乾隆四年）.

[2]（汉）司马迁. 史记[M]. 刻本. 京师：清乾隆武英殿，1747（清乾隆十二年）.

[3]（三国）韦昭. 国语韦氏解[M]. 刻本. 吴县：士礼居，1800（清嘉庆五年）.

[4]（南北朝）魏收. 魏书[M]. 刻本. 京师：清乾隆武英殿，1739（清乾隆四年）.

[5]（唐）姚思廉. 梁书[M]. 刻本. 京师：清乾隆武英殿，1739（清乾隆四年）.

[6]（唐）魏征. 隋书[M]. 刻本. 京师：清乾隆武英殿，1739（清乾隆四年）.

[7]（五代）刘昫. 旧唐书[M]. 刻本. 京师：清乾隆武英殿，1739（清乾隆四年）.

[8]（南朝宋）范晔，（唐）李贤等注. 后汉书[M]. 上海：商务印书馆，1930.

[9]（宋）朱熹. 四书章句集注（一）[M]. 陈立校点. 沈阳：辽宁教育出版社，1998.

[10]（元）拜柱. 通制条格[M]. 北平：北平图书馆影印明钞本，1930.

[11]（元）脱脱，等. 宋史[M]. 刻本. 京师：清乾隆武英殿，1739（清乾隆四年）.

[12]（元）萧子显. 南齐书[M]. 刻本. 京师：清乾隆武英殿，1739（清乾隆四年）.

[13]（元）佚名. 元典章[M]. 陈高华，张帆，刘晓，等点校. 天津：天津古籍出版社；北京：中华书局，2011.

[14]（明）宋濂，等. 元史[M]. 刻本. 京师：清乾隆武英殿，1739（清乾隆四年）.

[15]（明）明太祖高皇帝实录[DB]. 明清实录数据库.

[16]（明）明世宗肃皇帝实录[DB]. 明清实录数据库.

[17] (明)明英宗实录 [DB]. 明清实录数据库.

[18] (明)刘惟谦,等. 大明律[M]. 刻本. 桂阳：郴州范永銮,明嘉靖年间.

[19] (明)申时行. 大明会典[M]. 刻本. 北京：明万历内府,1587(万历十五年).

[20] (明)陶承庆,(明)叶时用. 大明一统文武诸司衙门官制[M]. 刻本. [出版者不详],1586(万历十四年).

[21] (明)焦竑. 国朝献征录[M]. 刻本. 钱塘：徐象橒曼山馆,1616(明万历四十四年).

[22] (明)王士翘. 慎刑录[M]. 刻本. [出版者不详],1550(明嘉靖二十九年).

[23] (明)汪天赐. 官箴集要[M]. 刻本. [出版者不详],1535(明嘉靖十四年).

[24] (清)张廷玉. 明史[M]. 刻本. 京师：清乾隆武英殿,1739(清乾隆四年).

[25] (清)佚名. 钦定大清会典则例[M]. 刻本. 京师：清文渊阁钦定四库全书,1747(清乾隆十二年).

[26] (清)凌明麟. 新编文武全镜律例指南[M]. 刻本. [出版者不详],1688(清康熙二十七年).

[27] (清)三泰. 大清律例[M]. 刻本. 京师：清乾隆武英殿,1790(清乾隆五十五年).

[28] (清)黄六鸿. 福惠全书[M]. 刻本. 金陵：濂溪书屋,1699(清康熙三十八年).

[29] (清)董诰. 全唐文[M]. 刻本. 北京：嘉庆内府,1814(清嘉庆十九年).

[30] (清)陈梦雷. 古今图书集成[M]. 铜活字本. 京师：雍正内府. 1728(清雍正六年).

[31] (清)贺长龄,(清)魏源. 清经世文编(原名《皇朝经世文编》)[M]. 北京：中华书局,1992.

[32] (清)盛康. 皇朝经世文续编[M]. 刻本. 武进：盛氏思补楼,1897(清光绪二十三年).

[33] (清)孙希旦. 礼记集解[M]. 北京：中华书局,1989.

[34] (清)吴赞诚. 吴光禄使闽奏稿选录 [M]. 台北：大通书局,1987.

[35] (清)张廷玉. 清朝文献通考[M]. 杭州：浙江古籍出版社,1988.

[36] (清)章学诚. 文史通义校注[M]. 叶瑛,校注. 北京：中华书局,1985.

[37] (清)沈家本,(清)俞廉三. 大清刑律不分卷[M]. 刻本. 京师：刑部,1911(清宣统三年).

[38] (民国)赵尔巽,等. 清史稿[M]. 北京：清史馆,1928.

[39] 柯劭忞. 新元史[M]. 刻本. 天津：退耕堂,1920(民国九年).

[40] 刘锦藻. 清朝续文献通考[M]. 上海：商务印书馆,1936.

[41] 杨宽. 西周史[M]. 上海：上海人民出版社,1999.

(二) 省通志、府县志、乡镇志、人物志、地理志、水利志、风俗志

[1] (北魏)郦道元. 水经注[M]. 刻本. 京师：清武英殿(聚珍版),1774(清乾隆三十

九年).

[2] (南宋)陈傅良,等. 淳熙三山志[M]. 刻本. 京师：清文渊阁钦定四库全书,1792(清乾隆五十七年).

[3] (元)冯福京,(元)郭荐. 大德昌国州图志[M]. 刻本. 宁波：徐时栋烟屿楼,1854(清咸丰四年刻宋元四明六志本).

[4] (元)张铉. 至正金陵新志十五卷[M]. 刻本. 京师：清文渊阁钦定四库全书,1792(清乾隆五十七年审定).

[5] (明)张内蕴,(明)周大韶. 三吴水考[M]. 刻本. 京师：清文渊阁钦定四库全书,1792(清乾隆五十七年审定).

[6] (明)卢熊. 洪武苏州府志[M]. 抄本. [出版者不详],清乾隆年间(据明洪武十二年初刻本).

[7] (明)沈朝宣. 嘉靖仁和县志[M]. 刻本. 钱塘：丁氏嘉惠堂,1839(清光绪十九年).

[8] (明)伍馀福. 三吴水利论[M]. 刻本. 吴郡：袁氏嘉趣堂,1550—1551(明嘉靖二十九年—三十年).

[9] (明)杨子器,(明)桑瑜. 弘治常熟县志[M]. 刻本. 常熟：官修,1503(明弘治十六年).

[10] (明)佚名. 吴中水利通志[M]. 刻本. 锡山：安国,1524(明嘉靖三年).

[11] (明)徐象梅. 两浙名贤录[M]. 刻本. 钱塘：光碧堂,1623(明天启三年).

[12] (明)杨循吉. 苏谈[M]. 台北：新文丰出版公司,1986.

[13] (明)赵锦,(清)张衮. 嘉靖江阴县志[M]. 刻本. 江阴：官修,1548.(明嘉靖二十七年).

[14] (明)张昶. 吴中人物志[M]. 刻本. 长洲：张凤翼,张燕翼,1570(明隆庆四年).

[15] (明)过庭训. 本朝分省人物考[M]. 刻本. [出版者不详],1622(明天启二年).

[16] (清)赵宏恩,等. 康熙江南通志[M]. 南京：凤凰出版社,2011(影印版).

[17] (清)嵇曾筠,(清)李卫,等. 雍正浙江通志[M]. 刻本. 京师：清文渊阁钦定四库全书,1792(清乾隆五十七年审定).

[18] (清)冯桂芬,等. 同治苏州府志[M]. 南京：凤凰出版社,2011(影印版).

[19] (清)澎泽,(清)江舜民. 弘治徽州府志[M]. 上海：上海古籍书店,1981.

[20] (清)蔡蓉升,(清)蔡蒙. 双林镇志[M]. 上海：商务印书馆,1917(民国六年).

[21] (清)程其珏. 光绪嘉定县志[M]. 刻本. 宁波：尊经阁,1880(清光绪六年重修).

[22] (清)裴大中,(清)倪咸生. 光绪无锡金匮县志 [M]. 南京：江苏古籍出版社,1991(影印版).

[23] (清)王其淦. 光绪武进阳湖县志[M]. 刻本. 阳湖：官修,1879(清光绪五年).

[24] (清)俞樾,(清)方宗诚. 同治上海县志[M]. 刻本. 苏州：吴门臬署,1871(清同治十年).

[25]（清）彭方周. 吴郡甫里志[M]. 南京：江苏古籍出版社，1992.

[26]（清）王树棻，（清）潘履祥. 罗店镇志[M]. 刻本. 上海：[出版者不详]，1889（清光绪十五年）.

[27]（清）王同. 唐栖志[M]. 刻本. 钱塘：杨文莹，1890（清光绪十六年）.

[28]（清）范祖述. 杭俗遗风[M]. 上海：上海文艺出版社，1989（据 1928 年杭州六艺书局本影印）.

[29] 平湖县志编纂委员会. 浙江省平湖县志[M]. 上海：上海人民出版社，1993.

[30] 邱国珍. 中国民俗通志·医药志[M]. 济南：山东教育出版社，2005.

（三）文集、诗话、家训、年谱、日记

[1]（宋）程颢，（宋）程颐. 二程集[M]. 朱孝鱼，点校. 北京：中华书局，1981.

[2]（宋）朱熹，（宋）黎靖德. 朱子语类[M]. 刻本. [出版者不详]，1473（明成化九年）.

[3]（宋）洪迈. 夷坚志[M]. 吴兴：陆心源十万卷楼，1879（清光绪五年）

[4]（元）陶宗仪. 南村辍耕录[M]. 上海：商务印书馆，1935（四部丛刊三编景元本）.

[5]（元）吴澄. 吴文正集[M]. 台北：台湾商务印书馆，1986（文渊阁景印四库全书本）.

[6]（元）徐元瑞. 吏学指南[M]. 杭州：浙江古籍出版社，1988.

[7]（元）张养浩. 归田类稿[M]. 刻本. 京师：清文渊阁钦定四库全书，1747（清乾隆十二年）.

[8]（清）包世臣. 小倦游阁集[M]. 刻本. 扬州：小倦游阁，清嘉庆年间.

[9]（清）包世臣. 艺舟双楫[M]. 刻本. 南京：自刻，1846（清道光二十六年）.

[10]（明）卞永誉. 式古堂书画汇考[M]. 刻本. 京师：清文渊阁钦定四库全书，1792（清乾隆五十七年审定）.

[11]（明）陈龙正. 几亭外书[M]. 刻本. [出版者不详]，1631（明崇祯四年）.

[12]（明）陈仁锡. 陈太史无梦园初集[M]. 刻本. 长洲：张一鸣，1633（明崇祯六年）.

[13]（明）程敏政. 唐氏三先生集[M]. 刻本. 徽州：张芹，1518（明正德十三年）.

[14]（明）冯梦祯. 快雪堂日记[M]. 北京：学苑出版社，2006.

[15]（明）高拱. 高文襄公集[M]. 刻本. 新野：马之俊，1614（万历四十二年）.

[16]（明）高启. 凫藻集[M]. 上海：上海古籍出版社，1985.

[17]（明）何良俊. 四友斋丛说[M]. 刻本. 华亭：张仲颐，1579（明万历七年）.

[18]（明）黄洪宪. 碧山学士集[M]. 刻本. [出版者不详]，1591（明万历十九年）.

[19]（明）金实. 觉非斋文集[M]. 刻本. 上海县：唐瑜，1465（明成化元年）.

[20]（明）李东阳. 怀麓堂集[M]. 刻本. 京师：清文渊阁钦定四库全书，1792（清乾隆五十七年审定）.

[21]（明）李开先. 李中麓闲居集[M]. 刻本. 章丘：自刻，1557（明嘉靖三十六年）.

[22]（明）李濂. 嵩渚文集[M]. 刻本. 嵩渚：自刻，[出版时间不详]（疑为明嘉靖二十

五年).

[23] (明)林俊. 见素集[M]. 刻本. 京师: 清文渊阁钦定四库全书,1792(清乾隆五十七年审定).

[24] (明)刘城. 峄桐文集[M]. 刻本. 贵池: 刘世珩(养云山庄),1893(清光绪十九年).

[25] (明)刘三吾. 坦斋文集[M]. 刻本. 茶陵: 贾缘,1578(明万历六年).

[26] (明)罗洪先. 念庵文集[M]. 刻本. 京师: 清文渊阁钦定四库全书,1792(清乾隆五十七年审定).

[27] (明)吕坤. 吕坤全集[M]. 王国轩,王秀梅,整理. 北京: 中华书局,2008.

[28] (明)祁彪佳. 祁彪佳日记[M]. 张天杰,点校. 杭州: 浙江古籍出版社,2017.

[29] (明)史鉴. 西村集[M]. 刻本. 京师: 文渊阁钦定四库全书本,[出版时间不详].

[30] (明)宋诩. 宋氏家要部[M]. 刻本. 华亭: 自刻本,1504(明弘治十七年).

[31] (明)汪道昆. 太函集[M]. 刻本. 金陵:徐智督,1591(明万历十九年).

[32] (明)王肯堂. 郁冈斋笔麈[M]. 刻本. 金坛: 王懋锟,1602(明万历三十年).

[33] (明)王士性. 广志绎[M]. 刻本. 析津: 杨体元,1676(清康熙十五年).

[34] (明)文德翼. 求是堂文集[M]. 刻本. [刻印地不详],[刻印时间不详](明末清初).

[35] (明)吴宽. 匏翁家藏集[M]. 刻本. 京师: 清文渊阁钦定四库全书,1792(清乾隆五十七年审定).

[36] (明)徐光启. 徐光启集[M]. 上海: 上海古籍出版社,1984.

[37] (明)徐一夔. 始丰稿[M]. 刻本. 京师: 清文渊阁钦定四库全书,1792(清乾隆五十七年审定).

[38] (明)徐有贞. 武功集[M]. 刻本. 京师: 清文渊阁钦定四库全书,1792(清乾隆五十七年审定).

[39] (明)杨士奇. 东里文集[M]. 刻本. 京师: 清文渊阁钦定四库全书,1792(清乾隆五十七年审定).

[40] (明)杨士奇. 东里续集[M]. 刻本. 京师: 清文渊阁钦定四库全书,1792(清乾隆五十七年审定).

[41] (明)姚旅. 露书[M]. 刻本. 金陵: 徐登,明天启年间.

[42] (明)张瀚. 松窗梦语[M]. 钞本. [出版者不详],清初.

[43] (明)张时彻. 芝园定集[M]. 刻本. 莆田: 郑守愚,1543(明嘉靖二十二年).

[44] (明)郑若曾. 郑开阳杂著[M]. 刻本. 京师: 清文渊阁钦定四库全书,1792(清乾隆五十七年审定).

[45] (明)朱存理. 楼居杂著[M]. 刻本. 京师: 清文渊阁钦定四库全书,1792(清乾隆五十七年审定).

[46] (明)朱国祯.朱文肃公集[M].钞本.[出版者不详],清初(北京大学图书馆馆藏).

[47] (清)查继佐.罪惟录[M].杭州：浙江古籍出版社,1986.

[48] (清)储大文.存砚楼文集[M].刻本.京师：清文渊阁钦定四库全书,1792(清乾隆五十七年审定).

[49] (清)褚人获.坚瓠集[M].刻本.长洲：自刻,1691—1703(清康熙三十年至四十二年).

[50] (清)方苞.望溪先生文集[M].刻本.桐城：戴钧衡,1851(清咸丰元年).

[51] (清)冯桂芬.显志堂稿[M].刻本.吴县：冯氏校邠庐,1876(清光绪二年).

[52] (清)龚炜.巢林笔谈[M].刻本.昆山：蓼怀阁,1765(清乾隆三十年).

[53] (清)顾炎武.顾亭林先生诗笺注[M].刻本.淮安：徐氏味静斋,1897(清光绪二十三年).

[54] (清)顾祖禹.读史方舆纪要[M].稿本.无锡：自刻,1692(清康熙三十一年).

[55] (清)贺贻孙.水田居文集[M].刻本.永兴：敕书楼,清康熙年间.

[56] (清)焦循.焦循诗文集[M].刘建臻,点校.扬州：广陵书社,2009.

[57] (清)蒯德模.带耕堂遗诗[M].铅字本.江宁：蒯氏家族,1929(民国十八年).

[58] (清)李雍熙.翠岩偶集[M].刻本.福州：湛恩堂,1701(清康熙四十二年).

[59] (清)冒襄.同人集[M].刻本.如皋：冒氏水绘庵,清康熙年间.

[60] (清)全祖望.鲒埼亭集外编[M].刻本.上海：姚江借树山房,1811(清嘉庆十六年).

[61] (清)阮元.两浙輶轩续录[M].刻本.杭州：南海潘衍桐(缉雅堂),1891(清光绪十七年).

[62] (清)沈赤然.五研斋文钞[M].刻本.仁和：自刻,1789(清嘉庆三年).

[63] (清)孙承泽.山书[M].钞本.顺天府：孙承泽应诏修订,1668(清康熙七年).

[64] (清)汤斌.汤子遗书[M].刻本.京师：清文渊阁钦定四库全书,1792(清乾隆五十七年审定).

[65] (清)汤来贺.内省斋文集[M].刻本.余杭：严曾榘,1680(清康熙十九年).

[66] (清)吴汝纶.桐城吴先生文集[M].刻本.桐城：吴氏家刻,清光绪年间.

[67] (清)吴振棫.养吉斋丛录[M].北京：北京古籍出版社,1983.

[68] (清)徐允禄.思勉斋集[M].刻本.虞山：[刻印者不详],1657(清顺治十四年).

[69] (清)颜元.颜元集[M].北京：中华书局,1986.

[70] (清)俞樾.茶香室四钞[M].刻本.苏州：春在堂,1899(清光绪二十五年).

[71] (清)俞樾.春在堂杂文[M].刻本.苏州：春在堂,1899(清光绪二十五年).

[72] (清)张应昌.诗铎[M].刻本.钱塘：秀芷堂,1869(清同治八年).

[73] (清)曾国藩.曾文正公家训[M].刻本.长沙：传忠书局,1879(清光绪五年).

[74]（清）曾懿. 古欢室诗词集[M]. 刻本. 长沙：自刻本，1907（清光绪三十三年）.

[75] 夏东元. 郑观应集：上册[M]. 上海：上海人民出版社，1982.

[76] 何时希. 清代名医何书田年谱[M]. 上海：学林出版社，1986.

[77] 何时希. 名医何鸿舫事略及墨迹[M]. 上海：学林出版社，1988.

（四）笔记、小说、戏剧话本

[1]（宋）孟元老. 东京梦华录全译[M]. 姜汉椿，译注. 贵阳：贵州人民出版社，2009.

[2]（宋）周密. 武林旧事[M]. 刻本. 京师：清文渊阁钦定四库全书，1792（清乾隆五十七年审定）.

[3]（宋）吴自牧. 梦粱录[M]. 刻本. 京师：清文渊阁钦定四库全书，1792（清乾隆五十七年审定）.

[4]（元）施惠. 幽闺记[M]. 刻本. 常熟：毛氏汲古阁，明末.

[5]（明）顾起元. 客座赘语[M]. 刻本. 江宁：自刻，1618（明万历四十六年）.

[6]（明）田艺蘅. 留青日札[M]. 刻本. 杭州：黄汝亨，1609（明万历三十七年）.

[7]（明）谢肇淛. 五杂组[M]//明代笔记小说大观. 上海：上海古籍出版社，2005.

[8]（明）徐树丕. 识小录[M]. 影印稿本. 上海：涵芬楼，1924（民国十三年）.

[9]（明）沈长卿. 沈氏弋说[M]//四库禁毁书丛刊 · 子部第 21 册. 刻本. [出版者不详]，1615（明万历四十三年）.

[10]（明）黄瑜. 双槐岁钞[M]. 刻本. 南海伍氏粤雅堂文字欢娱室，1831（清道光十一年）.

[11]（明）李诩. 戒庵老人漫笔[M]. 刻本. 江阴：李铨前书楼，1606（明万历三十四年）.

[12]（明）郎瑛. 七修类稿[M]. 刻本. [出版地不详]，（明嘉靖年间）.

[13]（明）陆粲. 庚巳编[M]//明代笔记小说大观. 上海：上海古籍出版社，2005.

[14]（明）冯梦龙. 警世通言[M]. 上海：上海古籍出版社，1987.

[15]（明）冯梦龙. 增广智囊补[M]. 刻本. 金陵：唐际云积秀堂，1626（明天启六年）.

[16]（明）冯梦龙. 醒世恒言[M]. 丁如明，标校. 上海：上海古籍出版社，1992.

[17]（明）方汝浩. 东度记[M]. 刻本. 金陵：万卷楼书坊，1635（明崇祯八年）.

[18]（明）兰陵笑笑生. 新刻绣像批评金瓶梅[M]. 刻本. [出版地不详]，明崇祯年间.

[19]（明）兰陵笑笑生. 金瓶梅词话[M]. 长春：艺文书房，1942.

[20]（明）金木散人. 鼓掌绝尘[M].（明）清心居士，校. 大连：日本大连珍籍颁布会，1913.

[21]（明）汤显祖. 还魂记[M]. 刻本. 常熟：毛氏汲古阁，明末.

[22]（明）抱瓮老人. 今古奇观[M]. 刻本. 姑苏：抱瓮老人，1632—1644（明崇祯五年至十七年）.

[23]（明）不题撰人. 古本小说集成：梼杌闲评[M]. 上海：上海古籍出版社，1994.

[24]（明）西周生. 醒世姻缘传[M]//古本小说集成：第五辑 18－22. 上海：上海古籍出版社，2017.

[25]（明）周履靖. 锦笺记[M]//（明）毛晋. 六十种曲. 刻本. 常熟：毛氏汲古阁，明末.

[26]（清）曹晟. 夷患备尝记[M]//上海小志　上海乡土志　夷患备尝记. 上海：上海古籍出版社，1989.

[27]（清）毛祥麟. 墨馀录[M]. 上海：上海古籍出版社，1985.

[28]（清）欧阳巨源. 负曝闲谈[M]. 铅印本. 上海：商务印书馆，1903（清光绪二十九年）.

[29]（清）陈其元. 庸闲斋笔记[M]. 刻本. [出版者不详]，1875（清同治十三年）.

[30]（清）李渔. 闲情偶记[M]. 刻本. [出版者不详]，1671（清康熙十年）.

[31]（清）梁章钜. 浪迹丛谈[M]. 刻本. [出版者不详]，1845（清道光二十五年）.

[32]（清）梁溪坐观老人. 清代野记[M]. 铅印本. 上海：文明书局，1915.

[33]（清）史梦兰. 止园笔谈[M]. 刻本. 乐亭：自刻，1878（清光绪四年）.

[34]（清）吴炽昌. 客窗闲话[M]. 刻本. 北京：文英堂，1899（清光绪二十五年）.

[35]（清）尤侗. 艮斋杂说[M]. 刻本. 长洲：自刻，1685（清康熙二十四年）.

[36]（清）袁枚. 新齐谐[M]. 刻本. 钱塘：家刊，清嘉庆年间.

[37]（清）叶昌炽. 缘督庐日记抄[M]. 石印本. 上海：蟫隐庐，1932（民国二十一年）.

[38]（清）姚廷遴. 历年记 [M]//清代日记汇抄. 上海：上海人民出版社，1982.

[39]（清）周广业. 过夏杂录[M]. 钞本. 广德：种松书塾，清乾隆年间.

[40]（清）独逸窝退士. 笑笑录[M]. 刻本. 上海：申报馆，1879（清光绪五年）.

[41]（清）遁庐. 斯文变相[M]. 铅印本. 上海：乐群小说社，1906（清光绪丙午年）.

[42]《古本小说集成》编委会. 古本小说集成：生绡剪（上、下）[M]. 上海：上海古籍出版社，1992.

[43]（清）李渔. 古本小说集成：连城璧[M]. 上海：上海古籍出版社，1994.

[44]（清）刘省三. 跻春台[M]. 刻本. 胶州：成文堂，1914（民国三年）.

[45]（清）李宝嘉. 官场现形记[M]. 排印本. 上海：世界繁华报，1903（清光绪二十九年）.

[46]（清）儒林医隐. 医界镜[M]. 铅印本. 嘉兴：同源祥书庄，1908（清光绪三十四年）.

[47]（清）唐芸洲. 七剑十三侠[M]. 石刻本. 苏州：[刻印者不详]，1896（清光绪二十二年）.

[48]（清）戚饭牛. 清代圣人陆稼书演义[M]. 上海：中华图书集成公司，1924.

[49]（清）文康（铁仙）. 儿女英雄传[M]. 活字印本. 京都：聚珍堂，1878（清光绪四年）.

[50]（清）吴璿. 飞龙全传[M]. 刻本. 苏州：崇德书院，1768（清乾隆三十三年）.

[51]（清）朱瘦菊. 歇浦潮[M]. 长沙：湖南文艺出版社，1998.

[52]（清）玉花堂主人. 雷峰塔奇传[M]. 刻本. 苏州：玉花堂，1806（清嘉庆十一年）.

[53]《古本小说集成》编委会. 古本小说集成：壶中天　觉世雅言[M]. 上海：上海古籍出版社，1994.

（五）医籍、医案、医话、古代医学史

[1]（晋）王叔和. 脉经[M]. 影印本. 京都：村上平乐寺，1650（庆安三年）.

[2]（宋）张杲. 医说[M]. 上海：上海人民出版社，2005.

[3]（宋）周守忠. 历代名医蒙求[M]. 刻本. 临安府：太庙前尹家书籍铺，南宋年间.

[4]（元）罗天益. 卫生宝鉴[M]. 刻本. 津门：明德堂，1535（明嘉靖十四年）.

[5]（元）朱震亨，（元）朱丹溪. 局方发挥[M]. 刻本. 京师：清文渊阁钦定四库全书，1792（清乾隆五十七年审定）.

[6]（明）吴有性. 温疫论[M]. 北京：人民卫生出版社，1990.

[7]（明）沈颋，（清）马俶. 病机汇论[M]. 北京：人民卫生出版社，1996.

[8]（明）陈嘉谟，（明）刘孔敦. 图像本草蒙筌十二卷首一卷总论一卷[M]. 刻本. 金陵：周如泉万卷楼，1628（明崇祯元年）.

[9]（明）陈实功. 外科正宗[M]. 刻本. 南通：顾懋贤，1617（明万历四十五年）.

[10] 李世华，王育学. 龚廷贤医学全书[M]. 北京：中国中医药出版社，1999.

[11]（明）胡濙. 卫生易简方[M]. 刻本. 南昌：江西布政司姚一元，1562（明嘉靖四十一年）.

[12]（明）黄承昊. 折肱漫录[M]. 刻本. [出版地不详]：心导楼，1768（清乾隆三十三年）.

[13]（明）江瓘. 名医类案[M]. 刻本. 京师：清文渊阁钦定四库全书，1792（清乾隆五十七年审定）.

[14]（明）李梴. 医学入门[M]. 田代华，金丽，何永，点校. 天津：天津科学技术出版社，1999.

[15]（明）李濂. 医史[M]. 刻本. [出版者不详]，明嘉靖年间.

[16]（明）李时珍. 本草纲目[M]. 刻本. 京师：清文渊阁钦定四库全书，1792（清乾隆五十七年审定）.

[17] 包来发. 李中梓医学全书[M]. 北京：中国中医药出版社，1999.

[18] 姜典华. 刘纯医学全书[M]. 北京：中国中医药出版社，1999.

[19]（明）楼英. 医学纲目[M]. 刻本. 金陵：世德堂，1565（明嘉靖四十四年）.

[20]（明）缪希雍. 神农本草经疏[M]. 刻本. 京师：清文渊阁钦定四库全书，1792（清乾隆五十七年审定）.

[21]（明）沈榜. 宛署杂记[M]. 刻本. 宛平：[刻印者不详]，1593（明万历二十一年）.

[22] 韩学杰. 孙一奎医学全书[M]. 北京：中国中医药出版社，1999.

[23] (明)谈允贤. 女医杂言[M]. 北京：中医古籍出版社，2007.

[24] (明)万全. 万氏家传育婴[M]. 刻本. 罗田：自刻，1741(清乾隆六年).

[25] 傅沛藩，等. 万密斋医学全书[M]. 北京：中国中医药出版社，1999.

[26] (明)万全. 万氏秘传外科心法[M]. 罗田县卫生局，校注. 武汉：湖北科学技术出版社，1984.

[27] (明)万全. 万氏秘传片玉心书[M]. 刻本. 泰安：李子毅，1654(清顺治十一年).

[28] (明)王肯堂. 证治准绳[M]. 刻本. 京师：清文渊阁钦定四库全书，1792(清乾隆五十七年审定).

[29] 陆拯. 王肯堂医学全书[M]. 北京：中国中医药出版社，1999.

[30] (明)吴有性. 医门普度温疫论[M]. 上海：上海科学技术出版社，1990.

[31] (明)肖京. 轩岐救正论[M]. 北京：中医古籍出版社，2015.

[32] (明)徐春甫. 古今医统大全[M]. 北京：人民卫生出版社，1991.

[33] (宋)陈自明，(明)熊宗立，(明)薛己.《妇人良方》校注补遗[M]. 上海：上海科学技术出版社，1991.

[34] (明)薛己. 女科撮要[M]. 刻本. 苏州：吴管，明万历年间.

[35] (明)俞弁. 续医说[M]. 刻本. 徽州：吴勉学，明万历年间.

[36] (明)虞抟. 医学正传[M]. 刻本. [出版者不详]，明嘉靖年间.

[37] 李志庸. 张景岳医学全书[M]. 北京：中国中医药出版社，1999.

[38] (明)张时彻. 急救良方[M]. 刻本. 宁波：自刻，1550(明嘉靖二十九年).

[39] (明)张时彻. 摄生众妙方[M]. 北京：中医古籍出版社，1993.

[40] (明)张萱. 疑耀[M]. 刻本. [出版者不详]，1608(明万历三十六年).

[41] (明)朱橚，(明)滕硕，(明)刘醇，等. 普济方[M]. 刻本. 京师：清文渊阁钦定四库全书，1792(清乾隆五十七年审定).

[42] (清)陈耕道. 吴中医集·瘟病类[M]. 南京：江苏科学技术出版社，1989.

[43] (清)陈复正. 幼幼集成[M]//中国医学大成(三三). 上海：上海科学技术出版社，1990.

[44] (清)陈杰. 回生集[M]. 北京：中医古籍出版社，1999.

[45] (清)陈修园. 医学三字经[M]. 刻本. 长乐：南雅堂，1804(清嘉庆九年).

[46] 林慧光. 陈修园医学全书[M]. 北京：中国中医药出版社，1999.

[47] (清)程国彭. 医学心悟[M]. 刻本. 歙县：慎德堂，1732(清雍正十年).

[48] (清)冯兆张. 冯氏锦囊秘录[M]. 刻本. [出版地不详]：自刻，1702(清康熙四十一年).

[49] (清)傅山. 傅青主女科歌括[M]. 程宝书，张艳秋，编. 北京：中国医药科技出版社，2103.

[50] (清)高秉钧. 疡科心得集[M]. 刻本. [出版者不详]，1805(清嘉庆十年).

[51] (清)顾世澄. 疡医大全[M]. 北京：人民卫生出版社，1987.

[52] (清)顾锡. 银海指南[M]. 刻本. 广州：五云楼，1864(清同治三年).

[53] (清)韩贻丰. 太乙神针心法[M]. 刻本. 武林：汪泰来，1717(康熙五十六年).

[54] (清)何鸿舫. 何鸿舫先生手书方笺册[M]. 上海：学林出版社，1984.

[55] (清)黄凯钧. 友渔斋医话[M]. 乔文彪，张亚密，马建东，注释. 上海：上海浦江教育出版社，2011.

[56] (清)黄庭镜. 目经大成[M]. 刻本. 福建：达道堂，1817 (清嘉庆二十二年).

[57] (清)黄元御. 黄元御医书十一种(下)[M]. 麻瑞亭，等校. 北京：人民卫生出版社，1991.

[58] (清)亟斋居士. 达生编[M]. 刻本. 钱塘：敬义堂，1715(康熙五十四年).

[59] (清)刘奎. 松峰说疫[M]. 北京：人民卫生出版社，1987.

[60] (清)刘仕廉. 医学集成[M]. 刻本. 锦竹：宝全堂，1873(清同治十二年).

[61] (清)陆以湉. 冷庐医话考注[M]. 朱伟常，考注. 上海：上海中医学院出版社，1993.

[62] (清)毛祥麟. 对山医话[M]. 铅印本. 上海：医报馆，1905(清光绪三十一年).

[63] (清)潘楫. 医灯续焰[M]. 上海：上海科学技术出版社，1990.

[64] (清)史典. 愿体医话[M]. 刻本. 钱塘：重庆堂藏版，1851(清咸丰元年).

[65] (清)孙伟. 良朋汇集经验神方[M]. 齐馨，点校. 北京：中医古籍出版社，1993.

[66] (清)唐大烈. 吴医汇讲[M]. 刻本. 苏州：唐大烈，1792(清乾隆五十七年).

[67] (清)唐千顷，(清)叶灏. 增广大生要旨[M]. 刻本. 松江：穆瑞钊，1858(清咸丰八年).

[68] (清)王宏翰. 古今医史[M]//中医古籍珍本集成(续)：综合卷　医学源流、古今医史. 长沙：湖南科学技术出版社，2014.

[69] 盛增秀. 王孟英医学全书[M]. 北京：中国中医药出版社，1999.

[70] (清)王士雄. 回春录新诠[M]. 长沙：湖南科学技术出版社，1982.

[71] (清)王之政. 王九峰医案[M]. 李其忠，张挺，点校. 上海：上海科学技术出版社，2004.

[72] (清)魏之琇. 续名医类案[M]. 刻本. 京师：清文渊阁钦定四库全书，1792(清乾隆五十七年审定).

[73] (清)吴楚. 吴氏医验录全集[M]. 李鸿涛，张明锐，贺长平，注校. 北京：中国中医药出版社，2011.

[74] 李刘坤. 吴鞠通医学全书[M]. 北京：中国中医药出版社，1999.

[75] (清)吴瑭. 温病条辨[M]. 北京：人民卫生出版社，2012.

[76] (清)吴砚丞. 麻疹备要方论[M]//中国医学大成(三〇). 上海：上海科学技术出版社，1990.

[77] (清)熊立品. 治疫全书 [M]//曹炳章. 中国医学大成续集：25. 上海：上海科学技术出版社，2000.

[78] (清)徐大椿. 洄溪道情[M]. 刻本. 吴江：徐培，1824(清道光四年).

[79] 刘洋. 徐灵胎医学全书[M]. 北京：中国中医药出版社，1999.

[80] (清)徐延祚. 医粹精言[M]. 朱鹏举，傅海燕，赵明山，校注. 北京：中国中医药出版社，2015.

[81] 黄英志. 叶天士医学全书[M]. 北京：中国中医药出版社，1999.

[82] (清)余含棻. 医林枕秘保赤存真[M]. 上海：上海科学技术出版社，1992.

[83] (清)喻昌. 医门法律[M]. 刻本. 南昌：退庐图书馆豫章丛书，1915(民国四年).

[84] 孔沈燕，李成文. 寓意草、仿寓意草合编[M]. 郑州：河南科学技术出版社，2018.

[85] (清)袁开昌. 养生三要[M]. 刻本. 镇江：袁氏润德堂，1910(清宣统二年).

[86] (清)张景焘，(清)曹炳章. 馤塘医话补编[M]. 上海：上海科学技术出版社，1990：22.

[87] (清)张廉. 麻疹阐注[M]. 刻本. [出版者不详]，1875(清光绪元年).

[88] (清)张璐. 张氏医通[M]. 刻本. 吴郡：宝翰楼，1709(清康熙四十八年).

[89] (清)张宗良. 喉科指掌[M]. 刻本. [出版者不详]，1757(清乾隆二十二年).

[90] (清)章楠. 医门棒喝：初集　医论[M]. 北京：中医古籍出版社，1999.

[91] (清)赵术堂. 医学指归[M]. 北京：人民卫生出版社，1988.

[92] (清)赵学敏. 串雅内编[M]. 北京：人民卫生出版社，1956.

[93] 戴达夫. 医学史讲义[M]//张如青，黄瑛. 近代国医名家珍藏传薪讲稿：医史类. 上海：上海科学技术出版社，2013.

[94] 胡安邦. 国医开业术[M]. 上海：上海胡氏医室刻印，1933.

[95] 谢观. 中国医学源流论[M]. 余永燕点校. 福州：福建科学技术出版社，2003.

(六) 资料汇编、日用类书、碑刻集、旅中商人和传教士的报告、口述史

[1] (宋)吕大钧. 吕氏乡约乡仪[M]. 刻本. 蓝田：李大有，1212(宋嘉定五年).

[2] (明)程敏政. 新安文献志[M]. 刻本. 京师：清文渊阁钦定四库全书，1792(清乾隆五十七年审定).

[3] (明)顾起元. 说略[M]. 刻本. 京师：清文渊阁钦定四库全书，1792(清乾隆五十七年审定).

[4] (明)黄宗羲. 明文海[M]. 刻本. 京师：清文渊阁钦定四库全书，1792(清乾隆五十七年审定).

[5] (明)钱谷. 吴都文粹续集[M]. 刻本. 京师：清文渊阁钦定四库全书，1792(清乾隆五十七年审定).

[6] (明)王三聘. 事物考八卷[M]. 刻本. 盩厔：何起鸣，1563(明嘉靖四十二年).

[7] (明)王宇. 新镌时用通式翰墨全书[M]. 刻本. [出版地不详]：自刻，1626(明天启

六年).

[8] (清)厉荃. 事物异名录[M]. 刻本. 望江：县署刻,1788(清乾隆五十三年).

[9] (清)梁章钜. 称谓录[M]. 刻本. 浦城：自刻,清光绪年间.

[10] (清)钱林. 文献征存录一[M]. 刻本. 南通：嘉树轩,1858(清咸丰八年).

[11] (清)钱仪吉. 碑传集[M]. 刻本. 南京：江苏书局,1903(清光绪十九年).

[12] (清)王有光. 吴下谚联[M]. 刻本. 苏州：铁山庄,1873(清同治十二年).

[13] (清)徐珂. 清稗类钞[M]. 北京：中华书局,1986.

[14] (清)余治. 得一录[M]. 刻本. 苏州：得见斋,1869(清同治八年).

[15] 陈邦贤. 二十六史医学史料汇编[M]. 北京：中医研究院中国医史文献研究所,1982.

[16] 陈存仁. 银元世代生活史[M]. 桂林：广西师范大学出版社,2007.

[17] 苏州博物馆,江苏师范学院历史系,南京大学明清史研究室. 明清苏州工商业碑刻集[M]. 南京：江苏人民出版社,1981.

[18] 苏州博物馆. 江苏省明清以来碑刻资料选集[M]. 北京：生活·读书·新知三联书店,1959.

[19] 曹天生. 19 世纪中叶俄罗斯驻北京布道团人员关于中国问题的论著[M]. 北京：中华书局,2004.

[20] 何承志. 何氏世医 1000 年[M]. 上海：上海人民出版社,2018.

[21] 彭泽益. 清代工商行业碑文集粹[M]. 郑州：中州古籍出版社,1997.

[22] 陶御风,朱邦贤,洪丕谟. 历代笔记医事别录[M]. 天津：天津科学技术出版社,1988.

[23] 王国平、唐力行. 明清以来苏州社会史碑刻集[M]. 苏州：苏州大学出版社,1998.

[24] 中国中医研究院图书馆. 全国中医图书联合目录[M]. 北京：中医古籍出版社,1991.

[25] "中央研究院"历史语言研究所. 明清史料：乙编第四本[M]. 上海：商务印书馆,1936.

[26] (日)中川忠英. 清俗纪闻[M]. 方克,孙玄龄,译. 北京：中华书局,2006.

[27] (美)爱德华·胡美. 道一风同[M]. 杜丽红,译. 北京：中华书局,2011.

二、今 人 著 述

(一) 论著

[1] 北京中医药大学. 中国医学史讲义[M]. 上海：上海科学技术出版社,2013.

[2] 曹树基. 中国人口史：第四卷 明时期[M]. 上海：复旦大学出版社,2005.

[3] 常建华. 社会生活的历史学：中国社会史研究新探[M]. 北京：北京师范大学出

版社，2004.

[4] 陈邦贤. 中国医学史[M]. 北京：团结出版社，2011.

[5] 陈国灿. 江南城镇通史：清前期卷[M]. 上海：上海人民出版社，2017.

[6] 陈国灿. 江南城镇通史：明代卷[M]. 上海：上海人民出版社，2017.

[7] 陈国强. 简明文化人类学词典[M]. 杭州：浙江人民出版社，1990.

[8] 陈可冀，李春生. 中国宫廷医学[M]. 北京：中国青年出版社，2009.

[9] 陈仁寿. 江苏中医历史与流派传承[M]. 上海：上海科学技术出版社，2014.

[10] 陈旭. 瘟疫与明代社会[M]. 成都：西南财经大学出版社，2016.

[11] 陈元朋. 两宋的“尚医士人”与“儒医”：兼论其在金元的流变[M]. 台北：台湾大学出版委员会，1997.

[12] 范金民. 明清江南商业的发展[M]. 南京：南京大学出版社，1998.

[13] 范行准. 中国医学史略[M]. 北京：北京出版社，2016.

[14] 王咪咪. 范行准医学论文集[M]. 北京：学苑出版社，2011.

[15] 费孝通. 乡土中国[M]. 北京：北京出版社，2005.

[16] 费孝通. 中国士绅[M]. 赵旭东，秦志杰，译. 北京：生活·读书·新知三联书店，2009.

[17] 冯贤亮. 明清江南地区的环境变动与社会控制[M]. 上海：上海人民出版社，2002.

[18] 冯贤亮. 明清江南的州县行政与地方社会研究[M]. 上海：上海古籍出版社，2015.

[19] 傅衣凌. 明代江南市民经济试探[M]. 上海：上海人民出版社，1957.

[20] 盖建民. 道教医学[M]. 北京：宗教文化出版社，2001.

[21] 耿刘同，耿引循. 佛学与中医学[M]. 北京：中国中医药出版社，2017.

[22] 韩毅. 政府治理与医学发展：宋代医事诏令研究[M]. 北京：中国科学技术出版社，2014.

[23] 何炳棣. 明初以降人口及其相关问题：1368—1953[M]. 北京：中华书局，2017.

[24] 华润龄. 吴门医派[M]. 苏州：苏州大学出版社，2004.

[25] 黄敬斌. 民生与家计：清初至民国时期江南居民的消费[M]. 上海：复旦大学出版社，2009.

[26] 黄冕堂. 明史管见[M]. 济南：齐鲁书社，1985.

[27] 蒋竹山. 人参帝国：清代人参的生产、消费与医疗[M]. 杭州：浙江大学出版社，2015.

[28] 孔建民. 中国医学史纲[M]. 北京：人民卫生出版社，1988.

[29] 来新夏. 方志学概论[M]. 福州：福建人民出版社，1983.

[30] 李伯重. 多视角看江南经济史：1250—1850[M]. 北京：生活·读书·新知三联

书店，2003.

[31] 李伯重. 江南的早期工业化：1550—1850 年[M]. 北京：社会科学文献出版社，2000.

[32] 李济仁. 新安医学考证[M]. 北京：科学出版社，2015.

[33] 李建民. 生命史学：从医疗看中国历史[M]. 上海：复旦大学出版社，2008.

[34] 李建民. 从医疗看中国史[M]. 台北：联经出版社，2008.

[35] 李建民. 生命与医疗[M]. 北京：中国大百科全书出版社，2005.

[36] 李经纬，林昭庚. 中国医学通史：古代卷[M]. 北京：人民卫生出版社，2000.

[37] 李景汉. 定县社会概况调查[M]. 北京：中国人民大学出版社，1986.

[38] 李瑞全. 儒家生命伦理学[M]. 台北：鹅湖出版社，1999.

[39] 李天纲. 金泽：江南民间祭祀探源[M]. 北京：生活・读书・新知三联书店，2017.

[40] 李慰祖. 四大门[M]. 北京：北京大学出版社，2011.

[41] 李贞德，梁其姿. 妇女与社会[M]. 北京：中国大百科全书出版社，2005.

[42] 梁其姿. 面对疾病：传统中国社会的医疗观念与组织[M]. 北京：中国人民大学出版社，2012.

[43] 梁其姿. 施善与教化：明清的慈善组织[M]. 台北：联经出版社，1997.

[44] 梁其姿. 麻风：一种疾病的医疗社会史[M]. 朱慧颖，译. 北京：商务印书馆，2013.

[45] 梁启超. 新史学[M]//饮冰室合集 1：文集. 北京：中华书局，1989.

[46] 廖育群，傅芳，郑金生. 中国科学技术史：医学卷[M]. 北京：科学出版社，2016.

[47] 刘伯骥. 中国医学史[M]. 台北：华冈出版社，1974.

[48] 刘黎明，灰暗的想象：中国古代民间社会巫术信仰研究[M]. 成都：巴蜀书社，2014.

[49] 刘石吉. 明清时代江南市镇研究[M]. 北京：中国社会科学出版社，1987.

[50] 龙伟. 民国医事纠纷研究：1927—1949[M]. 北京：人民出版社，2011.

[51] 路峰，陈婉丽，徐敏. 杭州老字号系列丛书：医药篇[M]. 杭州：浙江大学出版社，2008.

[52] 罗秉祥，陈强立，张颖. 生命伦理学的中国哲学思考[M]. 北京：中国人民大学出版社，2013.

[53] 吕微. 神话何为：神圣叙事的传承与阐释[M]. 北京：社会科学文献出版社，2001.

[54] 马伯英. 中国医学文化史[M]. 上海：上海人民出版社，1994.

[55] 马金生. 发现医病纠纷：民国医讼凸显的社会文化史研究[M]. 北京：社会科学文献出版社，2016.

[56] 钱玄同,钱兴奇. 三礼辞典[M]. 南京：江苏古籍出版社,1998.

[57] 瞿同祖. 清代地方政府[M]. 范忠信,晏锋,译. 北京：法律出版社,2003.

[58] 任应秋. 中医各家学说[M]. 上海：上海科学技术出版社,1986.

[59] 任之堂主人. 一个传统中医的成长历程[M]. 北京：人民军医出版社,2010.

[60] 王洪图. 内经讲义[M]. 北京：人民卫生出版社,2002.

[61] 王卫平,黄鸿山. 中国古代传统社会保障与慈善事业：以明清时期为重点的考察[M]. 北京：群言出版社,2005.

[62] 王卫平. 清代江南地区慈善事业系谱研究[M]. 北京：中国社会科学出版社,2017.

[63] 王毓铨. 王毓铨集[M]. 北京：中国社会科学出版社,2006.

[64] 王振忠. 徽州社会文化史探微：新发现的16—20世纪民间档案文书研究[M]. 上海：上海社会科学院出版社,2002.

[65] 吴建华. 明清江南人口社会史研究[M]. 北京：群言出版社,2005.

[66] 吴震. 明末清初劝善运动思想研究[M]. 修订本. 上海：上海人民出版社,2016.

[67] 伍丹戈. 鸦片战争前中国社会经济的变化[M]. 上海：上海人民出版社,1959.

[68] 熊月之,熊秉真. 明清以来江南社会与文化论集[M]. 上海：上海社会科学院出版社,2004.

[69] 徐茂明. 江南士绅与江南社会：1368—1911年[M]. 北京：商务印书馆,2004.

[70] 薛公忱. 论医中儒道佛[M]. 北京：中医古籍出版社,1999.

[71] 杨念群. 再造"病人"：中西医冲突下的空间政治(1832—1985)[M]. 北京：中国人民大学出版社,2006.

[72] 杨子慧. 中国历代人口统计资料研究[M]. 北京：改革出版社,1996.

[73] 余新忠. 清代江南的瘟疫与社会：一项医疗社会史的研究(修订版)[M]. 北京：北京师范大学出版社,2014.

[74] 余新忠. 瘟疫下的社会拯救[M]. 北京：中国书店,2004.

[75] 余新忠. 清以来的疾病,医疗和卫生：以社会文化史为视角的探索[M]. 北京：生活·读书·新知三联书店,2009.

[76] 余新忠,杜丽红. 医疗社会与文化读本[M]. 北京：北京大学出版社,2013.

[77] 恽铁樵,孟凡红,杨建宇,等. 恽铁樵医学史讲义[M]. 北京：中国医药科技出版社,2017.

[78] 翟学伟. 人情、面子与权力的再生产[M]. 北京：北京大学出版社,2005.

[79] 张大庆. 中国近代疾病社会史：1912—1937[M]. 济南：山东教育出版社,2006.

[80] 张国义. 学术寻踪：明清以来江南社会经济史研究概览：1978—2013年[M]. 上海：上海人民出版社,2015.

[81] 张开宁,等. 从赤脚医生到乡村医生[M]. 昆明：云南人民出版社,2002.

[82] 张玉才. 新安医学[M]. 合肥：安徽人民出版社，2005.

[83] 张仲礼. 中国绅士：关于其在 19 世纪中国社会中作用的研究[M]. 李荣昌，译. 上海：上海社会科学院出版社，1991.

[84] 赵洪联. 中国方技史[M]. 上海：上海书店出版社，2017.

[85] (德)蒋熙德. 孟河医学源流论[M]. 丁一谔，顾书华，陈琳琳，等译. 北京：中国中医药出版社，2016.

[86] (德)马克斯・韦伯. 儒教与道教[M]. 王容芬，译. 北京：商务印书馆，1995.

[87] (法)米歇尔・福柯. 临床医学的诞生[M]. 刘北成，译. 南京：译林出版社，2001.

[88] (美)费侠莉. 繁盛之阴：中国医学史中的性：1960—1665[M]. 甄橙，主译. 南京：江苏人民出版社，2006.

[89] (美)克利福德・格尔茨. 文化的解释[M]. 韩莉，译. 南京：译林出版社，2008.

[90] (美)肯尼斯・F. 基普尔. 剑桥世界人类疾病史[M]. 张大庆，主译. 上海：上海科技教育出版社，2007.

[91] (美)孔飞力. 叫魂：1768 年中国妖术大恐慌[M]. 陈兼，刘昶，译. 上海：上海三联书店，1999.

[92] (美)罗伯特・芮德菲尔德. 农民社会与文化：人类学对文明的一种诠释[M]. 王莹，译. 北京：中国社会科学出版社，2013.

[93] (美)罗伊・波特. 剑桥医学史[M]. 张大庆，译. 长春：吉林人民出版社，2000.

[94] (美)洛伊斯・N. 玛格纳. 医学史：第二版[M]. 刘学礼，译. 上海：上海人民出版社，2009.

[95] (美)麦金太尔. 德性之后[M]. 龚群，等译. 北京：中国社会科学出版社，1995.

[96] (美)苏珊・桑塔格. 疾病的隐喻[M]. 程巍，译. 上海：译文出版社，2003.

[97] (美)约翰・伯纳姆. 什么是医学史[M]. 颜宜葳，译. 北京：北京大学出版社，2010.

[98] (葡)曾德昭. 大中国志[M]. 何高济，译. 上海：上海古籍出版社，1998 年.

[99] (日)滨岛敦俊. 明清江南农村社会与民间信仰[M]. 朱海滨，译. 厦门：厦门大学出版社，2008.

[100] (日)夫马进. 中国善会善堂史研究[M]. 伍跃，杨文信，张学锋，译. 北京：商务印书馆，2005.

[101] (日)吉元昭治. 道教与不老长寿医学[M]. 杨宇，译. 成都：成都出版社，1992.

[102] (英)彼得・伯克. 什么是文化史[M]. 蔡玉辉，译. 北京：北京大学出版社，2009.

[103] (瑞士)亨利・E. 西格里斯特. 西医文化史：人与医学：医学知识入门[M]. 朱晓，译. 海口：海南出版社，2012.

[104] (英)威廉・F. 拜纳姆. 19 世纪医学科学史[M]. 曹珍芬，译. 上海：复旦大学出

版社，2003.

[105]（英）威廉·考克汉姆. 医疗与社会[M]. 高永平，杨渤彦，译. 北京：中国人民大学出版社，2014.

（二）论文

[1] 本刊评论员. 把历史的内容还给历史[J]. 历史研究，1987(1)：77-78.

[2] 常建华. 历史人类学应从日常生活史出发[J]. 青海民族研究，2013(4)：17-22.

[3] 常建华. 日常生活与社会文化史："新文化史"观照下的中国社会文化史研究[J]. 史学理论研究，2012(1)：67-79.

[4] 陈邦贤. 几种急性传染病的史料特辑[J]. 中华医史杂志，1953(4)：228-229.

[5] 陈秀芬. 当病人见到鬼：试论明清医者对于"邪祟"的态度[J]. 中国台湾政治大学历史学报，2018(30)：43-85.

[6] 陈勇. 西方医疗社会史的由来与前沿问题刍议[J]. 经济社会史评论，2015(3)：4-15，125.

[7] 程国斌，Tom Tomlinson. 世界是分裂的吗?：关于病人自主权、医学专业承诺和医患关系的中美比较研究[J]. 东南大学学报（哲学社会科学版），2018(4)：115-123.

[8] 程国斌. "仁术"与"方技"：中国传统医患关系的伦理现实[J]. 中外医学与哲学，2010(1)：33-60.

[9] 程国斌. 当代中国生命伦理学研究路径反思[J]. 天津社会科学，2015(3)：68-72.

[10] 程国斌. 试论医儒关系的道德论证模式[J]. 中国医学伦理学，2012(1)：102-104.

[11] 程雅群，程雅君. 道教医学与中医学关系刍议[J]. 四川大学学报（哲学社会科学版），2008(2)：57-62.

[12] 杜正胜. 什么是新社会史[J]. 新史学，1992，3(4)：99-116.

[13] 杜正胜. 医疗、社会与文化：另类医疗史的思考[J]. 新史学，1997(4)：143-171.

[14] 杜正胜. 作为社会史的医疗史：并介绍" 疾病、医疗和文化" 研讨小组的成果[J]. 新史学，1995(1)：113-143.

[15] 杜治政. 论"医乃仁术"：关于医学技术主义与医学人文主义[J]. 医学与哲学杂志，1996(11)：561-565.

[16] 杜谆. 由圣到医：元代医祀三皇考[J]. 江西社会科学，2017(11)：127-135.

[17] 樊树志. 明清江南市镇的"早期工业化"[J]. 复旦学报（社会科学版），2005(4)：60-70.

[18] 冯尔康. 开展社会史研究[J]. 历史研究，1987(1)：79-90.

[19] 冯尔康. 十七世纪中叶至十八世纪中叶江南商品经济中的几个问题[J]. 清史论

从,1986(7):32-48.

[20] 冯丽梅,何丽清.从《临证指南医案》分析清代前期苏州疾病谱构成[J].山西中医学院学报,2013(5):4-5.

[21] 冯贤亮.传统社会末期江南地区的行业生活与互济行为:以苏州府为中心[J].思想战线,2000(2):91-93.

[22] 冯玉荣.明末清初社会变动与地方志的编纂:以《松江府志》为例[J].中国地方志,2008(7):43-49.

[23] 付笑萍.论儒学对传统医学的影响[J].中州学刊,1994(6):123-125.

[24] 傅兴华,肖水源,唐友云.我国医患关系研究现状[J].中国社会医学杂志,2010(4):197-198.

[25] 高万桑.金盖山网络:近现代江南的全真居士组织[J].吴亚魁,译.全真道研究(第1辑),2011(1):319.

[26] 高逸凡.明代官方文书中的"江南"[J].江苏社会科学,2017(2):253-260.

[27] 郭松义.清代男女生育行为的考察[J].中国史研究,2006(8):38-64.

[28] 何小莲,张晔.藉医传教与文化适应:兼论医学传教士之文化地位[J].西北大学学报(哲学社会科学版),2008(5):92-95.

[29] 胡发贵.从"谋道"到"谋食":论宋明之际儒家价值观念的迁移[J].中州学刊,2003(5):158-161.

[30] 胡悦晗,谢永栋.中国日常生活史研究述评[J].史林,2010(5):174-183.

[31] 黄莺华.儒学对中医伦理学的影响与渗透[J].中国医学伦理学,2007(3):37-39.

[32] 黄晓晔."关系信任"和医患信任关系的重建[J].中国医学伦理学,2013(3):300-302.

[33] 黄芷芊.SARS时期护理专业人员的伦理困境[J].应用伦理研究通讯,2005(5):15-25.

[34] 贾鸣.医不三世,不服其药[J].福建中医药,1962(5):12.

[35] 蒋玲,龚胜生.近代长江流域血吸虫病的流行变迁及规律[J].中华医史杂志,1998(2):90-94.

[36] 蒋竹山."全球转向":全球视野下的医疗史研究初探[J].人文杂志,2013(10):84-92.

[37] 蒋竹山:新文化史视野下的中国医疗史研究[C]//当代史学研究的趋势、方法与实践:从新文化史到全球史.台北:五南图书出版股份有限公司,2012:109-136.

[38] 蒋竹山.非参不治,服必万全:清代江南的人参药用与补药文化初探[J].中国社会历史评论,2007,8:114-127.

[39] 雷祥麟.负责任的医生与有信仰的病人:中西医论争与医病关系在民国时期的

转变[J]. 新史学，2003(1)：45－96.

[40] 李伯重. 八股之外：明清江南的教育及其对经济的影响[J]. 清史研究，2004(1)：1－14.

[41] 李伯重. 简论“江南”地区的界定[J]. 中国社会经济史研究，1991(1)：100－106.

[42] 李伯重. 明清江南农业资源的合理利用：明清江南农业经济发展特点探讨之三[J]. 农业考古，1985(2)：150－163.

[43] 李伯重. 清代前中期江南人口的低速增长及其原因[J]. 清史研究，1996(2)：10－19.

[44] 李海燕. 儒家伦理与传统医德[J]. 武汉科技大学学报(社会科学版)，2003(4)：34－38.

[45] 李宏利. 明清上海士人群体寿命探析：以墓志为中心[J]. 史林，2014(6)：60－67，181.

[46] 李经纬. 北宋皇帝与医学[J]. 中国科技史料，1989(3)：3－21.

[47] 李明. 明清苏州、扬州、徽州三地风俗的互动互融：兼谈“苏意”“扬气”与“徽派”[J]. 史林，2005(2)：22－30，123.

[48] 李玉尚. 地理环境与近代江南地区的传染病[J]. 社会科学研究，2005(6)：133－140.

[49] 李志生. 中国古代女性医护者的被边缘化[J]. 华南师范大学学报(社会科学版)，2012(6)：88－94，159.

[50] 梁其姿. 中国麻风病概念演变的历史[J]. “中央研究院”历史语言研究所集刊，1999，70(2)：399－438.

[51] 廖育群. 中国古代咒禁疗法研究[J]. 自然科学史研究，1993，12(4)：373－383.

[52] 刘国钧. 四库分类法之研究[J]. 图书馆学季刊，1926(3)：42－55.

[53] 刘卫东. 20 世纪 30 年代“中医科学化”思潮论析[J]. 齐鲁学刊，2008(2)：35－41.

[54] 刘喜堂. 论我国乡村社区权力结构[J]. 政治学研究，1997(1)：20－26.

[55] 刘新成. 日常生活史与西欧中世纪日常生活[J]. 史学理论研究，2004(1)：35－47，159.

[56] 栾成显. 赋役黄册与明代等级身份[J]. 中国社会科学院研究生院学报，2007(1)：89－96.

[57] 罗宝珍. “有病不治，常得中医”考[J]. 中华中医药杂志，2016(8)：2925－2928.

[58] 罗尔纲. 霍乱病的传入中国[J]. 历史研究，1956(3)：58.

[59] 麻晓晶. 儒道思想与中国传统医学伦理[J]. 山东工业大学学报(社会科学版)，2000(6)：45－48.

[60] 马金生. 从《医界镜》看明清时期民间的行医活动[J]. 寻根，2010(4)：52－58.

[61] 马一平.“吴中医学甲天下”原因浅析[J].中医药文化,2006(5):31-36.

[62] 闵宗殿.明清时期东南地区疫情研究[J].学术研究,2003(10):109-115.

[63] 莫晓霞.清初文化政策对地方志纂修的影响[J].图书馆工作与研究,2007(6):69-71.

[64] 欧阳八四.吴医与吴门医派[J].西部中医药,2015(8):35-36.

[65] 彭红,李永国.中国医患关系的历史嬗变与伦理思考[J].中州学刊,2007(11):131-137.

[66] 彭泗清.信任的建立机制:关系运作与法制手段[J].社会学研究,1999(2):53-66.

[67] 皮国立.所谓“国医”的内涵:略论中国医学之近代转型与再造[J].中山大学学报(社会科学版),2009(1):64-77.

[68] 秦晖.传统中华帝国的乡村基层控制[J].中国乡村研究,2003(1):8-38.

[69] 邱仲麟.绵绵瓜瓞:关于明代江苏世医的初步考察[J].中国史学,2003,13:45-67.

[70] 邱仲麟.明代的药材流通与药品价格[J].中国社会历史评论,2008(1):195-213.

[71] 邱仲麟.明代世医与府州县医学[J].汉学研究,2004(2):327-359.

[72] 邱仲麟.医资与药钱:明代的看诊文化与民众的治病负担[C]//台北生命医疗史研究室.中国史新论:医疗史分册.台北:联经出版公司,2015:349.

[73] 时维静.《卫生易简方》中六畜方之浅析[J].中兽医医药杂志,1991(5):40-41.

[74] 孙斌.试论清代工商业自治秩序的维护:以苏州地区碑刻史料为视角[J].法大研究生,2015(2):361-384.

[75] 汤巧玲,张家玮,宋佳,等.论中医运气学说的哲学基础[J].中国中医基础医学杂志,2016(4):488-489.

[76] 唐力行,苏卫平.明清以来徽州的疾疫与宗族医疗保障功能:兼论新安医学兴起的原因[J].史林,2009(3):43-53,189.

[77] 唐力行,徐茂明.明清以来徽州与苏州社会保障的比较研究[J].江海学刊,2004(3):125-134.

[78] 唐力行,申浩.差异与互动:明清时期苏州与徽州的市镇[J].社会科学,2004(1):86-95.

[79] 唐文权.苏州工商各业公所的兴废[J].历史研究,1986(3):61-76.

[80] 陶海燕.论赤脚医生时期的医患关系[J].社区医学杂志,2007(2):7-10.

[81] 涂丰恩.择医与择病:明清医病间的权力、责任与信任[J].中国社会历史评论,2010,11:149-169.

[82] 万灵.中国区域史研究理论和方法散论[J].南京师大学报(社会科学版),1992

(3)：91－95.

[83] 王崇峻.明清时期民间的用药情况与医疗观念初探[J].花莲教育大学学报(综合类),2006(22)：19－38.

[84] 王锷.清代《王制》研究及其成篇年代考[J].古籍整理研究学刊,2006(1)：19－27.

[85] 王家范.明清江南研究的期待与检讨[J].学术月刊,2006(6)：148－152.

[86] 王敏.清代松江"医、士交游"与儒医社交圈之形成：以民间医生何其伟为个案的考察[J].社会科学杂志,2009(2)：147－155,185－186.

[87] 王敏.择医之弊与择医之道：传统社会民间医疗中的医患互动考察[J].中国医学伦理学,2010(4)：43－45,64.

[88] 王守恩.社会史视野中的民间信仰与传统乡村社会[J].史学理论研究,2010(1)：85－92.

[89] 王涛锴.何以成医：明清时代苏松太地区的医生训练和社会[J].中国社会历史评论,2010(1)：170－184.

[90] 王卫平.明清时期江南地区的民间慈善事业[J].社会学研究,1998(1)：84－97.

[91] 王裕明.清代苏州肺结核病情形之考察[J].学海,2002(5)：121－125.

[92] 王毓铨.明朝的配户当差制[J].中国史研究,1991(1)：24－44.

[93] 吴建华.明清江南人口职业结构变动的思考[J].中国农史,2004(4)：106－111.

[94] 吴弥漫.运气学说探源[J].广州中医学院学报,1987(1)：1－6.

[95] 吴亚魁.金盖山人闵一得传略[J].宗教学研究,2004(3)：143－152.

[96] 伍丹戈：明代绅衿地主的发展[C]//中国社会科学院历史研究所明史研究室.明史研究论丛：第二辑.南京：江苏人民出版社,1983：9－26.

[97] 伍连德.论我国人口生死疾病急宜调查[J].中华医学杂志,1919,5(2)：193.

[98] 夏逸群,张成博.明代医药机构设置与世医制度浅析[J].山东中医药大学学报,2013(2)：143－144.

[99] 夏有兵.明朝世医制度评判与启示[J].南京中医药大学学报(社会科学版),2002(3)：130－132.

[100] 项长生.我国最早的医学团体：体堂宅仁医会[J].中国科技史杂志,1991(3)：61－69.

[101] 萧天水.近代萧山竹林寺女科传承史略[J].中华医史杂志,2000(2)：73－75.

[102] 谢娟.明代医人与社会：以江南世医为中心的医疗社会史研究[C]//范金民.江南社会经济研究：明清卷.北京：中国农业出版社,2006：1232－1233.

[103] 辛元昌.论元代医户的义务和权利政策[J].佳木斯大学社会科学学报,2016,34(1)：143－145.

[104] 徐国利.关于区域史研究中的理论问题：区域史的定义及其区域的界定和选

择[J]. 学术月刊,2007(3):121-128.

[105] 徐嘉. 论儒家"经权相济"的道德模式[J]. 学海,2004(3):162-166.

[106] 徐建云. 南京国医传习所的创建及其主要业绩研究[J]. 江苏中医药,2015(7):72-74.

[107] 徐仪明. 北宋中原医学文化勃兴之原因初探[J]. 南京中医药大学学报(社会科学版),1999(1):16-19.

[108] 徐祖澜. 乡绅之治与国家权力:以明清时期中国乡村社会为背景[J]. 法学家,2010(6):111-127,177.

[109] 许三春. 古代中国乡村社会医疗救助初探[J]. 社科纵横,2013,28(6):141-143.

[110] 许檀. 明清时期城乡市场网络体系的形成及意义[J]. 中国社会科学,2000(3):191-202,207.

[111] 许檀. 明清时期农村集市的发展[J]. 中国经济史研究,1997(2):21-41.

[112] 许檀. 明清时期区域经济的发展:江南、华北等若干区域的比较[J]. 中国经济史研究,1999(2):21-39.

[113] 玄振玉,胡惠平. 浅述清代治学《黄帝内经》的特点[J]. 上海中医药大学学报,2002(2):14-29.

[114] 颜宜葳,张大庆. 中国早期教会医院中的眼病与治疗[J]. 自然科学史研究,2008(2):179-202.

[115] 杨建宏.《吕氏乡约》与宋代民间社会控制[J]. 湖南师范大学社会科学学报,2005(5):127-130.

[116] 杨璐玮,余新忠. 评梁其姿《从疠风到麻风:一种疾病的社会文化史》[J]. 历史研究,2012(4):174-188.

[117] 杨念群."地方感"与西方医疗空间在中国的确立[C]//汪晖,陈平原,王守常. 学人:第12辑. 南京:江苏文艺出版社,1997:183-238.

[118] 杨念群. 如何从"医疗史"的视角理解现代政治[J]. 中国社会历史评论,2007(1):27-37.

[119] 杨同卫,苏永刚. 患者对于医生之信任产生的机理:关系依赖与理性选择[J]. 医学与哲学,2012,33(2):19-21.

[120] 叶舒宪,阳玉平. 重新划分大、小传统的学术创意与学术伦理:叶舒宪教授访谈录[J]. 社会科学家,2012(7):13-17.

[121] 尹秀云. 医患之间:因信而任的征程[C]// 丛亚丽,张大庆. 2013—2014 中国医患关系蓝皮书. 2015:73-92.

[122] 于赓哲. 从古人求医心态看古代民间医人水平[J]. 学术研究,2005(9):93-100.

[123] 于赓哲.唐宋民间医疗活动中灸疗法的浮沉：一项技术抉择的时代背影分析[J].清华大学学报(哲学社会科学版),2006(1)：62-73.

[124] 余大庆,余志乔.江南双城记：地域文化传统中的现代性资源[J].都市文化研究,2017(2)：211-234.

[125] 余新忠,陈思言.医学与社会文化之间：百年来清代医疗史研究述评[J].华中师范大学学报(人文社会科学版),2017(3)：111-128.

[126] 余新忠,郝晓丽.在具象而个性的日常生活中发现历史：清代日常生活史研究述评[J].中国社会科学评价,2017(2)：82-95,127-128.

[127] 余新忠.大疫探论：以乾隆丙子江南大疫为例[J].江海学刊,2005(4)：146-154.

[128] 余新忠.回到人间聚焦健康：新世纪中国医疗史研究刍议[J].历史教学(下半月刊),2012(22)：3-11.

[129] 余新忠.嘉道之际江南大疫的前前后后：基于近世社会变迁的考察[J].清史研究,2001(2)：1-18.

[130] 余新忠.另类的医疗史书写：评杨念群著《再造"病人"》[J].近代史研究,2007(6)：92-104.

[131] 余新忠.清代江南疫病救疗事业探析：论清代国家与社会对瘟疫的反应[J].历史研究,2001(6)：45-56,190.

[132] 余新忠.新文化史视野下的史料探论[J].历史研究,2014(6)：52-55.

[133] 余新忠.中国疾病、医疗史探索的过去、现实与可能[J].历史研究,2003(4)：158-168.

[134] 袁冰,石东平.试论运气学说对宋代方剂学的影响[J].中医文献杂志,2009,27(5)：10-12.

[135] 袁敏,何新慧.江南何氏世医家族历史流传脉络与起源谱系探析[J].中医药文化,2015,10(1)：28-31.

[136] 袁玮.中国古代祝由疗法初探[J].自然科学史研究,1992,11(1)：45-53.

[137] 张大庆,程之范.医乃仁术：中国医学职业伦理的基本原则[J].医学与哲学杂志,1999(6)：39-41.

[138] 张工彧,付怡,朱博冉,等.金陵医派张简斋治疗温病十法[J].时珍国医国药,2018,29(6)：1462-1463.

[139] 张玲荣."江南卑湿,丈夫早夭"的疾病观[J].陇东学院学报,2017,28(6)：60-63.

[140] 张琪,曹震.孟河医派概要[J].江苏中医药,2016,48(10)：58-62.

[141] 张清苓,姜元安,李致重.论中医辨证方法及辨证论治体系[J].北京中医药大学学报,2002(4)：5-9.

[142] 张世清.元代医祀三皇考[J].史学月刊,2004(3):32-35.

[143] 张舜清.儒家生命伦理学何以可能?[J].道德与文明,2008(4):52-56.

[144] 张田生.女性病者与男性医家:清代礼教文化中的女性隐疾应对[J].自然科学史研究,2014(2):188-200.

[145] 张文娟,郝艳华,吴群红,等.我国医患关系紧张的原因及对策[J].医学与社会,2014(4):44-46.

[146] 张文涛.历史研究的三种旨趣[N].中国社会科学报,2015-10-12(004).

[147] 张孝芳.吴门医派的渊源及拓展[J].江苏中医药,2003(4):49-51.

[148] 张玉才.程从周与《程茂先医案》[J].安徽中医临床杂志,1999(1):49-51.

[149] 张玉才.明清时期徽人在扬州的医事活动及影响[J].中国中医基础医学杂志,2000,6(9):62-64.

[150] 张志枫.清代经学对中医学的学术影响[J].医古文知识,2004(1):12-15.

[151] 赵世瑜,邓庆平.二十世纪中国社会史研究的回顾与思考[J].历史研究,2001(6):157-172.

[152] 赵轶峰.明清江南研究的问题意识[J].探索与争鸣,2016(4):90-94.

[153] 甄橙.美国传教士与中国早期的西医护理学(1880—1930年)[J].自然科学史研究,2006(4):355-364.

[154] 郑金生,张志斌.古代朝鲜医学对保存中国古医籍的贡献[J].浙江中医杂志,2008(3):128-131.

[155] 郑金生.明代女医谈允贤及其医案《女医杂言》[J].中华医史杂志,1999(3):153-156.

[156] 郑金生.文树德教授的中国医学研究之路[J].中国科技史杂志,2013,34(1):1-18.

[157] 郑正,王兴平.古代中国人寿命与人均粮食占有量[J].江苏社会科学,2000(1):131-135.

[158] 周明道.萧山竹林寺妇科世系补考[J].浙江中医学院学报,1981(6):43.

[159] 周一思,李凯,黄俊,等.影响医患关系的不和谐因素分析与对策[J].中国医院,2011(9):58-61.

[160] 祝平一.宋明之际的医史与"儒医"[J]."中央研究院"历史语言研究所集刊,2006,77(3):401-449.

[161] 祝平一.药医不死病,佛度有缘人:明、清的医疗市场、医学知识与医病关系[J]."中央研究院"近代史研究所集刊,2010(68):1-50.

[162] 左玉河.学理讨论,还是生存抗争:1929年中医存废之争评析[J].南京大学学报(哲学·人文科学·社会科学),2004(5):77-90.

[163] (荷)弗兰克·安克斯密特.叙事主义历史哲学的六条论纲[C]//杨共乐.史学

理论与史学史学刊：2010 年卷(总第 8 卷). 彭刚，译. 北京：社会科学文献出版社，2010：323 - 332.

[164] (美)边和. 谁主药室：中国古代医药分业历程的再探讨[C]//余新忠. 新史学：第九卷 医疗史的新探索. 北京：中华书局，2017：38 - 72.

[165] (美)边和. 西方医疗史研究的药物转向[J]. 历史研究，2015(2)：27 - 33.

[166] (美)海登·怀特. 旧事重提：历史编撰是艺术还是科学？[C]. //陈启能，倪为国. 书写历史：第一辑. 陈恒，译. 上海：上海三联书店，2003：19 - 31.

[167] (美)席文. 科学史和医学史正发生着怎样的变化[J]. 北京大学学报(哲学社会科学版)，2010(1)：93 - 98.

（三）学位论文

[1] 冯丽梅. 医学地域化[D]. 北京：北京中医药大学，2007.

[2] 任冰心. 元代医学教育及医药管理研究[D]. 南京：南京大学，2011.

[3] 苏卫平. 明清以来徽州区域的疾病与医疗卫生体系研究[D]. 上海：上海师范大学，2009.

[4] 涂丰恩. 从徽州医案看明清的医病关系：1500—1800[D]. 台北：台湾大学，2008.

[5] 王敏. 世医家族与民间医疗：江南何氏个案研究[D]. 上海：华东师范大学，2012.

[6] 王晓伟. 明清江南地区疫灾地理规律与环境机理研究[D]. 武汉：华中师范大学，2013.

[7] 游江. 明清时期中医学术从温补向寒凉发展的临床背景：基于 11 家医案的研究[D]. 广州：广州中医药大学，2009.

[8] 余璇. 明清江南的民间医者及其医疗实践[D]. 上海：华东师范大学，2009.

[9] 张璐. 近世稳婆群体的形象建构与社会文化变迁[D]. 天津：南开大学，2013.

[10] 周奕. 中国传统医疗父爱主义思想研究[D]. 长沙：湖南师范大学，2013.

第二部分：英文文献

一、基本史料

（一）资料汇编、日用类书、碑刻集、旅中商人和传教士的报告、口述史

[1] BALME H. China and modern medicine：study in medical missionary development[M]. London：Livingstone Bookshop，1921.

[2] LOCKHART W. The medical missionary in China：a narrative twenty years' experience[M]. London：Hurst and Blackett Publishers，1861.

二、今人著述

（一）论著

[1] LEUNG K C. Leprosy in China: a history[M]. New York: Columbia University Press, 2009.

[2] KLEINMAN A. Social origins of distress and disease: depression, neurasthenia, and pain in modern China, current anthropology[M]. New York: Oxford University Press, 1986.

[3] TAYLOR C. Sources of the self: the making of the modern identity[M]. Boston: Harvard University Press, 1989.

[4] CANNADINE D. What is history now?[M]. New York: Palgrave Macmillan, 2002.

[5] RAWSKI E. Education and popular literacy in Ch'ing China[M]. Ann Arbor: University of Michigan Press, 1979.

[6] UNSCHULD P U. Medical ethics in imperial China[M]. Berkley and Los Angeles: University of California Press, 1979.

[7] HO P T. The ladder of success in imperial China[M]. New York: Columbia University Press, 1962.

（二）论文

[1] LEUNG K C. Organized medicine in Ming-Qing China[J]. Late Imperial China, 1987,8(1): 134 - 166.

[2] LEUNG K C. Woman practicing medicine in premodern China[M]//ZURNDORFER H. Chinese women in the imperial past: new perspectives. Leiden: Brill Academic Publisher, 1999.

[3] GREGORY B S. Is small beautiful? Microhistory and the history of everyday life [J]. History and Theory, 1999, 38(1): 101,103.

[4] CHAO Y L. The ideal physician in late imperial China[J]. East Asian Science, Technology, and Medicine,2000(17): 66 - 93.

[5] CULLEN C. Patients and healers in late imperial China: evidence from the Jinpingmei[J]. History of Science, 1993,31: 99.

[6] GEERTZ C. History and anthropology[J]. New Literary History,1990, 21(2): 321 - 335.

[7] PORTER D. The mission of social history of medicine: a historical view[J]. Social History of Medicine,1995,8(3): 347.

[8] BREWER J. Microhistory and the histories of everyday life[J]. Cultural and Social History, 2010, 7(1): 87 - 109.

[9] JEWSON N D. Medical knowledge and patronage system in eighteenth-century England[J]. Sociology, 1974, 8(3): 369 - 385.

[10] JEWSON N D. The disappearance of the sick-man from medical cosmology, 1770—1870[J]. Sociology, 1976, 10(2): 225 - 244.

[11] EVANS R J. Prologue: what is history? — Now[M]//CANNADINE D. What is history now?. New York: Palgrave Macmillan, 2002: 8 - 9.

[12] ROSENBERG C E. The therapeutic revolution: medicine, meaning and social change in nineteenth century America[J]. Perspectives in Biology and Medicine, 1977, 20(4): 485 - 507.